感染与炎症性疾病影像诊断

Diagnostic Imaging of Infections and Inflammatory Diseases
A Multidisciplinary Approach

原著主编　Alberto Signore, MD, PhD
　　　　　意大利罗马智德大学医学与心理学院　核医学教授
　　　　　Ana María Quintero, MD
　　　　　哥伦比亚索菲亚临床学院放射科　医学博士
主　审　徐　克　冯晓源　金征宇　刘士远
主　译　李宏军

科学出版社

北京

图字:01-2018-0157

内 容 简 介

感染与炎症性疾病的影像诊断是临床的难题。本书由欧洲各大医院多名放射学专家和临床学专家联合编著,深受欧洲核医学联合会、欧洲放射协会的肯定。全书分为17章,系统阐述了感染与炎症性疾病的临床基本知识、临床问题、影像检查方法的选择、正常表现和伪影、病理学表现和意义、治疗后随访和患者管理等,为临床准确、快速、经济的诊断提供了很好的策略。本书内容实用,图表丰富,是各级医院放射科医师、感染科医师及相关临床医师、科研人员的理想参考书。

图书在版编目(CIP)数据

感染与炎症性疾病影像诊断/(意)阿尔贝托 西尼奥雷(Alberto Signore)等主编;李宏军主译. —北京:科学出版社,2018.5
书名原文:Diagnostic Imaging of Infections and Inflammatory Diseases:A Multidisciplinary Approach
ISBN 978-7-03-057154-0

Ⅰ.①感… Ⅱ.①阿… ②李… Ⅲ.①感染—疾病—影像诊断②炎症—影像诊断 Ⅳ.①R445②R364.5

中国版本图书馆 CIP 数据核字(2018)第 073926 号

责任编辑:郭 颖 / 责任校对:张怡君
责任印制:赵 博 / 封面设计:龙 岩

斜 学 出 版 社 出版
北京东黄城根北街 16 号
邮政编码:100717
http://www.sciencep.com

天津新科印刷厂 印刷
科学出版社发行 各地新华书店经销
*
2018 年 5 月第 一 版 开本:787×1092 1/16
2018 年 5 月第一次印刷 印张:20 插页:13
字数:490 000
定价:**99.00 元**
(如有印装质量问题,我社负责调换)

主译简介

李宏军，医学博士，主任医师，教授，博士研究生导师（首都医科大学，北京航天航空大学），海外归国引进人才。享受国务院政府特殊津贴专家，北京市"十百千"卫生人才，北京市首批 215 高层次卫生人才学科（骨干）带头人。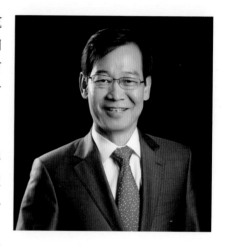

研究方向：感染与炎症放射学。

现任职务：首都医科大学附属北京佑安医院医学影像学科主任；首都医科大学医学影像与核医学系副主任；*Radiology of Infectious Diseases*（hosting by Elsevier）国际英文杂志主编。

学术兼职：中华医学会放射学分会传染病放射学专业委员会主任委员；中国研究型医院学会感染与炎症放射学专业委员会主任委员；中国艾滋病性病防治协会感染（传染病）影像工作委员会主任委员；中国医院管理协会传染病医院管理分会传染病影像管理学组组长；国家自然科学基金委员会项目评审专家；北京市自然科学基金委员会项目评审专家；中华医学科技奖专家评审委员会委员；国家留学基金委员会资助项目专家评审委员会委员；中华医学会放射学分会腹部专业委员会委员；中国医学装备学会普通放射专委会常务委员；中华医学会北京分会放射医学分会常务委员；*Chinese Medical Journal*（CMJ）等 12 家专业杂志编委。创建了法定传染病放射学的国际化学科；发表 186 篇论文，其中 48 篇英文文章；获中华医学科技奖等 7 项省部级奖励；获得国家发明专利、知识产权登记 16 项；出版研究专著 21 部，海外出版系列英文版专著 *Radiology of Infectious Diseases*、*Radiology of HIV/AIDS*、*Radiology of Influenza A/H1N1*、*Radiology of Parasitic Diseases*、*Alas of Differential in HIV/AIDS* 等 7 部，由著名 Springer 出版集团出版发行，截至目前国际总下载量超过 10 万章节以上。数年来带领团队开创传染病放射学新理论，丰富和发展了医学影像学的内涵，有效推动了该领域的学术交流与发展。

译者名单

主　译　李宏军

主　审　徐　克　冯晓源　金征宇　刘士远

译　者　（以姓氏笔画为序）

王　红　王　杏　王　良　王　俭　王云玲

王效春　邓　明　可　赞　卢海涛　冯朝燕

邢　伟　吕哲昊　刘文亚　刘白鹭　刘含秋

刘佳鑫　阮　刚　劳　群　李　亮　李　莉

李　萍　李　琼　李拔森　李焕国　杨　钧

杨松林　闵祥德　汪长银　汪明月　张　辉

张岩岩　陈婷婷　欧光乾　迪力木拉提·巴吾东

柳学国　柳娇娇　袁慧书　贾文霄　唐光才

萧　毅　彭如臣　蒋振兴　程光远　鲁植艳

蔡　杰　管　莹　谭　艳　樊婷婷

译者单位

首都医科大学附属北京佑安医院

北京大学第三医院

北京中医药大学东直门医院

常州市第一人民医院

复旦大学附属华山医院

哈尔滨医科大学附属第二医院

杭州市儿童医院

华中科技大学同济医学院附属同济医院

泸州医学院附属医院

山西医科大学第一医院

上海长征医院

首都医科大学附属北京潞河医院

武汉大学中南医院

新疆医科大学第二附属医院

新疆医科大学第一附属医院

中山大学附属第五医院

原著编者名单

Mathieu Assal, MD

Department of Orthopedic Surgery, Geneva University

Hospitals and Faculty of Medicine, University of Geneva, Geneva, Switzerland

Jenny T. Bencardino, MD

Associate Professor of Radiology, Department of Radiology, NYU Hospital for Joint Diseases, New York, NY, USA

Nicolas Christian Buchs, MD

Department of Orthopedic Surgery, Geneva University

Hospitals and Faculty of Medicine, University of Geneva, Geneva, Switzerland

Randall Bujan, MD

Assistant Radiologist, Don Bosco Radiologic Clinic, San Jose, Costa Rica

Jorge Carrillo, MD

Professor of Radiology, Universidad Nacional de Colombia, Bogotá, Colombia

Marco Chianelli, MD, PhD

Nuclear Medicine Physician and Endocrinologist, Department of Endocrinology, Regina Apostolorum Hospital, Albano, Rome, Italy

Josep Martín Comín, MD

Professor of Nuclear Medicine, Department of Nuclear Medicine, Hospital Universitari de Bellvitge, L'Hospitalet de Llobregat, Barcelona, Spain

Paola Anna Erba, MD

Nuclear Medicine Physician, Regional Center of Nuclear Medicine, University of Pisa, Medical School, Pisa, Italy

Alba Rodríguez Gasén, MD

Nuclear Medicine Physician, Department of Nuclear Medicine, Hospital Universitari de Bellvitge, L'Hospitalet de Llobregat, Barcelona, Spain

Andor W. J. M. Glaudemans, MD

Nuclear Medicine Physician, Department of Nuclear Medicine and Molecular Imaging, University Medical Center Groningen, University of Groningen, Groningen, The Netherlands

François-Xavier Hanin, MD

Nuclear Medicine Physician, Centre of Nuclear Medicine, Molecular Imaging, Experimental Radiotherapy and Oncology (MIRO) Unit, Université Catholique de Louvain, Brussels, Belgium

Pierre Hoffmeyer, MD

Department of Orthopedic Surgery, Geneva University

Hospitals and Faculty of Medicine, University of Geneva, Geneva, Switzerland

Ora Israel, MD

Professor of Nuclear Medicine, Department of Nuclear Medicine, Rambam Health Care Campus, Haifa, Israel

François Jamar, MD, PhD

Professor of Nuclear Medicine, Centre of Nuclear Medicine, Molecular Imaging, Experimental Radiotherapy and Oncology (MIRO) Unit, Université Catholique de Louvain, Brussels, Belgium

Diego Jaramillo, MD

Radiologist-in-Chief, Children's Hospital of Philadelphia, Professor of Radiology, University of Pennsylvania, Philadelphia, PA, USA

Bárbara Morales Klinkert, MD, MSc

Nuclear Medicine Physician, Nuclear Medicine and

PET/CT Center, Fundación López Perez (FALP), Santiago, Chile

Elena Lazzeri, MD, PhD
Nuclear Medicine Physician, Regional Center of Nuclear Medicine, University of Pisa, Medical School, Pisa, Italy

Daniel Lew, MD
Department of Infectious Diseases, Geneva University Hospitals and Faculty of Medicine, University of Geneva, Geneva, Switzerland

Jorge Lopera, MD
Professor of Radiology, The University of Texas Health Science Center, San Antonio, TX, USA

Francesca Maccioni, MD
Professor of Radiology, Department of Radiological Sciences, Faculty of Medicine and Dentistry, "Sapienza" University, Rome, Italy

Gaurav Malviya, PhD
Department of Nuclear Medicine and Molecular Imaging, University Medical Center Groningen, University of Groningen, Groningen, The Netherlands and Nuclear Medicine Unit, Department of Medical-Surgical Sciences and of Translational Medicine, Faculty of Medicine and Psychology, "Sapienza" University, Rome, Italy

Giuliano Mariani, MD
Professor of Nuclear Medicine, Regional Center of Nuclear Medicine, University of Pisa, Medical School, Pisa, Italy

Manuel Maynar, MD, PhD
Radiologist, Centro de Diagnóstico y Terapéutica Endoluminal CD y TE, Las Palmas de Gran Canaria University, Canary Islands, Spain

Christopher J. Palestro, MD
Professor of Radiology, Hofstra North Shore-LIJ School of Medicine, Hempstead, NY, USA and Chief, Division of Nuclear Medicine and Molecular Imaging, North Shore Long Island Jewish Health System, Manhasset & New Hyde Park, NY, USA

Nicola Petrosillo, MD
Director, 2nd Infectious Diseases Division, National Institute for Infectious Diseases, "L. Spallanzani", IRCCS, Rome, Italy

Ana María Quintero, MD
Radiologist, Department of Radiology, Clinica Reina Sofia, Clinica Colsanitas, Bogotá, Colombia

Sergi Quiroga, MD
Radiologist, Servicio de Radiodiagnóstico, Hospital Universitario Valle Hebrón, Barcelona, Spain

Zoraida Restrepo-Velez, MD
Research Fellow, NYU Medical Center, NYU Hospital for Joint Diseases, New York, NY, USA

Roy Riascos, MD
Associate Professor of Radiology, Department of Radiology, The University of Texas Medical Branch, Galveston, TX, USA

Alejandro Romero, MD
Radiologist, Servicio de Radiodiagnóstico, Hospital Universitario Valle Hebrón, Barcelona, Spain

Mike Sathekge, MBChB, MMed (Nucl Med), PhD, MASSAf
Professor & Head of Nuclear Medicine Department, University of Pretoria and Steve Biko Academic Hospital, Pretoria, South Africa

Giancarlo Schiappacasse, MD
Associate Professor of Radiology, Clínica Alemana, Facultad de Medicina, Universidad del Desarrollo, Santiago, Chile

Khalid Seghrouchni, MD
Department of Orthopedic Surgery, Geneva University Hospitals and Faculty of Medicine, University of Geneva, Geneva, Switzerland

Alberto Signore, MD, PhD
Professor of Nuclear Medicine, Nuclear Medicine Unit, Department of Medical-Surgical Sciences and of Translational Medicine, Faculty of Medicine and Psychology, "Sapienza" University, Rome, Italy

Martina Sollini, MD
Nuclear Medicine Physician, Regional Center of Nuclear Medicine, University of Pisa, Medical School, Pisa, Italy

Ilker Uçkay, MD
Department of Orthopedic Surgery, Department of Infectious Diseases, Geneva University Hospitals and Faculty of Medicine, University of Geneva, Geneva, Switzerland

Christophe Van de Wiele, MD, PhD
Professor and Head of Department of Nuclear Medicine, University Hospital Ghent, Ghent, Belgium

Carolina Whittle, MD
Professor of Radiology, Clínica Alemana, Facultad de Medicina, Universidad del Desarrollo, Santiago, Chile

Tobias Zander, MD, PhD
Radiologist, Centro de Diagnóstico y Terapéutica Endoluminal CD y TE, Las Palmas de Gran Canaria University, Canary Islands, Spain

原　著　序

　　由于一些感染性或炎性疾病患者的体征缺乏特异性，所以这一群体往往很难引起注意。此外，在临床上通过诊断、鉴别诊断及确诊来为这些疾病选择合适的治疗方法也是一项很大的挑战。现行的一些诊断方法复杂多样，对于结果的评估也是五花八门，甚至有时候诊断与结果之间相互矛盾。由于一些诊断方法与临床结合并不紧密，从而导致该病在疾病进程中的定位不准确，最终延误治疗。可见，诸多现有的诊断指南并不能提供恰当的诊疗策略。

　　本书作者旨在通过临床医学、影像学及核医学的有效结合，对感染与传染性疾病逐一分析，揭示这一医学盲区，指出在临床实践中可能遇到的临床难题并对诊断方法的准确性及诊断价值进行比较。作者团队通过努力已经制订了清晰、合理的诊断方法，为临床实践提供了有效的理论支持，这预示着一些常见病（例如骨髓炎、椎间盘炎、腹部感染、软组织感染、血管移植物感染、HIV 及慢性炎性疾病）的诊疗问题已经在一定程度上得到解决，并有了有效的诊疗方法。

　　本书很好地阐述了影像学方法特异性之间的协同作用，影像学与核医学在临床准确诊断及治疗方法的及时评估中起到了重要的辅助作用。通过在临床实践中对可行诊断方法进行客观准确的比较，可以帮助临床医师得到清晰、准确、快速、实惠的诊疗策略，从而更好地服务于患者。

　　我们代表各自的专业科学团体（欧洲核医学联合会及欧洲放射协会）对各位作者在放射学、核医学及临床医学上的探索表示肯定，并对他们在工作上所取得的成就表示衷心的祝贺。

Patrick Bourguet

欧洲核医学联合会前任主席

CRLCC Centre Eugène Marquis

法国　雷恩斯

András Palkó

欧洲放射协会前任主席

赛格德大学

匈牙利　赛格德

原 著 前 言

本书全面、系统地介绍了影像医学与核医学中先进设备在感染和炎症性疾病的诊断和管理中的用途。

虽然我们对微生物有了进一步的认识,抗菌治疗也已经变得越来越有用,但是感染依然是患者发病和死亡的主要原因。感染和炎症性疾病的影像显示了影像医学和核医学的优势,以及在发现和诊断疾病方面的劣势。幸运的是,随着更好地研究、规划和使用单一和结合成像模式,劣势在减少。

本书阐述了放射技术在感染及炎症性疾病患者管理模式中的最新进展,非常及时和有用,本书涵盖了范围广泛的 3 个部分。

第一部分:感染和宿主反应
- 新世纪感染病的流行病学
- 细菌性骨髓炎的临床研究

第二部分:影像学表现
- 骨髓炎的影像学表现
- 脊柱感染的影像学表现
- 软组织感染的影像学表现
- 腹部感染和炎性疾病的影像学表现
- 血管移植物感染的影像学表现
- 结核和人类免疫缺陷病毒感染的影像学表现

第三部分:核医学成像
- 感染性疾病的核医学显像:技术、规范及标准解释
- 骨髓炎的核医学显像:白细胞、单克隆抗体或细菌成像
- 椎体椎间盘炎的核医学显像:PET 的新用途
- 软组织感染的核医学显像
- 腹部感染与炎性疾病的核医学显像
- 血管移植物感染的核医学显像:融合成像的新用途
- 结核和人类免疫缺陷病毒感染的核医学显像
- 不明原因发热的核医学显像
- 炎性疾病的核医学显像

由于收录了对炎症和感染临床病例的精心研究结果,本书将成为放射科医师和核医学医师及其他领域临床专家的理想指南。

译 者 前 言

　　由于现代社会经济的飞速发展，人们的传统生活方式的改变，感染与传染病的防控诊疗显得更为重要，直接影响着人类的生存和社会经济的发展。感染与传染性疾病的诊断和鉴别诊断赋予了医学影像学与核医学专业重要使命，医学影像学与核医学诊断技术获取信息在诊疗和疗效评估方面扮演着重要的"侦察兵"角色，同时起到重要的临床诊断的证据链作用。该书作者 Alberto Signore、Ana María Quintero 潜心研究感染性及炎性疾病多年，整合多学科临床资源和专家资源进行写作，其内容囊括多学科专业知识，综合分析，使影像学诊断方法显得更加系统具体。

　　传统的门诊诊断方法以临床症状及体征和其他检验来达到诊断的目的。放射科医师往往通过一些特异的解剖特征及形态学变化达到鉴别诊断的目的；一般来说，核医学检测更接近于生理学与组织学检测，而影像学检测更接近于解剖形态学检测。作者因临床医师、放射科医师及核医学医师在对同一疾病所显示信息的描述方面有所差异，所以，每一章节均有医学影像学表现描述和对应的核医学表现描述。

　　作者对于每一章均以引言、临床基本知识、临床问题、检查方法的选择、正常表现和伪影、病理学表现和意义、治疗随访和患者管理、结论及附有一些与本章内容相关的典型病例的结构形式，显得内容更加丰富、全面、紧凑，结构的合理性得到充分的体现。

　　该书分三部分，共 17 章，对于感染性疾病及部分传染性疾病的影像学与核医学诊断进行系统的归纳和总结，梳理了医学影像与核医学技术在感染与传染性病的诊疗中的价值。其对医学生、核医学和影像学方面的专家及所有从事与传染及感染性疾病专业相关的临床医师是一本不可多得的临床参考书。考虑到该书内容与译者的研究方向一致，对该书的学术思想难免产生共鸣；还因这本专著的权威性、知识性、实用性，我们选择该书进行翻译。该书所倡导的学术观点和理念及前瞻性引导都是非常宝贵的，这是一本目前具有借鉴意义的参考书。

　　在该书的翻译过程中，承蒙各位参与翻译人员和编审人员的通力协作与帮助，在此表示衷心感谢。

　　在该书的翻译过程中我们忠于原著，力求做到准确无误，但难免有疏漏之处，恳切同道不吝赐教。

李宏军

于首都医科大学附属北京佑安医院

目　录

第一部分
感染和宿主反应

第1章
新世纪感染病的流行病学

Nicola Petrosillo

National Institute for Infectious Diseases. "L. Spallanzani", IRCCS, Rome, Italy

一、引言

在过去的几十年中,对抗生素耐药的病原体引起的感染以惊人的速度增加,这些病原体包括耐甲氧西林金黄色葡萄球菌(MRSA)、耐万古霉素肠球菌类(VRE)、耐碳青霉烯铜绿假单胞菌、产生超广谱 β-内酰胺酶(ESBL)的大肠埃希菌及克雷白杆菌类、产生碳青霉烯酶的肠杆菌科及多药耐药(MDR)的不动杆菌属,已经在医院和医疗相关场所中发现。

抗生素耐药性的主要机制归因于多种不同因素的融合,取决于病原体:低亲和力青霉素结合蛋白质的表达;肽聚糖合成的替代途径;低通透性的外膜;以及基因编码超广谱的存在,OXA 型(苯唑西林水解)或金属-β-内酰胺酶、碳青霉烯酶,原发性或获得性的外排泵,以及氨基糖苷类和氟喹诺酮类修饰酶。

这些耐药的决定因素,取决于它们的起源,可以被染色体编码或从转座因子获得,并且很容易在微生物菌株之间转移,因此,在它们之间形成了广泛耐药性。

医疗环境中抗生素耐药性的高发率与众多因素有关,包括抗生素使用的强度、疾病严重程度、侵入性装置的数量、患者的住院时间、免疫抑制、营养不良及耐抗生素病原体交叉感染的易感性。

1. 葡萄球菌感染:医疗获得性耐甲氧西林金黄色葡萄球菌(MRSA)及其他　2003年,在美国国家医院感染监测(NNIS)重症监护病房(ICU)检测出的金黄色葡萄球菌菌株中有 59.5％为 MRSA。同样,在一些欧洲国家,根据欧洲抗生素耐药性监测系统(EARSS)的数据统计,在 2007 年超过 60％的菌株(主要在重症监护领域)为 MRSA。然而,近年来,虽然在大多数欧洲国家 MRSA 的发生率很高,但是在很多 ICU 已经呈现出显著的下降趋势。

MRSA 是医院环境中的主要病原体之一,包括手术和重症监护,同时在养老院和其他医疗保健场所中也逐渐成为一个令人担忧的问题。患者在接受侵入性操作时很容易发生 MRSA 感染。事实上,鼻咽携带金黄色葡萄球菌是在医院环境中受到感染的一个危险因素,这一点已被广泛证实。大约 30％的MRSA 携带者会发生感染,接近 20％会出现菌血症。在最近的报道中,碳青霉烯的使用与 MRSA 定植有关,每 1000 天的碳青霉烯治疗就会出现 8 个 MRSA 定植的新病例。

尽管万古霉素在世界各地应用广泛,金黄色葡萄球菌对这种糖肽的耐药性仍然很罕见。至今仅出现 9 例耐万古霉素金黄色葡萄球菌[VRSA 的定义是万古霉素最低抑制浓度(MIC)≥1.6mg/dl],截至 2007 年,全世界已报道有大约 100 个万古霉素介导的金黄色葡萄球菌(VISA)隔离株[定义为万古霉素最低抑制浓度(MIC)为 0.4～0.8mg/dl]。

当前,主要问题是对万古霉素的敏感性的变化(所谓的最低抑制浓度的变化)。这个现象表现为万古霉素最低抑制浓度在敏感范围内少量的增长。在 MRSA 的治疗中最具争议的问题之一是用万古霉素最低抑制浓度敏感性的上限(即 MIC 值为 0.2mg/dl,标准值≤0.1mg/dl)治疗菌血症和肺炎会减低万古霉素治疗功效的证据。治疗失败的增加可能是万古霉素最低抑制浓度为 0.2mg/dl 的菌株对万古霉素的异质耐药性发生率增高导致的结果。的确,VISA 隔离菌株的 MIC 在 0.4~0.8mg/dl,然而异种 VISA(hVISA)菌株似乎对敏感性范围在 0.1~0.2mg/dl 的万古霉素敏感,即使它们包含万古霉素介导的子细胞(MIC≥0.4mg/dl)的一个亚群。

最后,虽然 MRSA 感染通常局限于医院,20 世纪 90 年代末在美国开始出现社区相关的耐甲氧西林金黄色葡萄球菌(CA-MRSA)感染的病例报道。CA-MRSA 在基因和表型上不同于典型的多药耐药医疗相关 MRSA。这些菌株对 β-内酰胺抗生素耐药,对其他抗葡萄球菌的药物敏感;它们常常编码金黄色葡萄球菌杀白细胞素(PVL)和其他外毒素及毒力因子。

大多数抗药性金黄色葡萄球菌携带 1/2 的盒分型(SCCmec),其中 IV 型及 V 型无额外的抗性基因。通常情况下,这类葡萄球菌对非 β-内酰胺抗生素更敏感且更易导致传播及住院、皮肤及软组织感染,少数疾病还包括坏死性肺炎。

CA-MRSA 菌株迅速出现在全球,目前在美国流行,在美国急诊部门属于最常分离的病原体。此外,已在几个国家发现 CA-MRSA 的院内传播和医院暴发。

2. 肠球菌 另一个在手术和重症监护领域新出现的问题是耐万古霉素肠球菌的扩散。尽管绝大多数临床肠球菌的感染是由粪肠球菌引起的,近年来,屎肠球菌已成为主要的抗多种抗生素的院内病原体,它在获取多重耐药的决定因素方面有很高的能力,尤其是那些编码糖肽耐药的决定因素(例如 vanA 和 vanB 耐药基因型)。目前近 100% 的屎肠球菌菌群耐氨苄西林。对氨基糖苷类的高水平耐药也是一个主要问题,这普遍存在于粪肠球菌和屎肠球菌,欧洲国家在 25%~50%。

耐万古霉素肠球菌获得物的各种危险因素已被提出,包括环境危险因素(大量使用广谱抗菌药物;病房内患者人满为患;允许家属进入 ICU;移植病房或单位细菌含量高;即便在干燥环境下,肠球菌可在污染物及其表面长时间生存)、患者危险因素(疾病严重程度、住院时间的延长、留置导尿管或侵入装置的存在、长期机械通气、年龄、长期卧床、移植后的免疫抑制状态、腹泻、肾衰竭/慢性血液透析及接触携带粪肠球菌的患者)、临床危险因素(对感染控制措施的依从性差、无法识别的耐药性、不恰当的治疗及使用受污染的设备)。

3. 多重耐药肠杆菌科细菌:我们面临着一个新时代吗 在革兰阴性药物中,产生超广谱 β-内酰胺酶的肠杆菌科细菌是一个重要问题。超广谱 β-内酰胺酶的流行病学已发生巨大变化:过去由产超广谱 β-内酰胺酶的细菌引起的大多数感染一直被认为是院内感染,经常出现在特定科室,但现在越来越多的出现在非住院患者中,这种病原体的传播方式或来源仍然是未知的。

最近耐碳青霉烯类肠杆菌科在世界范围内流行,也成为一个大问题。碳青霉烯类已被广泛用于治疗由产生超广谱 β-内酰胺酶的细菌引发的严重感染,增加了由碳青霉烯耐药加剧引起的选择性压力。肺炎克雷白菌碳青霉烯酶(KPC)型酶逐渐形成耐药性的决定因素,特别是对肺炎克雷白菌。在过去的 10 年中,KPC 和 β-内酰胺酶已在全球迅速传播,在许多国家流行。KPC 相关感染主要是院内感染和系统性感染,以多种危险因素影响患者。治疗失败和对患者预后的不良影响,导致很高的病死率,为 22%～57%。

4. 非发酵性革兰阴性细菌感染:对于危重患者的威胁　多重耐药的非发酵性微生物是全世界医疗机构的主要问题。根据对超过 300 家美国医院疾病控制中心(CDC)的调查显示,鲍氏不动杆菌菌株对碳青霉烯类的耐药率从 1995 年的 9% 增加到 2004 年的 40%。鲍氏不动杆菌常引发 ICU 内重症患者患有呼吸机相关肺炎及血液感染,常见的危险因素包括年龄、严重的基础疾病、免疫抑制、严重创伤或烧伤、侵入性操作及留置导管、有创机械通气、延长住院时间和以往的抗生素使用情况。

全球范围内在 ICU 中铜绿假单胞菌对碳青霉烯类的耐药性为 10%～48%,缺乏对这些菌株有效的新药物是目前的一个主要问题。

二、人工关节感染

过去 10 年,世界各地全髋及全膝关节置换术的人数大幅增加。2006 年,在美国大约行 80 万例髋关节和膝关节置换术,在英国约完成了 13 万例。库尔茨等对美国到 2030 年将完成初次和修复全髋和膝关节置换术的数量进行了预测,预计每年髋关节置换术将增长 174%(约 572 000 例),膝关节置换术每年增长 673%(约 348 万例)。虽然这种方法对生活质量有很大的改善,但是可能会并发严重的感染,膝关节置换术和髋关节置换术的感染率分别为 0.8%～1.9% 和 0.3%～1.7%。

初次关节置换术的人工关节感染发生率在 1.5%～2.5%,关节置换术修复术的人工关节感染发生率高达 20%;病死率在 1% 到接近 3%。这种并发症的治疗费用可高达每人 50 000 美元、每年 2500 亿美元。对寿命延长的期待和关节置换术预测数量的增加有可能导致人工关节感染人数的显著增加,这在未来几年内将会对国家的健康经济平衡有很大的影响。

从流行病学的角度来看,人工关节感染按手术后发生的时间分为:"早"(手术后前 3 个月),"延迟"(手术后 3 个月至 2 年),"晚"(手术 2 年以后)。表 1-1 显示了感染的主要危险因素。

表 1-1　人工关节感染的危险因素

患者相关危险因素
- 曾行人工关节修复术
- 曾在同一位置发生人工关节感染
- 过度吸烟
- 肥胖
- 类风湿关节炎
- 糖尿病
- 肿瘤
- 免疫抑制

手术危险因素
- 同时行双侧关节置换术
- 手术时间长(>2.5h)
- 异体输血

术后危险因素
- 伤口愈合并发症
- 心房颤动
- 心肌梗死
- 尿路感染
- 住院时间延长
- 金黄色葡萄球菌菌血症

修改自 Cataldo 等,Del Pozo 和 Patal

微生物可以在置入时或之后通过血行播散到达人工关节。生物膜的研究在人工关节感染的发病机制中具有战略性作用。异物仍缺乏对机体防御和抗生素传递至关重要的微循环。生物膜表现为一个基本的生存机制,微生物依靠生物膜抵御外部和内部环境因素(如抗菌药物和宿主免疫系统)的影响。

超过 50% 的人工关节感染最常见的病

原体是葡萄球菌。金黄色葡萄球菌通常在早期感染中是孤立的，而凝固酶阴性葡萄球菌、链球菌（9%～10%）、肠球菌（3%～7%）及厌氧菌（2%～4%）在感染晚期是孤立的。

革兰阴性菌、大多数铜绿假单胞菌、肠杆菌属、变形杆菌属和其他相对少见的病原体具有重要的临床意义，因为它们难以治疗。总体而言，人工关节感染约 20% 由多种微生物引起，7%～11% 细菌培养阴性。念珠菌属、布鲁菌属和分枝杆菌等不常见的病原体也有报道。

在过去的 10 年里，由耐抗生素细菌引起的感染的报道有所增加，在对术后外科手术部位感染的大型监控研究中，59% 的金黄色葡萄球菌分离株对甲氧西林耐药，耐甲氧西林金黄色葡萄球菌与对甲氧西林敏感的金黄色葡萄球菌相比，其造成的感染更有可能治疗失败。

总之，人工关节感染对骨科医师、传染病专家、临床微生物学家和所有参与护理人工关节置换患者的其他专业人士来说是一个挑战。由于对参与人工关节感染的微生物生物膜的检测方法更好、在老龄化人口中置入假体数量增加及假体留置时间更长（置入假体后感染的持续危险因素），人工关节感染的发病率将进一步增加。

三、人工血管感染

发展中国家的医疗设备装置市场正在呈几何数的增长，代表很大的健康收益和进步。然而，感染是与医疗器械相关的具有挑战性且日益严重的问题。在美国，每年约 100 万的院内感染是与体内留置医疗装置有关的。尽管在装置相关性感染的预防和治疗方面取得了进展，但通过装置使用数量的增加及装置细菌播种的终身风险不难预测到未来装置性相关感染人群的数量会增长（表 1-2）。

表 1-2　假体心血管装置的感染率

种类	感染率（%）	
	初次置入	修复
人工心脏瓣膜	1～6	15
心脏起搏器	1～2	3～30
除颤器	4	
左心室辅助装置	50	
血管移植假体	1～6	22
血液透析导管	12	
血液透析动静脉移植物	1～6	

修改自 Sampedro 和 Patel

人工心血管装置包括心脏瓣膜、起搏器、除颤器、冠状动脉支架、人造血管、主动脉支架、中心静脉导管、动脉导管。长期假体装置相关性感染的发生率与置入物的类型有关，修复术后感染发生率更高，这可能由多种因素导致，包括外科手术的操作时间更长和先前置入物周围瘢痕引起的血液循环不良。机械和人工心脏瓣膜的首次置入和修复手术的感染率分别是 1%～6% 和 15%；起搏器的感染率分别为 1%～2% 和 3%～10%；血管移植假体的感染率分别为 1%～6% 和 22%。此外，除颤器、左心室辅助装置、血液透析导管和血液透析动静脉移植的感染率分别为 4%、50%、12% 和 1%～6%。随着置入装置的增多，心脏装置相关性感染的人数在 1990～1999 年增加了 124%，而同期人工瓣膜感染率增加了 50%（每 1000 个医疗保险受益人从 0.26 例增至 0.38 例）。

这些感染的微生物学与机体形成生物膜的细胞外基质的能力有关。在生物膜完整的状态下，微生物对抗体和吞噬细胞相对免疫，与独立生存的生物体相比，对常规抗微生物制剂更耐药。

葡萄球菌是与装置相关感染有关的最常见的微生物。金黄色葡萄球菌对装置的黏附依赖于微生物表面存在识别黏性基质分子的成分。然而,生物膜的形成不限于葡萄球菌;其他革兰阳性生物体,包括链球菌、肠球菌属、痤疮丙酸杆菌、棒状杆菌。革兰阴性菌(包括铜绿假单胞菌和肠杆菌科)和真菌均能产生生物膜。

在人工血管感染中宿主也起着重要的作用;炎症反应继发于外科手术和随后的血小板聚集和黏附素的释放,这为微生物的定植提供了可能性。

所有类型的人工血管移植都容易通过移植或术后菌血症过程中的直接污染而引起感染。尽管进行了围术期全身性抗生素预防,血管移植物感染仍然发生。为解决这个问题,抗微生物侵入的移植物已被开发并已在实验和临床研究中评估其有效性。

治疗受感染的假体移植物/装置的金标准仍然是移除,对于血管移植物,可采用放置新移植物之后的再灌注,新移植物最常通过解剖外未感染路径,较少通过使用自体(静脉)导管原位移植。抗菌治疗是外科治疗至关重要的辅助治疗;在某些情况下,如果患者不适合进一步的手术干预,它可能是唯一的选择。

随着人工血管装置数目的增加,发展用于感染的预防和管理的新解决方案是未来几十年的挑战。

四、皮肤和软组织感染

皮肤和软组织感染(SSTIs)反映表皮、真皮和皮下组织的炎性微生物侵袭,并且可以认为是人类最常见的感染。SSTIs 可以根据解剖部位、微生物病原学或严重性进行分类。2003 年,一个专家小组根据局部和全身体征的严重程度对 SSTIs 进行分类,从而制定了一个为 SSTIs 患者指导临床管理和治疗决策的系统。2005 年,美国传染病学会(IDSA)制订了对皮肤和软组织感染诊断和管理的实践指南,包括表浅和简单的感染(包括脓疱病、丹毒和蜂窝织炎)、坏死性感染、与叮咬和动物接触相关的感染、手术部位感染

及免疫功能低下的宿主的感染。外科感染学会(SIS)最近发布了针对复杂 SSTIs 治疗的新指南。该指南专门处理复杂的 SSTIs,包括那些深部的或坏死性的,一般需要手术治疗的(溃疡感染、烧伤感染及严重的脓肿)和发生于必须住院治疗的具有特殊严重合并症患者的感染。

复杂的 SSTIs 的流行病学在过去 10 年中已有所改变。SSTIs 的发生率自 20 世纪 90 年代末以来显著增高,主要是由于 CA-MRSA 引起的感染增加。

在金黄色葡萄球菌感染中究竟发生了什么样的变化?自 1961 年首次出现以来,在过去的 20 年里,耐甲氧西林金黄色葡萄球菌已在医院中(特别是在 ICU)广泛流行,在发病率、病死率和成本方面是很大的负担。据估计,2005 年在美国 MRSA 患者的病死人数,超过了由人类免疫缺陷病毒(HIV)在同年导致的病死人数。MRSA 感染的增加很可能反映医疗干预措施、设备、老龄化及患者合并症日益增加所带来的影响。上述这些影响以及抗生素的使用及滥用均为医疗保健相关感染 MRSA 的危险因素。尽管医院设置中 MRSA 感染率持续增长,仍需关注社区中没有呈现明显的危险因素的患者发生 MRSA 感染的急诊。据报道自 1998 年以来,社区相关(CA)-MRSA 的几次暴发发生于儿童、运动员、囚犯、军人、男-男性行为者、HIV 感染者、本土美国人和土著群体。CA-MRSA 感染的患病率有很大的地区差别,在美国城市达到 SSTIs 的 20% ～ 50%。虽然最初认为从医院传播到社区,一些研究已经发现了许多 HA-MRSA 和 CA-MRSA 之间的遗传学和流行病学的差异。CA-MRSA 遗传特性包括作为甲氧西林耐药性的机制的葡萄球菌盒式染色体 mec(SCCmec)Ⅳ 和 Ⅴ 元素,编码金黄色葡萄球菌杀白细胞(PVL)毒素的基因。

关于从 SSTIs 分离出的主要病原体,哨兵计划(包括收治在加拿大和美国 32 个州的

医院中的连续 5800 例患者)的数据显示,金黄色葡萄球菌仍是从复杂的 SSTIs 分离出的最常见的病原体,占所有菌株的 40% 以上,铜绿假单胞菌是第二最常见的分离株(11%)。从 1998～2004 年,对至少一种抗生素耐药 SSTI 病原体(金黄色葡萄球菌、肠球菌属、铜绿假单胞菌、大肠埃希菌和肺炎克雷白菌)的数量增加了,近 50% 的金黄色葡萄球菌分离株为对甲氧西林耐药。对于手术部位的感染[(SSIs)发生在 5% 以上的接受手术的患者],流行病学略有不同,逐渐向革兰阳性病原体(超过分离株 50% 的金黄色葡萄球菌、凝固酶阴性葡萄球菌和肠球菌)有更大的转变。

复杂 SSTIs 的管理特别具有挑战性,因为及时识别、及时进行手术清创或引流、复苏(必要时)、适当的抗生素治疗是临床治疗成功的基石。抗菌药物治疗的支柱是青霉素类、头孢菌素类,克林霉素和复方磺胺甲噁唑。β-内酰胺类/β-内酰胺酶抑制药复合物的适应证是多种微生物感染。治疗 MRSA 感染的一系列新药已与糖肽进行了比较,其中的一些包括达托霉素、利奈唑胺和替加环素(tygecicline/tigecycline),具有独特的药动学优势。

五、新世纪的结核病和人类免疫缺陷病毒(HIV)

一个古老的病原体——结核分枝杆菌和一个新的病原体——人类免疫缺陷病毒(HIV),约 30 年前相遇,它们的相互作用导致了这两种疾病的负担加重,也使其发病率和病死率升高。这在那些 HIV 和结核病(TB)广泛流行、卫生和社会条件最差的国家更明显。

结核/HIV 双重感染史在过去几十年面临着越来越多的挑战,以在撒哈拉以南的非洲结核病例通报呈指数性增多、高病死率、结核病高复发率和人群聚集地设施中传播的增加开始。在工业化国家,自 20 世纪 90 年代以来多重耐药(MDR)结核病的暴发已发生在医疗环境中 HIV 感染的患者。2005～2006 年在南非农村地区的 HIV 感染者出现了广泛耐药性(XDR)结核病的剧烈暴发。

在预防 HIV 时代,由于直接观察治疗、短程(DOTS)方案的发展,在结核病管理方面得到了显著改善。当 HIV 相关的结核病病例急剧增多时,明确证明了 DOTS 不能单独控制这一流行病。在许多非洲国家结核病立刻变成了 HIV 感染的成年人的主要病死原因,结核病被世界公认为在 HIV 感染过程中发病的最常见原因之一。

在那些现有或新获得的结核分枝杆菌感染的患者中,HIV 是罹患结核病的最强危险因素。HIV 感染者罹患结核病的风险比未受 HIV 感染者高出 20～37 倍。2009 年,全球估计有 1400 万结核病例,其中 160 万人HIV 阳性。结核病导致了超过 1/4 HIV 感染者的死亡。2007,在 HIV 感染的结核病患者中病死人数为 456 000 人,占同年死于HIV 感染的约 200 万患者的 23%。HIV 有关的肺结核病例和死亡病例的估计数量是往年报道的近 2 倍,虽然这更能表明数据收集的改善,而不是流行病学真正的变化。

结核分枝杆菌对特定药物的耐药性代表着另一种挑战。耐多药结核于利福平广泛使用几十年后的 20 世纪 90 年代初在临床中出现。由于 HIV 感染并且缺乏治疗和预防的精密系统,在撒哈拉以南非洲地区结核病率在 20 世纪 90 年代增长了 5 倍(导致耐多药结核病的出现)。后来在俄罗斯联邦,以及在HIV 感染负担最高的撒哈拉以南非洲地区,耐多药结核病的发生率急剧并成倍增加。世界卫生组织(WHO)检测到耐多药结核病全球案件数量从 2000 年的约 274 000 例增加到 2007 年的约 500 000 例(占结核病的全球病例的 5%)。结核病控制的大部分资金和资源转用于耐多药结核病,因为耐多药结核病的预后比药物敏感性结核病更差。

此外,最近出现了另一种威胁——广泛耐药结核(XDR-TB),即至少对利福平和异烟肼及任何氟喹诺酮类药物以及任何注射制剂(丁胺卡那霉素、卡那霉素或卷曲霉素)均耐药的结核。XDR-TB 较 MDR-TB 治疗更昂贵、预后更差,尤其是在 HIV 阳性的患者中。

HIV/结核病双重感染的流行是对工业化国家和发展中国家的一个挑战,同样是生存在资源有限的环境中 HIV 感染者要面对的一大难题。因此,世界卫生组织(WHO)推荐 12 种结核病/HIV 合作方案作为 HIV 及结核病的预防、护理和治疗服务核心的一部分。它们包括减低 HIV 感染者结核病的发病率和病死率的干预措施,例如提供抗反转录病毒治疗和 HIV/结核病的"三项":加强结核病病例的发现,异烟肼预防性治疗,结核病感染的控制(表 1-3)。

最后,为患结核病的 HIV 感染者提供良好的 HIV 护理代表着结核病/HIV 感染患者管理的基本要素。提供者发起的 HIV 检测和咨询、复方磺胺甲噁唑预防性治疗和抗反转录病毒药物,应被视为护理的基本标准,但在实践中差距仍然很大。约 40% 的结核病患者都没有进行 HIV 检测,相当大比例的HIV 感染和结核病患者得不到复方磺胺甲噁唑预防性治疗和抗反转录病毒治疗。

表 1-3　世界卫生组织推荐的针对结核病/HIV双重感染流行的协作活动

1. 建立协作机制
- 为结核病/HIV 建立一个在各级卫生系统均有效的协调机构
- 对结核病患者中 HIV 的流行进行监控
- 为资源、能力建设、沟通、社区参与和操作性研究开展联合结核病/HIV 规划
- 进行监测和评估
2. 减少 HIV 感染者/AIDS 患者的结核病负担
- 加强肺结核病例的发现

续表

- 引进异烟肼预防治疗
- 确保医疗环境及人群聚集环境中结核感染的控制
3. 减少结核病患者中感染 HIV 的负担
- 提供 HIV 检测和咨询
- 引进预防 HIV 的方法
- 引进复方磺胺甲噁唑预防
- 确保 HIV/AIDS 的护理和支持
- 为 HIV/结核患者引进和提供抗反转录病毒治疗

修改自 Harries 等和 WHO

由于 HIV 相关结核病的流行仍在继续,在更好的服务条款、感染控制和健全的措施方面需要大胆而负责任的行动来减轻这种双重感染对新世纪的影响。

主要参考文献

[1] Klevens RM,Edwards JR,Tenover FC,et al. National Nosocomial Infections Surveillance-System.Changes in the epidemiology of methicillin-resistant Staphylococcus aureus in intensive care units in US hospitals,1992-2003.Clin Infect Dis,2006,42:389-391.

[2] Gaynes R,Edwards JR;National Nosocomial Infections Surveillance System. Overview of nosocomial infections caused by Gram-negative bacilli. Clin Infect Dis,2005,41:848-854.

[3] Lockhart SR,Abramson MA,Beekmann SE,et al. Antimicrobial resistance among Gram-negative bacilli causing infections in intensive care unit patients in the United States between 1993 and 2004. J Clin Microbiol,2007,45:3352-3359.

[4] Cantón R,Novais A,Valverde A,et al.Prevalence and spread of extended-spectrum β-lactamase-producing Enterobacteriaceae in Europe.Clin Microbiol Infect,2008,14(Suppl. 1):S144-S153.

[5] Rice LB.The clinical consequences of antimi-

crobial resistance.Curr Opin Microbiol,2009,
12:476-481.

[6]　Souli M,Galani I,Giamarellou H.Emergence
of extensively drug-resistant and pandrug-re-
sistant Gram-negative bacilli in Europe.Euro
Surveill,2008,13:ii,19045.

[7]　Gholizadeh Y,Courvalin P.Acquired and in-
trinsic glycopeptide resistance in enterococci.
Int J Antimicrob Agents,2000,16（Suppl.
1):S11-S17.

[8]　Fish DN,Ohlinger MJ.Antimicrobial resist-
ance:factors and outcomes.Crit Care Clin,
2006,22:291-311.

[9]　Barsanti MC,Woeltje KF.Infection prevention in
the intensive care unit.Infect Dis Clin North
Am,2009,23:703-725.

[10]　NNIS System.National Nosocomial Infections
Surveillance（NNIS）System Report,data
summary from January 1992 through June
2003,issued August 2003. Am J Infect
Control,2003,31:481-498.

[11]　EARSS Annual Report 2007. Available at:
http://www.rivm.nl/earss/result/Monitoring_
reports/Annual_reports.jsp/（accessed August
22,2011).

[12]　Thompson DS,Workman R,Strutt M.Decline
in the rates of methicillin-resistant Staphylo-
coccus aureus acquisition and bacteraemia in a
general intensive care unit between 1996 and
2008.J Hosp Infect,2009,71:314-319.

[13]　Burton DC,Edwards JR,Horan TC,et al.Methi-
cillin-resistant Staphylococcus aureus central
line-associated bloodstream infections in US in-
tensive care units,1997-2007.JAMA,2009,301:
727-736.

[14]　Pagani L,Falciani M,Aschbacher R.Use of
microbiologic findings to manage antimicro-
bials in the intensive care unit.Infect Control
Hosp Epidemiol,2009,30:309-311.

[15]　Von Eiff C,Becker K,Machka K,et al.Nasal
carriage as a source of Staphylococcus aureus
bacteremia.Study group.N Engl J Med,2001,
344:11-16.

[16]　Mayhall CG. Methicillin-resistant Staphylo-
coccus aureus /vancomycin-resistant Entero-
cocci colonization and infection in the critical
care unit.//Cunha BA（ed）. Infectious
Diseases in Critical Care Medicine. 2nd ed.
New York:Informa Healthcare,2007.

[17]　Tacconelli E,De Angelis G,Cataldo taldo
MA,et al.Antibiotic usage and risk of coloni-
zation and infection with antibiotic-resistant
bacteria:a hospital population-based study.
Antimicrob Agents Chemother, 2009, 53:
4264-4269.

[18]　Morse PA,North N,Steenbergen JN,et al.Sus-
ceptibility relationship between vancomycin and
daptomycin in Staphylococcus aureus:facts and
assumption.Lancet Infect Dis,2009,9:617-624.

[19]　Moise PA,Sakoulas G,Forrest A,et al.Van-
comycin in vitro bactericidal activity and its
relationship to efficacy in clearance of methi-
cillin-resistant Staphylococcus aureus bacte-
remia. Antimicrob Agents Chemother,2007,
51:2582-2586.

[20]　Sakoulas G,Moise-Broder PA,Schentag J,et
al. Relationship of MIC and bactericidal
activity to efficacy of vancomycin for treat-
ment of methicillin-resistant Staphylococcus
aureus bacteremia.J Clin Microbiol,2004,42:
2398-2402.

[21]　Moise-Broder PA,Sakoulas G,Eliopoulos
GM,et al.Accessory gene regulator group Ⅱ
polymorphism in methicillinresistant Staphy-
lococcus aureus is predictive of failure of van-
comycin therapy. Clin Infect Dis, 2004, 38:
1700-1705.

[22]　Hidayat LK,Hsu DI,Quist R,Shriner KA,et al.
High-dose vancomycin therapy for methicillin-
resistant Staphylococcus aureus infections:effi-
cacy and toxicity. Arch Intern Med,2006,166:
2138-2144.

[23]　Maclayton DO,Suda KJ,Coval KA,et al.Case-
control study of the relationship between MRSA
bacteremia with a vancomycin MIC of 2 $\mu g/ml$
and risk factors,costs,and outcomes in inpatients

undergoing hemodialysis. Clin Ther, 2006, 28: 1208-1216.

[24] Soriano A, Marco F, Martínez JA, et al. Influence of vancomycin minimum inhibitory concentration on the treatment of methicillin resistant Staphylococcus aureus bacteremia. Clin Infect Dis, 2008, 46: 193-200.

[25] Lodise TP, Graves J, Evans A, et al. Relationship between vancomycin MIC and failure among patients with methicillin resistant Staphylococcus aureus bacteremia treated with vancomycin. Antimicrob Agents Chemother, 2008, 52: 3315-3320.

[26] Howden BP, Ward PB, Charles PG, et al. Treatment outcomes for serious infections caused by methicillin-resistant Staphylococcus aureus with reduced vancomycin susceptibility. Clin Infect Dis, 2004, 38: 521-528.

[27] Szabó J. hVISA/VISA: diagnostic and therapeutic problems. Expert Rev Anti Infect Ther, 2009, 7: 1-3.

[28] Moran GJ, Krishnadasan A, Gorwitz RJ, et al. EMERGEncy ID Net Study Group. Methicillin resistant Staphylococcus aureus infections among patients in the emergency department. N Engl J Med, 2006, 355: 666-674.

[29] Yeung M, Balma-Mena A, Shear N, et al. Identification of major clonal complexes and toxin producing strains among Staphylococcus aureus associated with atopic dermatitis. Microbes Infect, 2011, 13: 189-197.

[30] Francis JS, Doherty MC, Lopatin U, et al. Severe community-onset pneumonia in healthy adults caused by methicillin-resistant Staphylococcus aureus carrying the Panton-Valentine leukocidin genes. Clin Infect Dis, 2005, 40: 100-107.

[31] Otter JA, French GL. Nosocomial transmission of community-associated methicillin resistant Staphylococcus aureus: an emerging threat. Lancet Infect Dis, 2006, 6: 753-755.

[32] Fridkin SK, Edwards JR, Courval JM, et al. Intensive Care Antimicrobial Resistance Epidemiology (ICARE) Project and the National Nosocomial Infections Surveillance (NNIS) System Hospitals. The effect of vancomycin and third-generation cephalosporins on prevalence of vancomycin-resistant enterococci in 126 U. S. adult intensive care units. Ann Intern Med, 2001, 135: 175-183.

[33] Bryant S, Wilbeck J. Vancomycin-resistant enterococcus in critical care areas. Crit Care Nurs Clin North Am, 2007, 19: 69-75.

[34] Livermore DM, Canton R, Gniadkowski M, et al. CTX-M: changing the face of ESBLs in Europe. J Antimicrob Chemother, 2007, 59: 165-174.

[35] Rodríguez-Baño J, Navarro MD, Romero L, et al. Epidemiology and clinical features of infections caused by extended-spectrum β-lactamase-producing Escherichia coli in nonhospitalized patients. J Clin Microbiol, 2004, 42: 1089-1094.

[36] Carmeli Y, Akova M, Cornaglia lia G, et al. Controlling the spread of carbapenemase-producing Gramnegatives: therapeutic approach and infection control. Clin Microbiol Infect, 2010, 16: 102-111.

[37] Cornaglia G, Rossolini GM. The emerging threat of acquired carbapenemases in Gram-negative bacteria. Clin Microbiol Infect, 2010, 16: 99-101.

[38] Nordmann P, Cuzon G, Naas T. The real threat of Klebsiella pneumoniae carbapenemase-producing bacteria. Lancet Infect Dis, 2009, 9: 228-236.

[39] Gasink LB, Edelstein PH, Lautenbach E, et al. Risk factors and clinical impact of Klebsiella pneumoniae carbapenemase-producing K. pneumoniae. Infect Control Hosp Epidemiol, 2009, 30: 1180-1185.

[40] Munoz-Price LS, Weinstein RA. Acinetobacter infection. N Engl J Med, 2008, 358: 1271-1281.

[41] Perez F, Hujer AM, Hujer KM, et al. Global challenge of multidrugresistant Acinetobacter

baumannii. Antimicrob Agents Chemother, 2007,51:3471-3484.

[42] Maragakis LL, Perl TM. Acinetobacter baumannii: epidemiology, antimicrobial resistance, and treatment options. Clin Infect Dis, 2008,46:1254-1263.

[43] Petrosillo N, Capone A, Di Bella S, et al. Management of antibiotic resistance in the intensive care unit setting. Expert Rev Anti Infect Ther,2010,8:289-302.

[44] National Hospital Discharge Survey. Survey results and products. Available at: Center for Disease Control and Prevention, http://www.cdc.gov/nchs/nhds_products.html (accessed September 14,2010).

[45] UK National Joint Registry. Available at: http://www.njrcentre.org.uk (accessed September 14,2010).

[46] Kurtz S, Ong K, Lau E, et al. Projections of primary and revision hip and knee arthroplasty in the United States from 2005 to 2030. J Bone Joint Surg Am,2007,89:780-785.

[47] Pulido L, Ghanem E, Joshi A, et al. Periprosthetic joint infection: the incidence, timing, and predisposing factors. Clin Orthop Relat Res,2008,466:1710-1715.

[48] Choong PF, Dowsey MM, Carr D, et al. Risk factors associated with acute hip prosthetic joint infections and outcome of treatment with a rifampin-based regimen. Acta Orthop, 2007,78:755-765.

[49] Phillips JE, Crane TP, Noy M, et al. The incidence of deep prosthetic infections in a specialist orthopaedic hospital: a 15-year prospective survey. J Bone Joint Surg Br, 2006, 88:943-948.

[50] Lentino JR. Prosthetic joint infections: bane of orthopedists, challenge for infectious disease specialists. Clin Infect Dis, 2003, 36: 1157-1161.

[51] Zimmerli W. Infection and musculoskeletal conditions: prosthetic-joint-associated infections. Best Pract Res Clin Rheumatol, 2006,

20:1045-1063.

[52] Sculco TP. The economic impact of infected joint arthroplasty. Orthopedics, 1995, 18: 871-873.

[53] Cataldo MA, Petrosillo N, Cipriani M, et al. Prosthetic joint infection: Recent developments in diagnosis and management. J Infect,2010,61: 443-448.

[54] Del Pozo JL, Patel R. Clinical practice. Infection associated with prosthetic joints. N Engl J Med,2009,361:787-794.

[55] Zimmerli W, Trampuz A, Ochsner PE. Prostheticjoint infections. N Engl J Med, 2004, 351:1645-1654.

[56] Moran E, Masters S, Berendt AR, et al. Guiding empirical antibiotic therapy in orthopaedics: the microbiology of prosthetic joint infection managed by debridement, irrigation and prosthesis retention. J Infect, 2007, 55: 1-7.

[57] Hsieh PH, Lee MS, Hsu KY, et al. Gram negative prosthetic joint infections: risk factors and outcome of treatment. Clin Infect Dis, 2009,49:1036-1043.

[58] Legout L, Senneville E, Stern R, et al. Treatment of bone and joint infections caused by gram-negative bacilli with a cefepime-fluoroquinolone combination. Clin Microbiol Infect, 2006,12:1030-1033.

[59] Sia IG, Berbari EF, Karchmer AW. Prosthetic joint infections. Infect Dis Clin North Am, 2005,19:885-914.

[60] Berbari EF, Marculescu C, Sia I, et al. Culture-negative prosthetic joint infection. Clin Infect Dis,2007,45:1113-1119.

[61] Marculescu CE, Berbari EF, Cockerill FR 3rd, et al. Fungi, mycobacteria, zoonotic and other organisms in prosthetic joint infection. Clin Orthop Relat Res,2006,451:64-72.

[62] Salgado CD, Dash S, Cantey JR, et al. Higher risk of failure of methicillin-resistant Staphylococcus aureus prosthetic joint infections. Clin Orthop Relat Res,2007,461:48-53.

[63] Trampuz A, Widmer AF. Infections associated with orthopedic implants. Curr Opin Infect Dis, 2006, 19:349-356.

[64] Sampedro MF, Patel R. Infections associated with long-term prosthetic devices. Infect Dis Clin North Am, 2007, 21:785-819.

[65] Darouiche RO. Treatment of infections associated with surgical implants. N Engl J Med, 2004, 350:1422-1429.

[66] Truninger K, Attenhofer Jost CH, Seifert B, et al. Long term follow up of prosthetic valve endocarditis: what characteristics identify patients who were treated successfully with antibiotics alone? Heart, 1999, 82:714-720.

[67] Karchmer AW, Longworth DL. Infections of intracardiac devices. Infect Dis Clin North Am, 2002, 16:477-505.

[68] Gandelman G, Frishman WH, Wiese C, et al. Intravascular device infections: epidemiology, diagnosis, and management. Cardiol Rev, 2007, 15:13-23.

[69] Harcombe AA, Newell SA, Ludman PF, et al. Late complications following permanent pacemaker implantation or elective unit replacement. Heart, 1998, 80:240-244.

[70] Seeger JM. Management of patients with prosthetic vascular graft infection. Am Surg, 2000, 66:166-177.

[71] Young RM, Cherry KJ Jr, Davis PM, et al. The results of in situ prosthetic replacement for infected aortic grafts. Am J Surg, 1999, 178:136-140.

[72] Trappe HJ, Pfitzner P, Klein H, et al. Infections after cardioverter-defibrillator implantation: observations in 335 patients over 10 years. Br Heart J, 1995, 73:20-24.

[73] Simon D, Fischer S, Grossman A, et al. Left ventricular assist device-related infection: treatment and outcome. Clin Infect Dis, 2005, 40:1108-1115.

[74] Palestro CJ, Swyer AJ, Kim CK, et al. Infected knee prosthesis: diagnosis with In-111 leukocyte, Tc-99m sulfur colloid, and Tc-99m MDP imaging. Radiology, 1991, 179:645-648.

[75] Baddour LM, Bettmann MA, Bolger AF, et al.; AHA. Nonvalvular cardiovascular device-related infections. Circulation, 2003, 108:2015-2031.

[76] Cabell CH, Heidenreich PA, Chu VH, et al. Increasing rates of cardiac device infections among Medicare beneficiaries: 1990—1999. Am Heart J, 2004, 147:582-586.

[77] Baddour LM, Wilson WR. Infections of prosthetic valves and other cardiovascular devices. //Livingstone EC (ed). Mandell, Douglas and Benett's Principles and Practice of Infectious Diseases. 6th ed, Philadelphia: Churchill Livingstone, 2005:1022-1144.

[78] Donlan RM. New approaches for the characterization of prosthetic joint biofilms. Clin Orthop Relat Res, 2005, 347:12-19.

[79] Costerton JW. Biofilm theory can guide the treatment of device-related orthopaedic infections. Clin Orthop Relat Res, 2005, 347:7-11.

[80] Darouiche RO. Device-associated infections: a macroproblem that starts with microadherence. Clin Infect Dis, 2001, 33:1567-1572.

[81] Donlan RM, Costerton JW. Biofilms: survival mechanisms of clinically relevant microorganisms. Clin Microbiol Rev, 2002, 15:167-193.

[82] Giacometti A, Cirioni O, Ghiselli R, et al. Efficacy of polycationic peptides in preventing vascular graft infection due to Staphylococcus epidermidis. J Antimicrob Chemother, 2000, 46:751-756.

[83] Yasim A, Gul M, Atahan E. Efficacy of vancomycin, teicoplanin and fusidic acid as prophylactic agents in prevention of vascular graft infection: an experimental study in rat. Eur J Vasc Endovasc Surg, 2006, 31:274-279.

[84] Eron LJ, Lipsky BA, Low DE, et al; Expert panel on managing skin and soft tissue infections. Managing skin and soft tissue infections: expert panel recommendations on key decision points. J Antimicrob Chemother, 2003, 52 (Suppl 1):i3-17.

[85] Stevens DL,Bisno AL,Chambers HF,et al. Infectious Diseases Society of America.Practice guidelines for the diagnosis and management of skin and soft-tissue infections.Clin Infect Dis,2005,41:1373-1406.

[86] May AK,Stafford RE,Bulger EM,et al.Surgical Infection Society.Treatment of complicated skin and soft tissue infections.Surg Infect (Larchmt),2009,10:467-499.

[87] Pallin DJ,Egan DJ,Pelletier AJ,et al.Increased U.S. emergency department visits for skin and soft tissue infections,and changes in antibiotic choices,during the emergence of community-associated methicillin-resistant Staphylococcus aureus. Ann Emerg Med,2008,51:291-298.

[88] Bancroft EA. Antimicrobial resistance:it's not just for hospitals. JAMA,2007,298:803-804.

[89] Klevens RM,Morrison MA,Nadle J,et al. Active Bacterial Core surveillance (ABCs) MRSA Investigators.Invasive methicillin-resistant Staphylococcus aureus infections in the United States. JAMA,2007,298:1763-1771.

[90] Boucher HW,Corey GR. Epidemiology of methicillin-resistant Staphylococcus aureus. Clin Infect Dis,2008,46:S344-349.

[91] Kluytmans J,Struelens M.Meticillin resistant Staphylococcus aureus in the hospital. Br Med J,2009,338:532-537.

[92] Naimi TS,LeDell KH,Como-Sabetti K,et al. Comparison of community-and health care-associated methicillin-resistant Staphylococcus aureus infection.JAMA,2003,290:2976-2984.

[93] Moet GJ,Jones RN,Biedenbach DJ,et al. Contemporary causes of skin and soft tissue infections in North America,Latin America, and Europe:Report from the SENTRY Antimicrobial Surveillance Program (1998—2004).Diagn Microbiol Infect Dis,2007,57:7-13.

[94] Petrosillo N,Drapeau CM,Nicastri E,et al. ANIPIO. Surgical site infections in Italian hospitals:a prospective multicenter study. BMC Infect Dis,2008,8:34.

[95] Anderson DJ,Sexton DJ,Kanafani ZA,et al. Severe surgical site infection in community hospitals:Epidemiology,key procedures,and the changing prevalence of methicillin-resistant Staphylococcus aureus. Infect Control Hosp Epidemiol,2007,28:1047-1053.

[96] Mukadi DY,Maher D,Harries AD.Tuberculosis case fatality rates in HIV prevalence populations in sub-Saharan Africa. AIDS, 2001,15:143-152.

[97] Korenromp EL,Scano F,Williams BG,et al. Effects of human immunodeficiency virus infection on recurrence of tuberculosis after rifampicinbased treatment:an analytic review.Clin Infect Dis,2003,37:101-112.

[98] Edlin BR,Tokars JI,Grieco MH,et al.An outbreak of multidrug-resistant tuberculosis among hospitalized patients with the acquired immunodeficiency syndrome. N Engl J Med, 1992,326:1514-1521.

[99] Gandhi NR,Moll A,Sturm AW,et al.Extensively drug-resistant tuberculosis as a cause of death in patients co-infected with tuberculosis and HIV in a rural area of South Africa.Lancet,2006,368:1575-1580.

[100] De Cock KM,Chaisson RE.Will DOTS do it? A reappraisal of tuberculosis control in countries with high rates of HIV infection. Int J Tuberc Lung Dis,1999,3:457-465.

[101] Corbett EL,Marston B,Churchyard GJ,et al. Tuberculosis in sub-Saharan Africa:opportunities,challenges,and change in the era of antiretroviral treatment. Lancet,2006, 367:926-937.

[102] World Health Organization.Global tuberculosis control 2010. Available at:http://www.who. int/tb/publications/global_report/2010/en/index.html (accessed August 1,2011).

[103] Harries AD,Zachariah R,Corbett EL,et al. The HIV-associated tuberculosis epidemic-

when will we act? Lancet，2010，375：1906-1919.

[104]　Gandhi NR，Nunn P，Dheda K，et al.Multidrug-resistant and extensively drug-resistant tuberculosis：a threat to global control of tuberculosis.Lancet，2010，375：1830-1843.

[105]　Abdool Karim SS，Churchyard GJ，Abdool Karim Q，et al. HIV infection and tuberculosis in South Africa：an urgent need to escalate the public health response. Lancet，2009，374：921-933.

[106]　World Health Organization.Anti-Tuberculosis Drug Resistance in the World：The WHO/IUATLD Global Project on Anti-Tuberculosis Drug Resistance Surveillance.Geneva：WHO，2008.

[107]　Wright A，Zignol M，Van Deun A，et al.Epidemiology of antituberculosis drug resistance 2002-07：an updated analysis of the global project on antituberculosis drug resistance surveillance.Lancet，2009，373：1861-1873.

[108]　Yew W，Leung C. Management of multidrugresistant tuberculosis：update 2007. Respirology，2008，13：21-46.

[109]　Schaaf HS，Moll AP，Dheda K. Multidrugand extensively drug-resistant tuberculosis in Africa and South America：epidemiology，diagnosis and management in adults and children.Clin Chest Medr，2009，30：667-683.

[110]　World Health Organization. Guidelines for intensifi ed tuberculosis case-finding and isoniazid preventive therapy for people living with HIV in resourceconstrained settings.Available at：http://whqlibdoc.who.int/publications/2011/9789241500708_eng. pdf（accessed August 1，2011）.

[111]　World Health Organization. Interim Policy on Collaborative TB/HIV Activities. Geneva：World Health Organization，2004.Available at：http：//whqlibdoc. who. int/hq/2004/WHO_HTM_TB_2004.330_eng.pdf（accessed August 1，2011）.

[112]　Stop TB Partnership. The Global Plan to Stop TB 2006—2015. Progress report 2006—2008. Available at：http://www.stoptb. org/assets/documents/ global/plan/The_global_plan_progress_report1.pdf（accessed August 1，2011）.

[113]　World Health Organization. Global tuberculosis control：a short update to the 2009 report（December，2009）. Available at：http://www. who. int/tb/publications/global_report/2009/update/en/index.html (accessed August 1，2011）.

第 2 章
细菌性骨髓炎的临床研究

Ilker Uçkay[1,2], Nicolas Christian Buchs[1,2], Khalid Seghrouchni[1,2],
Mathieu Assal[1,2], Pierre Hoffmeyer[1,2], Daniel Lew[1,2]

[1]*Geneva University Hospitals, Geneva, Switzerland*
[2]*University of Geneva, Geneva Switzerland*

一、概念和微生物学

骨髓炎是一种伴发骨质破坏的炎性反应过程。感染可局限于骨的某个部位,也可累及多个区域,如骨髓、皮质、骨膜和周围软组织。尽管存在骨及周围附着组织结构的无菌性感染,骨髓炎仍是骨感染的统称。例如,SAPHO 综合征是一种引起滑膜炎、痤疮、脓疱病、骨肥厚及骨炎的罕见的免疫性疾病。其他免疫性疾病,如慢性复发性多灶性骨髓炎或掌跖脓疱病,也可表现多灶性骨髓炎。严格地说,骨髓炎包含骨和骨髓的炎症。用"骨炎"这一术语似乎更合适。在一些文献中骨髓炎也指与骨置入物相关的感染,然而,大多数作者将该类感染称为"置入物感染"或"异物感染"。所有置入物都可造成骨炎,因为置入物本身对微生物缺乏抵抗性。

感染大多由细菌感染引起,很少部分是由真菌感染(吸毒者滥用静脉注射药物或免疫缺陷患者的颅骨感染)或寄生虫感染(如包虫)所致。据我们所知,尚未见有关病毒骨感染的报道。除颌骨外,在所有的细菌性骨髓炎的类型中,金黄色葡萄球菌为主要的细菌,其次为链球菌及革兰阴性杆菌如铜绿假单胞菌。混合感染常见于外伤及迁延不愈的溃疡,但不见于血源性感染。厌氧菌、凝固酶阴性葡萄球菌很少成为植入相关性感染的致病菌。金格杆菌见于骨关节感染,包括发生于 4 岁以下儿童的骨髓炎。

由于病原体、骨组织来源和患者等因素的多样性,任何严格或统一的定义都是不可能的。因此一直以来文献上缺乏对慢性骨髓炎的统一定义。感染大致可分为急性、亚急性和慢性三大类,但是这种分类在临床实践中不是很实用。关于慢性骨髓炎广泛接受的定义是临床症状需持续 6 周至 3 个月。然而,这种定义也无明确依据。此外还可根据血源性感染的起始部位来进行分类。与椎体骨髓炎、一些关节成形术的感染、伴发脓毒性关节炎的骨髓炎或者儿童血源性骨髓炎不同,长骨、骶骨以及足的骨髓炎见于成年人的慢性感染,常继发于外伤、手术或软组织溃疡(如糖尿病患者或有压疮倾向的神经性疾病患者)。在极少数情况下,成年人的骨髓炎继发于菌血症的长骨血行播散。

一些学者提出根据手术进行骨髓炎的分类。其中关于长骨骨髓炎的 Cierny-Mader 分型和一种为糖尿病足感染的 PEDIS 分型被广泛使用。部分学者进行分类时考虑到了宿主的性质,如骨的解剖结构、治疗和预后等因素。此种分类不适用于一般意义的急慢性感染。通常外科医师理解的慢性骨髓炎就是有死骨和骨骼畸形,需要手术治疗的患者。人工关节的感染一般分为急性(手术后<3个月发病)、亚急性(手术后 3～24 个月发病),或慢性(手术后>24 个月发病,此种感染通常由血行播散所致)。

二、流行病学

骨髓炎由于受累骨、病原体和环境的多样性,流行病学分类也是多样化的。例如资源贫乏的国家相比资源丰富的国家更易患结核性骨髓炎或慢性创伤性骨髓炎;后者老年患者易患足部骨髓炎。而椎体骨髓炎发病率估计为每年(0.2～2)例/10 万例,大部分是中年患者,男女比例为 2：1,原因尚不清楚。儿童血源性骨髓炎的发生率为每年(3～76)人/10 万人,也是男性发病率较高。骨髓炎在糖尿病足部溃疡患者中的发病率为15%～20%。

许多专家指出一旦发生骨感染,很有可能会再感染,甚至扩散,最好进行截肢治疗。骨髓炎复发通常是在几年后,很少有几十年后的报道,没有国际公认的最短复发周期。一些学者认为,在慢性骨髓炎的治疗结果里,"抑制"或"缓解"是一个比"治愈"更合适的词。有文献指出,最短的随访时间范围从 3个月至 1 年或 2 年,而 Tice 等的研究表明,78%～95%的骨髓炎通常是 6～12 个月后复发。目前,临床意义上的完全缓解至少需要随访 2 年。

三、发病机制

大部分骨髓炎与外伤、手术或溃疡(如糖尿病)有关。这种感染的发生具有持续性。大多数术后感染通常发生在术中,因内生菌群失调引起。对此假设有利的证据是术前使用抗生素有效及病原体和皮肤菌群相似。关于如何控制感染的问题不在本章节内介绍,本章节我们将专注于骨修复机制、生物膜形成和嗜中性粒细胞的防御机制。

1. 骨质修复　有许多研究急性和慢性骨髓炎的动物模型实验。4.4%的儿童慢性骨髓炎通常由急性血源性骨髓炎转归而来。Waldvogel 等估计慢性骨髓炎的病例中成年人占 15%。慢性感染都由急性感染演变而来。细菌通过纤连蛋白及其他结构蛋白的受体黏附于骨基质及修复置入体,隐藏于细胞内并产生生物膜以躲避宿主和抗生素的防御。当炎症阻塞血管时通常易导致缺血性骨坏死。部分骨质由于缺乏血液供应而分离形成死骨。这为细菌创造了良好的培养基,并于 48h 形成脓肿。骨质梗死边缘可见与破骨活动增加有关的反应性充血。骨质破坏反过来也会导致骨质疏松。同时,成骨细胞的活动也在进行,在营养丰富的情况下,骨膜新生骨形成,通常称之为骨外膜。有很多证据表明,生长因子、细胞因子、激素和药物都调节着成骨和破骨细胞的增殖活动。渗出物也可以通过窦道扩大到周围软组织。当死骨或骨质外膜发生纤维化时,可以导致骨质硬化。骨质硬化的出现通常表明感染已超过 1 个月(图 2-1)。

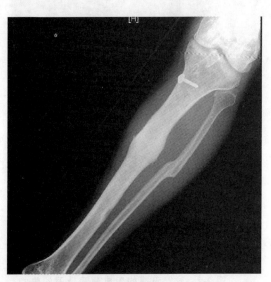

图 2-1　胫骨慢性骨髓炎的 X 线平片,骨髓腔及骨皮质形态不规则。胫骨近端为螺丝钉

2. 生物膜　是置入相关性骨髓炎的标志,但是在没有置入物时同样也很重要。自然界中 60%～80% 的微生物存在生物膜。置入物一旦引入人体,迅速被宿主组织包围,然后被病原体附着。毒力因子如黏附蛋白、酶类、毒素类扮演着重要角色。相互影响因素包括非特异性的物理化学力,如范德华引力(van de Waal's force)、疏水效应以及极性。细胞黏附需要多糖细胞间黏附素(PIA),并受细胞黏附(ica)操纵子控制,操纵子被认为是生物膜形成过程中的主要基因因素之一。最后,不可逆地黏附于表面的细胞形成小菌落,并产生细胞外多聚体。在这个过程中,大量的分子、因子参与其中,如纤维连接蛋白、纤维蛋白原、玻连蛋白、血管假性血友病因子(von Willebrand factor)、细胞基本组分。不管在空间上还是在时间上,生物膜的结构是多种多样的,并布满很多管道以利于养分的输送。成熟的生物膜由 25%～30% 的病原体和 70%～75% 的无定型基质组成(图 2-2)。

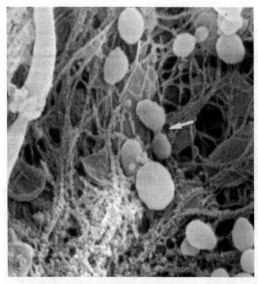

图 2-2　导管表面的表皮葡萄球菌的生物膜,葡萄球菌植入间质内。分裂的细菌(箭)。电镜(×15 000)

（来源：Uckay 等）

同样,病原体本身经历了复杂的生理变化后,对免疫系统和抗生素都不敏感。并且趋化能力大大减弱,趋化响应性降低。另外,生物膜抑制单核细胞、T/B 淋巴细胞增殖,因此,不利于细胞毒性和体液防御反应。Vandecasteele 等观察到在体外细菌代谢和蛋白质合成明显减少。作者通过定量聚合酶链反应(PCR)测量 16S rRNA 的量,作为细菌的实际代谢活性的替代标志物,研究发现在开始培养的 2h 后,16S rRNA 的含量发现降低。ica 操纵子转录主要发生于感染早期,而不是晚期。Monzon 等报道在培养 6h 后的葡萄球菌生物膜导致万古霉素-利福平治疗疗效明显降低。

生物膜对抗生素及宿主固有的免疫具有重要的抵抗作用。抗生素很少能渗透进厚厚的酸性细胞间质。处于深层的细菌没有代谢活性,并且对抗生素缺少易感性,但浮游生物却不同。生物膜附着的细菌一旦恢复到浮游生物生长状态,其抵抗就消失。迄今为止,还没有标准的药敏试验可用于评估对附着细菌的药物活性。最小抑菌浓度(MIC)和最小杀菌浓度(MBC)仅是对数生长期的浮游细菌的有效浓度。要使生物膜中的细胞壁有效抗菌,需要 100～1000 倍的标准浓度。

群体行为是一种重要的细胞间信息交换机制,单个小信号分子释放到自然环境并对相邻的相同种类细菌以协调的方式触发特殊的应答。这种效应被称为"群体感应",其在生物膜的形成中扮演重要角色。

3. 中性粒细胞缺陷　在有异物的情况下,嗜中性粒细胞表现为超氧化物增加和有低含量的酶颗粒产生的减少,提示对感染的修复反应。与异物材料的相互作用导致辅酶颗粒的呼吸增加和胞吐作用,导致中性粒细胞群由低颗粒量及低杀伤能力的枯竭细胞组成。在这种情况下,诱导感染所需葡萄球菌培养液减少到 100 个菌落形成单位,通过修复材料释放的超高分子量聚乙烯颗粒可以进一步降低嗜中性粒细胞的抗细菌活性。

四、诊断

在骨髓炎的诊断中,临床症状和影像方法(包括放射学和核医学技术)均可以提供诊断信息,但不能确定可以选择靶向治疗的病原体,具体放射学和核医学成像技术将在后面的章节中进行更详细的讨论。

在诊断骨髓炎的实验室检查中,最终需要证明至少在两个骨样本中有相同的病原菌生长。如丙酸杆菌的病原体如果进行预处理与抗菌药物使用,可能在植入后晚期诱发感染。小菌落变体构成细菌亚群,并且其增长速度缓慢,非典型菌落形态及其异常的生化特点,使它们成为临床微生物学家鉴定的困难问题。在临床上,小菌落变体能够持续存在于哺乳动物细胞中,并且不容易受到抗生素的影响,常引起复发性感染。

真菌的 PCR 检测通常敏感度较低并且相当昂贵,因此使得它不太可能被用作常规检查。在多种微生物繁殖或感染时,用它进行解释是困难的。此外,它不能提供抗生素耐药性的信息,尤其是甲氧西林耐药性的基因编码信息。不过具体的或重复应用 PCR进行检测,有利于在特殊情况下,对生长非常缓慢或难以生长的细菌进行鉴定,如金氏杆菌属、布鲁杆菌属、贝氏柯克斯体属、巴尔通体属、结核分枝杆菌或溃疡分枝杆菌。

对于没有微生物证实的培养阴性的骨髓炎临床确定诊断不但要使用影像学成像技术,而且最终依靠组织学。菌血症非常罕见,并且使用抗链球菌溶血素-O 滴度诊断由 β-溶血性链球菌所致的侵袭性疾病并不可靠。同时耐甲氧西林金黄色葡萄球菌(MRSA)阳性的皮肤感染不能预测骨关节感染归因于 MRSA。

骨探针检测对骨髓炎的诊断敏感度为66%,特异度为 85%,阳性预测值和阴性预测值分别为 89% 和 56%,但是对于用骨表面刮拭来确定病原体的价值尚不清楚。在一项

研究中将窦道培养物与慢性骨髓炎手术标本的培养相比,只有 44% 的窦道培养中包含手术中培养发现的病原体。

五、治疗

对骨髓炎患者的一般状况和发病率的评估是非常重要的。不是每个骨髓炎都是必须治疗的。关键问题是长期复杂的治疗是否对患者有益。现在,在资源贫乏的国家,甚至是资源富裕的国家,数百万的慢性骨髓炎患者中,时常有出院者,但并不影响其日常生活。

为了制订最佳的治疗方案,需要多学科团队合作。在大中心,矫形外科、感染疾病专家、糖尿病学家、护士及物理治疗师共同治疗骨髓炎患者。对于慢性骨髓炎,只使用抗生素治疗很难成功,因为抗生素不能或仅仅渗透到,如生物膜及死骨的有限范围。不进行充分的清创术,不管选择什么样的抗生素及持续多长时间,慢性骨髓炎对抗生素疗法都不会有反应。但也有一些例外:儿童骨髓炎、椎间盘炎、结核性骨髓炎、糖尿病患者跖骨骨髓炎。

1. 外科治疗　最佳方案包括死骨刮除,切除感染的瘢痕、骨及软组织,死腔清除,用适当的骨进行机械性稳定,充分的软组织覆盖、恢复有效血供。骨充分的软组织覆盖被认为是阻止骨髓炎进展的必需。有时也使用抗生素小球(图 2-3)。对于血供不充足的病例,需要依靠血管侧支或血管内支架来恢复良好的血供。使用真空辅助闭合(VAC)包扎覆盖,让一些外科医师屡受挫折,或被其他人过于简单地应用。与糖尿病足患者的跖骨骨髓炎相比,长骨的骨髓炎很少使用截肢术。但是,对有些患者,与其他处理方式相比,截肢术可能会更好。对于置入相关性骨髓炎,当骨稳定后,置入物应当被移除。至于不稳定的病例(近期置入),抗生素联合清创术可作为暂时的治疗方案,直到骨稳定、置入物失去作用。与通常的观念相反,即使在感染的情况下,骨仍可能愈合。

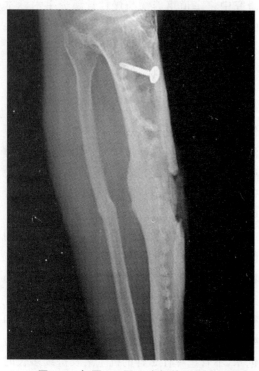

图 2-3　与图 2-2 同一病例的侧面观,皮质开窗,滴入治疗用的庆大霉素小球

2. 高压氧治疗　高压氧治疗消耗非常重要的物质。它能提供氧气以促进胶原产物生成,血管发生,缺血或感染创面的骨生成与愈合。动物实验显示,接受高压氧治疗能加快任何时期的骨折修复。数位学者提出附加的高压氧治疗对人的骨髓炎治疗有用,尽管结果尚不一致。高压氧对骨髓炎治疗的附加作用很难评估,因为变量多个、混杂,包括患者、手术、微生物、骨及抗生素治疗。

3. 药物治疗　按照基本原则,抗生素持续用药时间并不依靠病原体而定。当然也有少数病例例外,记载在文献中的持久抗生素治疗骨髓炎包括以下致病菌:结核,其他分枝杆菌病,如引起布鲁里溃疡的 M. 溃疡分枝杆菌、真菌、Q 热、猫抓病、布鲁杆菌病或奴卡菌属某些种。

虽然儿童血源性骨髓炎或移置物相关的骨髓炎有丰富的专家观点及实验证据支持,但是对于成年人移置物取出后的骨髓炎清创术后最佳的抗生素持续用药时间仍不明确。以前,专家们推荐静脉内(Ⅳ)给药时间为 4～6 周;现在,建议调整到初始 2 周。不管是否有移置物相关的骨髓炎,与手术同步的总抗生素持续给药时间限制在 6 周以内,因为并没有临床研究或资料显示 4～6 周的给药时比短时间具有优势(表 2-1)。回顾近期的数据显示,早期改为口服抗生素治疗与延长注射治疗同样有效,至少对骨髓炎是这样。有几种抗生素已经被证明其口服临床效果:喹诺酮类、利奈唑胺、克林霉素、夫西地酸联合利福平。这些药物的口服生物利用性超过 90%。

表 2-1　成年人慢性骨髓炎抗生素治疗

	治疗用药	替代用药
青霉素敏感金黄色葡萄球菌	苄青霉素(1 千万～2 千万 U/d)	头孢唑林(1g/6h)
		克林霉素(600mg/6h)
		万古霉素(1g/12h)
耐青霉素金黄色葡萄球菌	萘夫西林[1][(1～1.5)g/(4～6)h]或头孢唑林(2g/8h)	第二代头孢菌素(如头孢呋辛、头孢孟多)
		克林霉素(600mg/6h)
		万古霉素(1g/12h)
		环丙沙星(750mg 口服/12h)或左氧氟沙星联合利福平(600mg/d)也经常使用
耐甲氧西林金黄色葡萄球菌[2]	万古霉素(1g/12h)	替考拉宁(400g/24h,第 1 天/12h)

	治疗用药	替代用药
各种链球菌(A 或 B 组 β 溶血性肺炎链球菌)	青霉素(1 千万~2 千万 U/d)	克林霉素(600mg/6h) 红霉素(500mg/6h) 万古霉素(1g/12h)
小肠革兰阴性杆菌	喹诺酮类(如环丙沙星 400~750mg/12h,早期改为口服)	第三代头孢菌素(如头孢曲松 2g/24h;头孢吡肟)
沙雷菌属某些种,铜绿假单胞菌	哌拉西林(2~4g/4h)和氨基糖苷类	头孢吡肟[3](2g/2h)或者喹诺酮和氨基糖苷类(由敏感性而定;1d 的剂量)
厌氧菌	克林霉素(600mg/6h)	氨苄西林-舒巴坦(2g/8h) 甲硝唑(500mg/8h)用于革兰阴性厌氧菌
混合感染(需氧、厌氧微生物)	氨苄西林-舒巴坦[(2~3)g/(6~8)h][4]	亚胺培南(500mg/6h)[5]

所有剂量均考虑到肝、肾功能,对于有肝或肾衰竭者须调节剂量。替考拉宁不是所有国家都可用

(1)氟氯西林、苯唑西林或氯唑西林;(2)大多数凝固酶阴性葡萄球菌都对甲氧西林抵抗,需要用万古霉素或替考拉宁治疗;(3)依赖于敏感性;第四代头孢菌素(头孢吡肟)、哌拉西林/他唑巴坦、美罗培南和亚胺培南都是有用的替代品;(4)阿莫西林-克拉维酸盐(1.1~2.2)g/(6~8)h;(5)如果革兰阴性需氧微生物对阿莫西林-克拉维酸盐抵抗

(来源:Lew 等)

六、骨髓炎的特征

1. 椎体椎间盘炎、椎体骨髓炎 如果不是脊柱手术所致的医院性感染,血源性播散是椎体骨髓炎/椎体椎间盘炎的主要常见病因。在所有的菌血症疾病中,心内膜炎要除外。还没有随机对照研究来评价椎体骨髓炎的抗生素治疗作用。实际上,抗生素的选择也与其他骨髓炎相同,但常常推荐注射治疗至少持续 3~4 周。有观察性的研究比较不同时期的缓解率、病死率,用抗生素治疗 6 周或 6 周内与>6 周的结果类似。对于有脓肿形成且没有引流或者有脊柱置入物的病例推荐延长抗生素治疗周期。对于治疗椎体椎间盘炎及硬膜外脓肿,口服抗生素的生物利用性还没有评价。基于目前的专家观点,如果证明某种合适的药物对病原体具有敏感性,且口服依从性能够仔细地被监测,改为口服治疗就可行。

即使 CT 引导下的引流术对于多数病例已经能达到效果,但对于较大的脓肿就需要手术治疗。置入相关性感染,伴有椎管狭窄、脊柱不稳定及严重的畸形的进行性的神经缺损则需要考虑手术治疗。

2. 糖尿病足骨髓炎 临床医师必须认识到糖尿病足骨髓炎的鉴别诊断:夏科足、痛风、缺血性感染。有 15%~20%穿透性溃疡会出现从属性骨髓炎,尤其是在创口扩展到骨或关节的时候。骨穿刺(如果有充足的材料可进行组织学检查)可确定诊断,并且能够确定微生物病原体的种类。临床医师常对患者进行影像学检查(X 线平片、磁共振、骨扫描或白细胞扫描)以解决如下问题:是否有骨髓炎? 程度? 是否需要手术? 是否需要截肢? 骨穿刺是否穿到感兴趣区?

一个国际专家组认为,某些特殊的治疗方案间的疗效并没有太大的区别,也没有研究支持系统性抗生素的某一种特殊使用方法或者最佳治疗持续用药时间的优越性。皮肤携带 MRSA 没有必要进行广泛抗 MRSA。对于近期内没有接受抗生素治疗的轻至中度感染患者,治疗目标仅针对需氧革兰阳性球

菌就已足够。广谱的经验性治疗用于严重的感染。具有生物活性的口服抗生素对于大多数轻中度骨髓炎具有足够的疗效。对于严重的糖尿病足感染,在由动脉病变所致已经受累的区域,抗生素需要静脉内注射(IV)以达到最大组织浓度,即使没有证据证明静脉内注射药物的优势。专家建议急性骨髓炎需要抗生素治疗 6 周,对于慢性骨髓炎如果不能治疗 46 周,则需要至少治疗 12 周。没有可靠的证据支持使用高压氧或粒细胞集落刺激因子。多学科的诊断与治疗对糖尿病足的问题是有益的。伴随治疗包括适当的创口清洁,骨痂及坏死组织的清创术,以及病理压力释放。手术前为恢复血液灌注的干预评估是必需的。

3. 关节成形术相关性骨髓炎   需要使用抗生素静脉给药 2 周,然后改为口服,对于髋关节置换需持续 3 个月,对于膝关节置换需持续 3~6 个月。但是,最近回顾性研究建议对所有的感染持续 6 周的时间已经足够。如果进行终生抑制口服治疗,人工关节感染平均随访 5 年后,其总成功率为 69%。

4. 非关节成形术相关性置入性骨髓炎   治疗内固定术相关感染的目的是稳定骨折并阻止其发展为慢性骨髓炎。因此,与假关节相关性骨髓炎相比,完全根除感染并不是主要目的,因为在骨折稳定后,理论上应当移除固定器,或者最坏的情况,可以使用外固定器达到暂时的稳定效果,并移除内固定器。

所有骨关节感染的抗生素类型选择都一样,但由于缺少随机试验,抗生素的最佳持续用药时间尚不明确。一些专家认为可持续至置入物移除或移除后数周。另外一些学者规定即使置入物没有移除,也只持续 6 周。慢性感染的定义为置入物置入后 10 周才出现感染症状的感染,持续用药时间可延长至 3 个月。其他专家认为当固定器保留的情况下应治疗 3 个月,如果是完全移除,治疗 6 周就可以了。在任何情况下,持续用药时间决定于个体差异。利福平是否可以从一开始就与抗生素一起使用尚不清楚,哪怕是置入物不久就被移除。在我们的研究所,不管内固定器是否被希望移除,我们的做法是在手术后联合利福平使用 6 周治疗急性感染。对于慢性感染的病例,固定器存留且对抗生素耐受性好,治疗可延长至 3 个月。如果没有败血症,抗生素从一开始就可口服。

5. 与镰状细胞病相关的骨髓炎   镰状细胞病是一种常染色体隐性遗传性疾病,引起从儿童时期开始的贫血。该病也可引起微血管栓塞导致骨坏死。其常见的致病菌为革兰阴性菌,如沙门菌,但到底与沙门菌属是什么关系尚不完全清楚。严重的基因疾病中骨关节感染的终身发病率大约为 3%。治疗与典型的骨髓炎相同。

6. 骶骨骨髓炎   本病多是由慢性患者合并症和(或)神经紊乱相关的压疮引发。如果引起慢性骨髓炎的原因无法解除,那么骶骨骨髓炎则特别难以治疗。对这些慢性压疮患者,被感染的骶骨常常不能被切除,也就不能从神经方面获得恢复。预防就显得非常重要。彻底的日常护理和清创是成功的关键。对于压疮有改善的病例,整形外科医生可以移置入裸露骨。最佳的抗生素持续时间也不明确。目的不是要清除感染,而是控制感染。这方面的骨髓炎尚需要进一步研究。

7. 颌骨骨髓炎   慢性下颌骨骨髓炎常发生于牙齿术后、外伤或在贫穷环境中的坏疽性口炎的患者,对此部位的研究目前较少。致病病原体往往是多种微生物,并多来源于口腔菌群,如放线菌。治疗包括颌面部手术,反复和长期持久的口服抗生素治疗,例如选择涵盖大部分口腔菌群疗效的阿莫西林/克拉维酸等。

七、展望

未来的研究将可能提高对生物膜细菌代谢性的认识。随着对细菌基因组的遗传变异、特定基因组侵袭力变化认识的不断增加，为开发研制新的靶向药物提供了极大的可能性。在产生开展一些观点和创新研究，如尿激酶、噬菌体、超速增强抗菌活性或生物膜电流治疗之前，进行医学前瞻性的研究是非常必要的，这些研究成果可以用来建立联合的抗生物疗法。在进行骨髓炎研究时，例如样本量选择和通用的定义需要不断改进，因此，我们认为在小型临床研究单位或中心评估研究骨髓炎是一件非常困难的事，我们需要更先进的和多层面的研究来扩大和提升现有的认识，并且需要实施更多的前瞻性多中心队列研究来拓展及提高当前的知识点。

致谢

感谢日内瓦大学医院矫形外科及感染病科团队。

主要参考文献

[1] Lew DP, Waldvogel FA. Osteomyelitis. Lancet,2004,364:369-379.

[2] Jansson A,Renner ED,Ramser J,et al.Classification of non-bacterial osteitis: retrospective study of clinical, immunological and genetic aspects in 89 patients. Rheumatology (Oxf),2007,46:154-160.

[3] Karadag-Saygi E,Gunduz OH,Gumrukcu G, et al. SAPHO syndrome: misdiagnosed and operated. Acta Reumatol Port, 2008, 33: 460-463.

[4] Shimizu M,Tone Y,Toga A,et al.Colchicine-responsive chronic recurrent multifocal osteomyelitis with MEFV mutations:a variant of familial Mediterranean fever? Rheumatology (Oxf),2010,49:2221-2223.

[5] Legout L,Assal M,Rohner P,et al.Successful treatment of Candida parapsilosis (fluconazole-resistant) osteomyelitis with caspofungin in a HIV patient.Scand J Infect Dis,2006, 38:728-730.

[6] Blyth CC,Gomes L,Sorrell TC,et al.Skull-base osteomyelitis: fungal vs. bacterial infection.Clin Microbiol Infect,2011,17:306-311.

[7] Beckles VL,Jones HW,Harrison WJ.Chronic haematogenous osteomyelitis in children: a retrospective review of 167 patients in Malawi. J Bone Joint Surg Br, 2010, 92: 1138-1143.

[8] Zimmerli W.Clinical practice.Vertebral osteomyelitis.N Engl J Med,2010,362:1022-1029.

[9] Ciampolini J,Harding KG.Pathophysiology of chronic bacterial osteomyelitis.Why do antibiotics fail so often? Postgrad Med J,2000,76: 479-483.

[10] Beals RK, Bryant RE. The treatment of chronic open osteomyelitis of the tibia in adults.Clin Orthop Rel Res,2005:212-217.

[11] Karamanis EM,Matthaiou DK,Moraitis LI, et al. Fluoroquinolones versus beta-lactam based regimens for the treatment of osteomyelitis:a metaanalysis of randomized controlled trials.Spine,2008,33:297-304.

[12] Lipsky BA,Berendt AR,Deery y HG,et al. Diagnosis and treatment of diabetic foot infections.Plast Reconstr Surg,2006,117(Suppl 7):212S-238S.

[13] Craigen MA, Watters J, Hackett JS. The changing epidemiology of osteomyelitis in children. J Bone Joint Surg Br, 1992, 74: 541-545.

[14] Uçkay I,Dinh A,Vauthey L,et al.Spondylodiscitis due to Propionibacterium acnes: report of twentynine cases and a review of the literature. Clin Microbiol Infect, 2010, 16: 353-358.

[15] Uçkay I,Pittet D,Vaudaux P,et al.Foreign body infections due to Staphylococcus epidermidis.Ann Med,2009,41:109-119.

[16] Leone S, Borre S, Monforte A, et al. Consensus document on controversial issues in the diagnosis and treatment of prosthetic joint infections. Int J Infect Dis, 2010, 14: 67-77.

[17] Ceroni D, Cherkaoui A, Ferey S, et al.

Kingella kingae osteoarticular infections in young children: clinical features and contribution of a new specifi c real-time PCR assay to the diagnosis. J Pediatr Orthop, 2010, 30: 301-304.

[18] Lazzarini L, Lipsky BA, Mader JT. Antibiotic treatment of osteomyelitis: what have we learned from 30 years of clinical trials? Int J Infect Dis, 2005, 9:127-138.

[19] Waldvogel FA, Medoff G, Swartz MN. Treatment of osteomyelitis. N Engl J Med, 1970, 283:822.

[20] Auh JS, Binns HJ, Katz BZ. Retrospective assessment of subacute or chronic osteomyelitis in children and young adults. Clin Pediatr, 2004, 43:549-555.

[21] Hannan CM, Attinger CE. Special considerations in the management of osteomyelitis defects (diabetes, the ischemic or dysvascular bed, and irradiation). Semin Plast Surg, 2009, 23:132-140.

[22] Parsons B, Strauss E. Surgical management of chronic osteomyelitis. Am J Surg, 2004, 188: 57-66.

[23] Cierny G, 3rd, Mader JT, Penninck JJ. A clinical staging system for adult osteomyelitis. Clin Orthop Rel Res, 2003, 414:7-24.

[24] Calhoun JH, Manring MM. Adult osteomyelitis. Infect Dis Clin North Am, 2005, 19:765-786.

[25] Zimmerli W, Trampuz A, Ochsner PE. Prostheticjoint infections. N Engl J Med, 2004, 351:1645-1654.

[26] Howard-Jones AR, Isaacs D. Systematic review of systemic antibiotic treatment for children with chronic and sub-acute pyogenic osteomyelitis. J Paediatr Child Health, 2010, 46:736-741.

[27] Byren I, Peters EJ, Hoey C, et al. Pharmacotherapy of diabetic foot osteomyelitis. Expert Opin Pharmacother, 2009, 10:3033-3047.

[28] Darley ES, MacGowan AP. Antibiotic treatment of gram-positive bone and joint infections. J Antimicrob Chemother, 2004, 53:928-935.

[29] Uçkay I, Assal M, Legout L, et al. Recurrent os-teomyelitis caused by infection with different bacterial strains without obvious source of reinfection. J Clin Microbiol, 2006, 44:1194-1196.

[30] Panda M, Ntungila N, Kalunda M, et al. Treatment of chronic osteomyelitis using the Papineau technique. Int Orthop, 1998, 22: 37-40.

[31] Cordero-Ampuero J, Esteban J, Garcia-Cimbrelo E. Oral antibiotics are effective for highly resistant hip arthroplasty infections. Clin Orthop Rel Res, 2009, 467:2335-2342.

[32] Dellamonica P, Bernard E, Etesse H, et al. Evaluation of pefloxacin, ofloxacin and ciprofloxacin in the treatment of thirty-nine cases of chronic osteomyelitis. Eur J Clin Microbiol Infect Dis, 1989, 8:1024-1030.

[33] Greenberg RN, Newman MT, Shariaty S, et al. Ciprofloxacin, lomefloxacin, or levofloxacin as treatment for chronic osteomyelitis. Antimicrob Agents Chemother, 2000, 44: 164-166.

[34] Conterno LO, da Silva Filho CR. Antibiotics for treating chronic osteomyelitis in adults. Cochrane Database Syst Rev, 2009, CD004439.

[35] Tice AD, Hoaglund PA, Shoultz DA. Risk factors and treatment outcomes in osteomyelitis. J Antimicrob Chemother, 2003, 51:1261-1268.

[36] Venkatesan P, Lawn S, Macfarlane RM, et al. Conservative management of osteomyelitis in the feet of diabetic patients. Diabet Med, 1997, 14:487-490.

[37] Boda A. Antibiotic irrigation-perfusion treatment for chronic osteomyelitis. Arch Orthop Trauma Surg, 1979, 95:31-35.

[38] Uçkay I, Harbarth S, Peter R, et al. Preventing surgical site infections. Expert Rev Anti Infect Ther, 2010, 8:657-670.

[39] Patel M, Rojavin Y, Jamali AA, et al. Animal models for the study of osteomyelitis. Semin Plast Surg, 2009, 23:148-154.

[40] Sendi P, Proctor RA. Staphylococcus aureus as an intracellular pathogen: the role of small colony variants. Trends Microbiol, 2009, 17:

54-58.

[41] Peters G.Pathogenesis of S.epidermidis foreign body infections. Br J Clin Pract Suppl, 1988,57:62-65.

[42] Costerton W, Veeh R, Shirtliff M, et al, Ehrlich G. The application of biofilm science to the study and control of chronic bacterial infections.J Clin Invest,2003,112:1466-1477.

[43] Donlan RM. Biofilm formation: a clinically relevant microbiological process.Clin Infect Dis, 2001,33:1387-1392.

[44] von Eiff C,Peters G, Heilmann C.Pathogenesis of infections due to coagulase-negative staphylococci.Lancet Infect Dis,2002,2:677-685.

[45] Vuong C, Otto M. Staphylococcus epidermidis infections.Microbes Infect,2002,4:481-489.

[46] Lew D,Schrenzel J,Francois P, et al.Pathogenesis,prevention,and therapy of staphylococcal prosthetic infections.Curr Clinical Top Infect Dis,2001,21:252-270.

[47] Vandecasteele SJ,Peetermans WE,Carbonez A,et al.Metabolic activity of Staphylococcus epidermidis is high during initial and low during late experimental foreign-body infection. J Bacteriol,2004,186:2236-2239.

[48] Monzon M,Oteiza C,Leiva J,et al.Synergy of different antibiotic combinations in biofilms of Staphylococcus epidermidis. J Antimicrob Chemother,2001,48:793-801.

[49] Costerton JW,Lewandowski Z,Caldwell DE, et al.Microbial biofilms. Ann Rev Microbiol, 1995,49:711-745.

[50] Ceri H, Olson ME, Stremick C, et al. The Calgary Biofilm Device:new technology for rapid determination of antibiotic susceptibilities of bacterial biofilms. J Clin Microbiol, 1999, 37: 1771-1776.

[51] Widmer AF,Frei R,Rajacic Z,et al.Correlation between in vivo and in vitro efficacy of antimicrobial agents against foreign body infections.J Infect Dis,1990,162:96-102.

[52] Vadyvaloo V,Otto M.Molecular genetics of Staphylococcus epidermidis biofilms on in-

dwelling medical devices.Int J Artif Organs, 2005,28:1069-1078.

[53] Mack D, Davies AP, Harris LG, et al. Microbial interactions in Staphylococcus epidermidis biofilms. Anal Bioanal Chem,2007, 387:399-408.

[54] Zimmerli W, Lew PD, Waldvogel FA.Pathogenesis of foreign body infection.Evidence for a local granulocyte defect.J Clin Invest,1984, 73:1191-1200.

[55] Johnson GM, Lee DA, Regelmann WE, et al. Interference with granulocyte function by Staphylococcus epidermidis slime. Infect Immun,1986,54:13-20.

[56] Bernard L,Vaudaux P,Huggler E,et al.Inactivation of a subpopulation of human neutrophils by exposure to ultrahigh-molecular-weight polyethylene wear debris. FEMS Immunol Medical Microbiol,2007,49:425-432.

[57] Daou S, El Chemaly A,Christofi lopoulos P, et al.The potential role of cobalt ions released from metal prosthesis on the inhibition of Hv1 proton channels and the decrease in Staphyloccocus epidermidis killing by human neutrophils.Biomaterials,2011,32:1769-1777.

[58] Proctor RA, von Eiff C,Kahl BC, et al.Small colony variants:a pathogenic form of bacteria that facilitates persistent and recurrent infections.Nature Rev,2006,4:295-305.

[59] Colmenero JD,Morata P,Ruiz-Mesa JD,et al. Multiplex real-time polymerase chain reaction:a practical approach for rapid diagnosis of tuberculous and brucellar vertebral osteomyelitis.Spine,2010,35:E1392-1396.

[60] Sürücüoğlu S,El S,Ural S,et al.Evaluation of realtime PCR method for rapid diagnosis of brucellosis with different clinical manifestations.Pol J Microbiol,2009,58:15-19.

[61] Landais C,Fenollar F,Constantin A,et al.Q fever osteoarticular infection:four new cases and a review of the literature.Eur J Clin Microbiol Infect Dis,2007,26:341-347.

[62] Hajjaji N,Hocqueloux L,Kerdraon R,et al.

Bone infection in cat-scratch disease: a review of the literature. J Infect, 2007, 54: 417-421.

[63] Abgueguen P, Pichard E, Aubry J. Buruli ulcer or Mycobacterium ulcerans infection. Med Mal Infect, 2010, 40: 60-69.

[64] Uçkay I, Ferry T, Stern R, et al. Use of serum antistreptolysin O titers in the microbial diagnosis of orthopedic infections. Int J Infect Dis, 2009, 13: 421-424.

[65] Uçkay I, Teterycz D, Ferry T, et al. Poor utility of MRSA screening to predict staphylococcal species in orthopaedic implant infections. J Hosp Infect, 2009, 73: 89-91.

[66] Grayson ML, Gibbons GW, Balogh K, et al. Probing to bone in infected pedal ulcers. A clinical sign of underlying osteomyelitis in diabetic patients. JAMA, 1995, 273: 721-723.

[67] Mackowiak PA, Jones SR, Smith JW. Diagnostic value of sinus-tract cultures in chronic osteomyelitis. JAMA, 1978, 239: 2772-2775.

[68] Darbellay P, Uçkay I, Dominguez D, et al. Diabetic foot infection: a multidisciplinary approach. Rev Med Suisse, 2011, 7: 894-897.

[69] Salvana J, Rodner C, Browner BD, et al. Chronic osteomyelitis: results obtained by an integrated team approach to management. Conn Med, 2005, 69: 195-202.

[70] Carek PJ, Dickerson LM, Sack JL. Diagnosis and management of osteomyelitis. Am Fam Phys, 2001, 63: 2413-2420.

[71] Mader JT, Shirtliff ME, Bergquist SC, et al. Antimicrobial treatment of chronic osteomyelitis. Clin Orthop Rel Res, 1999, 360: 47-65.

[72] Kumar S, O'Donnell ME, Khan K, et al. Successful treatment of perineal necrotizing fasciitis and associated pubic bone osteomyelitis with the vacuum assisted closure system. World J Surg Oncol, 2008, 6: 67.

[73] Lack W, McKinley T. Marjolin's ulcer: incidental diagnosis of squamous cell carcinoma on hemipelvectomy for recalcitrant pelvic osteomyelitis. Iowa Orthop J, 2010, 30: 174-176.

[74] Berendt AR. Counterpoint: hyperbaric oxygen for diabetic foot wounds is not effective. Clin Infect Dis, 2006, 43: 193-198.

[75] Andel H, Felfernig M, Andel D, et al. Hyperbaric oxygen therapy in osteomyelitis. Anaesthesia, 1998, 53: 68-69.

[76] Martini M, Adjrad A, Boudjemaa A. Tuberculous osteomyelitis. A review of 125 cases. Int Orthop, 1986, 10: 201-207.

[77] Uçkay I, Bouchuiguir-Wafa K, Ninet B, et al. Posttraumatic ankle arthritis due to a novel Nocardia species. Infection, 2010, 38: 407-412.

[78] Trampuz A, Zimmerli W. Antimicrobial agents in orthopaedic surgery: Prophylaxis and treatment. Drugs, 2006, 66: 1089-1105.

[79] Haidar R, Der Boghossian A, Atiyeh B. Duration of post-surgical antibiotics in chronic osteomyelitis: empiric or evidence-based? Int J Infect Dis, 2010, 14: e752-758.

[80] Matthews PC, Conlon CP, Berendt AR, et al. Outpatient parenteral antimicrobial therapy (OPAT): is it safe for selected patients to self-administer at home? A retrospective analysis of a large cohort over 13 years. J Antimicrob Chemother, 2007, 60: 356-362.

[81] Uçkay I, Lew DP. Infections in skeletal prostheses//Jarvis WR, Brachmann PS, Bennett JV (eds). Bennett & Brachman's Hospital Infections, 5th ed. Philadelphia: Lippincott, Williams & Wilkins, 2007: 39.

[82] Bernard L, Legout L, Zurcher-Pfund L, et al. Six weeks of antibiotic treatment is sufficient following surgery for septic arthroplasty. J Infect, 2010, 61: 125-132.

[83] Daver NG, Shelburne SA, Atmar RL, et al. Oral stepdown therapy is comparable to intravenous therapy for Staphylococcus aureus osteomyelitis. J Infect, 2007, 54: 539-544.

[84] Uçkay I, Lustig S, et al. Hospital and communityacquired methicillin-resistant Staphylococcus aureus bone and joint infections. Methicillin-resistant Staphylococcus aureus. New York: Nova Science Publishers, Inc, 2009.

[85]　Toma MB,Smith KM,Martin CA,et al.Pharmacokinetic considerations in the treatment of methicillin-resistant Staphylococcus aureus osteomyelitis.Orthopedics,2006,29:497-501.

[86]　Al-Nammari SS,Lucas JD,Lam KS.Hematogenous methicillin-resistant Staphylococcus aureu s spondylodiscitis.Spine,2007,32:2480-2486.

[87]　Roblot F,Besnier JM,Juhel L,et al.Optimal duration of antibiotic therapy in vertebral osteomyelitis.Semin Arthritis Rheum,2007,36:269-277.

[88]　Sendi P, Bregenzer T, Zimmerli W. Spinal epidural abscess in clinical practice. QJM, 2008,101:1-12.

[89]　Vartanians VM,Karchmer AW,Giurini JM, et al.Is there a role for imaging in the management of patients with diabetic foot? Skeletal Radiol,2009,38:633-636.

[90]　Berendt AR,Peters EJ,Bakker K,et al.Diabetic foot osteomyelitis:a progress report on diagnosis and a systematic review of treatment. Diabetes Metab Res Rev, 2008, 24 (Suppl 1):S145-S161.

[91]　Valabhji J, Oliver N, Samarasinghe D, et al. Conservative management of diabetic forefoot ulceration complicated by underlying osteomyelitis: the benefits of magnetic resonance imaging.Diabet Med,2009,26:1127-1134.

[92]　Game FL, Jeffcoate WJ. Primarily nonsurgical management of osteomyelitis of the foot in diabetes. Diabetologia, 2008, 51: 962-967.

[93]　Lavery LA,Peters EJ,Armstrong DG,et al. Risk factors for developing osteomyelitis in patients with diabetic foot wounds.Diabetes Res Clin Pract,2009,83:347-352.

[94]　Lipsky BA.A report from the international consensus on diagnosing and treating the infected diabetic foot. Diabetes Metab Res Rev,2004,20（Suppl）:S68-S77.

[95]　Rao N, Crossett LS, Sinha RK, et al. Longterm suppression of infection in total joint arthroplasty.Clin Orthop Related Res,

2003,414:55-60.

[96]　Trampuz A, Zimmerli W. Diagnosis and treatment of infections associated with fracture-fixation devices.Injury,2006,37（Suppl 2）:S59-S66.

[97]　Al-Tawfiq JA. Bacteroides fragilis bacteremia associated with vertebral osteomyelitis in a sickle cell patient. Intern Med, 2008, 47: 2183-2185.

[98]　Hernigou P, Daltro G, Flouzat-Lachaniette CH, et al. Septic arthritis in adults with sickle cell disease often is associated with osteomyelitis or osteonecrosis. Clin Orthop Rel Res,2010,468:1676-1681.

[99]　Yao Y,Sturdevant DE,Villaruz A,et al.Factors characterizing Staphylococcus epidermidis invasiveness determined by comparative genomics. Infect Immun,2005,73:1856-1860.

[100]　Balaban N,Giacometti A,Cirioni O,et al.Use of the quorum-sensing inhibitor RNAⅢ-inhibiting peptide to prevent biofi lm formation in vivo by drugresistant Staphylococcus epidermidis.J Infect Dis,2003,187:625-630.

[101]　Nakamoto DA,Rosenfield ML,Haaga JR,et al. Young Investigator Award. In vivo treatment of infected prosthetic graft material with urokinase: an animal model. J Vasc Interv Radiol,1994,5:549-552.

[102]　Cerca N,Oliveira R,Azeredo J.Susceptibility of Staphylococcus epidermidis planktonic cells and biofilms to the lytic action of staphylococcus bacteriophage K. Lett Appl Microbiol,2007,45:313-317.

[103]　Carmen JC,Roeder BL,Nelson JL,et al.Ultrasonically enhanced vancomycin activity against Staphylococcus epidermidis biofilms in vivo.J Biomater Appl,2004,18:237-245.

[104]　van der Borden AJ, van der Mei HC, Busscher HJ.Electric block current induced detachment from surgical stainless steel and decreased viability of Staphylococcus epidermidis.Biomaterials,2005,26:6731-6735.

第二部分
影像学表现

第 3 章
骨髓炎的影像学表现

Jenny T. Bencardino[1], Zoraida Restrepo-Velez[1], Randall Bujan[2],
Diego Jaramillo[3]
[1]*NYU Hospital for Joint Diseases, New York, NY, USA*
[2]*Don Bosco Radiologic Clinic, San Jose, Costa Rica*
[3]*Children's Hospital of Philadelphia, University of Pennsylvania, Philadelphia, PA, USA*

一、引言

急性血源性骨髓炎是最常见的骨关节感染性病变,其发病率约为 0.02%。在发病患者群中 5 岁以下儿童占 50% 以上,约 70% 的病变发生在下肢,其中膝关节发病率最高。耐甲氧西林金黄色葡萄球菌(MRSA)是常见的致病菌,约占儿童感染的 30%。在过去 20 年中骨髓炎发病率增长了近 3 倍,而化脓性关节炎的发病率并没有明显变化。

二、临床基本知识

典型的血源性骨髓炎由致病菌种植到长骨干骺端或者中轴骨相当于干骺端的位置而引起,以金黄色葡萄球菌所致最常见。金黄色葡萄球菌随着血流自皮肤、黏膜到达这些血流丰富、流速较慢的区域,附着于骨基质,释放蛋白水解酶,引起组织破坏和感染进一步扩散,感染范围从髓腔延伸到骨膜下。在儿童期,骨膜松弛主要见于骨端,易发生脓性分泌物的累积,因此可能会阻断骨膜血供,导致相关的感染性坏死。

相当于干骺端的位置定义为相邻于软骨的部分扁平骨或者不规则骨,包括相邻于骨突生长板、关节软骨和纤维软骨的位置。干

骺端血管也见于外围的骨骺和二次骨化中心。最常涉及的相当于干骺端位置多位于髂骨、坐骨、椎体骨、股骨大转子。像距骨、跟骨这样的骨,相当于干骺端的位置位于骨的外周部分。在婴儿期,干骺端血供较丰富,这促进了感染从干骺端进入骨骺的传播。化脓性关节炎常见于婴幼儿,病变常累及骨骺及相邻关节,其常见的主要传播途径是滑膜血行播种,而不是直接蔓延。

外伤导致的血肿容易诱发细菌感染,从而形成骨髓炎。其他病因还包括尿路感染、免疫缺陷等疾病。

耐甲氧西林金黄色葡萄球菌(MRSA)感染导致金黄色葡萄球菌杀白细胞素(PVL)生成,PVL 可导致红细胞沉降率(ESR)增快、C 反应蛋白(CRP)浓度升高和血培养阳性率增加等。治疗的成功率取决于早期诊断,一般早期诊断方法包括骨微生物取样和病理学检查。

在新生儿期,骨髓炎经常延伸到骨骺。病原体主要见于大肠埃希菌、肠杆菌科、B 组链球菌、其他革兰阴性菌和白色念珠菌等。在欧洲和以色列,金格杆菌这种主要以聚合酶链反应(PCR)方法诊断的病菌被越来越多地在儿童骨髓炎中检出,并且是最普遍的病

菌。其主要见于 5 岁以下儿童,通常累及骺软骨,并且对抗生素高度敏感。近年来,报道显示,社区相关性(CA)金黄色葡萄球菌骨髓炎与骨膜下脓肿、化脓性肌炎、深静脉血栓及化脓性关节炎等疾病的相关性不断增高(已高达 70%),这些疾病几乎均需要外科手术治疗。一个可能因素就是同时升高的 CA-MRSA(见第 1 章),它已占骨髓炎病例的30%~40%。布朗和阿诺德报道显示,CA-MRSA 患者的手术率超过 90%。一项最新研究建议将如下 4 项作为临床关于耐甲氧西林金黄色葡萄球菌(MRSA)的预测指标:体温高于 38℃,血细胞比容低于 34%,白细胞超过12×10^9/L,以及 C 反应蛋白水平>13mg/L。MRSA 所致骨髓炎的发病概率在满足以上 4项者中为 92%,满足 3 项者中为 45%,满足2 项或 1 项者中分别为 10%、1%。

三、临床问题

骨髓炎病灶中发现微生物,或者患者血培养阳性并有感染的临床与影像学表现时可以确诊为骨髓炎,骨髓炎通常会血沉(ESR)加快,范围在 30~50mm/h;同时白细胞增多,范围在(12~15)$\times10^9$/L。它们的增加趋势主要依赖于 CRP 水平,因为在感染开始的第 1 天内 CRP 的升高要早于 ESR 的加快。CRP 水平可帮助识别并发症的阈值为36mg/L 和 60mg/L,这分别是骨膜下脓肿和深静脉血栓并发症的表现。

最新研究结果显示,影像诊断检测患者未成熟骨骼的非骨化的、软骨的骨化中心是确定病变发展程度的重要方法。骨组织外的侵及概率的增高及手术指征均表明影像诊断不应局限于评价骨骼的诊断指标,而应延伸至软骨与周围软组织及邻近血管。

在儿童阶段,骨盆骨髓炎通常与干骺端有关,包括耻骨联合、坐骨结节、髂嵴、髂骨及相邻骶髂关节等。骨盆解剖结构较复杂并且骨髓炎时软组织异常的发生率较高,这些因

素限制了常规 X 线片上对疾病的检出率。骨髓炎急性发作时患者有髋关节疼痛,但未见明显关节积液等感染表现。此时,盆腔MRI 检查对骨髓炎或化脓性肌炎的诊断具有明显的优势。

文献报道,约 3.9%肩关节成形术和其他不到 1%的骨科手术会引起化脓性关节炎。并且,手术后任何时间均有可能发生感染。近 20 年来随着手术技术的改进和感染的控制,术后关节感染已有逐渐下降趋势,然而晚期感染率一直保持不变,诊断感染的金属置入物可能很难基于临床表现。关节成形术感染往往需要手术切除,目前治疗方案包括清创术、保留假体或束带石置换等方法。在此过程中,使用接合器及抗菌载体等已降低了感染率。实践证实,清创术和保留假体可能是治疗早期急性感染的最适合、最安全的方法,因为去除感染的关节假体可能会使患者留下功能障碍。研究结果也表明,相当比例的再植术后并发症的发生与关节成形术有关,以往 44 例再植手术中,未感染者占98%,但约 11%的患者有术后紊乱,39%有持续性跛行的发生。慢性感染时有必要进行截肢手术,此时做全关节假体可能会导致顽固疼痛和引流窦道的形成。

虽然血行播散是导致骨髓炎传播的最常见原因,但是直接蔓延也并不少见,通常踝关节最为多见。大多数糖尿病足患者发生骨髓炎时,感染通过邻近溃疡处蔓延至周围软组织。在日常生活中 15%~20%的糖尿病患者出现感染并发症时需要住院治疗,糖尿病足是非创伤性下肢截肢的主要原因,比非糖尿病患者高 15~40 倍。截肢后 2 年内健侧脚截肢的发病率高达 50%,这反映了该疾病的全身性特点,也与负重改变影响对侧肢体导致病变发生有关。因此,怀疑感染时要积极制订医疗管理和手术治疗方案,其中手术治疗包括局部组织清创,足部截肢等,上述方式的目的是最大限度保护肢体功能。

四、检查方法的选择

随着影像学技术的进步,对骨髓炎的诊断方法已经发生了较大的变化。首先,现阶段全身磁共振成像(MRI)可以检测出多灶性病变或难以定位的病灶。磁共振技术对感染性疾病或无局部症状的病变诊断及鉴别诊断具有良好的应用价值。目前,对于影像学检查的辐射量日益受到学者关注,尤其是对儿童辐射剂量的使用,因此 MRI 和超声显像具有替代闪烁显像和计算机断层扫描(CT)的趋势。此外,大部分 MRSA 病例表现为软组织和血管的变化,而 MRI 能够更好地显示这两种改变,即使在紧急情况下,MRI 易获得真实图像。因此,婴儿期怀疑感染性疾病或很难确定疾病特性时,有了更多理由使用 MRI 进行全身扫描。

糖尿病足感染时,在疾病早期阶段影像学技术对病变涉及范围较难确定,往往延误最佳的诊断时机。因此,无论有无明确病变,通常应用多种成像技术进行检查是必要的。CT 提供的信息比 X 线较多,可以发现脓肿形成、骨膜炎范围和骨皮质侵蚀的程度,但它对软骨和软组织病变的范围及程度判断有限。超声可通过检测目标区域测出骨膜下或软组织间隙的流动液体及关节腔或腱鞘的积液情况。

较多的外科和放射学文献报道,使用 MRI 评价骨髓炎的灵敏度为 $77\% \sim 100\%$,特异度为 $79\% \sim 100\%$。但有些因素如神经性关节病和相关的类风湿关节炎,可能会降低 MRI 的特异性。有些研究发现使用磁共振静脉对比剂(钆剂)可以提高骨髓炎的临床诊断与治疗,而有些人则持相反观点,关于对比增强扫描是否可以提高 MRI 对骨髓炎的诊断准确性仍有争议。但是骨髓炎与蜂窝织炎和糖尿病软组织水肿不同,因此,MRI 可以提高骨髓炎时软组织疾病的检出率,并且有助于检测窦腔和脓肿的位置、范围与形态,是描绘病变区和坏死区域的较好途径。

当 MRI 发现局部缺血改变时应考虑糖尿病足,一般坏死组织通常表现为部分或全部区域未被对比度增强剂填充,而周围血供丰富的组织则有明显的强化表现。只有对比增强成像可以识别坏疽,因为 T_1 和 T_2 加权图像(T_1WI 和 T_2WI)信号变化并不具有特征性。软组织内气体和不典型小病灶表现为斑点状低信号或未见明显遗传,原因可能是它具有内部失活效应,通常不会被其上方病变重叠感染。

五、正常表现和伪影

儿童骨髓炎通常是以血源性传播为主,部分也由直接蔓延所致。一般 X 线片是首选检查方法,以排除潜在的感染。通过 X 线片可以评估骨皮质和骨小梁的完整性或骨髓炎所导致的骨质破坏与相关的骨膜反应。骨髓炎早期,X 线片诊断骨髓水肿及骨膜炎较困难,容易被漏诊。甚至患者有明显临床症状时,X 线未见异常现象。以往诸多文献报道,MRI 在显示正常骨髓方面是一种可靠有效的检查方法。红骨髓与黄骨髓造血是有序进展的相互动态关系。在出生时,以红骨髓造血为主;然后随着干骺端与造血骨髓分离,黄骨髓逐步取代骨骺与长骨骨干的红骨髓并持续到成年。

骨髓造血库或弥漫性骨髓造血功能下降好发于中年肥胖女性、重度吸烟者及运动员,长跑选手最为多见,该过程类似于接受刺激后的反应,包括化疗、慢性感染和慢性贫血的治疗等过程。在 T_1WI 加权像红骨髓与髓腔内的信号强度下降,类似于肌肉信号。在 T_2WI 上呈低或等信号。在四肢骨骨髓可呈现不同于红骨髓表现。镰状细胞性贫血或地中海贫血患者容易得骨髓炎,作者发现亚急性骨髓炎 T_2WI 呈高信号,周围软组织显示环形增强,例如软组织脓肿和窦道。

随着骨科手术使用内固定设备的增多,

术后给 MRI 检查带来了极大的挑战,其包含金属内固定装置和仪器,这些金属表面有射频(RF)屏蔽效应的物质,可导致大面积的磁场不均匀,金属诱导场的不均匀性可导致严重的伪影产生,故需要减少这些影响因素导致的不良后果。此时,MRI 检查时应该考虑到患者的金属固定硬件或关节成形术:包括硬件的组合物、相对硬件的方向与主磁场方向、使用的磁场强度(B_0)、脉冲序列和磁共振成像参数(立体像素大小、视野、图像矩阵和切片厚度),其中铁磁材料具有高磁场敏感性,会产生更大的伪影。而局部自旋相位和频率的改变可引起磁场非均匀性,最终导致重合不良和信号的丢失。金属物体主要导致沿频率轴的失真形状,因此交换时,需要调整相位和频率方向以免掩盖了病变区域。放射科医师不能控制金属的类型,但是多方位成像的金属置入物定位的准确性可以减少其程度,此时应该选择涡轮增压或快速自旋回波(TSE 或 FSE)序列而要避免梯度回波序列,是因为多个 180° 脉冲调整后帮助减少磁场不均匀性和失真性。通过增加带宽,从而降低了频率的采样时间并有可能降低回波时间(TE)。此外,使用更长回波、高分辨率矩阵和降低扫描厚度也可以帮助减少失真。如果需要脂肪抑制反转恢复序列时,应该预先调整磁场的均匀而选择脂肪饱和序列。

六、病理学表现和意义

1. 骨髓炎

(1)常规 X 线摄影:对骨髓炎的诊断不太敏感,但它往往是在病变发展变化中首选的检查手段。2 周内只有 20% 的骨髓炎病例有异常影像学表现,而 X 线片可帮助排除其他疾病,如外伤和肿瘤等疾病。在骨髓炎发展到中、晚期阶段,X 线片是非常有用的检查设备,其中骨质破坏会在发生明显的临床症状后 7~10d 出现。X 线摄影很少能测出深

部软组织的早期变化,而到后期才能反映出骨膜反应(图 3-1)。

(2)MRI:在骨性感染病变的诊断中起着重要的作用,其主要涉及骨及软组织的病变范围等问题。MR 具有多种成像序列,如 T_2WI 脂肪抑制序列和反转恢复(STIR)序列等特殊扫描方式,可以检测出炎性水肿并可反映骨髓、骨膜和软组织的早期变化。MRI 通过使用对比增强对脓性分泌物、脓肿及窦道进行诊断。病变中心在 T_1WI 增强显示为低信号,周围强化呈环形高信号(图 3-2)。通常情况下小病变需要抗生素治疗,而大脓肿则需要切开引流。

诊断骨髓炎的所有影像学方法中 MRI 敏感度最高(接近 100%),并且具有较高的特异性(>81%)。尤其是病变表现较为复杂时,脂肪抑制及对比增强 MRI 与三相骨显像及平扫 MRI 相比,显著增加了诊断骨髓炎的特异性(93%),并且也更加有助于引流液的诊断。尽管 MRI 具有相对较高的灵敏性和特异性,但仍然不是特异的。异常的骨髓信号也可出现在外伤或肿瘤性病变中。此时,使用有着较高的灵敏度(96%)和阴性预测值的液敏序列,可用于筛查可疑的骨髓炎患者。在亚急性骨髓炎病灶有一个特征性的环状外形(Brodie 骨脓肿,图 3-5);增强序列上周围的肉芽组织呈明显环形强化,而脓肿周围在 T_2WI 上呈低信号,中央呈高信号。在慢性骨髓炎,坏死组织成为分离的伴有溶骨性破坏及硬化缘的区域,形成所谓的死骨并伴有窦道。这些分离的坏死组织通常在所有脉冲序列上表现为低信号,如果伴有液化坏死并且窦道内充满脓液,在 T_2WI 上会呈明显高信号。

儿童和年轻成年人骨髓炎肯定不同于位于长骨及中轴骨干骺端正常的骨髓造血库。一般情况下,正常的造血骨髓的信号强度在 T_1WI 应等于或高于肌肉信号。造血骨髓沉积侧使骨髓对称分布。应激反应和骨折时可

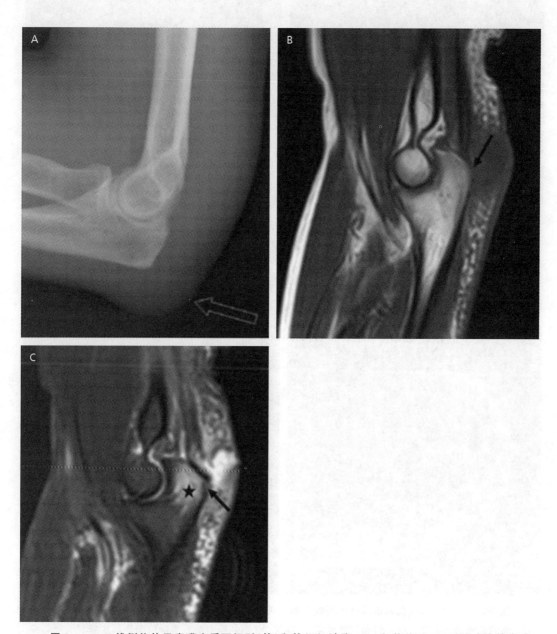

图 3-1　A. X 线侧位片示鹰嘴皮质不规则(箭)和软组织肿胀。B. 矢状位 T_1WI 示受感染的鹰嘴滑囊炎。早期鹰嘴骨皮质侵蚀(箭)，骨髓水肿呈低信号。C. 矢状位脂肪抑制 FSE T_2WI 示皮质侵蚀(箭)和反应性骨髓水肿(星号)上覆的滑膜受累

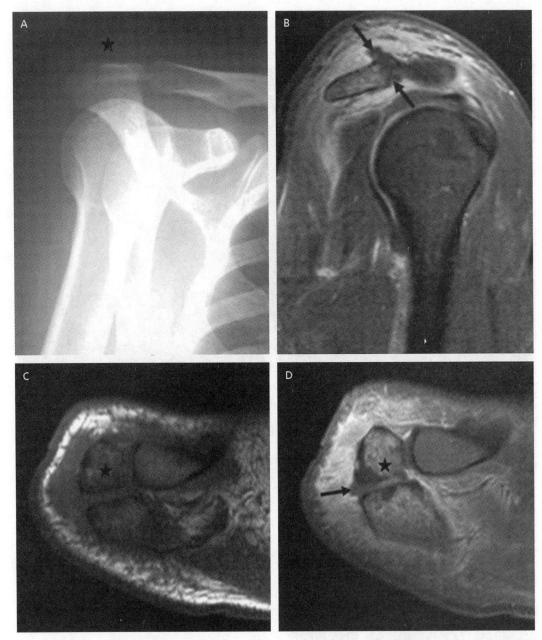

图 3-2   A. 肩关节周围软组织肿胀覆盖了肩锁关节 (星号); B. 斜矢状位脂肪抑制 T_1WI 对比增强示散在的积液伴厚壁增强 (箭) 和炎性变化; C, D. T_1WI 脂肪抑制前后横断位图像示肩峰次级骨化中心 (星号处为肩峰小骨) 及肩峰内未强化脓液之间界面的骨髓变化和骨皮质侵蚀性变化 (D, 箭)

表现为边界不清的骨髓水肿区,而软组织没有显著变化。骨髓炎的一个显著的特点是相邻的软组织广泛的反应性炎症 (图 3-3)。骨肿瘤及骨髓炎也有类似的变化。一般来说,在 T_1WI 序列上原发性骨肿瘤表现为病灶取代骨髓的正常信号。骨髓炎和其他骨髓疾病发病进程中一个非常显著特点是在感染区域内脂肪球的存在,它可以在髓腔、骨膜下或邻近的软组织出现。脂肪球存在会增加髓内压力导致游离脂肪酸释放。在儿童青春期前后相比,青春期前的儿童比较常见。虽然没有特异性,脂肪球在疑似感染的区域内的存在更支持骨髓炎的诊断,而非肿瘤性病变。

如果使用对水敏感的序列进行检查,则没有必要注射对比剂 。但唯一的例外是当脓肿累及骺软骨时,在这种情况下,脓肿可以掩盖在 T_2WI 序列上显示透亮的软骨。如果对水敏感的序列无法正常使用,增强的磁共振成像(MRI)已被证明可以提高脓肿和窦道的诊断,并支持临床使用引流术来处理脓肿性病变(图 3-4)。

相关骨外并发症,如骨膜下或软组织脓肿形成、化脓性肌炎、下肢深静脉血栓形成和化脓性关节炎,近年来更为普遍。这种趋势似乎与近年来 CA-MRSA 感染的增多有关,这种感染目前占骨髓炎病例的 $30\% \sim 40\%$。超过 90% 的 CA-MRSA 感染病例为外科手术引起。

一个令人担忧的趋势是越来越多的年轻患者软骨骨骺也不断受累,为了防止永久性畸形和败血症等并发症,需要及时手术干预。MRI 不仅能评价骨骼、软骨,且能观察周围软组织和邻近血管,而且是目前最佳的影像扫描仪器。

病变外周有隔离感染的反应性变化是慢性骨髓炎的特征性表现。如上所述,慢性骨髓炎的标志表现是 Brodie 骨脓肿,特征是由边界清楚、可以强化的内部边缘所包绕的中央细胞溶解区,和边界模糊、增宽的骨髓水肿与硬化缘(图 3-5)。范围不清或更广泛的骨髓炎中心可以发生骨化坏死或死骨,周围形成脓液或者进一步被反应骨及骨包鞘覆盖(图 3-6),其中硬化性慢性骨髓炎改变是慢性骨髓炎的一种变型,表现为均匀一致的高密度骨。金黄色葡萄球菌是胫骨慢性骨髓炎最常见的病原体,一般情况下根据 X 线片也难以确定慢性感染是否是在活动性阶段。

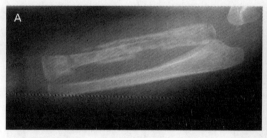

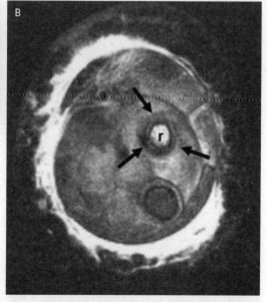

图 3-3　A. 4 岁的儿童前臂沙门菌相关骨髓炎,表现为伴随着软组织肿胀和广泛的骨膜反应;B. FSE T_2WI 横断位示 T_2WI 高信号的骨髓腔的半径(r)与骨膜抬高(箭号),符合急性骨髓炎。注意:前臂的所有肌间隙水肿及深层皮下积液和肿胀

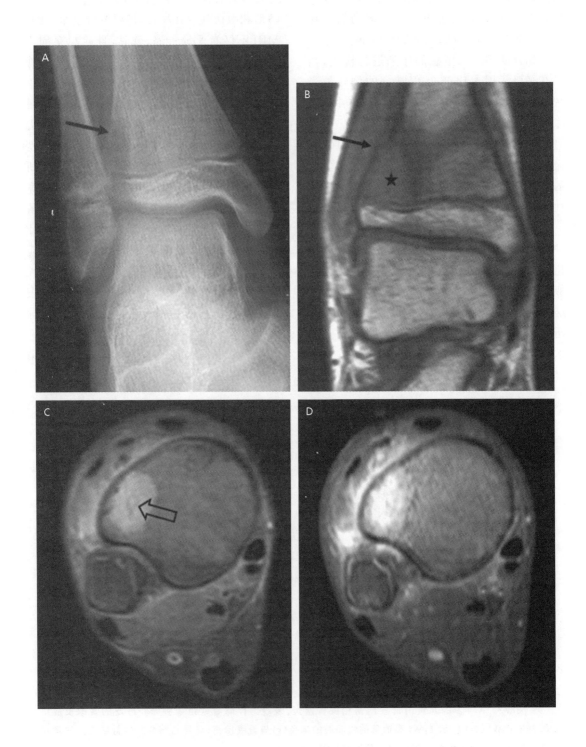

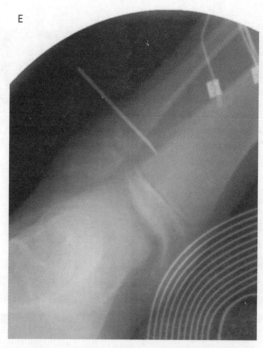

图 3-4　A. 儿童右踝疼痛 2 周,X 线正位片示干骺端可见明显的透亮影(箭);B. T_1WI 冠状位显示胫骨远端外侧(箭)骨髓异常低信号以及较对侧增厚的皮质(星号);C,D. 右胫骨干骺端外侧 T_2WI 压脂横断位及 T_1 压脂横断位增强,分别表现为散在的异常高信号区,注意:中心低信号环代表 Brodie 骨脓肿(C,箭);E. 指导临床经皮针穿刺抽吸后效果良好

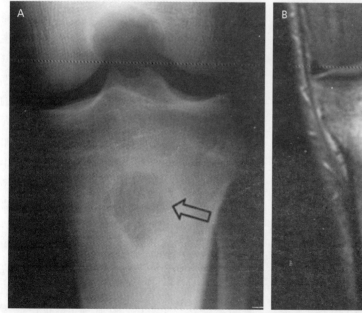

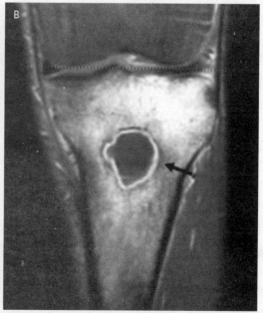

图 3-5　A. 27 岁男性患者膝关节正位片显示了右胫骨近端(箭)骨髓腔内较低密度病灶,周围为反应性硬化边缘;B. 冠状位 T_1WI 脂肪抑制对比增强示病变边缘可见环状增强,并具有大范围骨髓水肿与脓肿(箭)

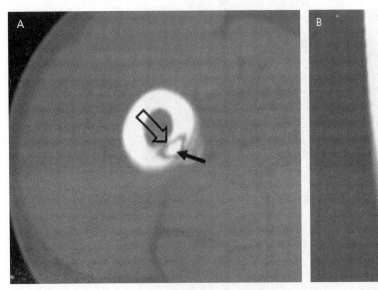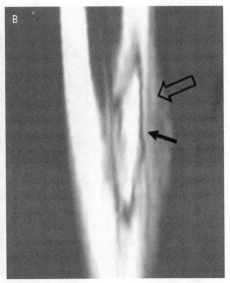

图 3-6 A,B. 右股骨 CT 横断位和 2D 冠状重建示坏死区的死骨片(黑箭)和周边较低密度的骨包鞘(空箭)

（3）超声成像：超声（US）一直是应用较多的成像方式，它能够反映早期骨髓炎的骨膜增厚及邻近皮层的软组织肿胀。超声对骨髓炎诊断的灵敏度报道为 46%～53%，特异度 63%～100%。由于早期的炎性改变，彩色多普勒超声有助于显示病变充血的轮廓区域。并且超声对骨髓炎早期骨膜变化和软组织脓肿显像（图 3-7）方面具有特别的诊断价值。超声图像很容易识别骨膜炎骨膜抬高的变化。表现为回声线是一个独特的、复杂的流体移离底层的混合回声。正常情况下软骨膜附着在骨骺生长板的部位，软骨膜在骨膜下可以提升骨膜紧张的程度。在理想的情况下，超声检查也可显示出骨皮质的破坏。然而该技术的病理相关的诊断灵敏度差，应用受到限制。

（4）CT 成像：CT 不是骨髓炎诊断主要影像学检查方法。然而临床上骨盆骨髓炎患者以疼痛为主要表现时，可以应用 CT 检查排除腹部盆腔病变。在这些情况下，对要发现的骨盆腔的软组织感染，CT 可以提供重要的证据。此外，使用 CT 多平面重建技术可以识别慢性骨髓炎的包膜和死骨成分。

2. 复杂性骨髓炎的影像表现　单一骨髓炎患者抗生素治疗后发展成慢性感染的概率<5%。其中延迟超过 4d 才开始使用抗生素治疗，会显著增加后遗症的发生率，包括畸形和机体功能降低。病情相对较稳定的慢性骨髓炎可能会引发感染与硬化区产生很强的宿主骨反应。因此 Brodie 骨脓肿是由坏死中心和周围的感染带绕以边界模糊硬化带组成。病灶表现不太明显的骨髓炎可能经历中心坏死（死骨片），周围包绕脓液，被反应骨覆盖（骨包鞘）3 个阶段。随着病情进展慢性骨髓炎可能出现射线样的弥漫性硬化。慢性骨髓炎最常见的细菌是金黄色葡萄球菌。对慢性骨髓炎活动性感染的确诊较为困难。在 MRI T_2WI 骨髓水肿表现为高信号，并且没有明显强化（图 3-8）。在儿童中，正电子发射断层扫描技术（PET）/CT 在辨别修复活动和持续的慢性感染方面优于 MRI。

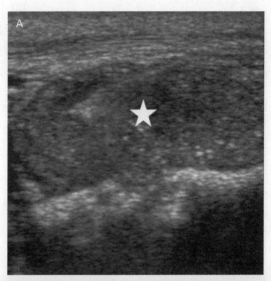

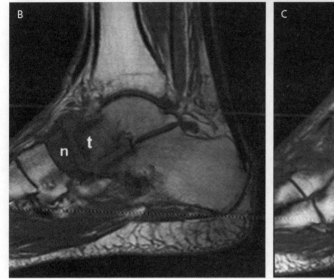
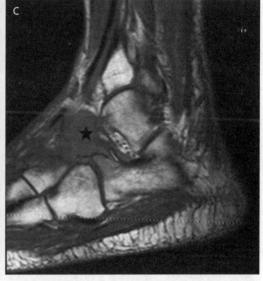

图 3-7　A. 超声示沿足背外侧方向异常复杂的液体回声与后方增强回声 (星号为脓肿)；B、C. 后足矢状位 T_1WI 示距舟关节化脓性关节炎、距骨的头 (t) 颈部及舟骨 (n) 骨髓炎，相邻软组织脓肿

慢性细菌性骨髓炎，必须与慢性复发性多灶性骨髓炎（CRMO）区别开来。后者是一种非细菌性炎性多发性疾病，通常会累及长骨的干骺端和锁骨。全身对称受累多见，MRI 对 CRMO 诊断具有较高价值。慢性复发性多灶性骨髓炎对抗炎剂敏感而不是对抗生素敏感。慢性细菌性骨髓炎也应与非典型病原体如结核和巴尔通体（猫抓病）骨髓炎进行鉴别。

3. 人工关节感染　感染会引发疼痛，对复杂的内置硬件和关节置换来讲，感染是潜在的致命疾病。假体周围感染可能将导致假体产生感染性松动，或部件分解。X 线片往往无法分辨假体周围的软组织感染。多排螺旋 CT 和图像后处理重建有助于更好地显示假体相关骨髓炎及周围局灶性溶解区。近日新的高场强 MRI 磁体金属伪影减少技术被引入，其中包括金属伪影校正编码（SEMAC）技术、视

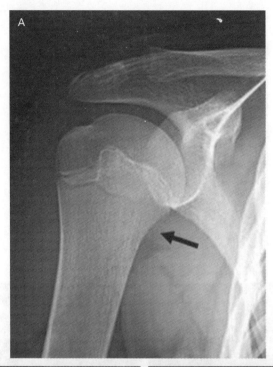

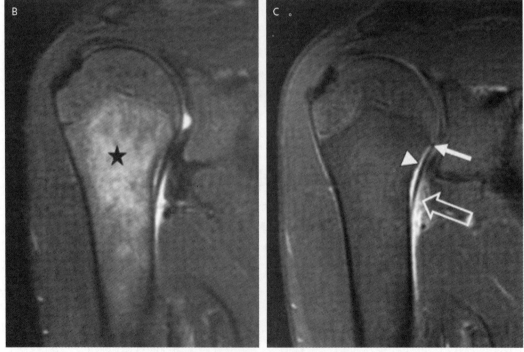

图 3-8   A. 沿着右肱骨近端干骺端(箭)内侧面骨膜掀起的微小区域;B、C. 未完全治疗的慢性骨髓炎,脂肪抑制 FSE T_2WI 及 T_1WI 前后对比显示局部加重的骨膜下脓肿(C,箭头)与反应性骨膜炎(C,空箭),骨髓水肿无增强(B,星号);透视引导下经皮脓肿引流,注意软骨膜附着处(C,白箭)

图角度倾斜技术(VAT)和多采集可变共振图像组合技术(MAVRIC)等。SEMAC 技术由 Lu 和他的同事发现,是通过使用视图角度倾斜和切片方向的相位编码来纠正这两个平面内的金属伪影,并通过平面修改后的自旋回波序列进行成像。Hargreaves 等发现 SEMAC 成像结合标准的回声图像进行成像,扫描时间少于 11min。在 MAVRIC 技术中,多个三维 FSE 图像数据采集是在不同的频带,从主导质子频率偏移对获得的图像进行融合从而减少伪影。Chen 等在 25 个膝盖手术后应用 SEMAC 和 MAVRIC 技术进行评估,发现两者有效地降低了假体的伪像程度。目前,此后一种混合 SEMAC-MAVRIC 技术也已被提出。

4. 糖尿病足感染 X 线片对糖尿病足的骨髓炎不敏感。而 MRI 对骨髓炎高度敏感,并且在制订术前计划方面非常有用,MRI 对病变区域中软组织具有的非常准确分辨率。糖尿病患者常由于慢性摩擦产生足底老茧,损伤组织表现为突出的皮肤及皮下组织,因此皮肤和皮下组织的信号往往有融合,老茧组织常常在 T_1WI 上为低信号,但是在 T_2WI 上为不同的高信号。外膜滑囊炎,也与慢性摩擦有关,表现为液体信号,通常是细长形或卵圆形,在相邻的骨痂皮下软组织内,可以归因于摩擦相关的滑囊炎而非脓肿。在溃疡愈合组织中,大面积皮肤缺损通常被认为与感染有关,任何形式的皮肤破坏都可作为软组织感染的途径。软组织水肿常见于糖尿病足,不应该被误认为是蜂窝织炎。当组织发生水肿时皮下脂肪信号存在,而蜂窝织炎时皮下脂肪信号会发生变化。在对比度增强图像中,皮下水肿不强化,而蜂窝织炎可明显强化。气体可以出现在蜂窝织炎的区域中,特别是邻近的皮肤缺损区或是坏死区。脓肿表现为液体信号和对比增强后病变边缘明显强化。窦道的特点是通过软组织向外延伸的液体信号。

在增强图像上,窦道、脓肿由于充血会增强显著,而且由于脓液经窦道流出或波及附近的腱鞘常出现感染性关节炎与关节腔积液。与邻近腱鞘相比,脓性腱鞘炎表现为感染的腱鞘内存在不对称的脓液。在增强扫描后往往会出现不规则强化的窦道壁围绕腱鞘和增厚强化的滑膜。病变边缘正常组织受侵和反应性水肿是常见的,当有水肿和增强区域侵入骨髓腔时应考虑化脓性关节炎。骨髓炎的特点是 T_1WI 序列和对比度增强图像上的正常脂肪骨髓信号被取代。此外 MRI 表现有皮质破坏、病变周缘有线样水肿带、增强边缘强化等表现。足和踝关节的骨性脊髓炎的特点是 90% 以上是通过皮肤溃疡的感染所致,因此,大多数糖尿病足骨髓炎患者有相关的软组织表现,如皮肤溃烂、蜂窝织炎、软组织脓肿或窦道形成。

七、治疗后随访和患者管理

一旦骨髓炎的诊断确定,应用 MRI 连续随访对那些治疗反应差或 CRP(C 反应蛋白)持续升高的患者具有较好的应用价值,尤其在评估脓肿形成的过程方面,但 MRI 随访在评价治疗效果方面的应用价值有待于进一步观察与研究。

主要参考文献

[1] Grimprel E, Cohen R. Epidemiology and physiopathology of osteoarticular infections in children (newborns except). Arch Pediatr, 2077,14 (Suppl 2):S81-85.

[2] Steer AC, Carapetis JR. Acute hematogenous osteomyelitis in children: Recognition and management. Paediatr Drugs, 2004, 6: 333-346.

[3] Dahl LB, Hoyland AL, Dramsdahl H, et al. Acute osteomyelitis in children: a population-based retrospective study 1965 to 1994. Scand J Infect Dis, 1998, 30:573-577.

[4] Jaramillo D. Infection: Musculoskeletal. Pediatr Radiol, 2011, 41(Suppl 1):S127-134.

［5］ Nixon GW. Hematogenous osteomyelitis of metaphyseal-equivalent locations. AJR Am J Roentgenol,1978,130:123-129.

［6］ Ogden JA，Lister G. The pathology of neonatal osteomyelitis. Pediatrics,1975,55:474-478.

［7］ Ranson M. Imaging of pediatric musculoskeletal infection. Semin Musculoskelet Radiol,2009,13:277-299.

［8］ Bocchini CE,Hulten KG,Mason EO,Jr,et al. Panton-Valentine leukocidin genes are associated with enhanced inflammatory response and local disease in acute hematogenous Staphylococcus aureus osteomyelitis in children.Pediatrics,2006,117:433-440.

［9］ Lew DP，Waldvogel FA. Osteomyelitis. Lancet,2004,364:369-379.

［10］ Offi ah AC. Acute osteomyelitis, septic arthritis and discitis:Differences between neonates and older children.Eur J Radiol,2006,60:221-232.

［11］ Ceroni DD,Cherkaoui AA,Ferey SS,et al. Knigella kingae osteoarticular infections in young children:clinical features and contribution of a new specific real-time PCR assay to the diagnosis. J Pediatr Orthop,2010,30:301-304.

［12］ Browne LP,Mason EO,Kaplan SL,et al. Optimal imaging strategy for community-acquired Staphylococcus aureus musculoskeletal infections in children. Pediatr Radiol,2008,38:841-847.

［13］ Arnold SR,Elias D,Buckingham SC,et al. Changing patterns of acute hematogenous osteomyelitis and septic arthritis:emergence of community-associated methicillin-resistant Staphylococcus aureus. J Pediatr Orthop,2006,26:703-708.

［14］ Ju KL,Zurakowski D,Kocher MS.Differentiating between methicillin-resistant and methicillinsensitive Staphylococcus aureus osteomyelitis in children: an evidence-based clinical prediction algorithm. J Bone Joint

Surg Am,2011,93:1693-1701.

［15］ Chen WL,Chang WN,Chen YS,et al.Acute community-acquired osteoarticular infections in children: High incidence of concomitant bone and joint involvement.J Microbiol Immunol Infect,2010,43:332-338.

［16］ Conrad DA. Acute hematogenous osteomyelitis. Pediatr Rev,2010,31:464-471.

［17］ Courtney PM,Flynn JM,Jaramillo D,et al. Clinical indications for repeat MRI in children with acute hematogenous osteomyelitis.J Pediatr Orthop,2010,30:883-887.

［18］ Hollmig ST,Copley LA,Browne RH,et al. Deep venous thrombosis associated with osteomyelitis in children.J Bone Joint Surg Am,2007,89:1517-1523.

［19］ Johnson DP,Hernanz-Schulman M,Martus JE,et al.Significance of epiphyseal cartilage enhancement defects in pediatric osteomyelitis identified by MRI with surgical correlation.Pediatr Radiol,2011,41:355-361.

［20］ Connolly SA,Connolly LP,Drubach LA,et al.MRI for detection of abscess in acute osteomyelitis of the pelvis in children.AJR Am J Roengenol,2007,189:867-872.

［21］ McPhee E,Eskander JP,Eskander MS,et al. Imaging in pelvic osteomyelitis:support for early magnetic resonance imaging. J Pediatr Orthop,2007,27:903-909.

［22］ Connolly LP,Connolly SA,Drubach LA,et al. Acute hematogenous osteomyelitis of children:assessment of skeletal scintigraphy-based diagnosis in the era of MRI.J Nucl Med,2002,43:1310-1316.

［23］ Karmazyn B,Loder RT,Kleiman MB,et al. The role of pelvic magnetic resonance in evaluating non hip sources of infection in children with acute non traumatic hip pain.J Pediatr Orthop,2007,27:158-164.

［24］ Cofield RH,Edgerton BC.Total shoulder arthroplasty:complications and revision surgery.Instr Course Lect,1990,39:449-462.

［25］ Silliman JF,Hawkings RJ.Complications following shoulder arthroplasty//Friedman RJ (ed). Arthroplasty of the Shoulder. New York:Thieme,1994;242-253.

[26] Panousis K,Grigoris P,Butcher I,et al.Poor predictive value of broad-range PCR for the detection of arthroplasty infection in 92 cases. Acta Orthop,2005,437:83-88.

[27] Ilyas I, Morgan DA. Massive structural allograft in revision of septic hip arthroplasty. Int Orthop,2001,24:319-322.

[28] Leone JM,Hanssen AD. Management of infection at the site of a total knee arthroplasty. J Bone Joint Surg Am,2005,87:2336-2348.

[29] Rittmeister ME,Manthel I,Hailer NP. Prosthetic replacement in secondary Girdlestone arthroplasty has an unpredictable outcome.Int Orthop,2005,29:145-148.

[30] Charlton WP,Hozack WJ,Teloken MA,et al. Complications associated with reimplantation after Girdlestone arthroplasty. Clin Orthop Relat Res,2003,407:119-126.

[31] Ledermann HP,Morrison WB,Schweitzer ME. MR image analysis of pedal osteomyelitis:distribution,patterns of spread, and frequency of associated ulceration and septic arthritis. Radiology,2002,223:747-755.

[32] Morrison WB, Ledermann HP, Schweitzer ME.MR imaging of the diabetic foot. Magn Reson Imaging Clin North Am, 2001, 9: 603-614.

[33] Boulton AJ,Vileikyte I.The diabetic foot:the scope of the problem.J Fam Pract,2000,49 (11 Suppl):S3-S8.

[34] Lavery I,Gazewood JD.Assessing the feet of patient with diabetes.J Fam Pract,2000,49 (Suppl):S9-S16.

[35] Jaramillo D.Whole-body MR imaging,bone diffusion imaging:how and why? Pediatr Radiol,2010,40:978-984.

[36] Darge K,Jaramillo D,Siegel MJ.Whole-body MRI in children:current status and future applications.Eur J Radiol,2008,68:289-298.

[37] Morrison WB,Schweitzer ME,Bock GW,e t al. Diagnosis of osteomyelitis:Utility of fat-suppressed contrast-enhanced MR imaging. Radiology,1993,189:251-257.

[38] Craig JG,Amin MB,Wu K,et al. Osteomyelitis of the diabetic foot:MR imaging-pathologic correlation.Radiology,1997,203:849-855.

[39] Morrison WB,Schweitzer ME,Wapner KL,et al.Osteomyelitis in feet of diabetics:clinical accuracy,surgical utility and cost-effectiveness of MR imaging.Radiology,1995,196:557-564.

[40] Ledermann HP, Morrison WB, Schweitzer ME.Pedal abscesses in patients suspected of having pedal osteomyelitis:analysis with MR imaging.Radiology,2002,224:649-655.

[41] Ledermann HP, Schweitzer ME, Morrison WB.Nonenhancing tissue on MR imaging of pedal infection:characterization of necrotic tissue and associated limitations for diagnosis of osteomyelitis and abscess. AJR Am J Roentgenol,2002,178:215-222.

[42] Lu W, Pauly KB, Gold GE, et al. SEMAC: Slice Encoding for Metal Artifact Correction in MRI.Magn Reson Med,2009,62:66-76.

[43] Lee MJ,Kim S,Lee SA,et al.Overcoming artifacts from metallic orthopedic implants at high-fi eld-strength MR imaging and multidetector CT. RadioGraphics, 2007, 27: 791-803.

[44] Capitanio MA,Kirkpatrick JA.Early roentgen observations in acute osteomyelitis.Am J Roentgenol Radium The Nucl Med,1970,108: 488-496.

[45] Jaramillo D,Treves ST,Kasser JR,et al.Osteomyelitis and septic arthritis in children: appropriate use of imaging to guide treatment. AJR Am J Roentgenol, 1995, 165: 399-403.

[46] Mattis TA,Borders HL,Ellinger DM,et al. Relationship between the clinical characteristics of osteomyelitis and the find-ing of extraosseous fat on MRI in pediatric patients. Pediatr Radiol,2011,41:1293-1297.

[47] Davies AM, Hughes DE, Grimer RJ. Intr-

amedullary and extramedullary fat globules on magnetic resonance imaging as a diagnostic sign for osteomyelitis. Eur Radiol,2005, 15:2194-2199.

[48] Averill LW,Hernandez A,Gonzalez L,et al. Diagnosis of osteomyelitis in children: utility of fat-suppressed contrast-enhanced MRI. AJR Am J Roentgenol,2009,192:1232-1238.

[49] Kan JH, Young RS, Yu C et al. Clinical impact of gadolinium in the MRI diagnosis of musculoskeletal infection in children. Pediatr Radiol,2010,40:1197-1205.

[50] McCarthy JJ,Dormans JP,Kozin SH,et al.Musculoskeletal infections in children: basic treatment principles and recent advancements. Instr Course Lect,2005,54:515-528.

[51] Jones HW,Harrison JW,Bates J,et al.Radiologic classifycation of chronic hematogenous osteomyelitis in children. J Pediatr Orthop, 2009,29:822-827.

[52] Buckles VL,Jones HW,Harrison WJ.Chronic hematogenous osteomyelitis in children: a retrospective review of 167 patients in Malawi.J Bone Joint Surgery Br,2010,92:1138-1143.

[53] Boaz K.Imaging approach to acute hematogenous osteomyelitis in children: An update.Semin Ultrasound CT MR,2010,31:100-106.

[54] Collado P,Nardo E,Calvo C,et al.Role of power Doppler sonography in early diagnosis of osteomyelitis in children.J Clin Ultrasound,2008,36: 251-253.

[55] Keller MS.Musculoskeletal sonography in the neonate and infant.Pediatr Radiol, 2005, 35: 1167-1173.

[56] Chua CL,Griffith JF.Musculoskeletal infections: ultrasound appearances. Clin Radiol, 2005,60:149-159.

[57] McCarthy JJ,Dormans JP,Kozin SH,et al.Musculoskeletal infections in children: basic treatment principles and recent advancements. Instr Course Lect,2005,54:515-528.

[58] Jones HW,Harrison JW,Bates J,et al.Radiologic classifycation of chronic Hematogenous osteomyelitis in children. J Pediatr Orthop, 2009,29:822-827.

[59] Buckles VL,Jones HW,Harrison WJ.Chronic hematogenous osteomyelitis in children: a retrospective review of 167 patients in Malawi.J Bone Joint Surg Br,2010,92:1138-1143.

[60] Warmann SW, Dittmann H, Seitz G, et al. Follow-up of acute osteomyelitis in children: the possible role of PET/CT in selected cases.J Pediatr Surg,2011,46:1550-1556.

[61] Girschick HJ, Zimmer C, Klaus G, et al. Chronic recurrent multifocal osteomyelitis: what is it and how should it be treated? Nat Clin Pract Rheumatol,2007,3:733-738.

[62] Fritz J, Tzaribatchev N, Claussen CD, et al. Chronic recurrent multifocal osteomyelitis: comparison of whole-body MR imaging with radiography and correlation with clinical and laboratory data. Radiology, 2009, 252: 842-851.

[63] de Kort JG,Robben SG,Schrander JJ,et al. Multifocal osteomyelitis in a child: a rare manifestation of cat scratch disease: a case report and systematic review of the literature.J Pediatr Orthop B,2006,15:285-288.

[64] Hayter CL,Koff MF,Shah P,et al.MRI after arthroplasty: Comparison of MAVRIC and conventional fast spin-echo techniques. AJR Am J Roentgenol,2011,197:W405-411.

[65] Chen CA,Chen W,Goodman SB, et al. New MR imaging methods for metallic implants in the knee: artifact correction and clinical impact. J Magn Reson Imaging, 2011, 33: 1121-1127.

[66] Toms AP,Smith-Bateman C,Malcolm PN,et al. Optimization of metal artefact reduction (MAR) sequences for MRI of total hip prostheses.Clin Radiol,2010,65:447-452.

[67] Kolind SH, MacKay AL, Munk PL, et al. Quantitative evaluation of metal artifact reduction techniques. J Magn Reson Imaging, 2004,20:487-495.

[68] Hargreaves BA,Chen W,Lu W, et al. Accel-

erated slice encoding for metal artifact correction. J Magn Reson Imaging，2010，31：987-996.

[69] La Rocca Vieira R，Rybak LR，Recht M. Technical update on magnetic resonance imaging of the shoulder. Magn Reson Imaging

Clin N Am，2012，20：149-161.

[70] Morrison W，Ledermann HP. Diabetic pedal infection//Pope T，Bloem HL，Beltran J，et al. Imaging of the Musculoskeletal System. Philadelphia：Saunders Elsevier，2008：1291-1309.

八、临床病例

病例 1

27 岁女性，胫骨慢性骨髓炎的评估（图 3-9）。

★教学要点
• 当骨折金属内固定附近区出现弥漫硬化，皮质增厚和相关区域骨髓腔内死骨形成和骨不愈合，以及扩大的窦道时，应高度疑诊为慢性骨髓炎。

• CT 能够很好地观察髓腔内的死骨，而增强对比磁共振能够更可靠地指出：骨髓炎感染的控制过程中，那些需要引流的脓肿和切除的窦道。

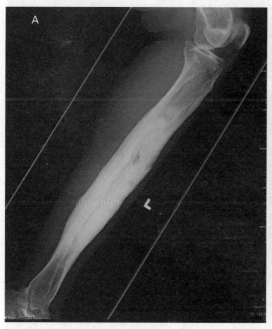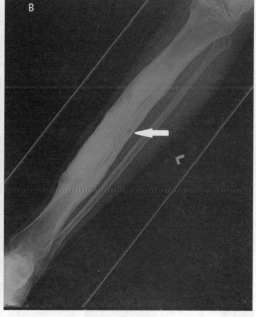

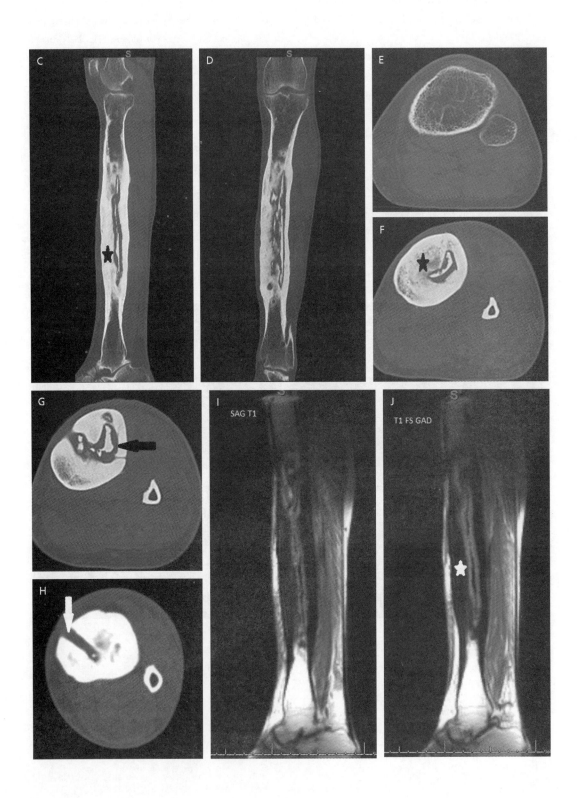

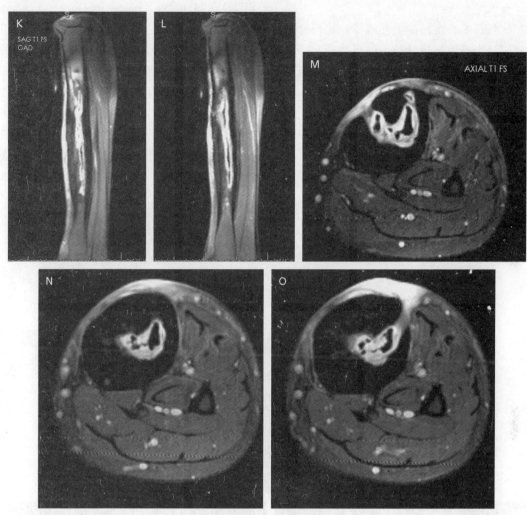

图 3-9　A,B. 左膝关节前后位和侧位片示左胫骨的透亮影表示固定物移除(B,箭),前胫骨的畸形愈合。胫骨骨干近端到远端的弥漫性骨髓炎与慢性骨髓炎的临床病史是一致的。C～H. 左腿MSCT 的矢状位和冠状位成像图。胫骨骨干骨皮质弥漫性增厚(C,F,星号),骨干中部最明显,符合慢性骨髓炎表现。髓腔内的线状/曲线状成骨为死骨(G,箭号)。注意沿胫骨骨干贯通的完好皮层的和固定物的移除有关(H,箭);I～O. 左胫腓骨 T_1WI 的平扫和增强表现显示为慢性骨髓炎改变,可显示左胫骨骨干广泛骨皮质增厚(J,星号)。注意皮质内条束状改变代表窦道。可见髓内强化的肉芽组织和中央不强化的死骨。没有发现髓内或软组织积液

病例 2

男婴,3 个月,大腿疼痛(图 3-10)。

★教学要点

• 当还未行走的新生儿或婴儿出现骨膜反应时应当高度怀疑骨髓炎的可能。

• 在检测相关软组织感染来作为骨髓炎的支持诊断时,MRI 检查尤其有价值。

病例 3

46 岁女性,患有夏科关节病足、足中部化脓性关节炎及慢性骨髓炎(图 3-11)。

★教学要点

• 夏科关节病和骨髓炎的鉴别诊断在诊断上是一个挑战。

• 在糖尿病足中,皮肤溃疡及相关窦道的直接感染几乎无一例外均会导致骨髓炎的发生发展。

• 尽管骨髓改变、出现硬化骨片和骨质破坏均可见于夏科关节病和慢性骨髓炎,但环形强化的软组织脓肿和毗邻异常皮质或骨髓区域的窦道在鉴别诊断上更加支持感染而非神经性关节病。

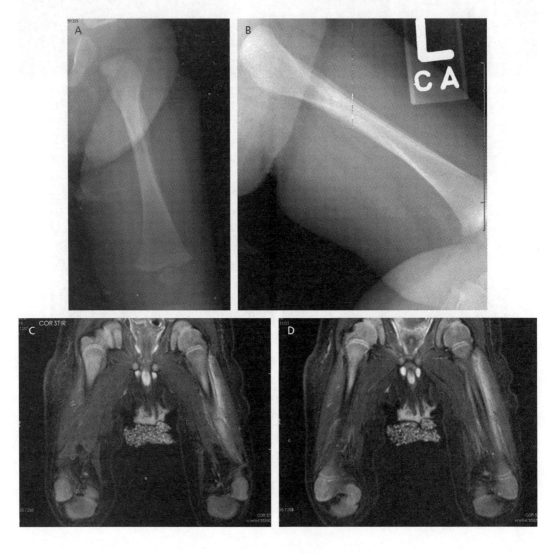

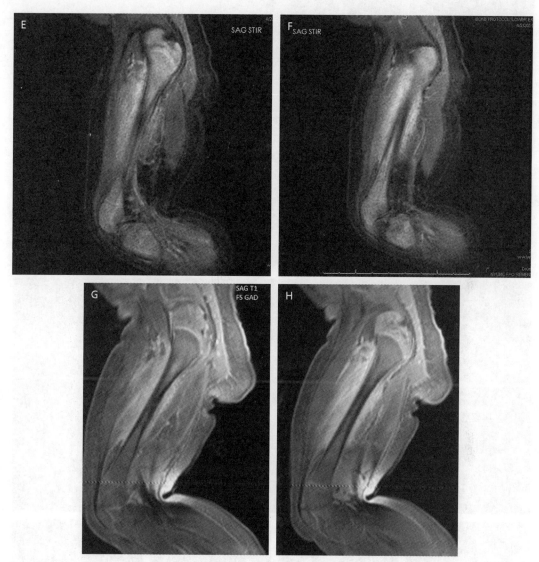

图 3-10　A,B. 左侧股骨的前后位和侧位片显示近端股骨干可能与骨髓炎有关的层状骨膜反应。骨折不能绝对排除，也不能排除二次骨折合并感染的可能；C~H. 沿左股骨皮质强化的骨膜炎和股骨周围肌肉的显著水肿。肌肉水肿由于强化可能反映其炎症。没有显示代表有脓肿存在的开放软组织或者髓腔内积液。无证据表明相关的皮质破坏。这些发现高度提示骨髓炎的早期表现

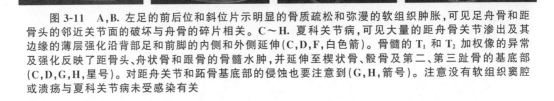

图 3-11　A,B. 左足的前后位和斜位片示明显的骨质疏松和弥漫的软组织肿胀,可见足舟骨和距骨头的邻近关节面的破坏与舟骨的碎片相关。C～H. 夏科关节病,可见大量的距舟骨关节渗出及其边缘的薄层强化沿背部足和前脚的内侧和外侧延伸(C,D,F,白色箭)。骨髓的 T_1 和 T_2 加权像的异常及强化反映了距骨头、舟状骨和跟骨的骨髓水肿,并延伸至楔状骨、骰骨及第二、第三趾骨的基底部(C,D,G,H,星号)。对距舟关节和跖骨基底部的侵蚀也要注意到(G,H,箭号)。注意没有软组织窦腔或溃疡与夏科关节病未受感染有关

病例 4

患有糖尿病足和夏科关节炎的 70 岁老年男性的骨髓炎评估(图 3-12)。

★教学要点

• 足底畸形会导致生物力学异常从而引起足底表面压力相关性损伤、继发溃疡和窦道的形成,这就为皮肤微生物到达骨提供了通道。

• 距骨、跟骨、第一跖骨和第五跖骨头的骨髓炎通常由这样的病理生理过程发展而来。

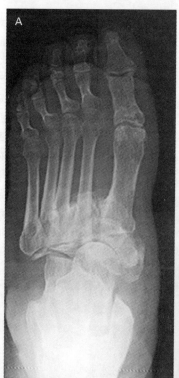

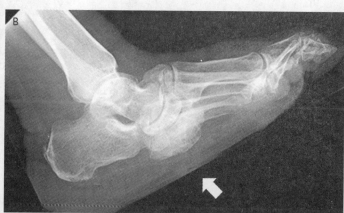

图 3-12 A,B. 左足前后位和侧位片示典型的夏科关节病的放射学表现,表现为跗跖关节的半脱位,伴软骨下硬化和轻微的骨裂。注意足底沿足底骰骨部分存在皮肤的缺损,这与溃疡和窦道形成有关(B,箭)。C,D. 矢状位 T₁ 加权像和 STIR 像示骰骨及足底皮肤溃疡和窦道相一致的异常信号,这和糖尿病足及并发的骨髓炎相关。注意足底畸形,这可能导致异常的负重和皮肤承重障碍(箭)

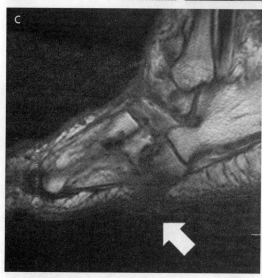

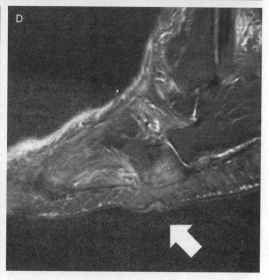

病例 5

48 岁男性,因左髋关节置换后感染引起左髋蜂窝织炎、脓肿形成和窦道及溃疡而需要摘除置入关节假体的患者,并且怀疑左髋化脓性关节炎或骨髓炎(图 3-13)。

★教学要点

· 金属置入材料旁的骨溶解是由微粒子病或者感染所引起。

· 皮肤溃疡的存在与引流进溶骨区域的窦道可以帮助区分这两个不同的(疾病)进程。

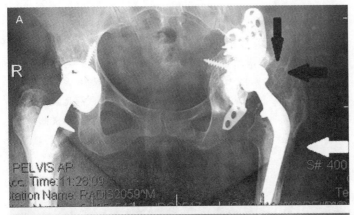

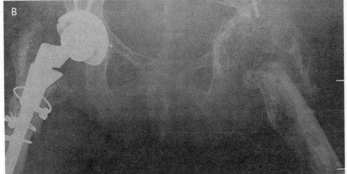

图 3-13   A. 骨盆前后位 X 线片示左髋臼假体部分松动,已经垂直倾斜了。注意左侧髋臼顶部和大转子的侵蚀性改变(黑箭示),沿近端股骨干左侧缘可见散在的骨皮质破坏和骨膜反应(白箭)。B. 骨盆前后位 X 线片示左髋假体的移除后状态,继发骨髓炎后窦道感染和脓肿形成。C, D. 髋部 CT 横断位骨窗和软组织窗示伴发骨髓炎的大范围皮肤溃疡(星号)和深部软组织窦道(直箭),以及由于化脓性关节炎和骨髓炎伴发的大转子的侵蚀和破裂

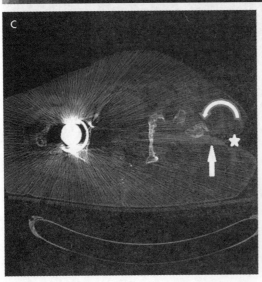

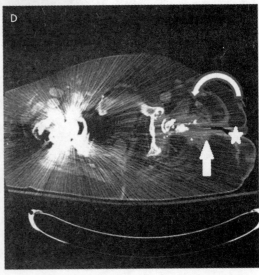

第 4 章
脊柱感染的影像学表现

Ana María Quintero[1], Roy Riascos[2]
[1]*Clinica Reina Sofia, Clinica Colsanitas, Bogota, Colombia*
[2]*The University of Texas Medical Branch, Galveston, TX, USA*

一、引言

本章讨论脊柱最常见的几种感染的影像表现,主要涉及化脓性、非化脓性及医源性操作后感染。

脊柱感染有不同的解剖学和病因学分类,这里所说的椎体椎间盘炎用来描述椎体骨髓炎、脊椎炎和椎间盘炎,它们都是相同的病理结果,即硬膜外脓肿和椎后小关节病变的结果。

虽然治疗方法有提高(包括抗生素治疗和外科治疗),脊柱感染的发病率仍然较高。

二、临床基本知识

椎体椎间盘炎是血源性骨髓炎的主要表现,占所有骨髓炎病例的 3%～5%,发病率约为 0.4/100 万。可能由于以下因素的共同作用,它的发病率还在增高:易感人群增加[平均年龄增加、免疫缺失、药物滥用、糖尿病、人类免疫缺陷病毒(HIV)和长期使用类固醇]、脊柱外科手术的增加、医源性感染的增加和诊断水平的提高。患者的年龄有双峰分布的特点:第一个高峰在儿童期、第二个高峰在 50～60 岁。男性患者较多,男女比例为 3 : 1。

三、临床问题

起病症状隐蔽,多表现为无特异性的下腰痛,常使诊断延迟,文献提示从出现症状到获得诊断通常要 2～6 个月。椎体椎间盘炎的诊断以临床、实验室检查和影像学检查为基础,有时非常困难。临床医师需要影像学的支持及早确定诊断、开始治疗。

四、检查方法的选择

X 线平片是腰痛患者最初的检查方法;然而对于没有骨骼改变的早期椎体椎间盘炎患者平片的作用不大。

CT 与 MRI 相比,敏感性和特异性略差,但能够比平片更好地显示骨病变。

MRI 增强检查是可疑脊柱感染患者的最佳选择。MRI 的优势包括多平面成像,直接评价骨髓、腰间盘、神经结构(包括脊髓)、硬膜囊及周围软组织。

五、正常表现和伪影

为避免混淆,鉴别椎间盘和终板的退行性变和感染非常重要。Modic 分类用来描述 3 种不同类型的终板退行性改变。Modic I 型终板在 T_2WI 呈高信号,在 T_1WI 呈低信号;增强后不强化,不要与感染性疾病混淆。在退行性椎间盘病变,椎间盘可以钙化,水合钙表现为椎间盘内 T_1 信号增高。

六、病理学表现和意义

1. 化脓性脊椎炎　由于血供不同,在成

年人和儿童有两种不同的表现类型。在儿童,骨内动脉吻合丰富,血管穿透椎间盘,脓毒栓子不容易形成骨梗死,感染经常局限于椎间盘。在成年人,椎间盘缺少血管,只在30岁之前有椎间盘和骨的血管吻合,此后出现骨膜动脉终支,使脓毒栓子在间盘下形成大的楔形栓塞。

化脓性骨髓炎通常不受椎体后部的限制。病变主要累及腰椎,其次是胸椎和颈椎,可以使一个或多个脊髓阶段受累。

病原菌通过3种途径到达脊柱:从感染的微栓子通过血行播散、直接种植、从相邻的组织蔓延而来,以血行来源为主。感染的微血栓进入干骺端动脉,导致梗死和其后的感染,由于这个部位动脉数量较多,感染更多局限在终板。感染可通过骨膜动脉蔓延到相对的椎体终板,或通过骨骺间动脉到邻近的终板。

原发的感染灶可以来自泌尿道、皮肤/浅表软组织、血管内留置物、胃肠道、呼吸道或口腔。

很多病原菌可以是椎体椎间盘炎的致病菌,在非结核病例,几乎半数是金黄色葡萄球菌致病。50岁以上患者感染从社区获得,没有明显的感染途径。近来在这些病例中耐甲氧西林的例数增加。其他引起椎体椎间盘炎的致病菌有肠杆菌。其中最常引起脊柱感染的包括大肠埃希菌、变形杆菌、克雷伯杆菌、肠杆菌等,多数与泌尿道感染相关;其他少见的病原包括铜绿假单胞菌、凝固酶阴性的葡萄球菌和链球菌。

椎体椎间盘炎的症状通常很多样,但没有特异性,后背和颈部疼痛是最常见的症状,但至少15%的患者患病时没有疼痛。患者经常描述疼痛隐蔽、持续存在,夜间更重。发热并不常见,只见于半数患者。1/3的患者有神经病变,脊髓畸形见于晚期并发症,并且最常见于结核性脊椎炎。预后取决于诊断的时间和早期抗微生物治疗。病死率2%～17%,疾病可以反复,表现为神经缺陷和疼痛。

患有椎体椎间盘炎的患者可以有白细胞计数异常,C反应蛋白和红细胞沉降率异常。急性期患者红细胞沉降率增加,但在慢性期白细胞计数和红细胞沉降率可以正常,C反应蛋白增加具有特征性。

鉴别诊断包括退行性和炎性疾病(ModicⅠ型)及急性软骨性结节。

(1)常规X线摄影:平片改变从症状出现后2～8周开始,据报道平片的敏感度为82%,特异度为57%,准确度为73%。典型表现包括相邻终板边缘显示不清,椎体高度减小、椎间隙狭窄,最终出现终板和椎体破坏。这些表现可以很轻微,很难与退行性疾病鉴别(图4-1)。

(2)CT成像:在疾病的早期阶段,终板的溶骨和骨硬化改变,以及脊柱的畸形,可以在冠状及矢状重建中很好地显示(图4-2)。CT提高了椎旁脓肿的可视性,特别是注射造影剂后。它在患者不适合MRI检查时是一个非常有价值的工具。

(3)MRI成像:据报道MRI诊断椎体椎间盘炎的敏感度为96%,特异度为93%,准确度为94%。脊柱感染通常是2个连续椎体和椎间盘受累。最佳诊断参数包括矢状位T_1WI、T_2WI,矢状位T_2抑脂序列,增强后矢状和横断位T_1序列(图4-3)。最常见的表现包括椎间盘高度减小(52.3%),与邻近正常间盘比较T_1WI椎间盘为低信号(29.5%),在T_2WI椎间盘为高信号(93.2%),椎间盘强化(95.4%),出现髓核分裂征(83.3%),至少一个椎体受侵或破坏(84.1%),出现椎旁或硬膜组织的炎性改变(97.7%)。Ledermann等比较文献与自己的结果,得出敏感性较高的标准,包括椎旁或硬膜炎性组织、椎间盘强化、T_2WI信号增高或液体信号及T_1WI终板破坏。敏感性较低的标准包括T_1WI椎间盘为低信号和椎间隙变窄。

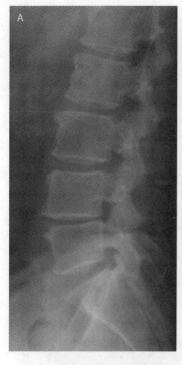
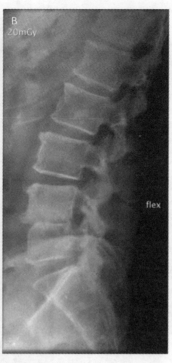

图 4-1 患者腰痛,临床可疑感染

A. 最初的侧位平片示 L$_{4\sim5}$ 椎间隙狭窄,椎体前方少量骨刺,与椎间盘退行性改变相符。B. 临床感染症状持续存在,MRI 及 X 线检查随诊观察。3 个月后的侧位平片示椎间隙消失,椎体终板皮质破坏,可见硬化

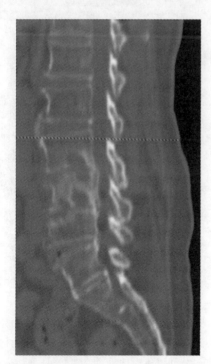

图 4-2 矢状位 CT 多平面重组,由于骨质疏松可见广泛的骨髓密度减低,L$_3$ 椎体骨髓密度增高。L$_{2\sim3}$,L$_{3\sim4}$ 椎间隙狭窄,椎板硬化且椎板形态不规则,可见圆形溶骨性病灶,说明在这 2 个椎间隙有骨髓炎和椎间盘炎。L$_{4\sim5}$ 椎间隙退行性改变

2. 活检和病原体检测 确定感染中的病原体和它对抗生素的敏感性对治疗非常重要。创伤最小的确定方法是通过血培养,其他可能的获得病原样本的方法有 CT 引导下针吸活检(图 4-4)和外科手术,经皮活检的准确率为 70%～100%。

3. 肉芽肿疾病:脊柱结核 英国整形外科医生 Percival Pott 在 1779 年首次描述脊柱结核感染,因此,脊柱结核也被称为 Pott 病。脊柱结核可以是原发病灶,但通常是继发于肺或腹部结核。

1/10 的肺外结核病例发生在骨骼肌肉系统,其中将近 1/2 有脊柱受累,脊柱结核是结核最严重的骨骼并发症。脊柱结核主要发生在发展中国家儿童,表现为胸椎受累。在诸如欧洲和北美的低发病率国家,主要是成年人的腰椎发病。

一些新技术被用于检测结核分枝杆菌,如 1994 年被引入的聚合酶链反应(PCR),提高了早期诊断的能力。

脊柱结核分为椎间盘结核和椎管结核。

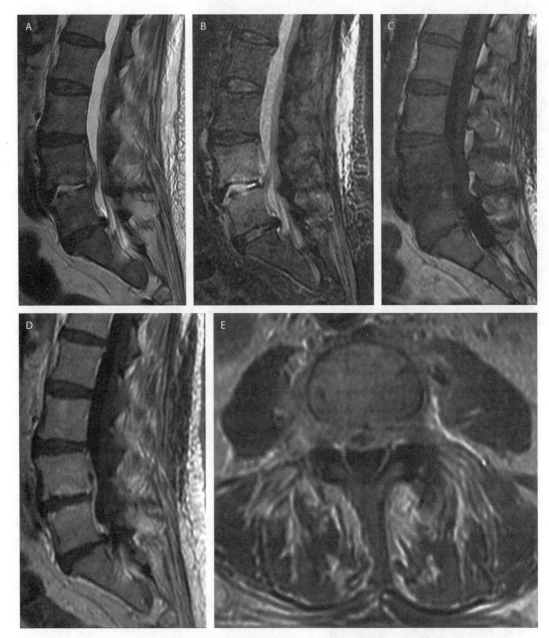

图 4-3　67 岁,女性,金黄色葡萄球菌椎体椎间盘炎。采用文中推荐的 MRI 扫描方案

A. 矢状位 T_2WI 示 $L_{4\sim5}$ 椎间隙变窄,皮质终板不规则,椎间盘呈高信号,其后与之相连的硬膜外高信号压迫硬膜囊。B. 矢状位 T_2WI 脂肪抑制像示 L_4,L_5 椎体高信号骨髓水肿,正如 A 所描述的信号相同的病变。C. 矢状位 T_1WI 示 L_4,L_5 椎体骨髓为低信号,椎间隙狭窄,椎间盘为低信号。前方硬膜外积液与椎体骨髓呈等信号。D. 矢状位增强后 T_1WI 示骨髓和硬膜外病灶均匀强化,提示 L_5 硬膜外间隙受累。E. 横断位增强后 T_1WI 示硬膜外前方广泛、均匀的强化(蜂窝织炎)及硬膜囊周围强化

(1)椎间盘结核:结核感染椎体及间盘远　　　比感染椎管常见。

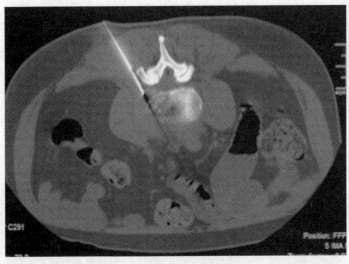

图 4-4 横断位 CT 骨窗图像,患者俯卧位,CT 引导下椎旁病变针吸活检

结核可以通过血行播散到椎体,通常感染椎体前部,淋巴播散少见。疾病早期是朗格罕细胞及上皮细胞的化脓前炎性反应,肉芽组织引起血管栓塞。疾病晚期、组织坏死和炎性细胞崩解形成脓肿,引起疼痛或表现为体温增高,常称为"冷脓肿"。大约 80% 的患者会伴有腰大肌受累的软组织改变。

感染可通过前纵韧带蔓延到相邻椎体,而不影响椎间盘(跳跃式病变),2 个以上椎体受累提示诊断结核性脊椎炎。

疾病进展后,感染可侵犯椎间盘并破坏与间盘相邻的终板。疾病未经治疗,可引起椎体前部压缩畸形,成为后突畸形,感染也可以进入硬膜外,引起硬膜囊受压。

脊柱结核一般分为早期和晚期,近来试尝新的分期有利于提高治疗效果,Gulhane 军事医学科学院(GATA)根据临床和影像标准提出新的分期。

Ⅰ A 型:病变局限于椎体,1 个间盘变性。没有椎体塌陷,没有脓肿,没有神经缺陷。

Ⅰ B 型:脓肿形成,1 个或 2 个椎间盘变性,没有神经缺陷。

Ⅱ 型:椎体塌陷(病理骨折),脓肿形成,可以手术矫正的椎体前部压缩畸形,伴有或不伴有神经缺陷的稳定畸形,矢状位成角＜20°。

Ⅲ 型:数个椎体塌陷,脓肿形成,严重驼背。伴有或不伴有神经缺陷的不稳定畸形,矢状位成角＞20°。

椎骨受累可见于椎骨后部或椎体,分为 3 种类型:椎间盘旁、前部和中心损伤。间盘旁病变累及与终板相邻的椎体,是最常见的脊柱结核类型,可以通过终板疝入间盘,或直接影响椎间盘(图 4-5)。前部病变的特征是病变沿前纵韧带下播散,脓肿破坏前方的骨膜使椎体易于感染(图 4-6)。中心病变见于椎体中部,可引起椎体塌陷。

影像对于检查早期脊柱结核非常必要,保证及时治疗避免远期并发症。虽然现代影像学技术能够更好地显示脊柱受累,病变早期的特征仍不易分辨。

CT 能够很好地显示钙化和椎体破坏,椎体破坏可以分为 4 种类型:碎片型、溶骨型、骨膜下型及溶骨伴有硬化边缘型。碎片型是最常见的类型,见于大约一般的患者。与 MRI 相比,CT 评价硬膜受侵不准确。如果伴有钙化、脓肿能够更好地显示(图 4-7)。

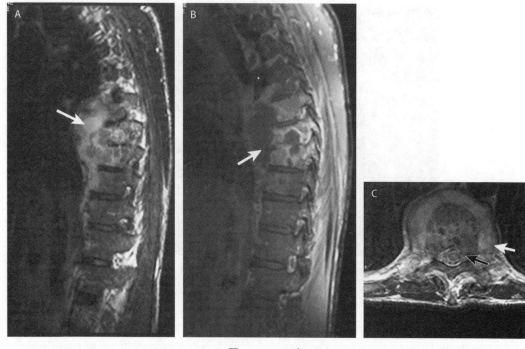

图 4-5   Pott 病

A. 矢状位 STIR 像示沿前纵韧带分布椎体信号增高,伴有液体聚集(箭);B. 增强后矢状位;C. 横断位 T_1WI 脂肪抑制像示受累椎体强化,椎体前方液体周围强化(白箭),提示脓肿形成,强化蔓延到硬膜外间隙(黑箭)

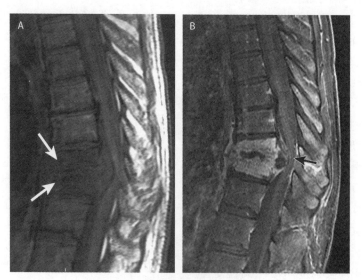

图 4-6   脊髓压迫,脊柱结核患者

A. 矢状位 T_1WI 平扫示中段胸椎 2 个相邻椎体广泛低信号(箭)。B. T_1WI 增强示椎体广泛强化,伴有边缘轻度强化的后突病变,提示硬膜外脓肿。椎管明显狭窄,胸髓受压(箭)

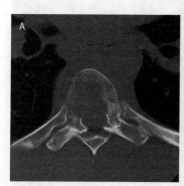
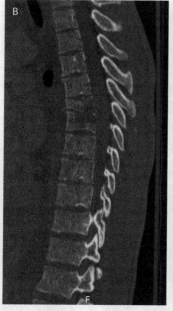
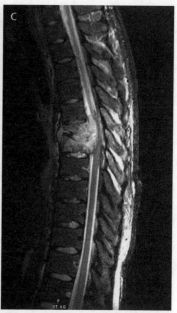

图 4-7　脊柱结核胸椎横断位 CT

A. 矢状位重建；B. 图像示相邻 2 个椎体中心破坏；C. 矢状位 T$_2$WI 示椎体及间盘信号增高，同一层面硬膜外见液体聚集压迫胸髓，由于水肿脊髓信号增高

MRI 能够更好地显示骨髓病变和软组织成分。MRI 也可确定硬膜脓肿的有无并且对脊髓压迫进行评估。在疾病的早期阶段，T$_2$ 脂肪抑制像骨髓信号增高、T$_1$WI 信号减低提示椎骨受侵，其他征象包括少数相邻的椎间盘及椎骨后部受累。病变进展后，椎体前方可见液体聚集（冷脓肿），还可见到其他椎体受累。疾病晚期椎间盘受累，增强后脓肿壁厚且不规则强化。

结核性脊柱炎的鉴别诊断包括肿瘤、化脓性及真菌性感染，Young 等描述的诊断流程包括通过 MRI 鉴别结核性脊柱炎和化脓性脊柱炎。结核性脊柱炎患者椎旁异常信号出现率较高，境界清楚。脓肿壁薄光滑，位于椎旁或腰大肌内，通过韧带下播散到 3 个或更多的椎体，胸椎受累时在 T$_2$WI 表现为高信号。病变侵犯椎骨后部，出现椎体塌陷，即后突畸形，鉴别诊断时要考虑到恶性病变中的淋巴瘤。

（2）椎管结核：是结核的少见合并症，最

常继发于颅内感染，结核可以侵犯脑膜，如结核性蛛网膜炎；侵犯中枢神经系统，如结核性脊髓脊神经根炎；或者两者都有。

没有脊柱受侵时，结核性蛛网膜炎非常少见，这是使其能够与其他原因引起的蛛网膜炎鉴别的一个特点，其可以原发，也可以继发于椎骨或脑的感染。主要特点是脑脊液阻断，经常位于圆锥水平，影像学改变可以同时见于硬脑膜和软脑膜，包括不规则的硬膜囊，结节状硬膜囊增厚，粘连和形成小囊。

结核性脊髓脊神经根炎患者多表现为亚急性轻瘫、膀胱功能紊乱、神经根性疼痛和麻痹。疾病因广泛和严重的渗出引起压迫。影像表现包括线状的硬膜内强化，但不具特征性；可以有结核瘤，表现为脊髓内结节样强化病灶（图 4-8）。

4. 布鲁菌病　布鲁杆菌是小的革兰阴性荚膜球杆菌，通过摄入没有消毒的牛奶或牧羊人及农夫接触反刍动物而传播到人类。人与人之间的传播虽不常见，但也有报道。

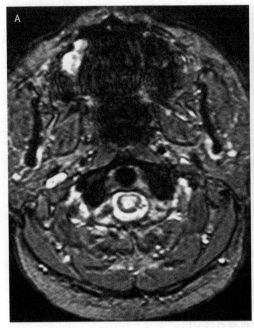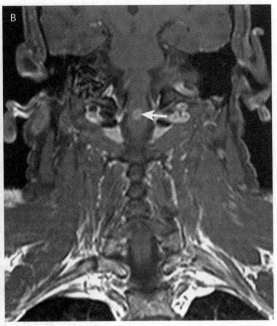

图 4-8 髓内结核

A. 横断位梯度回波（GRE）序列示颈髓近端中心局限信号增高；B. 冠状位 T_1WI 增强示病灶环形强化（箭头）（经 Dr sidhardth Jadhav MD 允许后引用）

它主要感染中年成年人，确诊需要做布鲁杆菌的血清学实验。

脊柱的布鲁菌病有 2 种表现，即局限型和弥漫型脊柱炎。局限型：与椎间盘相邻的终板前部受累（典型的位于 L_4 椎体）。弥漫型：最开始侵犯终板，蔓延到相邻的 2 个椎体，椎间盘受累。增强后受累的椎体及间盘强化。

MRI 所见与脊柱化脓性感染的表现相似，但病变较后者轻。有些患者表现为硬膜囊或椎旁脓肿，但椎体没有畸形，终板保持完整。由于缺少特异的影像学表现，可疑布鲁菌病时建议进行血清学检查。

尚没有关于布鲁菌病沿韧带下播散和侵犯椎骨后部的报道。

5. 真菌性骨髓炎和椎间盘炎 脊柱的真菌感染是一种少见疾病，病死率较高。由于免疫抑制患者数量的增多，真菌感染的发生率在最近 10 年内增加。念珠菌和曲霉菌是 2 种最常见的病原体。

感染在脊柱可以表现为骨髓炎、椎间盘炎和脑膜炎。感染可以直接种植或经过血行播散。症状晚于感染的发生。

虽然真菌感染与化脓性感染的 MRI 特征类似（图 4-9），但 MRI 对于评价椎管感染仍非常有价值。

椎体的真菌性椎体椎间盘炎在 T_1WI 表现为低信号，T_2WI 表现为轻度高信号或等信号。影像表现取决于患者的免疫状态，脊柱附件受累多于化脓性感染，特别是在椎弓根，可以有轻度到中度椎旁炎症。在真菌性疾病，椎间盘在 T_2WI 不表现为高信号，在所有的椎间盘髓核完整，这提示椎间盘不受真菌感染和炎症过程的影响。真菌性椎体椎间盘炎在免疫抑制患者影像表现与结核相似，鉴别诊断时应注意到这点。

6. 医源性操作后椎体椎间盘炎 脊柱的医源性操作从诊断性（椎间盘造影、脊髓造

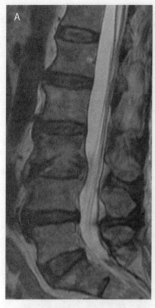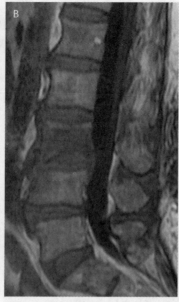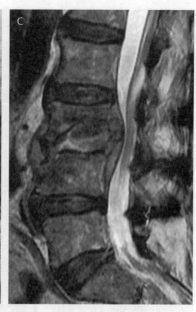

图 4-9　74 岁女性,白念珠菌脊髓炎,患有 2 型糖尿病,以往因尿路感染抗生素治疗

A. 矢状位 T_2WI 示 L_3 椎体下部终板皮质骨折,周围骨髓信号增高。椎间盘显示少量边缘不清的高信号。B. 矢状位 T_1WI 示与 A 相同的特征,同时显示椎旁低信号团块。患者腰痛,感染标记物持续存在,然而 CT 引导下活检连续阴性。C. 矢状位 T_2WI 示硬膜外高信号,椎间盘高信号,提示椎旁病变机化

影)到治疗性(椎间盘切除术、经皮阻断)各不相同。有创性操作增加医源性操作后感染的风险,并与创伤的程度成比例。医源性操作后椎体椎间盘炎的发生率较低,并且因手术的种类和部位而不同。椎板切除、椎间盘切除和融合术后手术部位感染的发生率<3%。但放置器具可以增高达 12%,医源性操作后椎间盘炎的发生率约为 0.2%(图 4-10)。

手术后感染的病理生理机制是多方面的,微生物污染的途径可能是在手术中直接种植、术后早期的伤口感染和血行性播散。

即使在针吸活检和开放性活检之后,很多医源性操作后感染的原因仍不清楚。最常见的病原为革兰阳性球菌:金黄色葡萄球菌是最常见的病原菌,其次为表皮葡萄球菌和 β-溶血链球菌。革兰阴性菌,特别是术后伤口感染,包括肺炎克雷伯杆菌、大肠埃希菌、铜绿假单胞菌、变形杆菌等。预防性应用抗生素可以减少感染的发生,临床因素诸如患者的年龄、脊柱外伤和糖尿病增加手术后感染的易感性。

外科感染分为浅表感染(没有侵犯筋膜)和深在感染(发生在腰背筋膜或项韧带),感染可以侵犯间盘、骨或硬膜外间隙。根据时间感染可分为急性(病程在 3 周内)、慢性或迁延不愈(病程超过 4 周)。

最常见的临床症状是疼痛,在手术后早期,患者经常感到手术前的症状缓解,手术后 1～4 周疼痛加重,通常疼痛的程度与体检所见不成比例,很多人没有阳性体征。浅表感染经常没有症状,但可以见到伤口引流和红肿。

医源性操作后感染常用的实验室检查是血细胞计数、ESR、CPR 和血培养。CPR 被认为是急性期的标志,对感染最敏感并且能够反映治疗效果。

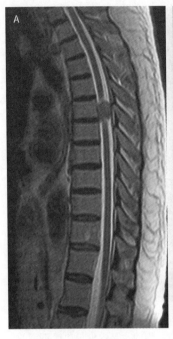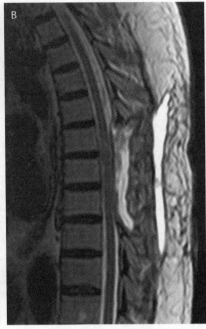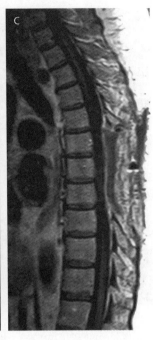

图 4-10　52 岁女性,下肢感觉异常

　　A. 矢状位 T_2WI 示硬膜内、髓外均质中等信号新生物;B. 术后疼痛持续存在,白细胞计数提示感染。再次行 MRI 检查,矢状位 T_2WI 示背侧硬膜外椎板切除,表浅和深处都有液体存留。深处积液压迫硬膜囊,致使蛛网膜下腔狭窄;C. 矢状位 T_1WI 增强扫描示病灶边缘强化,提示脓肿

　　(1)常规 X 线摄影:通常在前 3 周没有改变。椎间盘炎患者在手术后 4～6 周,可见椎间隙狭窄和终板改变。椎旁软组织边缘模糊可以是椎旁脓肿的征象,平片对检查置入物的消散及位置非常有用。

　　(2)CT 成像:对于显示椎体终板的早期骨改变非常有用,表现为侵蚀或破坏病变,伴有受累椎间盘高度变窄,也可见软组织聚集。CT 可以引导活检或针吸取得微生物确定诊断。

　　(3)MRI 成像:MRI 是手术后疼痛或怀疑感染的首选影像检查方法,特别是增强检查,敏感度 93%,特异度 97%,比上述 2 种检查方法更有帮助。然而 MRI 检查在手术后前 3 周并不可靠,鉴别手术后早期改变和椎间盘炎较困难,如果疼痛持续 MRI 检查阴性,4 周后还要进行再次检查。

　　MRI 表现包括 T_1WI 椎间隙信号减低,

T_2WI 信号增高。椎体终板也有类似的表现(称为 Modic I 型椎间盘退行性改变)。

　　MRI 对于排除医源性操作后椎体椎间盘炎比确定诊断更为有用,Doden 等建议椎间盘间隙强化、环形强化及椎体强化提示感染。Ross 指出在任何椎间盘切除的患者都可见到这种强化,包括没有症状的患者,而感染的强化是椎间盘的不规则强化。椎旁组织也可强化,硬膜脓肿在 T_1WI 与脊髓等信号,在 T_2WI 为高信号,增强后可见强化(图 4-11)。

　　影像鉴别诊断包括脊柱小关节病、假性关节病、肉芽肿性脊椎炎和肿瘤。

　　大多数患者需要接受非手术治疗,包括脊柱牵引和抗生素治疗,少数患者需要手术干预,一般包括清创、自体骨重建和置入物取出。

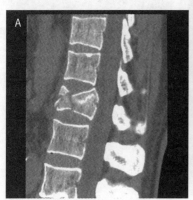
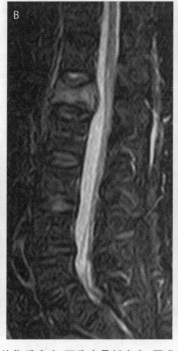
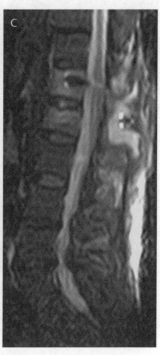

图 4-11　外伤后疼痛,不稳定骨折患者,要求手术

A. CT 矢状位重组示 L_1 椎体骨折。B. 矢状位脂肪抑制 T_2WI 示 L_1 椎体骨折,骨髓高信号提示挫伤和水肿。C. 手术后患者疼痛持续存在,矢状位脂肪抑制像示从 T_{12} 至 L_2 见手术置入物。沿切除椎板可见液体聚集,L_1,L_2 椎体见新的骨髓水肿,后者术前未见显示。CT 引导下活检提示金黄色葡萄球菌感染

七、治疗后随访和患者管理

MRI 用来监测脊柱感染患者治疗后反应(图 4-12),文献提示 MRI 表现在治疗中可持续存在或加重,即使临床症状好转。Kowalski 等比较最初和 4～8 周后随访的 MRI 表现发现椎旁炎症和硬膜强化病灶在随访时缓解,而椎体强化和骨髓水肿随访时没有变化或加重。这些表现与患者的临床状态没有相关性,可以通过患者临床症状的改善(疼痛的减少、发热的缓解)、白细胞增多缓解和 ESR 降低评价个别患者对治疗的反应。

椎体高度的改变、不稳定、畸形和骨合并症可以用 CT 多平面重组和平片诊断,但由于较高的剂量风险,不建议用作随访。

对于医源性操作后感染,所有的影像学方法都适用于患者随访,特别是用平片和 MRI 进行动态观察。

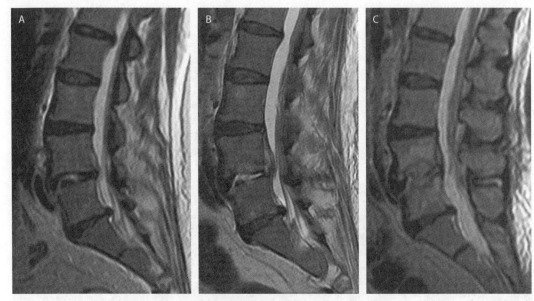

图 4-12 MRI 随访金黄色葡萄球菌椎体椎间盘炎患者

A. 矢状位 T_2WI 示最下 2 个椎间盘变窄，$L_{4\sim5}$ 椎间盘中心高信号；B. 2 个月以后，椎间盘广泛高信号，前方硬膜外液体存留，压迫硬膜囊；C. 4 个月以后，椎间盘仍然高信号，终板骨质破坏，硬膜外积液消失

主要参考文献

[1] Calderone R, Larsen J. Overview and classification of spinal infections. Orthop Clin North Am, 1996, 27: 1-8.

[2] Gouliouris T, Aliyu SH, Brown NM. Spondylodiscitis: update on diagnosis and management. J Antimicrob Chemother, 2010, 65 (Suppl 3): iii11-24.

[3] Sobottke R, Seifert H, Fätkenheuer G, et al. Current diagnosis and treatment of spondylodiscitis. Dtsch Arztebl Int, 2008, 105: 181-187.

[4] Bettini N, Girardo M, Dema E, et al. Evaluation of conservative treatment of non specific spondylodiscitis. Eur Spine J, 2009, 18 (Suppl 1): 143-150.

[5] Modic MT, Steinberg PM, Ross JS, et al. Degenerative disk disease: assessment of changes in vertebral body marrow with MR imaging. Radiology, 1988, 166: 193-199.

[6] De Santo J, Ross JS. Spine infection/inflammation. Radiol Clin North Am, 2011, 49: 105-127.

[7] Ledermann HP, Schweitzer ME, Morrison WB, et al. MR imaging findings in spinal infections: Rules or myths? Radiology, 2003, 228: 506-514.

[8] Mylona E, Samarkos M, Kakalou E, et al. Pyogenic vertebral osteomyelitis: a systematic review of clinical characteristics. Semin Arthritis Rheum, 2009, 39: 10-17.

[9] Modic MT, Feiglin DH, Piraino DW, et al. Vertebral osteomyelitis: assessment using MR. Radiology, 1985, 157: 157-166.

[10] Golimbu C, Firooznia H, Rafii M. CT of osteomyelitis of the spine. AJR Am J Roentgenol, 1984, 142: 159-163.

[11] Dagirmanjian A, Schils J, McHenry M, et al. MR imaging of vertebral osteomyelitis revisited. AJR Am J Roentgenol, 1996, 167: 1539-1543.

[12] Gautam MP, Karki P, Rijal S, et al. Pott's spine and paraplegia. JNMA J Nepal Med Assoc, 2005, 44: 106-115.

[13] McLain RF, Isada C. Spinal tuberculosis deserves a place on the radar screen. Cleveland

Clin J Med,2004,71:537-539.

[14] Rezai AR,Lee M,Cooper PR,et al.Modern management of spinal tuberculosis.Neurosurgery,1995,36:87-97;discussion 97-98.

[15] Lifeso RM,Weaver P,Harder EH.Tuberculous spondylitis in adults. J Bone Joint Surg Am, 1985,67:1405-1413.

[16] Farinha NJ,Razali KA,Holzel H,et al.Tuberculosis of the central nervous system in children:a 20-year survey.J Infect,2000,41: 61-68.

[17] Bidstrup C,Andersen PH,Skinhøj P,et al. Tuberculous meningitis in a country with a low incidence of tuberculosis:still a serious disease and a diagnostic challenge.Scand J Infect Dis,2002,34:811-814.

[18] Titone L,Di Carlo P,Romano A,et al.Tuberculosis of the central nervous system in children:32 year survey. Minerva Pediatr,2004, 56:611-617.

[19] Moorthy S,Prabhu NK.Spectrum of MR imaging findings in spinal tuberculosis.AJR Am J Roentgenol,2002,179:979-983.

[20] Ahmadi J,Bajaj A,Destian S,et al.Spinal tuberculosis:atypical observations at MR imaging.Radiology,1993,189:489-493.

[21] Oguz E,Sehirlioglu A,Altinmakas M,et al.A new classification and guide for surgical treatment of spinal tuberculosis.Int Orthop, 2008,32:127-133.

[22] Smith A,Weinstein M,Mizushima A,et al. MR imaging characteristics of tuberculous spondylitis vs vertebral osteomyelitis. AJR Am J Roentgenol,1989,153:399-405.

[23] Boachie-Adjei O,Squillante RG.Tuberculosis of the spine. Orthop Clin North Am,1996, 27:95-103.

[24] Jain R,Sawhney S,Berry M.Computed tomography of vertebral tuberculosis:patterns of bone destruction. Clin Radiol, 1993, 47: 196-199.

[25] Sinan T,Al-Khawari H,Ismail M,et al. Spinal tuberculosis:CT and MRI feature.Ann Saudi Med,2004,24:437-441.

[26] Sharif H.Role of MR imaging in the management of spinal infections. AJR Am J Roentgenol,1992,158:1333-1345.

[27] Jung N,Jee W,Ha K,et al.Discrimination of tuberculous spondylitis from pyogenic spondylitis on MRI.AJR Am J Roentgenol,2004, 182:1405-1410.

[28] Chang K,Han M,Choi Y,et al.Tuberculous arachnoiditis of the spine:findings on myelography,CT,and MR imaging.AJNR Am J Neuroradiol,1989,10:1255-1262.

[29] Hernández-Albújar S,Arribas JR,et al.Tuberculous radiculomyelitis complicating tuberculous meningitis:Case report and review. Clin Infect Dis,2000,30:915-921.

[30] Vlcek B,Burchiel KJ,Gordon T.Tuberculous meningitis presenting as an obstructive myelopathy. Case report.J Neurosurg,1984,60: 196-199.

[31] Freilich D,Swash M.Diagnosis and management of tuberculous paraplegia with special reference to tuberculous radiculomyelitis. J Neurol Neurosurg Psychiatry, 1979, 42: 12-18.

[32] Dastur DK,Manghani DK,Udani PM.Pathology and pathogenetic mechanisms in neurotuberculosis.Radiol Clin North Am,1995,33: 733-752.

[33] Tsolia M,Drakonaki S,Messaritaki A,et al. Clinical features,complications and treatment outcome of childhood brucellosis in central Greece.J Infect,2002,44:257-262.

[34] Mesner O,Riesenberg K,Biliar N,et al. The many faces of human-to-human transmission of brucellosis:congenital infection and outbreak of nosocomial disease related to an unrecognized clinical case.Clin Infect Dis,2007,45:e135-140.

[35] Kato Y,Masuda G,Itoda I,et al.Brucellosis in a returned traveler and his wife:probable person-to-person transmission of Brucella melitensis.J Travel Med,2007,14:343-345.

[36] Pourbagher A,Pourbagher MA,Savas L,et

al. Epidemiologic, clinical, and imaging findings in brucellosis patients with osteoarticular involvement.AJR Am J Roentgenol,2006,187: 873-880.

[37] Williams R,Fukui M,Meltzer C,et al.Fungal spinal osteomyelitis in the immunocompromised patient: MR findings in three cases. AJNR Am J Neuroradiol,1999,20:381-385.

[38] Saigal G,Donovan M,Kozic D.Thoracic intradural aspergillus abscess formation following epidural steroid injection.AJNR Am J Neuroradiol,2004,25:642-644.

[39] Peman J,Jarque I,Bosch M,et al.Spondylodiscitis caused by Candida krusei:Case report and susceptibility patterns.J Clin Microbiol, 2006,44:1912-1914.

[40] Son J,Jee W,Jung C,et al.Aspergillus spondylitis involving the cervico-thoraco-lumbar spine in an immunocompromised patient: a case report.Korean J Radiol,2007,8:448-451.

[41] Tew C, Han F,Jureen R,et al. Aspergillus vertebral osteomyelitis and epidural abscess. Singapore Med J,2009,50:e151.

[42] Chaudhary SB, Vives MJ, Basra SK, et al. Postoperative spinal wound infections and postprocedural diskitis. J Spinal Cord Med, 2007,30:441-451.

[43] Weinstein MA, McCabe JP, Cammisa FP Jr. Postoperative spinal wound infection:a review of 2,391 consecutive index procedures. J Spinal Disord,2000,13:422-426.

[44] Silber JS, Anderson DG, Vaccaro AR, et al. NASS. Management of postprocedural discitis.

Spine J,2002,2:279-287.

[45] Van Goethem JW,Parizel PM, van den Hauwe L,et al. The value of MRI in the diagnosis of postoperative spondylodiscitis. Neuroradiology, 2000,42:580-585.

[46] Boden SD, Davis DO, Dina TS, et al. Postoperative diskitis:distinguishing early MR imaging findings from normal postoperative disk space changes.Radiology,1992,184:765e71

[47] Ross JS, Zepp R, Modic MT. The postoperative lumbar spine:enhanced MR evaluation of the intervertebral disk. AJNR Am J Neuroradiol, 1996,17:323-331.

[48] Babar S,Saifuddin A.MRI of the post-discectomy lumbar spine. Clin Radiol, 200, 57: 969-981.

[49] Duda JJ Jr,Ross JS.The postoperative lumbar spine: imaging considerations. Semin Ultrasound CT MR,1993,14:425-436.

[50] Kowalski T,Layton,Berbari E,et al.Followup MR imaging in patients with pyogenic spine infections:Lack of correlation with clinical features. AJNR Am J Neuroradiol, 2007,28:693-699.

[51] Kowalski T,Berbari E,Huddleston P,et al. Do follow-up imaging examinations provide useful prognostic information in patients with spine infection? Clin Infect Dis, 2006, 43: 172-179.

[52] McHenry MC,Easley KA,Locker GA.Vertebral osteomyelitis: Long-term outcome for 253 patients from 7 Cleveland-area hospitals. Clin Infect Dis,2002,34:1342-1350.

八、临床病例

病例 1

金黄色葡萄球菌椎体椎间盘炎患者，男性，33 岁，背痛。

最初的 X 线平片表现正常（图 4-13），实验室检查结果提示感染，MRI 显 $L_{4\sim5}$ 椎间水平感染（图 4-14）。行 CT 引导下活检确定病原体（图 4-15）。患者完成治疗，出院后疼痛持续，使用皮质激素。感染复发后患者再次入院（图 4-16），经过再次长期的静注抗生素治疗，在症状出现后 8 个月，随访 MR 改变持续存在（图 4-17）。临床表现脊柱不稳，行外科固定术（图 4-18）。

★教学要点

• 脊柱感染最初的影像表现可以正常，但如果症状持续存在，4 周后要再次行 MRI 增强检查。

• 最可靠的 MRI 表现是椎旁和硬膜的炎性改变，椎间盘强化，T_2WI 示高信号和液体信号，T_1WI 示椎体终板的侵蚀和破坏。

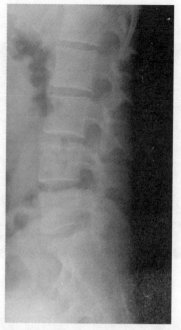

图 4-13　症状发作时侧位 X 线平片，骨和椎间盘无异常表现

• 在完整的治疗后，MR 表现可以持续存在或进展。

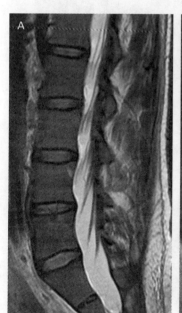
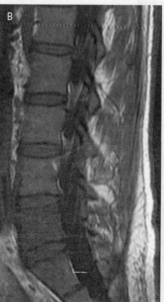
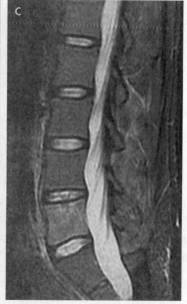

图 4-14　A. 矢状位 T_2WI 示 $L_{4\sim5}$ 椎间隙狭窄，L_5 椎体骨髓呈中等高信号；B. 矢状位 T_1WI 示 L_5 椎体骨髓信号减低；C. 矢状位脂肪抑制 T_2WI 示 L_5 椎体骨髓高信号，$L_{4\sim5}$ 椎间盘前高信号聚集

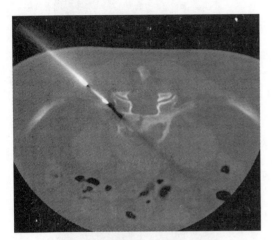

图 4-15　横断位 CT 引导下活检

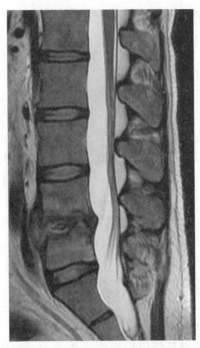

图 4-17　矢状位 T_2WI 示诊断后 8 个月,椎体终板破坏更严重,L_4、L_5 椎体高度减小,椎间盘呈高信号,前方有渗出。动态平片证实椎体不稳

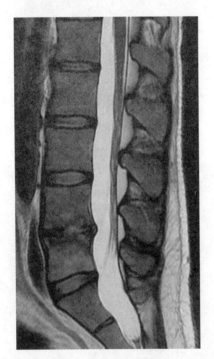

图 4-16　经过一段时间的类固醇治疗后,患者的临床及影像显示感染复发(治疗后 4 个月)。矢状位 T_2WI 示终板皮质破坏,椎间隙变窄,椎间盘的中心部分及邻近终板的骨髓呈高信号

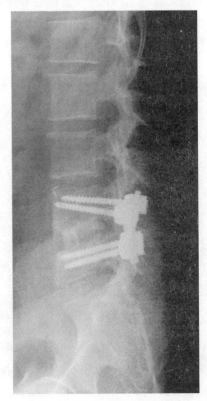

图 4-18　侧位平片示椎体后方固定,间盘内置入物

病例 2

金黄色葡萄球菌椎体椎间盘炎患者,男性,52 岁,椎间盘切除术后背部疼痛 3 周。

实验室检查和 MRI 表现提示感染。MRI 显示明显的感染征象,包括 T$_2$WI 椎间盘高信号,硬膜外前方蜂窝织炎(积液及均质强化)、硬膜囊受压,终板破坏及骨髓异常提示水肿及感染。患者通过后路椎板切除减压(图 4-19 和图 4-20)。

★教学要点

• 医源性操作后患者疼痛,一定要想到感染的可能。

• 可以用 MRI 增强扫描评价手术后合并症。

• 如有可能,手术后 3 周可以做 MRI 检查鉴别手术合并症和早期术后改变。

• 合并症包括硬膜外积液、血清肿和脓肿。

• 与术前影像资料比较非常必要。

• 如果 MRI 表现正常但疼痛持续存在,4 周后再次 MR 检查。

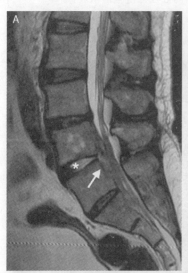
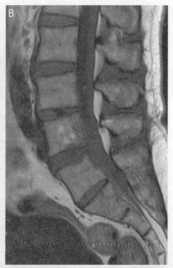
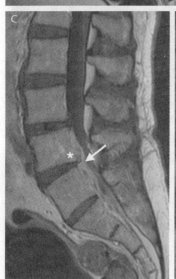
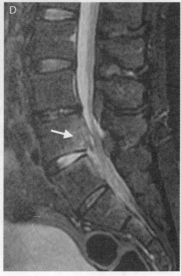

图 4-19　A. 矢状位 T$_2$WI 示 L$_{4～5}$椎间隙变窄,椎间盘呈高信号(星号)。硬膜前积液(箭示)呈高信号,从 L$_4$ 延伸至 S$_1$ 椎体,压迫硬膜囊。B. 矢状位 T$_1$WI 示终板骨髓低信号,硬膜外病变与 L$_{4～5}$椎间盘呈等信号。C. 增强后矢状位 T$_1$WI 示骨髓(星号)和硬膜外病变(箭:蜂窝织炎)强化,证实了硬膜囊受压。D. 矢状位脂肪抑制 T$_2$WI 显终板、邻近间盘的骨髓和硬膜外积液(箭)呈高信号

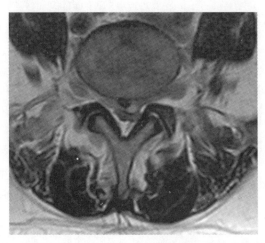

图 4-20　横断位增强后 T_1WI 示硬膜前病变广泛强化，中心局灶性低信号提示液体和蜂窝织炎内的脓肿，从而证实硬膜囊受压

病例 3

　　男性，29 岁，去年出现慢性咳嗽，并有下腰痛。最初的 MRI 检查表现为 L_5 至 S_1 椎间盘信号增高，L_5 椎体向前滑脱（图 4-21），给予镇痛药，1 周后患者因腰痛加剧和盗汗会诊，X 线平片示 L_5 向前滑脱，伴有 $L_{2\sim3}$ 椎间隙狭窄，终板模糊不清（图 4-22）。MRI 增强检查显示病变进展，L_2 椎体下方终板和 L_3 椎体上方终板破坏（图 4-23），伴有明显的椎旁强化软组织影，符合脓肿表现（图 4-23 和图 4-24）。根据经验，采用抗生素治疗细菌性椎体椎间盘炎，病情没有改善，2 周后第 3 次磁共振检查，显示椎体及椎旁脓肿进展，且椎管狭窄（图 4-24）。CT 引导下活检证实结核诊断。

　　★教学要点

　　• 细菌和结核性椎体椎间盘炎早期鉴别诊断非常困难。

　　• 结核是一种椎体椎间盘炎，抗生素治疗无效。

　　• 很少出现单独的革兰阴性杆菌感染。

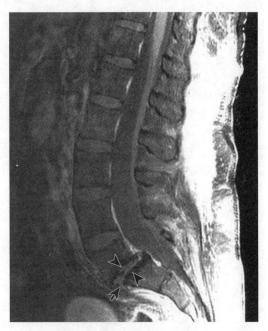

图 4-21　腰椎矢状位增强后 T_1WI 示 L_5 至 S_1 椎间盘信号增高（箭），L_5 前滑脱，邻近终板不规则（箭头），未见强化

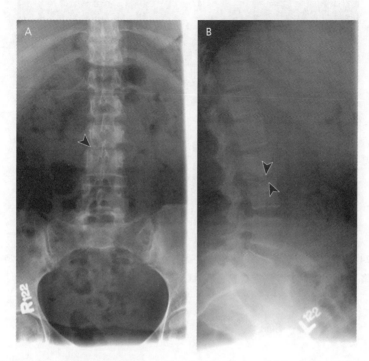

图 4-22　后前位(A)及侧位平片(B)示 $L_{2\sim3}$ 椎间隙狭窄(箭头),终板不规则。病变见于腰骶关节

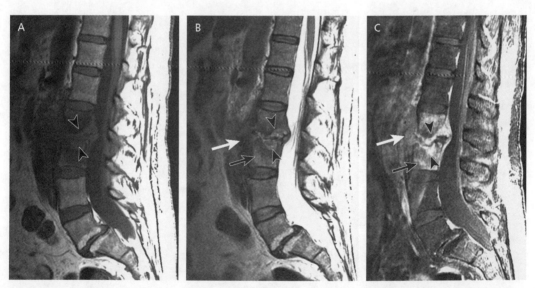

图 4-23　腰椎(A)矢状位 T_1WI,(B)T_2WI,(C)增强后 T_1WI 示 $L_{2\sim3}$ 椎间盘(箭头)邻近终板破坏。椎体强化,T_2WI 信号增高(黑箭),可见椎旁软组织肿块(白箭)

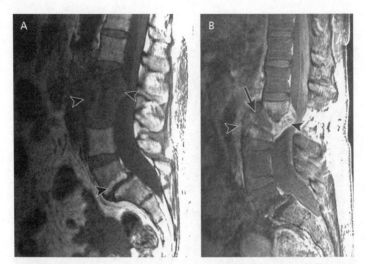

图 4-24   脊柱(A)矢状位 T_1WI 和(B)增强后 T_1WI 示 L_2 , L_3 椎体塌陷,椎间隙(箭)有大量液体聚集与椎旁增大的积液相连(箭头)。病变沿硬膜的播散使椎管变窄

第 5 章
软组织感染的影像学表现

Carolina Whittle, Giancarlo Schiappacasse
Universidad del Desarrollo, Santiago, Chile

一、引言

软组织感染可发生于人体任何部位。人体由皮肤覆盖并暴露于各种有害刺激中。本章内容主要涉及发生于软组织的最常见的感染性病变。

二、临床基本知识

软组织层包括：皮肤（表皮、真皮和皮下脂肪）和深层组织（腱筋膜、肌腱、肌肉和骨膜）。炎症或感染性病变可发生于任何层面，有时甚至可显现出假肿瘤样表现。临床上常表现为局部肿胀或可触及肿块，皮肤颜色的改变，感觉过敏或疼痛。

三、临床问题

临床医生必须熟悉每一种影像学检查技术的优势和局限性，以便选择最佳的检查方法分析这些病变。影像学检查技术包括：普通放射学（X 线平片）、高分辨率超声（high resolution ultrasound，HRUS）、计算机体层摄影（CT）、磁共振成像（MRI）和核医学技术（后者将在第 12 章阐述）。

普通放射学对软组织病变只能做出非常有限的评价。仅在病变可疑累积到骨关节组织时或需要发现或除外异物时使用。只有 15% 的木质异物不透 X 线，平片可以发现 40% 的木质异物。

HRUS 适用于浅表或小病灶的检查和随访。而 MRI 则用于更深或更广泛的病变的研究，或者有必要更好地显示已由 HRUS 发现的病灶时。CT 可用于深处病变和钙化的检查。总而言之，HRUS 和 MRI 具有最佳诊断价值。

临床医师关心是否存在感染性病变，因为这将会影响到下一步治疗方案。一些实验室检查有助于诊断：如嗜中性粒细胞增多、C 反应蛋白（CRP）升高和红细胞沉降率（ESR）加快。感染最具特征性的影像学表现是积液和病灶内积气。当发现这些影像学征象后，可进行 CT 或 MRI 引导下经皮针吸活组织检查进一步明确诊断。

四、检查方法的选择

1. 超声（US） 是一种方便和可移动的成像技术，可以很方便地在患者的床边进行检查。因为无电离辐射，适用于儿童和孕妇的检查。

软组织疾病的超声检查，应选用宽带多频线阵探头（7～20MHz），探头频率的选择取决于病灶的部位、患者的体型及需要探查的深度。进行彩色多普勒检查时，由于浅表组织内的血流速度缓慢，因此应将取样容积调整至最小、同时使用较低的脉冲重复频率和壁滤波。超声图像应至少在 2 个切面（横切和纵切）被探及。使用谐波空间复合软件和调整对比分辨力,可以提高组织结构的对比,以显示更加细微的组织结构特征。

研究深度<2cm,位于皮下层及真皮层的病灶时,使用凝胶垫可以更好地显示病灶的范围和获得更佳的横向分辨力。高频探头对于诊断浅表组织的病灶是很理想的选择。

超声在监测液性病灶方面具有很好的敏感性,能引导穿刺针的进针方向进行病灶的抽吸。超声的局限性有对操作者依赖性强、学习过程缓慢以及超声结果的非特异性。

2.CT 成像 CT 各向同质性重建可较好地显示各种感染性病变。应进行软组织重建和骨重建。前者能较好的评价病变本身,而后者则可观察病变内钙化或骨化。肺窗的使用,有助于在部分感染性病变能更好地观察到气体。静脉注入对比剂增强扫描可评价软组织肿块的强化程度。值得一提的,CT和正电子发射断层摄影术(PET)的关联后,氟18氟脱氧葡萄糖(^{18}F-FDG)技术实现了病灶代谢的量化。感染状态下,氟18氟脱氧葡萄糖的摄取取决于参与这一过程的单核中性粒细胞葡萄糖代谢的提高(见第12章)。

3.MR 成像 是一种先进的成像技术,可以准确地显示软组织感染。空间分辨率高和无电离辐射等优势使 MRI 成为主要的检查方法。这技术需要获取 T_1 加权序列,T_2 加权序列,短 T_1 反转恢复序列(STIR)和 T_1 增强扫描序列。通常情况下,自旋回波(SE)和快速自旋回波(FSE)序列最适合识别和显示软组织的异常;可以定位病变,尤其是对位于皮下或肌肉等深层的病变。为了更好地评价,至少需要采集 2 个相互垂直平面的图像。在某些病例,有必要用梯度回波序列(GRE)评价病灶,因为它对气体、血液和金属制品产生的磁敏感伪影比较敏感。视野的大小应根据病变的范围调整。

五、正常表现和伪影

不同的成像技术评价软组织时使用的方法也不同。软组织的密度特性是普通放射学和 CT 成像的基础;脂肪组织具有特征性的较低 CT 值的密度范围。

超声检查时不同的回声层对应特定的组织。真皮表皮复合体在 HRUS 表现为厚度<3mm 的规整的回声带。其浅层,一高回声带代表凝胶状表皮层。真皮层含较多的浅表成分回声,而较深的层面则呈低回声。皮下组织一般为低回声,内有薄层间隔回声。筋膜表现为深层皮下脂肪和肌层之间平行于皮肤表面的纤细的回声。如病变局部存在液体和气体,可诊断积液或感染。值得注意的是,空气产生的反射也有可能是创伤和临床操作的结果。声影可影响深层组织的观察。无回声病灶后方回声增强是液体界面的明确特征。然而,有些液性病灶会因所含成分的不同(如蛋白质或组织碎屑),而呈现不同程度的回声增强,这会增加诊断难度。

CT 伪影通常会降低成像质量,但有时可能会有助于诊断。其中,影响图像质量的伪影包括:射线硬化伪影(X 线通过高密度物质时,高密度物质阻挡低能量光子所导致)、部分容积效应(当某一成分的像素密度不同于平均像素密度时产生)和运动伪影。

MRI 伪影会影响图像质量,应加以避免。然而,部分伪影可能会对诊断有利。最好的例子是化学位移伪影,有助于鉴别胞质内脂肪,对识别富含脂质的病变起关键作用。另一个是磁敏感伪影,它是在磁敏感性差别悬殊的组织或物质相互靠近时产生。

六、病理学表现和意义

软组织感染和炎症可分为浅表病变(皮肤层面)或深层病变(深筋膜和肌腱层面),在一些病例可累及多个层面。

皮肤包括表皮真皮层和皮下组织或皮下脂肪层,最常见的感染-炎症性病变是皮炎、毛囊炎、脓皮病、脂膜炎、异物肉芽肿、血清肿、脓肿、淋巴结肿大、猫抓病性淋巴结炎和滑囊炎。深层病变有筋膜炎、肌腱炎、腱周炎、腱鞘炎、各种肌炎、包虫病和脓肿。

皮肤的病理学活组织检查研究可根据组织反应性和炎症的类型进行分析。炎症细胞在皮肤的分布有 4 种类型：浅表血管周围炎症；表层和深层皮炎；毛囊炎和毛囊周围炎；脂膜炎。其中脂膜炎和毛囊炎被认为是主要的组织学类型。

1. 皮炎　是浅表或深层皮肤的炎症。主要的细胞类型是淋巴细胞，但有可能夹杂其他细胞类型。它可以由多种疾病引起，如红斑狼疮和硬皮病、节肢动物叮咬、寄生虫或皮肤真菌感染，药物、荨麻疹或继发于日晒。

需要进行影像学检查时，可选择 HRUS，用于局限性皮炎，可以显示皮肤的弥漫性增厚，可能是充血所致，而深层皮下组织的回声结构保持不变。这些表现无特异性。

2. 毛囊炎　是毛囊的炎症，通常由细菌感染引起。炎症细胞见于囊腔与毛囊壁。当它累及毛囊周围结缔组织时被称为毛囊周围炎，有时蔓延到邻近的真皮层。病因可能是感染性（脓疱病、真菌、疱疹）或非感染性。常发生在毛发浓密的部位，如头皮、颈部、下颌、

腋下、臀部和四肢。

大多数情况下，临床评价足以诊断，无须影像学检查。HRUS 可以在发炎的毛囊显示小的（几毫米）低回声皮肤病变，有时合并邻近皮肤的增厚和充血（图 5-1）。

3. 脓皮病　是皮肤的化脓性感染，包括脓疱病和毛囊炎。金黄色葡萄球菌是脓疱病最常见的致病菌。在过去几十年，以 A 组 β-溶血性链球菌最常见。典型的超声表现是毛囊炎、皮炎及囊性病变（图 5-2，彩图 1）。

4. 蜂窝织炎　是皮肤的急性感染，累及皮下组织。表现为皮肤结缔组织或更深层软组织的弥漫性肿胀，范围包括真皮到皮下组织。它可以由各种微生物引起，包括金黄色葡萄球菌和化脓性链球菌。临床上，表现为界限不清的红斑，橘皮样外观和局部疼痛。显微镜下，它的特点是嗜中性粒细胞浸润。病变可能发展为坏死。

HRUS 可见皮下组织弥漫性回声增强；有时表现为混杂网状的低回声带（炎性渗出带）。在部分病例，彩色多普勒超声显示区域性充血（图 5-2 和彩图 1）。HRUS 可发现区域性积液或气泡（图 5-3）。

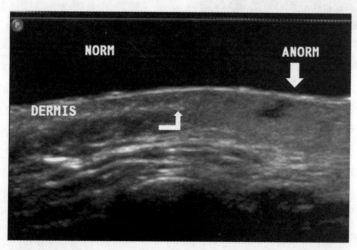

图 5-1　超声示表皮层一个 3mm 大小低回声灶（箭），伴有皮肤局限性增厚（直角箭），符合毛囊炎和毛囊周围炎

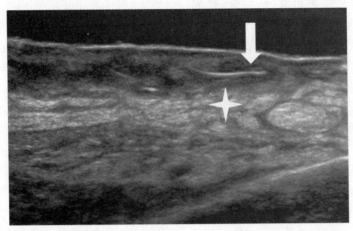

图 5-2 脓皮病。面颊皮肤和皮下层炎性改变。皮下组织的水肿(星号)和毛发(箭)的存在导致这些层面的增厚

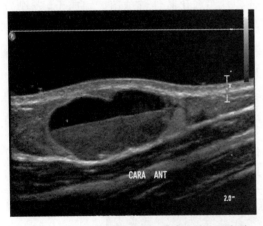

图 5-3 皮下积液内液-液平面,周围脂肪组织回声轻度增加

CT 显示脂肪密度增加,脂肪和肌层间界限变模糊,可见受累层面的增厚和水肿。与 MRI 相比 CT 的敏感性虽然较低,但能鉴别浅表的蜂窝织炎与深层病变。根据积液情况可鉴别简单性蜂窝织炎和并发积液的蜂窝织炎。晚期病例和强毒感染病例,蜂窝织炎表现为以积气和脓肿形成为特点的坏死性蜂窝织炎。

MRI STIR 序列显示层状信号的强度增加和不同程度水肿,合并壁的增厚。T_1WI 图像可见脂肪组织局限性低信号。病变继续发展,会出现积液或脓肿,包绕液性区域的环形壁会强化,其外周可见水肿。

5. 脓肿 是组织或器官内局限性积脓,由坏死组织、白细胞和细菌组成。临床上表现为红肿和疼痛,有时触诊可有波动感。

HRUS 可发现积液,包括临床隐蔽性的积液,可为诊断性穿刺活组织检查提供引导(图 5-4)。活组织检查是鉴别血清肿、血肿、囊性或坏死性肿瘤和脓肿必不可少的手段。

脓肿可表现为无回声、低回声、等回声、略低回声和偶尔强回声。积液可被有回声的脓壁包绕,其内可见间隔或回声。气体的存在是感染的特征性表现,为高回声反射伪影(图 5-5 和图 5-6)。HRUS 也可以发现病灶内异物或通向体表或深层的窦道。

CT 成像上,脓肿为液性,CT 值取决于脓肿的成分。气体很容易被发现。增强扫描可见脓壁的强化,外周常可见水肿。

6. 异物肉芽肿 特征在于异物周围上皮样细胞的聚集,并常见散在多核巨细胞、淋巴细胞、浆细胞、成纤维细胞和巨噬细胞。异物可以通过外伤进入组织内(刺、玻璃等)或经接种(寄生虫、硅胶等)进入,并且能移入深层。当发生异物反应时,可见继发性纤维组织细胞炎性反应。

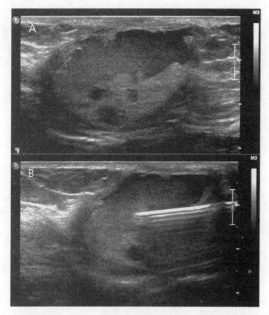

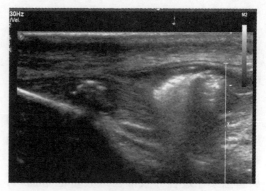

图 5-6　胸锁乳突肌内气泡

图 5-4　A. 腹壁积液,其轮廓不规则。可显示回声和液-液平面;B. 诊断性经皮穿刺及细针抽吸活组织检查术

HRUS 可显示病灶内的异物。它表现为回声或强回声图像,后方可伴或无声影。木刺或荆棘一般没有伪影。骨片和石头颗粒可见到声影,玻璃、塑料和金属可伴反射伪影或彗星尾状伪影。异物被纤维蛋白、肉芽组织和胶原组成的晕圈包绕。反应性新生血管可形成富血管性影像特点(图 5-7)。

7. 淋巴结炎　是淋巴结的肿大。可见于不同部位,但是皮下组织内多见,此处淋巴结是抵挡病原体(细菌、真菌、病毒和寄生虫)的第一道防线。肿大淋巴结也代表了机体对异物的反应,并且可位于感染入侵处附近。许多非肿瘤性系统性疾病也表现为淋巴结炎。

超声显示淋巴结为长圆形低回声结节,中心可见由淋巴组织和血管构成的淋巴结门回声。炎症时,不管是感染的结果与否,淋巴结可能会增大,保持卵圆形或呈圆形,表现为

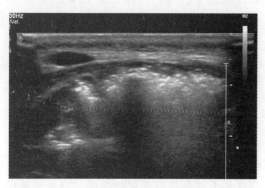

图 5-5　颈部锐器伤继发感染。左侧颈部可见积气

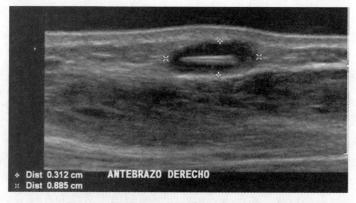

图 5-7　皮下组织异物肉芽肿(中心可见小刺)

血管增多的低回声影像。邻近软组织的血管也增多,一般伴有淋巴结周围脂肪组织的回声增强。有些感染,如葡萄球菌属、链球菌属细菌和一些分枝杆菌感染可形成脓肿,可见无血管的低回声区伴后方回声增强。

CT可见正常淋巴结中心有脂肪组成的淋巴结门;淋巴结炎时,淋巴结肿大,成为圆形伴有不同程度的邻近脂肪组织密度增加。典型感染性过程导致淋巴结数量的增加,可按组群发生。

MRI较CT更能有效地鉴别淋巴结,同样对脓肿形成和淋巴结周围皮下组织的受侵更敏感。此外,可发现筋膜和肌肉的并发症和瘘管形成等深层侵犯。

8. 猫抓病性淋巴结炎　是通过接触猫或猫抓后(90%的患者)汉赛巴尔通体感染引起的良性病变。一般为自限性过程,表现为丘疹或无瘙痒脓疱。暴露后3~4周出现区域性淋巴结病变。常累及肱骨内上髁、颈部和腹股沟区域。淋巴结肿大可单发或多发,长径一般<5cm。

超声可见单发或多发淋巴结肿大,呈低回声或混杂回声。可能有散在淋巴结周围炎性改变。彩色多普勒观察到淋巴结门的充血;其他情况下,淋巴结呈乏血管性。

9. 滑囊炎　是滑囊的局灶性炎症,或与肌腱,肌肉和骨骼等相关的滑膜被覆结构的炎症。滑囊减少这些结构之间的运动所产生的摩擦。因为它们都被滑膜组织覆盖,可受到与滑膜关节相同的病变过程的影响,包括炎症性关节病、透析相关性淀粉样变性、结晶性关节病和感染。它们也可以受到反复摩擦或损伤影响。鹰嘴滑囊和髌前囊最常受累。

滑囊在超声显示为低回声-无回声结构,内见少量滑液,线样回声对应滑膜。滑囊炎时,滑膜增厚并充血。滑液的增多使滑囊腔扩大,可伴有周围脂肪组织回声的增强。亚急性或慢性滑囊炎的特点是间隔形成或滑液内悬浮的回声和滑囊壁的增厚。如果含有化

脓性或出血性成分,可见到液-液平面(图5-8)。HRUS对发现积液和引导穿刺抽吸有帮助。

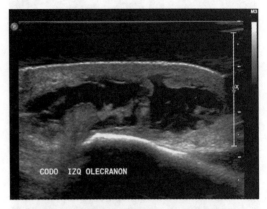

图5-8　鹰嘴囊增厚、积液,伴有滑膜肥厚

CT对评价滑囊价值有限。

MRI是不错的成像方法,尤其是对深部滑囊或贴近扁骨的滑囊。囊性结构可与关节沟通或位于肌腱结构附近。T_1WI和T_2WI上表现为内含积液的低信号囊壁,增强后强化;部分病例有间隔。液体在T_2WI上呈高信号,如果含有脓性或血性成分则在T_2WI呈低信号,T_1WI呈高信号。此外,MRI可显示邻近肌肉、肌腱和关节等结构的受累情况。

10. 增生性筋膜炎　是一种良性非肿瘤性病变,由不成熟的纺锤状的成纤维细胞和嗜碱性巨细胞构成。好发年龄在40岁以上,前臂和大腿是最常受累的部位。患者出现固定的皮下硬结,常与肉瘤混淆。影像学表现为非特异性、界限清楚的或浸润性生长的软组织实性肿块(图5-9和图5-10)。治疗方法是连带周围正常组织的边缘切除术。

11. 结节性筋膜炎　是一种非肿瘤性成纤维细胞增生,通常好发于青壮年。是最常见的纤维组织来源的病变之一。特点是生长迅速,并好发于上肢。病灶一般较小(1~3cm),常单发。结节性筋膜炎分为3种类型:皮下型、肌内型和筋膜型。组织学上,由于细胞增生活跃和有丝分裂活性,病变可被

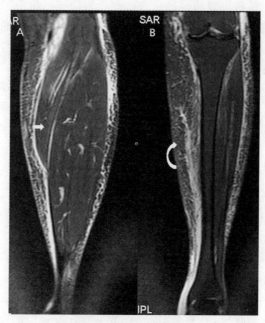

图 5-9 嗜酸性筋膜炎

A. 冠状面 STIR 序列示腱筋膜的轻度增厚(箭);B. 左小腿皮下组织
增厚和弥漫性水肿(弯箭),活组织检查证实嗜酸性筋膜炎

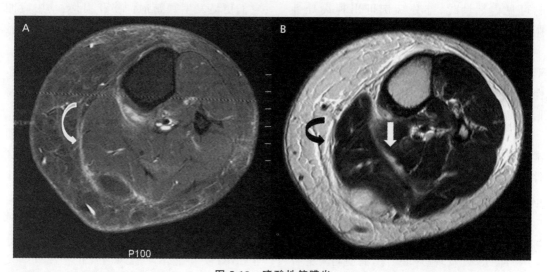

图 5-10 嗜酸性筋膜炎

A. 增强后,腱筋膜显影(弯箭);B. T_2WI 示皮下组织弥漫性水肿(弯箭)合并肌间层状积液(箭)

误认为是肉瘤。治疗方法是连带周围正常组织的边缘切除术,术后复发少见。

MRI 示界限清楚的浅表肿块或筋膜深处肿块,由于其纤维成分多,故 T_1WI 和 T_2WI 上表现为等或低信号。这种高纤维成分肿块在超声相对于肌肉呈低回声实性结节,并且往往是乏血管性。

12. 坏死性筋膜炎 是累及筋膜的、具有感染特性的炎性病变。最常见致病菌是金黄色葡萄球菌和化脓性链球菌。病变进展迅速,形成软组织内积液和积气。大多数病例需要行受累组织的彻底清创治疗,有时需截肢。

在早期,MRI可见增厚的组织类似蜂窝织炎并伴有水肿,T_2WI上呈高信号。几个小时内,病变进一步扩大。筋膜增厚,深层出现包裹性或层状积液,常合并肌肉受侵和原纤维水肿和积气。

CT虽不敏感,但根据筋膜的不强化可诊断其坏死。

超声显示筋膜增厚无特征性,但合并深层皮下组织回声增强提示炎症。气泡呈高回声,超声易于发现。

13. 腱周炎　是累及肌腱(包括腱旁)的炎性过程,最好的例子是跟腱炎。可见肌腱增厚(前后径>5mm)和超声纤维回声的轻度减低,伴有周围脂肪组织回声的增强。有时可见内部钙化,部分病例可出现局灶性撕裂。

MRI上正常形态(肾形)消失常见,呈圆形或梭形,直径5～6mm。一般T_1WI信号保持不变,STIR信号轻度增高。T_2WI上高信号提示灶性撕裂。

14. 腱鞘炎　是炎症性病灶,累及四肢滑膜覆盖的肌腱。炎症可继发于重复的机械性损伤、胶原性疾病、或异物、创伤或咬伤。最常见的病原体是金黄色葡萄球菌和化脓性链球菌。如果有被咬伤的病史,应考虑更具侵袭性的细菌,包括厌氧菌。

HRUS可发现腱周积液,有时可见悬浮的组织碎屑,腱鞘的增厚或结节样改变。有些病例可见到腱鞘的充血(彩图2)。

MRI可见受累肌腱增厚和STIR呈高信号。滑膜的不同程度的增厚、结节样和不规则性改变取决于其病因和慢性病程。

15. 增生性肌炎　是一种罕见的、自限性的肌内炎症性病变。平均发病年龄50岁,表现为伴有钙化的混杂密度病灶。生长迅速的肿块弥漫性浸润肌肉组织,含有梭形细胞和巨神经鞘样细胞,类似肿瘤。本病无须治疗。

因为本病罕见,所以关于其MRI表现的文献报道极少。然而,少数个别报道提示病变表现为肌肉体积的增大,T_1WI上信号低于正常肌肉信号,STIR呈稍高信号,增强后有不同程度地强化。其浸润性特点使其容易与肉瘤和原发性淋巴瘤等肌肉肿瘤混淆。

16. 感染性肌炎(脓性肌炎)　本病通常是细菌性感染,累及四肢大肌肉。主要发生在免疫抑制的患者(HIV/AIDS和糖尿病)。一项研究显示,多达17%患脓性肌炎的美国人HIV阳性,脓性肌炎被认为是该组病例最常见的并发症。深度创伤、术后和肿瘤性病变后免疫抑制治疗也属脓性肌炎的危险因素。它也可以从轻微的外伤或局部血肿继发感染而发生。四肢肌肉是其好发部位,因为它们更易发生频繁地创伤和损伤;其中股四头肌、臀大肌肌腱和髂腰肌最常见,髂腰肌脓性肌炎多为结核分枝杆菌感染所致。最常见的致病菌是金黄色葡萄球菌、化脓性链球菌,在发展中国家,还有结核分枝杆菌和一些寄生虫。

本病包含3个临床阶段:浸润期(伴有肌肉水肿所致的疼痛)、化脓期(伴有脓肿形成后的发热)和晚期(由于病程的延长,可发生危及生命的毒血症)。

CT显示肌肉体积增大、肿胀、密度减低,可鉴别皮下病变和肌肉水肿。可见积液,但MRI更易显示。肌肉的强化程度和病变范围不尽相同。MRI强化程度也不同。STIR图像高信号代表肌肉的炎性水肿。值得一提的是,不强化的区域提示坏死,预后往往较差。

17. 骨化性肌炎　是自限性良性病变。四肢多见,表现为肌肉内肿块。此病名并不恰当,因为它不是一种炎症性疾病。它是直接挫伤或反复轻微创伤的结果,受累组织增生性反应后发生的异位骨化。病变呈局灶性有成熟作用的模式,包括坏死肌肉组织区、出血和纤维母细胞区、形成未成熟骨组织的中心区及成熟骨组织构成的边缘区。

在 MRI 表现为局限性肌肉改变。最初,可见界限不清的水肿,进而在创伤后的第 1 天或数周发展为肿块或 T_2WI 上高信号团块,其形态类似于肉瘤。病灶周围出现化生性骨化需 4～6 周,MRI 难以发现,然而 CT 极易鉴别。随后向病变中心发生进行性骨化,反映骨样组织的成熟程度。越是周边区域成熟度越高。在 MRI,骨化表现为 T_2WI 呈低信号、T_1WI 呈等信号。骨化性肌炎 STIR 呈高信号和显著强化(图 5-11 至图 5-14)。

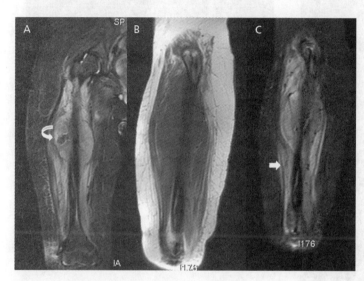

图 5-11　骨化性肌炎

A. T_2 STIR。B. T_1W 自旋回波。C. T_1 脂肪抑制,增强序列。股骨干骨折段周围软组织内可见炎性改变并累及肌层,T_2 STIR 呈高信号(弯箭,A),T_1W 自旋回波呈低信号(B);增强后明显强化(箭,C)

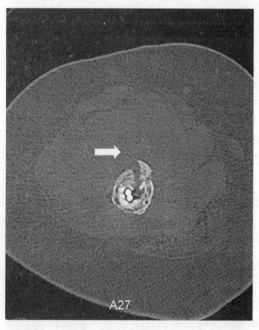

图 5-12　CT 横断面骨窗影像。软组织肿块内可见微小的骨化灶(箭)

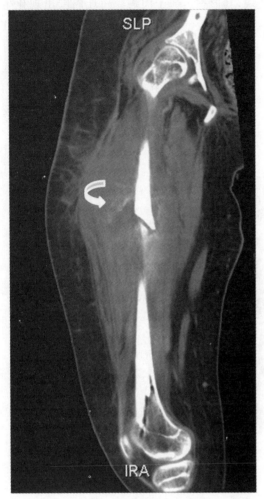

图 5-13　CT 矢状面软组织窗影像。软组织肿块内可见微小的骨化灶(弯箭)是骨化性肌炎的特点

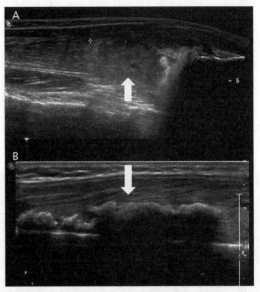

图 5-14　股三头肌厚度增加,轮廓模糊(A,箭);10d 后,超声示病灶内骨化,符合骨化性肌炎(B,箭)

七、治疗后随访和患者管理

软组织病变的随访取决于其深度和治疗反应。如果超声能很好地评价病变,可作为首选方法。如怀疑有并发症,或累及范围比较深,应该选择 MRI 或增强 CT 随访。

超声被视为首选的诊断方法,因为它能进行实时评价。超声引导下可对小病灶进行穿刺活组织检查,较 CT 或 MRI 更经济。超声、CT 和 MRI 可显示积液,即便是临床隐匿的积液也能发现,并且能为诊断性穿刺抽吸提供很好的引导(图 5-4)。这些技术对血清肿、血肿、脓肿和囊性或坏死性肿瘤的鉴别诊断是不可缺少的。

八、结论

软组织感染和炎症的症状对应以各种不同的病理学过程并具有不同的临床意义,在临床实践中很常见。化脓性病变的早期诊断对改善预后非常重要。影像学能显示其特征,但并不是总能准确诊断。影像学可以发现积液并能引导诊断性穿刺。积液的研究对明确病因很重要。

主要参考文献

［1］ Jacobson A，Powell A，Craig JG，et al. Wooden foreign bodies in soft tissue：detection at US. Radiology，1998，206：45-48.

［2］ Douglas BR，Charboneau JW，Reading CC. Ultrasoundguided intervention：expanding horizons. Radiol Clin North Am，2001，39：415-428.

［3］ Winter TC，Teefey SA，Middleton WD. Musculoskeletal ultrasound：an update. Radiol Clin North Am，2001，39：465-483.

［4］ Fayad LM，Carrino JA，Fishman EK. Musculoskeletal infection：role of CT in the emergency department. RadioGraphics，2007，27：1723-1736.

［5］ Beltran J. MR imaging of soft tissue infection. Magn Reson Imaging Clin North Am，1995，3：743-751.

［6］ Struk DW，Munk PL，Lee MJ，et al. Imaging of soft tissue infections. Radiol Clin North Am，2001，39：277-303.

［7］ Weedon D. Acercamiento a la interpretación de las biopsias cutáneas//Pielpatología，vol 1. Harcourt Health Science Edition en espa？ ol Marban Libros，SL，2002：3-14.

［8］ Weedon D. Infecciones e infestaciones cutáneas：patrones histológicos e infecciones bacterianas y por rickettsias//Pielpatología，vol 2. Harcourt Health Science Edition en español Marban Libros，SL，2002：519-548.

［9］ Loyer E，DuBrow R，David vid C，et al. Imaging of superficial soft-tissue infections：sonographic findings in cases of cellulitis and abscess. AJR Am J Roentgenol，1996，166：149-152.

［10］ Bureau NJ，Chhem RK，Cardinal E. Musculoskeletal infections：US manisfestations. RadioGraphics，1999，19：1585-1592.

［11］ Whittle C，González P，Horvath E，et al. Detección y caracterización por ultrasonido de cuerpos extraños de partes blandas. Rev Méd Chile，2000，128：419-424.

［12］ Kransdorf M，Murphy M. Masses that may mimic soft tissue tumors//Imaging of Soft Tissue Tumors，2nd edn. Philadelphia：Lippincott Williams & Wilkins，2006：511-572.

［13］ Kransdorf M，Murphy M. Benign fibrous and fibrohistiocytic tumors//Imaging of Soft Tissue Tumors，2nd edn. Philadelphia：Lippincott Williams & Wilkins，2006：189-256.

［14］ Beauchamp NJ Jr，Scott WW Jr，Gottlieb LM，et al. CT evaluation of soft tissue and muscle infection and inflammation：a systematic compartmental approach. Skeletal Radiol，1995，24：317-324.

［15］ Restrepo CS，Lemos DF，Gordillo H，et al. Imaging findings in musculoskeletal complications of AIDS. Radio-Graphics，2004，24：1029-1049.

［16］ Yuh WT，Schreiber AE，Montgomery WJ，et al. Magnetic resonance imaging of pyomyositis. Skeletal Radiol，1988，17：190-193.

［17］ Gordon BA，Martinez S，Collins AJ. Pyomyositis：characteristics at CT and MR imaging. Radiology，1995，197：279-286.

九、临床病例

病例 1

21 岁男性，既往身体健康。前往厄瓜多尔旅游时下肢发生 2 处皮损：分别位于小腿和髌上区域，表现为局部肿胀、发红和疼痛。软组织超声提示直径 15mm 的 2 个异物，周围有低回声晕圈（图 5-15）。异物位于皮下层，周围脂肪回声增加。观察到轻微的病灶内移动并诊断为蝇蛆病。

手术取出 2 条幼虫，2 处病灶各 1 条。术后经抗炎治疗后患者恢复良好，已康复。

★教学要点

• 如果患者曾前往丛林疫区,暴露肢体皮肤炎性病变的鉴别诊断中必须要考虑到蝇蛆病。

• 发现病灶内轻微移动的异物回声时,应考虑到幼虫的可能性。

病例 2

55 岁男性,右上腹疼痛,左侧腹股沟区可触及肿块。实验室检查提示碱性磷酸酶轻度升高。

CT 检查发现腹股沟区一囊性多分叶肿块,位于脂肪组织内,毗邻股动静脉。囊肿界限清、壁厚、内有间隔。未见炎性改变(图 5-16)。囊肿延伸到盆腔和腹腔,甚至累及肝(图 5-17 和图 5-18)。

腹股沟区肿块切除后,组织病理学检查诊断棘球蚴病。术后患者接受药物治疗。

★教学要点

• 棘球蚴病是见于发展中国家的一种人畜共患的地方病,尤其常见于智利南部。

• 影像学发现肿块时,应选择分辨率足够高的检查方法进行进一步的检查。否则可能会漏诊。

• 在棘球蚴病高发区,可发生于肝外不寻常的部位,如脾、胰腺和腹膜。

• 这些不寻常部位的棘球蚴病患者常会有肝棘球蚴囊肿手术史,是继发性腹膜种植,或也可见于再次感染。

• 合并肝囊肿是其特征。超声可显示囊膜、膈膜或棘球蚴砂。CT 能更好地显示囊壁的钙化和囊肿感染。

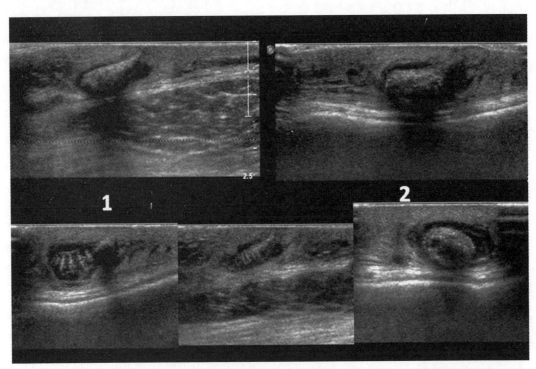

图 5-15　超声示 2 个 15mm 的皮下异物,每个都有一晕圈环绕。可观察到轻微的灶内移动

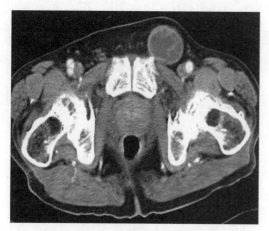
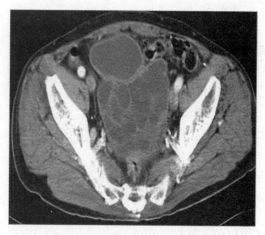

图 5-16 腹股沟区 CT。腹股沟区可见一囊性多分叶肿块,位于脂肪组织内,毗邻股动静脉。囊肿界限清、壁厚、内有间隔,未见炎性改变

图 5-17 CT 示肿块延伸到盆腔内

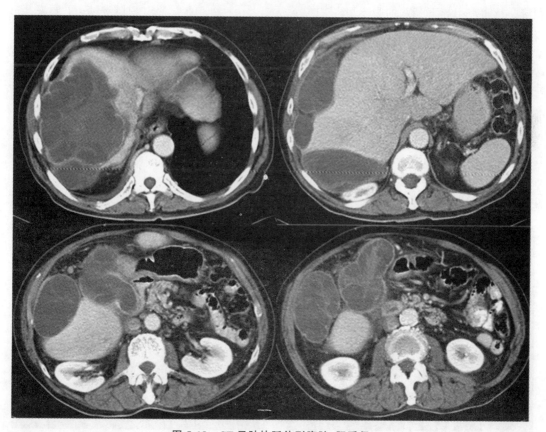

图 5-18 CT 示肿块延伸到腹腔,肝受侵

病例 3

32 岁男性,单身,农学家,既往体健。患者出现渐进性不适和发热 48h。左腕剧痛和功能障碍,右腕、左肩和左小腿轻度疼痛 24h。无腹泻和尿道炎。

体检:体温 37.6℃。左腕疼痛、轻度肿胀和发红,左肩、右腕和左侧跟腱轻度疼痛,并轻度发红。左足背屈痛。尿道口发红,无分泌物。临床诊断为大关节非对称性少关节炎。

实验室检查:红细胞计数 $14 \times 10^9/L$,中性粒细胞 0.80,无核左移。ESR 18mm/h;CRP 为 7mg/L。肝功能提示丙酮酸和谷氨酸转氨酶略升高。尿道沙眼衣原体培养为阴性。

左腕 X 线和超声发现左侧腱鞘肿胀和积液。行超声引导下穿刺抽吸术(图 5-19 至图 5-22),左侧艰难地抽出一滴腱鞘液送检,革兰血细菌培养显示阴性,但多核白细胞轻度升高。

静脉注射酮基布洛芬(100mg,每 8 小时)后,症状恶化,出现所有关节的不适。患者仍有发热(38.5℃),白细胞增加至 $16 \times 10^9/L$ 并有核左移。ESR 79mm/h。

48h 培养出淋病奈瑟菌,于是诊断淋病性关节炎和腱鞘炎。行环丙沙星和手术引流治疗。抗炎治疗 72h 后引流出大量脓液并出现明显的急性滑膜炎。滑膜组织活组织检查显示中度炎性浸润,包括淋巴细胞、浆细胞、组织细胞和大量的中性粒细胞以及内皮细胞明显的新生血管,间质细胞增多、水肿、充血,并有滑膜细胞修复性变化(彩图 3)。革兰染色显示无感染。最终诊断粒细胞性滑膜炎。

★教学要点

• 滑膜和腱周淋病奈瑟菌感染在美国是滑膜炎常见的原因,见于性行为频繁的年轻人。

• 滑膜炎可能是传染性淋菌病合并菌血症的表现,发生于皮肤、滑膜、肌腱等部位。

• 症状有不适、发热和关节痛,可呈游走性关节痛,常累及膝关节、肘关节、腕关节、掌骨和踝关节。

• 2/3 的患者出现腱鞘炎,主要发生于手和指骨。

• 影像学征象符合受累关节的滑膜炎或受累腱鞘的增厚。

• 初步诊断是根据关节积液或腱鞘周围积液的革兰染色和培养。

• 鉴别诊断包括关节炎、乙型肝炎、风湿热、Still 病、感染性心内膜炎、脑膜炎球菌脓毒症等。

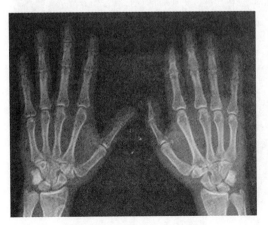

图 5-19   正常腕部 X 线平片

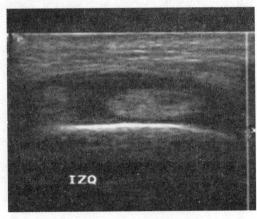

图 5-20   超声示腱鞘增粗

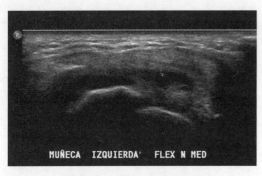

图 5-21　超声示腕部积液

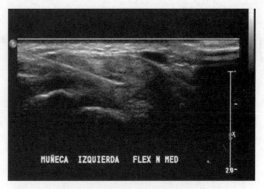

图 5-22　超声引导下诊断性穿刺

第 6 章
腹部感染和炎性疾病的影像学表现

Carolina Whittle[1], Giancarlo Schiappacasse[1], Francesca Maccioni[2]

[1]*Universidad del Desarrollo, Santiago, Chile*

[2]*"Sapienza" University. Rome, Italy*

一、引言

本章的重点是腹腔感染的进程,腹腔感染者有急性腹痛或发热,并且在急诊中最常出现。

二、临床基本知识

许多病因都可以导致腹痛或者脓毒症。最常见的肠道病因是阑尾炎、小肠炎、回肠炎、结肠炎、憩室炎;常见的尿路病因是肾盂肾炎和肾周脓肿;常见的胰胆管系统病因是肝炎、胆囊炎、胆管炎以及肝脓肿;其他常见的病因是腹膜炎、附件炎、肝周炎、脂膜炎等。

患者会出现急性弥漫性的或是局灶性的腹痛,发热或寒战,呕吐,异常的肠道运动以及全身无力,并可伴有其他症状。医师可通过实验室检查寻找感染的病因。这些实验室检查包括白细胞计数的血象,血细胞沉降率(ESR)和C反应蛋白(CRP)。常规的影像诊断技术、超声(US)、计算机断层扫描(CT)以及磁共振成像(MRI)是有效的影像诊断方式,一些病例的诊断还可能会借助核医学技术(见第13章)。

三、临床问题

患者的信息如年龄、性别、种族以及疼痛的特征,如疼痛的定位和疼痛的程度,都应该被收集。所有的体格检查和实验室检查的结果都有助于获得正确的鉴别诊断,从而决定恰当的影像诊断方法。放射科医师的作用是做出接近的诊断来回答相关医师提出的问题,如:是否是感染性疾病?是否需要急诊手术?

在这些情况下,大多数影像诊断技术都是有意义的,包括超声、CT和MRI,而且这些检查在任何大的医院或诊所的放射科都是可以做到的。总的来说,对于急性腹痛,腹部超声是首选的检查方法,并且根据检查结果,判断检查到此为止或是接下来需要做CT或MRI检查。

对于儿童和孕妇两类人群来说,影像诊断方法的选择极其重要,根据需要,要避免放射线的照射(如超声)。对于女性人群的鉴别诊断还需包括妇科疾病,应该使用能够清晰显示这些疾病的技术。

四、检查方法的选择

1. **超声检查** 结论通过医用超声检查仪器得出,根据病变部位和患者特征,可以使用低频宽带,多频凸面探头(1~5MHz),以及高级多频线性探头(7~12MHz)。必须用带有7Hz或者更高频率的线性探头的高分辨率超声分析肠壁。影像必须至少在纵、横两个切面获得。可通过带有声波的影像、软件和对比分辨率来加强组织对比,减少来自肠道气体的伪像,并且提高水肿影像的分辨率。

将超声检查与彩色多普勒超声整合,探测炎症组织的血管形成或血管流空或充血是非常有用的。分析肠壁血管分布建议采用缓慢但充分流畅的滤波器。

一般来讲,急性感染的患者都是急症病人。因此,最初的传统腹部超声结果是没有经过检查前禁食的。如果可以,感兴趣区和疼痛点应该被定位,接下来在侧腹部的右或左下象限做进行性的局部压迫。结肠、阑尾、回肠以及回盲瓣应该用高分辨率超声来辨认。再者,大小、内容物、肠壁的改变或肠周的炎症改变也应该被评定。

超声检查有技术和操作者的限制。技术的限制主要是:脂肪组织的厚度,流动性,患者是否协作,腹部饱胀,强烈的疼痛,这些都影响充分的扫描压迫。操作者的限制尤其是与操作者的经验以及病理解剖知识有关。

2.CT 成像　在急腹症患者的诊断过程中,如果想要快速诊断建议采用多层螺旋CT 技术,它能避免或至少大幅度地减少患者的运动伪影。并且,它能获的准直的微米级厚度的结果,因此,可通过多平面重建提供高清晰度图像。这种检查技术不受患者体质的限制,使得快速检查和诊断不受操作者因素的影响。

一般来说,患者初步的准备包括口服中性对比剂(水)或阳性对比剂(碘化对比剂),它们会充分散开,并且依次在胃肠道系统中扩散。有时,在小肠与结肠的炎症的具体情况下(如炎症性肠病),患者的准备过程需要灌肠剂。静脉注射碘化对比剂能更好地检测、描述、诊断任何炎症性疾病。应该指出的是,为了获的高质量的重建图像,使用恰当的工作站系统来分析获的图像是非常有必要的。

3.MRI 成像　在一些腹部感染的诊断

中的重要性不断显现,超快速高分辨率序列的发展提高了图像的质量与序列的速度。MRI 的高空间分辨能力在结构的诊断中尤其有用,如胆管、胆囊、小肠和结肠壁的结构。T_2 和 T_1 加权像的饱和脂肪序列在使用静脉注入对比剂(钆螯合剂)后效果非常好。可以通过动态影像的方式获得序列,因此,可以更好地进行肠道蠕动的评价。

MRI 在肠道炎症性疾病的研究中已经获得越来越重要的地位,特别是在孕妇、儿童(因为要避免电离辐射)及对碘对比剂过敏的患者进行 MRI 检查时使用不含碘的对比剂(如顺磁性对比剂)。

最近,MRI 弥散加权成像(DWI)序列在腹部疾病的诊断中已经被越来越广泛地应用。DWI 使细胞内和细胞外水分子的随机布朗运动形象化并可测量,其在某些疾病的良性和恶性病程中会出现改变。这种技术可以区分是良性还是恶性的病变,也可以区分是水肿还是脓肿,因为在不同的病理条件下水分子有不同的表现形式。全身的弥散加权成像在肿瘤和非肿瘤病变中的作用都很突出,尤其是在感染性疾病和炎症性疾病中。全身显像与单光子发射计算机体层摄影(SPECT/CT)和正电子发射断层现象(PET/CT)相似,尽管它们的生化基础不同。

五、正常表现和伪影

不同的影像诊断方式可以评定腹部器官的结构,一些影像表现如游离的腹部液体和气腹总是与某些病变有关。

腹腔气体是始终存在的,来自食入的空气和正常肠道菌群产生的气体。然而,出现在实体器官内如肝和肠壁内的或游离腹膜内的任何气体都是异常的,并且可能预后较差。肠道内的液体是非病理影像,但是腹腔内的任何液体聚集或游离游离液体都被认为是异常的,并且要进行正确的诊断。

大多数腹部结构是被脂肪组织所包绕

的,并且腹部感染性或炎症性疾病的一个最重要的敏感性影像指征是周围脂肪密度增加或回声增强。当分析肠壁时,肠壁厚度增加或血管形成增多也是一个怀疑有疾病进行的影像结果。

每一种影像诊断方式都有其伪像,其中的一些在区分正常和病理组织时是有用的。例如超声的声影(可以测定钙化)、混响(有气体存在)、尾部声响加强(液体存在的确诊)。

MRI 运动伪影与肠道蠕动和呼吸运动有关,并且会严重降低影像质量。其中的大部分伪影可以通过使用快速采集序列或者呼吸控制避免。然而,一些伪影可能会辅助诊断。化学位移伪影可以分辨胞质内的脂肪,并且其在脂肪丰富的病变的辨别中发挥重要的作用,如肾上腺腺瘤。另一个有用的伪影是磁敏感伪影,当有明显磁化的组织或物质相互靠近时会使影像歪曲。

一些 CT 伪影可能会降低影像质量,尽管另一些也可能会辅助诊断。前者包括线束硬化伪影,是 X 射线束穿过高密度结构而产生的,其滤过低能光子并形成黑线;部分容积效应伪影是当一个体素包含许多不同种类的组织时而产生,自动计算平均值可能会在影像中产生条带或条纹。

六、病理学表现和意义

1. 阑尾炎　胚胎学上,盲肠的或蠕虫样的阑尾沿着盲肠形成,并与盲肠相连接。它是一个平均长度 8～10cm 长的管状结构,有阑尾系膜包绕。它的中央管腔很窄,通常在 1～3mm。管腔阻塞导致急性阑尾炎,其在 1886 年被 Reginald Heber Fitz 首次提出。

急性阑尾炎是一种常见的疾病,并且也是年轻人中急性腹痛的主要病因。如果不处理,它会逐步发展成为腹膜炎并且极少能够自然消退。由于阑尾的长度和位置各异,阑尾炎的临床报告复杂多样,这也是影像在阑尾炎的诊断中发挥重要作用的原因。

鉴别诊断包括盲肠的憩室炎、大网膜附件炎、大网膜梗死、感染性回肠炎、结肠炎等。

对于它的诊断,CT 和高分辨率超声都是有价值的检查,然而 MRI 的作用仍有争议。另外,由于急性阑尾炎的患者绝大部分是儿童,所以超声是首选的检查方法。

许多研究表明了 CT 和高分辨率超声在急性阑尾炎的诊断中都有很高的敏感性和特异性。通过 Doria 等的 meta 分析报道了超声对儿童阑尾炎诊断结果的敏感度与特异度分别为 88% 和 94%,CT 诊断结果的敏感性与特异性分别为 94% 和 95%;超声在成年人阑尾炎的诊断敏感度与特异度分别为 83%,93%,CT 为 94%,94%。对于阑尾炎的诊断 CT 明显比超声的敏感性高,然而,对于儿童要减少电离辐射的特殊考虑,超声作为儿童的推荐诊断方式,其诊断敏感性相当地高。根据超声的检查结果,临床医师可以决定手术、临床随访或是更深层次的影像检查如 CT。

CT 和超声检查最敏感的影像表现都是阑尾膨胀＞5mm 和阑尾壁增厚。密度的改变或者结肠前端周围脂肪回声的改变,以及粪石阻塞阑尾起始部的阑尾腔是具有诊断性的影像表现(彩图 4)。当给予了口服对比剂后,如果阑尾腔内是通透的,CT 也能确诊。阑尾腔的不可压缩性是超声的另一个敏感指征。间接影像表现包括阑尾周围血管充血,回肠末端反应性增厚以及阑尾周围的游离液体(图 6-1)。阑尾炎会因为肠壁的坏疽而变的复杂,可以导致穿孔。在这种情况下,能够观察到腔外的气体和气体聚集。对于这种复杂情况的检查,CT 比超声有更高的敏感性和特异性。

MRI 只有在特定的情况下才被应用,因为它的敏感性和特异性不如 CT,例如在患者对碘对比剂过敏,或是孕妇的超声结果不确切时。MRI 表现为阑尾壁增厚且直径超过 6mm,以及 T_2WI 呈高信号。阑尾周围脂

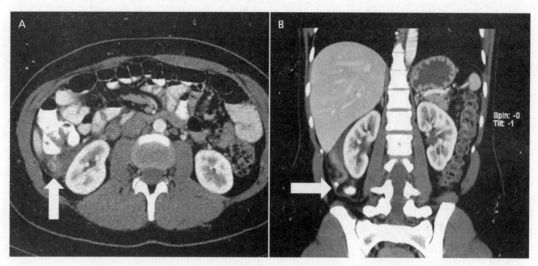

图 6-1　(A)横断位 CT 和(B)冠状位重建示上行盲肠后位急性阑尾炎(箭)

肪组织和阑尾周围区也可以表现为高信号。近年来,DWI 的应用已经表现出了对急性阑尾炎检测很高的敏感。

2. 憩室炎　憩室是黏膜通过肠壁肌层薄弱处向肠腔外突出而形成的囊袋状结构,憩室并不涉及肠壁的所有层面,它们实际上是假憩室。钡剂灌肠时,观察到的憩室是突出结肠的小的圆形结构。

憩室病(表现为憩室)好发于成年人的结肠,西方人常见,50 岁之前发病(33%～50%)。

憩室炎通常是一个自限性的感染过程,对治疗敏感。只有 15%～30% 结肠憩室炎患者发展成为有症状的憩室炎。发病年龄各异,常见的部位是降结肠与乙状结肠。临床体征是弥散性的或局限性的腹痛,发热,有时出现明显的腹部包块。常见白细胞增多,鉴别诊断包括急性阑尾炎、结肠炎和回肠炎。

怀疑憩室炎应该行 CT 或 US(超声)以及 HRUS(高分辨率超声)检查。根据操作者的经验,发炎的憩室和区域性炎症改变可以在高分辨率超声见到。US 和 CT 的憩室炎影像表现包括结肠壁增厚;结肠周围脂肪回声增强或密度增高;出现憩室;筋膜增厚;憩室发炎及游离的液体或者结肠周围脓肿。

在 HRUS 上可见,同轴的肠壁中呈低回声的肌肉过度增生而增厚。水肿的憩室呈圆形呈低回声,而结肠周围脂肪呈回声增强(图 6-2)。还可以观察到游离的液体或者区域性聚集的液体。有时候很难辨认肠外的气体,其常与邻近肠管内的气体混淆。

CT 是诊断的最好方式之一。常见憩室壁增厚,在有肠对比剂存在时,明显强化,腔内可见液体或粪便。通常可以见到结肠周围脂肪密度增加并增厚,感染的结肠段的肠系膜充血(图 6-3)。

CT 诊断的敏感性与特异性都超过 95% 且都明显高于超声。多层螺旋 CT 的多平面重建明显提高了诊断的准确性。肠穿孔、肠脓肿、肠瘘管、弥散性或局限性的腹膜炎等并发症在 CT 上显示的最好。如果出现肠外气体或者最终发展成为结肠周围脓肿可判断穿孔。病变发展也可能出现全肠炎、结肠膀胱瘘、结肠子宫瘘,以及炎症后的子宫狭窄等。

在超声或 CT 的引导下可以进行脓肿的经皮引流(图 6-4,图 6-5)。

MRI 几乎不用于憩室炎的诊断,除非对于怀孕的妇女。同 CT 的表现相似,结肠周围脂肪组织信号增强且壁增厚,也可以见到

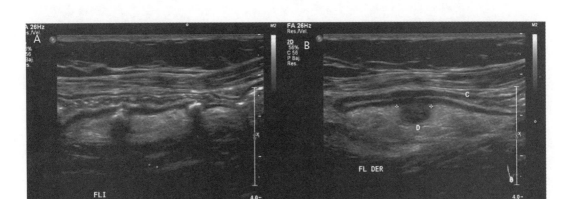

图 6-2　憩室炎的超声表现

A. 可穿透的憩室高回声；B. 结肠壁肿胀的憩室呈低回声，结肠周围脂肪回声增强

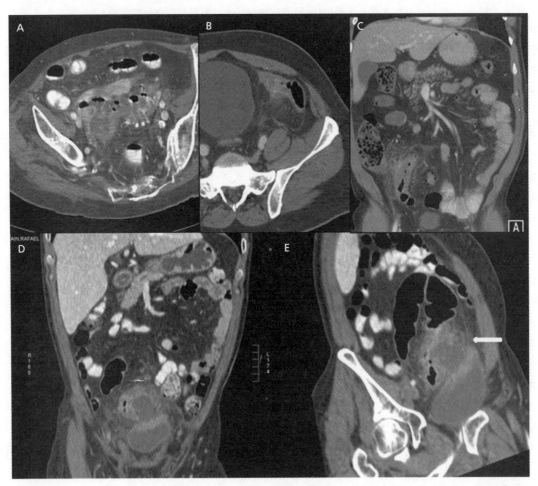

图 6-3　A～C.CT 示急性憩室炎伴有结肠周围脂肪密度增高；B. 筋膜增厚；D,E. 结肠周围液体聚积

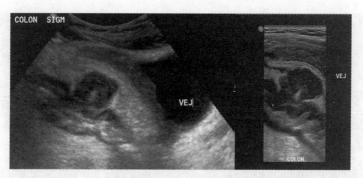

图 6-4 并发憩室炎,乙状结肠与膀胱间有脓肿存在

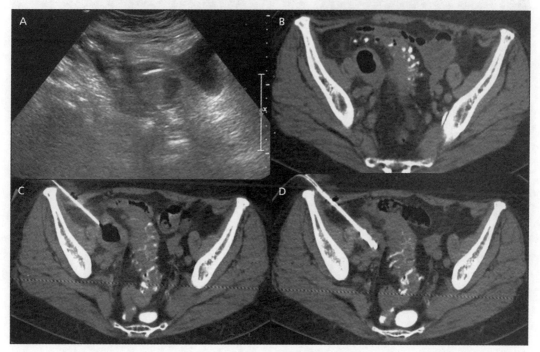

图 6-5 A~D. CT 和 US 上可见结肠周围脓肿并可见气泡。CT 引导下经皮引流

液体或液体的聚集,尤其是在压脂的 T_2WI 上。然而,MRI 对于憩室炎并发症诊断的整体敏感性不如 CT,而且它对肠外气体的显示也不如 CT。

右侧的憩室炎是不常见的(图 6-6),这种憩室炎通常是由于独立的先天性憩室的阻塞并发炎症所致。年龄较小的患者中可见,女性和亚洲人群更常见。

3. 回肠炎、结肠炎和感染性小肠炎 都是肠道感染性疾病,涉及一个或者更多的肠段。病因多种多样,最常见的病因是感染和缺血。感染包括细菌(耶尔森鼠疫杆菌、沙门菌属、弯曲菌属、结核杆菌)、寄生虫(阿米巴)和真菌(组织胞质菌病)的感染。IBD(炎症性肠病)通常侵袭结肠并在本章后面加以阐述。应当特殊考虑与使用广谱抗生素有关的,和由难辨梭状芽胞杆菌释放的毒素所致的假膜性结肠炎。

影像可以看到小范围或大范围的扩大的肠襻,可以看到空肠、回肠、结肠以及回盲瓣

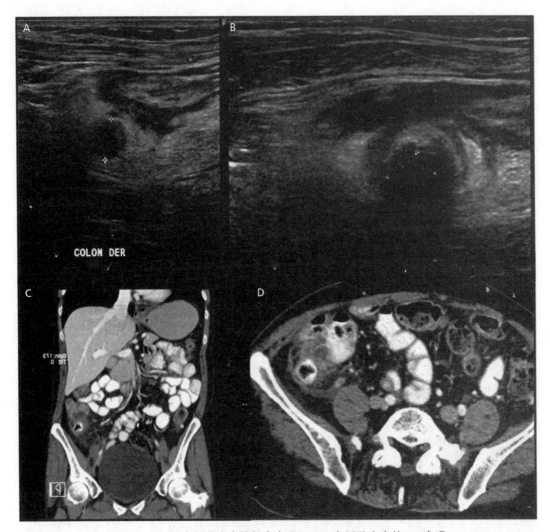

图 6-6　A,B.右侧憩室炎的超声表现;C,D.右侧憩室炎的 CT 表现

的增厚,蠕动增强,有时,肠周脂肪回声增强或密度增加,有时也可见区域淋巴结肿大。

在 CT 和高分辨率超声上,可见结肠壁弥散性或节段性增厚。有时,CT 也可以鉴别不同的病因。需要强调的重要特征是壁增厚的程度,范围和解剖分布,以及脓肿、瘘管和腔内坏疽等并发症(彩图 5)。

假膜性结肠炎表现为特征性的肠壁增厚,伴有肠腔闭塞的结肠袋内折叠,侵袭整个结肠或节段性的侵袭右侧结肠。也可伴有肠周脂肪的改变和腹水存在。如志贺菌属、沙门菌属、弯曲杆菌属等所致的结肠炎,通常发生在右侧结肠,有时也伴有回肠炎。可见肠壁轻度增厚与水肿并伴有局部淋巴结病。穿孔或脓肿等并发症少见。巨细胞病毒所致的结肠炎常发生于免疫系统受损伤的患者,主要表现为右侧结肠壁中等程度增厚,结肠周围水肿,与假膜性结肠炎相似。感染了日本血吸虫的患者常表现为左侧结肠的紊乱,正常结肠袋的部分出现闭塞,不连续的肠壁增厚以及肠壁曲线性的钙化。其他类型的结肠炎主要是继发性病毒感染的结肠炎,表现为弥散性的肠壁增厚,中性粒细胞减少,并发盲肠炎伴有或不伴有肠壁外气体,并伴结肠周围积液。如果是肺结核患者会出现明显的结肠壁增厚并伴有区域性的淋巴结病。

小肠炎可以是分散性的，但其好发于回肠，也可能伴有结肠炎，通常是右侧结肠。大多数是感染所致的，如继发细菌或病毒感染（如志贺菌属、弯曲菌属、耶尔森鼠疫杆菌以及结核杆菌）。一般来说，表现为肠壁轻度增厚，受侵节段的肠壁摄取对比剂，伴有不同程度的黏膜下水肿以及黏膜充血。可出现穿孔或者脓肿的形成，但是后者观察不到。也可出现区域性的淋巴结病，肺结核的患者可有高密度的干酪性坏疽。

急性末端回肠炎 50%～80% 的病因是由小肠结肠炎耶尔森菌引起，其表现类似假阑尾炎，可伴有继发性的结节性红斑和单关节炎。

MRI 不是常用的感染性小肠炎和结肠炎的诊断方式，但它是评定整个胃肠道范围和受侵肠道特征的特异方法，也应用于并发症的分析与检查。小肠炎与结肠炎的 MRI 主要表现为增厚的肠壁（>3mm），钆摄取增多，黏膜下水肿会出现肠壁分层的靶征。MRI 还可以准确地显示窦道和脓肿。

4. 克罗恩病　是从口到肛门的消化道壁的穿壁性、不连续的慢性炎症。炎症性肠病（IBD）包括克罗恩病和溃疡性结肠炎，两者的病因都不明确，并且呈现缓解—复发型的病程持续终身。迄今，IBD 的病因仍不明确，但是近来研究认为与肠道环境、自身免疫和基因有关。

克罗恩病在年幼的患者或儿童中常见。80%～90% 的病例的小肠受累，尤其是成年人。在儿童患者中，结肠尤其是降结肠和直肠，比末端回肠更容易受累，约 50% 的患者结肠受累，并通常伴有小肠受累，最常见的累及部位是末端回肠，这也是本病的特点。

炎症起始于黏膜下层，包括淋巴增生和淋巴水肿。在这一阶段，钡剂造影表现为口疮样溃疡。随着炎症的进展，病变扩展到浆膜和黏膜脂肪组织，且肠壁增厚。可见肠腔狭窄、脓肿和瘘管。横断面的影像诊断方式对这些病变的显示比腔内型影像诊断方式更准确。横断面的影像诊断，包括高分辨率超声（HRUS）、多层 CT（MSCT）以及 MRI 可以显示典型的肠壁内和肠壁外的克罗恩病的损伤表现。主要的影像表现是与长轴一致的明显的肠壁增厚，结肠节段性病变，严重者病变范围从 4～20mm，超声、CT 与 MRI 很容易显示。在 MRI 和 CT 上，静脉注入对比剂后增厚的肠壁明显强化。其他的影像表现可以用横断面的影像评价，尤其是 CT 与 MRI，表现为邻近受累的肠襻的肠系膜脂肪纤维脂肪性增生，肠系膜淋巴结肿大并增多，可能出现的并发症有蜂窝织炎，脓肿和肠与肠之间的瘘管。该病的活动性可以根据以上这些影像表现评定，但最准确的方式是 MRI。

超声是首选的检查方法，由于其宽泛的有效性和可利用性，以及可重复性和安全性。当使用高分辨率的探头（7.5～12MHz），即 HRUS，可细致地显示末端回肠与结肠肠壁明显增厚。早期，克罗恩病的超声表现与回肠炎或结肠炎相似，然而在慢性期，超声图像明显分层，影像表现如下：肠壁分层并增厚（>4mm），黏膜下层回声增强（彩图 6A）。另外，只要出现增厚并分层的肠壁僵硬，蠕动减少或消失，周围脂肪回声增强，存在淋巴结病或者瘘管的征象，以及肠周脓肿时，都应考虑克罗恩病。彩色多普勒分析显示，典型的肠壁和肠系膜血管增生（彩图 6B）。近年来，对比剂强化超声（CEUS）检查，是一种静脉注射特殊的气态超声造影剂（微气泡）基础上显像的检查方法，已经成功地被应用来显示克罗恩病肠壁增生的血管。彩色多普勒超声与CEUS 都很好地显示该病的活动性。

MSCT 是克罗恩病的整个诊断过程中的一种准确的诊断方法，能显示小肠及大肠的炎性病灶。CT 通过口服对比剂、肠造影或者灌肠法（CT 肠造影、CT 灌肠、CT 结肠成像）使诊断的准确性提高。当肠腔被对比剂充填，或是碘对比剂或是等克分子浓度的溶液（阳性或阴性的对比剂），肠壁的水肿与狭窄或瘘管的存在能够高度准确地被诊断（图 6-7）。对比剂强化的 MSCT 也可以很好地显示与克罗恩病有关的主要并发症，尤其是肠壁增厚以及纤维脂肪增生，以及炎症的活动性。瘘管、脓肿或穿孔等并发症被认为是诊断克罗恩病并发症的金标准。然而，因为其需要暴露于射线下，使用 CT 应该限制在某些情况下，而不能用于儿童克罗恩病的诊断。

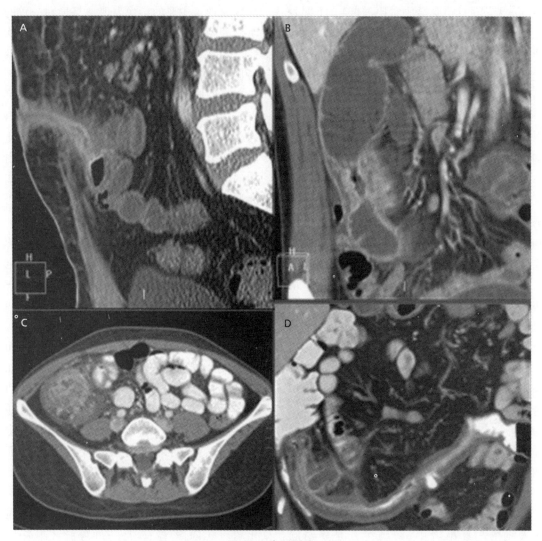

图 6-7　克罗恩病

A. 横断位 CT 示空肠襻与前腹壁之间的窦道且伴有肠壁炎症性改变（克罗恩病伴有肠外瘘）；B. 冠状位示 4cm 左右的节段的小肠局部增厚，且伴有明显的肠腔狭窄以及邻近肠腔扩张（克罗恩病：炎症、狭窄）；C. 横断位 CT 示右侧结肠炎症性增厚，伴有结肠周围脂肪组织密度增加以及区域淋巴结的存在；D. 斜位 CT 重建示克罗恩病炎症改变，肠系膜边界末端空肠的节段顶壁液体聚积（脓肿）

　　MRI 被认为是代替 CT 诊断克罗恩病的最有价值的诊断方法,由于其能在不接触射线的情况下很好地显示克罗恩病的征象,并且有高度的对比分辨率。MRI 是可以全面诊断克罗恩病的方法,尤其是使用特异性肠对比剂时(MR 肠造影、MR 灌肠)。口服的肠对比剂包括阴性超顺磁性对比剂,其中含有氧化的铁离子,在 T_1WI 和 T_2WI 上肠腔显示为低信号的黑色,而双相对比剂,通常是等克分子浓度的水分子,肠腔在 T_2WI 上显示亮的高信号,而在 T_1WI 上表现为低信号。这种方法能够很好地描述小肠及大肠病变的长度,活动性和定位,这与 MSCT 相似(图 6-8)。另外,其能为肛周疾病的检测和分期提供更准确的诊断。

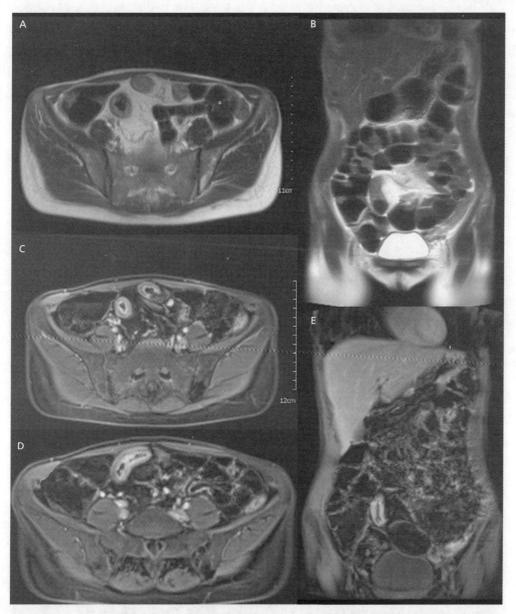

图 6-8　空肠末端克罗恩病长期受累的女性患者。A,B. 横断位和冠状位 T_2WI 示回肠末端壁增厚,与纤维脂肪增生有关,口服阴性超顺磁性对比剂后肠腔呈黑色(MR 肠造影);C,E. 横断位和冠状位 T_1WI 钆对比剂强化影像示回肠末端肠壁增厚且强化,在长久不愈的克罗恩病患者的肠壁可见特征性的肠壁图案

MRI 当前被认为是评定克罗恩病炎症活动性的最敏感的诊断方式。这种诊断在治疗计划中至关重要,尤其是药物疗效的监测,这种检查方法已经与临床症状,体格检查,实验室指标,内镜检查,核医学以及其他影像检查方法(特别是超声和彩色多普勒超声)相结合。MRI 在疾病损伤的征象描述中,在以炎症性为主和以纤维化为主的损伤判断中以及在使用不同的影像指标诊断炎症的分度中都表现出很高的准确性,并在受累肠壁水平以及内脏脂肪组织水平上也表现出了很高的准确性。炎症的指标包括 T_1WI 上肠壁钆对比剂强化,T_2WI 上肠壁水肿和肠系膜水肿,尤其是脂肪抑制的 T_2WI(图 6-9)。这些都是活动性克罗恩病的典型影像表现,也是典型的透壁性炎症的直接表现,包括肠壁全层受累,肠壁外的浆膜层与脂肪层直接受累。这些影像表现与活动性克罗恩病的直接联系在一些相关的研究中都有报道。MRI 已被认为是取代内镜诊断回结肠克罗恩病的有价值的诊断方式。已经发现了活动性炎症的 MRI 指标(肠壁增厚、肠壁强化、存在溃疡与水肿)与内镜炎症征象之间的一些明确的联系,因此提供了与克罗恩病内镜严重指数相关的 MRI 炎症指标。DWI 近年来已经被用于该病活动性的诊断,并取得了令人满意的初步结果。

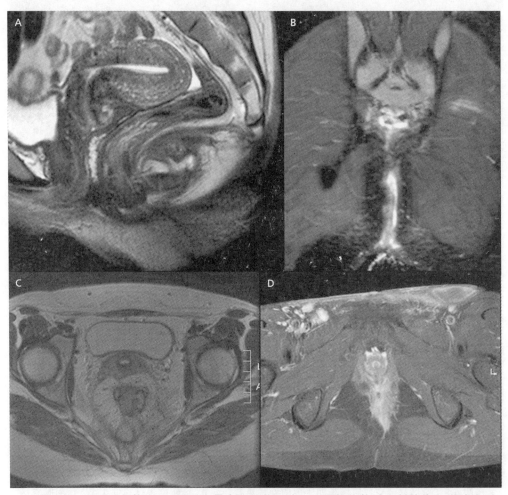

图 6-9　A. MRI 矢状位 T_2WI 示坐骨直肠间的积液;B. 冠状位钆对比剂的饱和脂肪序列 T_1WI 上示括约肌间的瘘管引流至臀沟;C. 横断位 T_1WI 示 10 点钟和 3 点钟方向上,直肠区域有 2 个瘘管且肠壁增厚,直肠周围脂肪组织纤维脂肪增生;D. 横断位 T_1WI 加钆对比剂的饱和脂肪序列示 6 点钟方向肛周瘘管,且局部脂肪组织吸收对比剂增强呈炎症性改变

5. 溃疡性结肠炎 是一种病因未明炎症性疾病,主要累及结肠,好发于年轻的个体,15~40 岁。炎症反应绝大多数局限于结肠壁,小肠几乎不受累。应鉴别溃疡性结肠炎与克罗恩病的临床表现。克罗恩病可能使胃肠道的任何一部分受累,通常是小肠和(或)大肠,呈典型的不连续性,并以不可预测的方式发展,但是最常见的是末端回肠受累。相反,溃疡性结肠炎呈现可预测的病程和局限性的特征,从盲肠到结肠连续性扩展,先是左侧结肠受累,然后横向发展到右侧结肠,末端回肠几乎不受累。溃疡性结肠炎其他的名称通常有"溃疡性直肠炎""溃疡性乙状结肠炎""左侧结肠炎"或"全结肠炎"。内镜检查,位于直肠乙状结肠的溃疡性结肠炎占到95%,然而这种情况在克罗恩病中很难发生。另一方面,回肠末端的黏膜炎症是克罗恩病的特征性表现,几乎不会见于溃疡性结肠炎,只有当其发展呈全肠炎时即所谓的"倒灌性回肠炎"可见,这种情况下,很难鉴别溃疡性结肠炎与克罗恩病。

在横断面的影像中,尤其是 CT 与 MRI,常可见结肠壁连续性增厚,常伴有较长结肠节段的黏膜下层充血。溃疡性结肠炎中结肠壁增厚的程度不如克罗恩病,通常平均在7~13mm,很容易在 T_1 和 T_2 加权像中显示,在轴向的影像中可更好地显示。在 HRUS 中,主要表现为与长轴一致的肠壁整齐地增厚,并伴有区域性的脂肪回声增强,通常不超过8mm。在溃疡性结肠炎中,瘘管或脓肿比克罗恩病中少见,而且炎症局限于肠壁而不是穿壁扩展。

其他的溃疡性结肠炎的表现,尤其是冠状位 CT 和 MRI 表现,包括受累结肠节段失去结肠袋的特性,骶骨前直肠系膜加宽,有时伴有严重的并发症,如大出血、中毒性巨结肠、肠腔狭窄或穿孔,最后发展为结直肠癌。

MRI 在该病的诊断中发挥着越来越重要的作用,因为不需要侵入性操作就可以探查典型的异常表现并评估疾病的活动性。

少数出版物报道了 MRI 弥散序列在炎症性肠病的肠壁炎症预测中的效用。溃疡性结肠炎的典型肠壁分层在 CT 的表现已经描述过,同样在 MRI 中也可检出,在 T_2WI 上表现为黏膜层和固有肌层 2 条暗的条纹之间一条较宽的亮线。

鉴于 MRI 的全景和多平面重建的性能,根据横断面或冠状面观察到的影像,通常能够鉴别出直肠炎、左侧结肠炎或全肠炎。冠状面对于排除末端回肠受累很有意义,因此,能够鉴别溃疡性结肠炎与克罗恩病。为了诊断直肠疾病,矢状面也非常重要,因为它能更好地显示直肠与骶骨间距的增宽。脂肪抑制的 T_1WI 肠壁钆对比剂强化,这是炎症性肠病的另一个相关的影像表现,通常在克罗恩病和溃疡性结肠炎中都可以观察到。

最近有研究比较弥散加权成像与脂肪抑制的对比剂强化的 T_1WI,弥散加权成像诊断肠节段的活动性炎症更敏感,且对于与正常情况的鉴别也更加敏感。

总之,虽然溃疡性结肠炎的活动性和范围通常由内镜检查来评价,但 MRI 在该病的整个诊断过程中也能发挥着重要的作用,与其在克罗恩病中的作用相似。在内镜检查不完全或显示不良时,MRI 能评价疾病的范围和严重程度,尤其是在超急性期。对于严重的患者,MRI 能诊断出中毒性巨结肠,并且诊断黏膜损伤的严重程度与活性,对于患者来说没有任何风险。另外,MRI 能在任何时候诊断疾病的活动性,包括静止期,通过鉴别脂肪与黏膜下水肿。MRI 能够在不确定的情况下,通过评定剩余的末端回肠以及受累结肠的连续性,帮助鉴别克罗恩病与溃疡性结肠炎。

6. 肝炎 是一种肝实质的炎症,其有许多病因,但主要是亲肝性病毒的感染、药物性肝炎以及酒精性肝炎。在急性期(>3 周),

影像诊断没有特异性,临床和肝功检查结果显示为肝转氨酶升高和血清反应阳性适合于早期诊断。影像诊断的重要作用是排除其他产生相似临床和实验室检查异常的疾病,如肝外胆管梗阻,肝转移性疾病以及肝硬化。

多数情况下超声无异常表现。但是有时肝实质表现为非广泛性地突起的回声,以及门静脉壁回声增强(门静脉周围套状征),也可能出现肝大,胆囊水肿但胆囊腔不扩大,表现为胆囊壁增厚。肝门淋巴结肿大并不常见。

CT 和 MR 上可见轻度的肝大,以及弥散性的门静脉周围水肿。CT 显示不均匀的肝实质强化,其中可见相对界限清晰的低密度区,以及门静脉周围水肿。在 MRI 上,水肿区在 T_2WI 上表现为高信号,在 T_1WI 上表现为低信号,其通常局限于门静脉周围。肝外表现通常为胆囊黏膜下层水肿而增厚,腹水少见。

7. 肝脓肿　多为化脓菌感染所致,阿米巴原虫感染少见。化脓性肝脓肿可经由门静脉(胃肠道感染)或动脉(播散性脓毒血症)由血源性播散,也可继发于上行的胆管炎,或者继发于先前已存在的肝损伤的坏疽感染。有些肝脓肿,尤其是单独存在的肝脓肿,病因尚不明确。

肝脓肿的超声表现各异,大多数呈现为一个充满液体的囊腔,可以出现不同的回声。有时表现为与实性损伤或有坏疽成分存在的实性损伤相似的低回声,轮廓不规则,可有来自产气菌的气泡。可以出现液-液平面,液-气平面,或其他分层的间隔。

CT 可以诊断出超过 90% 的化脓性肝脓肿,其可分为微小肝脓肿(<2cm)和大肝脓肿(>2cm)。可以是单发也可以多发,后者彼此融合时表现为聚集的图像。有时,微小的肝脓肿在损伤中央融合,可随时间进展形成大的肝脓肿。微小肝脓肿在 CT 上表现为多个小的低密度影,且外周摄取对比剂显示

环形强化,有时微小肝脓肿彼此靠近,形成一个聚集的影像。脓肿周围可能有水肿,其与囊肿或囊肿性病变的不同之处在于,囊肿或囊肿性病变不属于炎症。大的脓肿通常是低密度且密度不均,脓肿壁界限清晰,摄取对比剂显示较厚的脓肿壁。脓肿内可能有分隔,气体并不常见。

脓肿在 MRI 的 T_1WI 和 T_2WI 上可以表现出各种各样的信号,这取决于其蛋白质的含量。一般情况下,T_2WI 表现为中高信号,脓肿壁表现为低信号且摄取对比剂显示强化。常可以见到脓肿周围水肿。

在 MRI 上,肝阿米巴脓肿通常表现为肝包膜附近单个圆形的低密度影(密度与水相似),脓肿壁较厚(>3mm),脓肿周围有水肿带。脓肿的中心可能有分隔或碎屑-液体平面,几乎没有出血或气体。在 T_1WI 上表现为不均匀的低信号,在 T_2WI 上表现为高信号,约 50% 的病例可见到脓肿周围水肿。MRI 在肝实质、腹部或腹腔的任何层面,鉴别简单的水肿和脓肿都有重要的作用。脓汁中水分子会有特征性的扩散受限,因此可以通过 DWI 来突出显示。脓肿的信号随着 b 值增高而逐渐增高(弥散加权增高),而单一的液体信号是逐渐减低。因此,DWI 可以在腹腔任何层面探测和描述炎症的液体聚积的特征。目前,DWI 在神经系统的影像中已经占据了主导地位,在不久的将来,这种方法就可以在肝脏或腹部的任何层面中用来常规检测感染性的液体聚积。

8. 急性细菌性胆管炎　胆管炎是胆道的化脓性感染,在大多数情况下继发于胆道的梗阻。最常见的病因是胆总管结石,为胆管结石的一种表现。结石可能是原发的(在胆管内形成),也可能是继发的(胆囊结石从胆囊中掉落入胆管)。胆总管结石可能会并发梗阻或黄疸、胆管炎和胰腺炎。50%～75%的胆管炎患者都可见三大临床症状:发热、右上腹疼痛和黄疸。

影像诊断对于评定胆道情况和肝实质改变以及排除并发症是必要的。可见胆管壁环形增厚,肝外胆管扩张不常见,但这取决于选取的层面和梗阻的病因。如果病因是胆总管结石,近端的胆管扩张更常见。

US 可以检测到与胆管内沉积物相一致的回声,肝胆管扩张越明显,越接近结石的部位,就越容易见到胆管内的结石,但是这高度依赖于观察者的经验。

MRI(图 6-10)和 US 都能检测到胆管的扩张,US 作为首选的检查手段,其检测扩张胆管的敏感性与特异性都高于 95%。超声显示结石的特异性高,但是敏感性低(根据不同的病例及所依赖的操作者经验来看为 40%~70%)。MRI 显示结石的敏感性约为 93%。诊断用的内镜超声已经在诊断结石方面显示除了高度的敏感性与特异性,甚至是很小的结石也可已显示。如果使用钆对比剂,高达 92% 的病例在 MRI 上可见胆管壁强化。

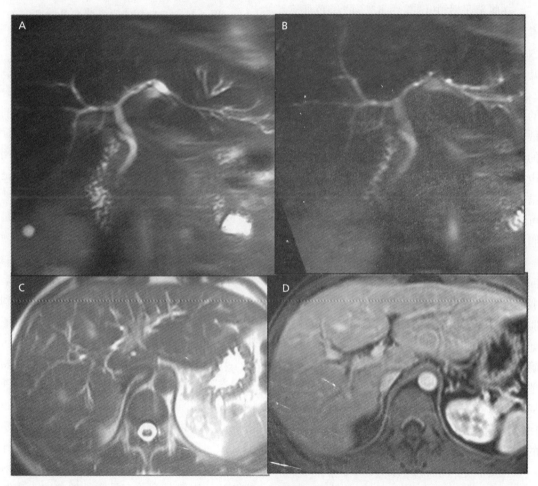

图 6-10　胆管炎

A,B. MRI 胆管造影 T_2WI 示肝内胆管壁呈不连续且不规则的改变;C. HASTE 横断位 MRI T_2WI 上示肝内胆管轻度扩张;D. 横断位 MRI 带有对比剂的脂肪饱和的 T_1WI 上示肝内胆管壁中等程度强化

9. 急性胆囊炎　是胆囊的一种炎症,通常继发于由结石所致的胆囊管梗阻(90%～95%的病例)。约 1/3 的胆结石的患者会有急性胆囊炎的症状,继发性改变有胆管梗阻、胆囊腔内压力增高、进展的顶壁缺血,依次地可变为坏疽,进而导致穿孔。

胆囊炎症的直接征象包括疼痛或者超声探头压迫所产生的 Murphy 征,有胆囊结石的存在,可以见到胆囊管里嵌顿的结石且不会随着重力而移动。

在腹部平片中仅有约 67% 的黑色胆色素结石及低于 20% 的胆固醇结石是可见的。因此,传统的影像诊断技术对于结石病或其并发症的诊断并不敏感。

如果怀疑急性胆囊炎,US 是应该选择的诊断方式。其对诊断胆囊内结石有高度的敏感性和特异性(在不同的病例中超过 95%的敏感度和特异度)。胆囊结石表现为高回声并伴有声影,因为结石吸收并反射超声波。结石随着体位改变而呈重力依赖性的移动。可观察到胆囊壁增厚超过 4mm,胆囊扩张、胆汁淤积及胆囊周围积液。增厚的胆囊壁有 3 层,两层高回声的水肿带中间夹着一层低回声带(图 6-11)。胆结石的 Murphy 征阳性或胆囊壁增厚的阳性预测值是 92% 和 95%。胆囊管中可见结石的阳性预测值为 92%。如果增厚的胆囊壁是在收缩的胆囊中,应该确认患者检查前是否进食,或是否存在与其他症状(肝炎、腹水等)有关的非梗阻性炎症。局限的胆囊周围积液通常表现为无回声或低回声,是急性胆囊炎的一个征象,可能是并发的穿孔,也可能为并发的胰腺炎或溃疡。另一个并发症是气肿性胆囊炎,其在糖尿病患者中更常见。它与产气的细菌感染有关,所以在胆囊壁或胆囊腔内可见气泡,其表现为局部高回声且后面有伪影,称为彗星尾征。

余下的 5%～10% 的急性胆囊炎病例是非结石性胆囊炎,这种情况更难诊断,有时需要连续的超声检查。

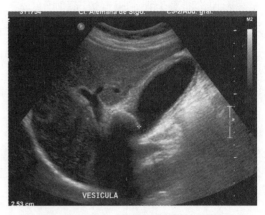

图 6-11　弥散性的胆囊壁增厚表现为 3 层,2 层的高回声的水肿带及中间夹着低回声带,并可见腔内的结石

CT 的结石诊断率是 75%。急性胆囊炎的主要诊断标准是存在结石,胆囊壁增厚,周围液体聚积和浆膜下层水肿,次要的诊断标准是胆囊囊状扩张以及胆汁淤积。CT 采用一个主要标准 2 个次要标准诊断的敏感度是 91.7%,特异度是 94%,准确度是 94%。然而,MRI 诊断的敏感度是 91%,特异度是 79%,阳性预测值是 87%,阴性预测值为 85%。在 MRI 上,更容易判断胆囊腔或胆囊管内是否有结石存在。胆囊壁越厚,黏膜下水肿以及黏膜和浆膜的信号越强,也可见到胆囊周围炎症改变和并发症如胆囊壁穿孔或胆囊周围脓肿。

10. 肝周炎　是肝包膜的炎症,其与相关的盆腔炎合称为 Fitz-Hugh-Curtis 综合征(FHCS 综合征),被认为是腹腔感染的腹膜内扩散的结果,与淋球菌和沙眼衣原体的感染有关。肝周炎可能与系统性红斑狼疮、穿孔的胆囊炎、穿孔的肝脓肿以及继发于辐射的结核性腹膜炎有关。最常见的临床表现是急性右上腹痛,因此,经常被误诊为胆囊炎或结核性腹膜炎。

CT 或 MRI 表现为明显的肝表面强化。动脉期可见包膜强化,表明肝包膜充血,延迟期强化提示初始的肝纤维化。

11. 胰腺炎　是胰腺的多因素的炎症性疾病,可以是急性也可是慢性的病程。诊断要以临床表现和实验室检查为基础,临床表现的严重性有很大的差异,可以很据 Ramson 和 Balthazar 诊断标准来分类。

当怀疑胰腺炎的并发症时,尤其是如果有早期液体聚积、带有气泡的液体聚积、发展中的假性囊肿或是带有气泡的假性囊肿,对于排除感染的存在很重要。

US 是诊断胆结石所致胆囊炎的一种有效的诊断方法,对于诊断胰腺周围积液,腹水或着胸腔积液效果很好。其对并发症的随访以及对介入治疗的支持都很有帮助。

CT 已经被证实对于预测急性胰腺炎的炎症发展、诊断坏死以及液体聚积(Balthazar 诊断标准)、引导经皮穿刺等方面都很重要。

MRI 是在评估胆囊和胆管结石时选择的方式,其可发现胰腺变异,如胰腺分裂,它是反复发作型胰腺炎的高危因素。MRI 是胰腺实质疾病,尤其是怀疑的慢性或者自身免疫性胰腺炎很有价值的诊断手段。MRI 对胰管的研究以及狭窄、胰腺壁不规则、维尔松管(即胰管)内结石的诊断都很有帮助。DWI 在胰腺炎研究中的价值还是被质疑的,其可能诊断出胰腺炎症受累的区域,但是这些结果对于诊断是不确切的。

影像诊断对于介入操作的支持至关重要,不管是诊断性的还是治疗性的。CT 对于介入过程的计划至关重要,CT 可以确认液体聚积的部位和分隔或坏死组织的存在。当需要胃肠道途径时,超声引导下内镜检查是必要的。对于腹膜后的介入,可以使用 US 或 CT 引导。最近有报道指出,使用一种宽的自扩式支架装置,可以排出坏死组织。

12. 肾盂肾炎和肾周脓肿　急性肾盂肾炎是肾间质的一种炎症。感染(大肠埃希菌和金黄色葡萄球菌最常见)可逆行(占 85%)或通过血行播散到达肾。在年轻女性中更常见。

影像检查对于支持诊断和排除并发症很重要。

在 US 上,肾大小可正常或轻度增大,可伴有结构的改变,肾实质上低回声或高回声的病灶,在彩色多普勒上通常显示血管减少性改变。可有肾盂扩张,黏膜增厚水肿,常因探头压缩而出现疼痛。

CT 是诊断急性细菌性肾盂肾炎而常选择的诊断方式,因为它能提供肾内以及肾外病理条件下的解剖和功能方面的信息。CT 平扫可见气体、结石、缺血区、增大的肾以及炎症性肿块和阻塞。然而,在很多病例的 CT 平扫上,肾可表现正常。在静脉注射对比剂后,灌注不足的区域,在皮质上呈现为楔形或萎缩纹图案,可出现持续或延迟强化。

在一些患者中还可以见到肾盂肾炎的继发征象:肾整体增大,肾周水肿以及并发症。如果肾盂肾炎没有得到治疗,可以形成肾脓肿。对于患有糖尿病患者、尿路梗阻、感染性肾结石、免疫力低下、药物滥用或慢性疾病的患者则会有更高的患此病的风险。

肾脓肿通常是独立的,表现为低回声的复杂团块,有时后方有强化的伪影。脓肿内可能有分隔、碎片,脓肿壁厚薄不均。随着肾脓肿的发展,其自然地引流到集合系统或肾周间隙,形成肾周脓肿。

脓肿呈圆形或卵圆形,有时可见分隔或脓肿壁的强化。

MRI 是肾盂肾炎非常好的一种诊断方式,尤其是对于碘对比剂过敏的患者或需要避免射线照射的患者。MRI 表现为肾实质水肿,缺血以及充血,脓肿和肾周积液。炎症损伤和积液在 T_1WI 上呈低信号,在 T_2WI 上呈高信号。也可见到楔形的缺血性损伤伴有局限或弥漫性的萎缩纹图案。钆对比剂可以更好的帮助显示损伤。

气肿性肾盂肾炎是由产气杆菌所致的感染,在患糖尿病的女性和 50~60 岁患者中更常见。通常是单侧患病,但有 5%~10%病例是双侧的。可以在集合系统及实质的损伤病灶中见到气体,或者在肾及肾周积液中见到气泡。

13. 肠脂垂炎 Vesalius 在 1543 年提出了网膜肠脂垂的概念。在大肠上有 100～150 个肠脂垂,每个肠脂垂在 0.5～5cm,由脂肪组织和血管结构组成。如果血管栓塞或继发缺血导致这些肠脂垂中的一个发生扭曲,在临床上就会表现为肠脂垂炎。临床表现为急性腹痛,通常局限于特定的部位。可能有体育锻炼的病史。体格检查可有局部反跳痛,即 Blumberg 征,或轻度肌肉耐力改变。超过 90% 的病例表现出正常的影像结果和实验室检查。

通过 US 和 CT 可诊断此病。在 US 上表现为椭圆形的高回声,不可压缩性的和无血管的团块。其可与结肠壁或腹壁相连。高达 60% 的病例中出现外周的低回声晕(图 6-12)。可见区域性的薄层液体带,周围脂肪回声增强(94% 病例)。

在 CT 上可见呈脂肪密度的有蒂的肿块,周围有致密环。其与结肠浆膜或腹壁相连(图 6-13)。局部可见增加的脂肪密度。中央有致密线,其与血管栓塞相对应,这在约 43% 病例中可见。CT 可以排除潜在的结肠损伤(憩室炎或隐藏的穿孔)。

14. 肠系膜脂膜炎 是肠系膜脂肪组织的一种非特异的慢性炎症,良性、不常见且难以诊断的一种疾病。活组织检查可见脂肪坏死,慢性炎症以及纤维化改变。该病有很多名称,但一般都称其为肠系膜脂膜炎,主要是脂肪代谢障碍为主的脂肪炎症以及纤维化为主的硬化性肠系膜炎。超过 90% 的病例累及小肠的肠系膜,主要是根部,但也可侵及结肠系膜、胰腺周围区域、大网膜、腹膜后以及盆腔。在 60～70 岁男性中更高发(男女比例约 2:1)。约 43% 的病例无临床症状,可仅在影像诊断结果或开腹手术中发现。可有腹痛,食欲缺乏,发热,呕吐,腹泻以及体重减轻等症状,该病可能与创伤或腹部手术史,脉管炎,肿瘤以及腹膜感染有关。

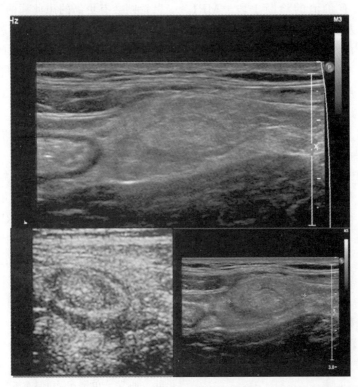

图 6-12 肠脂垂炎。超声上可见邻近降结肠的高回声肿块以及肿块周围的低回声晕

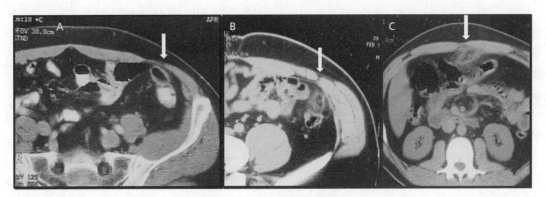

图 6-13　肠脂垂炎 CT 表现

A. 脂肪密度的结节,周围有致密环(箭);B. 内有一个小的致密的线状血管影(箭);C. 与腹壁相连(箭)

该病的影像诊断方法有 US,CT 以及 MRI。在 US 上,可见局部肠系膜脂肪回声增强,伴有小的椭圆形的低回声结节,与淋巴结相对应,还可见局部血管穿过该区域。当以纤维化病变为主时,可见实性的低回声团块以及一些不规则的轮廓。

CT 最常见的表现是肠系膜根部脂肪组织变薄,周围血管包绕明显(图 6-14)。在 50%的病例中可见病灶周围有假包膜。当有纤维化存在时,可见软组织团块浸润。钙化或囊性成分少见。

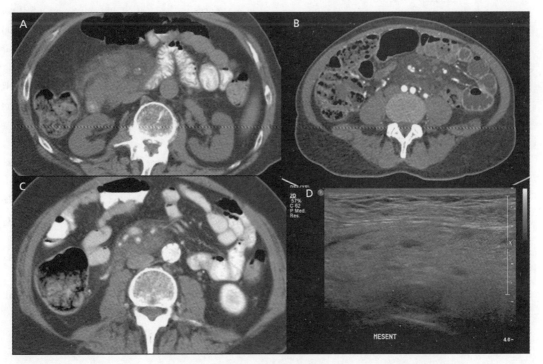

图 6-14　肠系膜脂膜炎

A~C. 肠系膜根部脂肪密度增高,此层面上有小的淋巴结;D. 超声表现同 CT

七、治疗后随访和患者管理

广泛地来讲,憩室炎、脓肿、肝周炎、肾脓肿或肠脂垂炎可以用 US 随访。如果怀疑并发症,尤其在出现肠腔外气体时,根据这种疾病的影像特征选择敏感性高且特异性高的诊断方式,可选择 CT。

当有腹部液体聚积时,CT 和 US 对于经皮诊断性引导和引流都很有用。

八、结论

腹部感染与炎症非常常见,并且也是急诊患者最常的就诊原因。在这些病例中,有不同的病因和严重性,多学科小组对于协助诊断和治疗是非常重要的。掌握影像诊断方法及其优点和局限性,对于快速诊断和进行卫生资源配置非常重要。

主要参考文献

[1] Solomkin J, Mazuski J, Bradley J, et al. Diagnosis and management of complicated intra-abdominal infection in adults and children: Guidelines by the Surgical Infection Society and the Infectious Diseases Society of America. Clin Infect Dis, 2010, 50: 133-164.

[2] Kwee TC, Takahara T, Ochiai R. Whole-body diffusionweighted magnetic resonance imaging. Eur J Radiol, 2009, 70: 409-417.

[3] Doria AS, Moineddin R, Kellenberger CJ, et al. US or CT for diagnosis of appendicitis in children and adults? A meta-analysis. Radiology, 2006, 241: 83-94.

[4] Krishnamoorthi R, Ramarajan N, Wang N, et al. Effectiveness of a staged US and CT protocol for the diagnosis of pediatric appendicitis: Reducing radiation exposure in the age of ALARA. Radiology, 2011, 259: 231-239.

[5] Inci E, Kilickesmez O, Hocaoglu E, et al. Utility of diffusion-weighted imaging in the diagnosis of acute appendicitis. Eur Radiol, 2011, 21: 768-775.

[6] Zaidi E, Daly B. CT and clinical features of acute diverticulitis in an urban U.S. population: Rising frequency in young, obese adults. Am J Radiol, 2006, 187: 689-694.

[7] Laméris W, Van Randen A, Bipat SH, et al. Graded compression ultrasonography and computed tomography in acute colonic diverticulitis: Meta-analysis of test accuracy. Eur Radiol, 2008, 18: 2498-2511.

[8] Horton K, Corl F, Fishman E. CT evaluation of the colon: Inflammatory disease. RadioGraphics, 2000, 20: 399-418.

[9] Maccioni F. MRI of colitis//Chapman AH (ed). Radiology and Imaging of the Colon. New York: Springer Verlag, 2004: 201-214.

[10] Patriarchi F, Rolla M, Maccioni F, et al. Clostridium difficile-related pancolitis in lung-transplanted patients with cystic fibrosis. Clin Transplant, 2011, 25: E46-51.

[11] Maccioni F, Viola F, Carrozzo F, et al. Differences in the location and activity of intestinal Crohn's disease lesions between adult and paediatric patients detected with MRI. Eur Radiol, 2012, 22: 2465-2477.

[12] Tolan D, Greenhalgh R, Zealley y I, et al. MR enterographic manifestations of small bowel Crohn disease. RadioGraphics, 2010, 30: 367-384.

[13] Panés J, Bouzas R, Chaparro M, et al. Systematic review: the use of ultrasonography, computed tomography and magnetic resonance imaging for the diagnosis, assessment of activity and abdominal complications of Crohn's disease. Aliment Pharmacol Ther, 2011, 34: 125-145.

[14] Horsthuis K, Bipat S, Bennink RJ, et al. Inflamatory bowel disease diagnosed with US, MR, scintigraphy, and CT: meta-analysis of prospective studies. Radiology, 2008, 247: 64-79.

[15] Ripollés T, Martínez-Pérez JM, Blanc E, et al. Contrastenhanced ultrasound (CEUS) in Crohn's disease: technique, image interpre-

tation and clinical applications. Insights Imaging,2011,2:639-652.

[16] Maccioni F.Double-contrast magnetic resonance imaging of the small and large bowel:effectiveness in the evaluation of inflammatory bowel disease.Abdom Imaging,2010,35:31-40.

[17] Maccioni F,Bruni A,Viscido A,et al.MR imaging in patients with Crohn disease:value of T2-versus T1-weighted gadolinium-enhanced MR sequences with use of an oral superparamagnetic contrast agent. Radiology, 2006, 238:517-530.

[18] Panés J,Ricart E,Rimola J.New MRI modalities for assessment of inflammatory bowel disease.Gut,2010,59:1308-1309.

[19] R imola J,Rodriguez S,García-Bosch O,et al. Magnetic resonance for assessment of disease activity and severity in ileocolonic Crohn's disease.Gut,2009,58:1113-1120.

[20] Oto A,Kayhan A,Williams JT,et al. Active Crohn's disease in the small bowel:Evaluation by diffusion weighted imaging and quantitative dynamic contrast enhanced MR imaging.J Magn Reson Imaging,2011,33:615-624.

[21] Maccioni F,Colaiacomo MC,Parlanti S.Ulcerative colitis:value of MR imaging. Abdom Imaging,2005,30:584-592.

[22] Oussalah A,Laurent V,Bruot O,et al.Diffusion-weighted magnetic resonance without bowel preparation for detecting colonic inflammation in inflammatory bowel disease. Gut,2010,59:1056-1065.

[23] Gore RM,Balthazar EJ,Ghahremani GG,et al. CT features of ulcerative colitis and Crohn's disease.AJR Am J Roentgenol,1996, 167:3-15.

[24] Mortelé KJ,Segatto E,Ros PR.The infected liver:radiologic-pathologic correlation. RadioGraphics,2004,24:937-955.

[25] Catalano OA,Sahani DV,Forcione DG,et al. Biliary infections:spectrum of imaging findings and management. RadioGraphics, 2009,29:2059-2080.

[26] Soto J,Alvarez O,Múnera F,et al.Diagnosing bile duct stones. Comparison of unenhanced helical CT,oral contrast-enhanced CT cholangiography,and MR cholangiography.AJR Am J Radiol,2000,175:1127-1134.

[27] Lee NK,Kim S,Lee JW,et al.Discrimination of suppurative cholangitis from non suppurative cholangitis with computed tomography (CT).Eur J Radiol,2009,69:528-535.

[28] Bader TR,Braga L,Beavers KL,et al.MR imaging findings of infectious cholangitis. Magn Reson Imaging,2001,19:781-788.

[29] Ralls PW,Colletti PM,Lapin SA,et al.Realtime sonography in suspected acute cholecystitis. Prospective evaluation of primary and secondary signs. Radiology, 1985, 155: 767-771.

[30] Bennett GL.CT findings in acute gangrenous colecititis.Am J Radiol,2002,178:275-281.

[31] Kalimi R.Diagnosis of acute colecistitis.J Am Coll Surg,2001,193:609-613.

[32] Dalaker K,Gjonnaess H,Kvile G,et al.Chlamydia trachomatis as a cause of acute perihepatitis associated with pelvic inflammatory disease.Br J Vener Dis,1981,57:41-43.

[33] Kim S, Kim TU, Lee JW, et al. The perihepatic space,comprehensive anatomy and CT features of pathologic conditions.RadioGraphics,2007,27:129-143.

[34] Balthazar EJ,Robinson DL,Megibow AJ,et al.Acute pancreatitis:value of CT in establishing prognosis.Radiology,1990,174:331-336.

[35] Navarrete C,Castillo C,Caracci M,et al.Wide percutaneous access to pancreatic necrosis with self-expandable stent: new application (with video). Gastrointest Endosc, 2011, 73: 609-610.

[36] Stunell H,Buckley O,Feeney J,et al.Imaging of acute pyelonephritis in the adult. Eur Radiol,2007,17:1820-1828.

[37] Craig WD,Wagner BJ,Travis MD.Pyelonephritis: radiologic-pathologic review. RadioGraphics,2008,28:255-277.

[38] Horvath E，Majlis S，Seguel S，et al. Apendicitis epiploica primaria：diagnostico clínico y radiológico.Primary epiploic appendangitis.Clinical and radiological diagnosis. Rev Med Chile,2000,128:601-607.

[39] Singh A,Gervais D,Hahn P,et al.Acute epiploic appendagitis and its mimics.Radiographics, 2005,25:1521-1534.

[40] Heredia C,Saenz R,Soffia P,et al.Paniculitis mesentérica：infrecuente entidad clinic pato-

logica.Gastroenterol Latinam，2008，19: 221-226.

[41] Horton K,Lawler L,Fishman E.CT findings in sclerosing mesenteritis（panniculitis）: spectrum of disease.RadioGraphics,2003,23: 1561-1567.

[42] Lee WK,Mossop PJ,Little AF,et al.Infected (mycotic) aneurysms：spectrum of imaging appearances and management.RadioGraphics, 2008,28:1853-1868

九、临床病例

病例 1

69 岁女性，患有糖尿病且肾衰竭，因败血症，腹痛，发热入院。实验室检查提示 C 反应蛋白和白细胞升高。行腹部 CT 检查后 CT 诊断为腹部脓毒症，然后进行手术。

术后状态差，发热和腹痛仍然持续。临床怀疑胰腺炎，遂行 CT 检查（图 6-15，图 6-16）并再次手术；夹闭腹主动脉，开通腋股动脉旁路。患者大出血，消耗性疾病所致的凝血障碍且止血药控制不住，术后很快死亡。术中所见患者主动脉呈黄油样改变（图 6-15 至图 6-16，彩图 7）。

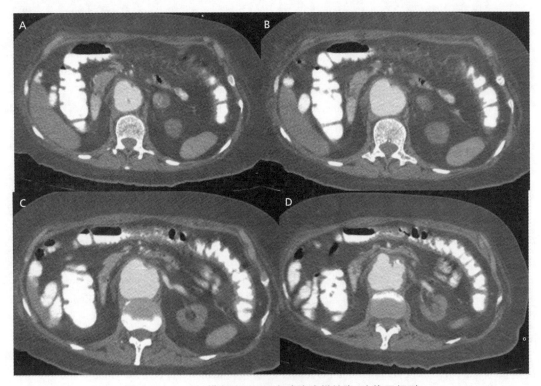

图 6-15　A～D. 横断位 CT 示主动脉瘤样扩张，边缘不规则

★教学要点

• 细菌性动脉瘤有如下的影像表现

➤ 迅速发病（数天或数周），血管壁不规则且动脉扩张，动脉周围脂肪组织增厚和炎症性改变。

➤ 在同一条动脉的不同地方或不同的动脉上可以有多个瘤体。

• 动脉瘤与消耗性疾病，败血症或代偿失调的糖尿病有关。

• 鉴别诊断包括动脉粥样硬化性动脉瘤，动脉瘤周围纤维化（以前被称为炎症性动脉瘤），脉管炎（结节性多动脉炎、巨细胞动脉炎、Takayasu 病），肌纤维发育异常以及不侵及血管壁的血管周围感染（如蜂窝织炎、椎间盘炎等）。

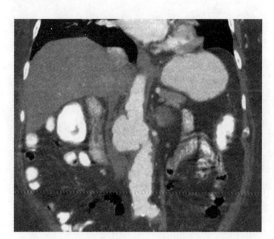

图 6-16　CT 冠状位重建示主动脉瘤的壁不规则

病例 2

男性患者，69 岁，炎症性肠病。患者腹胀且右侧轻度疼痛 1 个月，因腹痛和发热 48h 入院。体格检查发现右下腹压痛，腹壁肌张力不连续地增加。实验室检查提示白细胞增多，核左移，C 反应蛋白 170mg/L，红细胞沉降率升高至 50mm/h。肝检查有胆汁淤积的改变。

行腹部平片、腹部超声检查（图 6-17，图 6-18）及腹部 CT 检查。CT 示右下腹部炎症性肿块，且伴有盲肠壁脓肿（图 6-19，图 6-

20）。继之患者开始呕吐并出现肠道梗阻。给予抗生素和激素进行治疗，治疗 3 个月后，影像显示回肠末端狭窄，遂行回盲部切除术。病理组织结果表明为克罗恩病。

★教学要点

• IBD（炎症性肠病）分为克罗恩病，溃疡性结肠炎以及不明确的结肠炎。

• 克罗恩病以消化道壁增厚为特征，可出现在从口到肛门的任何部位，但大多数出现在回肠末端及回肠结肠节段，直肠-肛门区域也常受累。

• 本病应该结合临床、放射影像以及病理学诊断标准综合诊断。

• 下列影像表现应该考虑此病：节段性消化道壁增厚，肠壁上呈损伤的图案，直肠充血（梳样征），结肠周围脂肪组织或受损小肠节段附近的肠系膜肿大，可见局部狭窄，瘘管或肠壁脓肿，肠水肿节段呈跳跃性分布，与正常的节段不连续分布。

• 鉴别诊断包括溃疡性结肠炎、感染性（细菌、病毒、巨细胞病毒等）、缺血性或假膜性结肠炎，以及肿瘤如淋巴瘤。

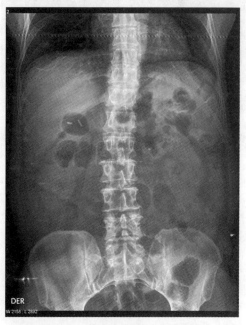

图 6-17　腹部 X 线平片未见异常

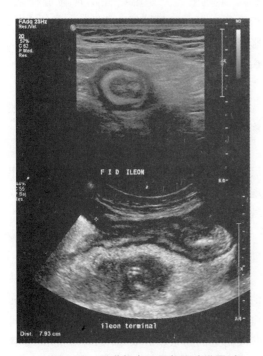

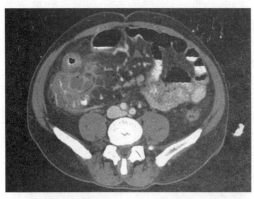

图 6-18　肠道超声示局部肠壁增厚,部分肠襻僵硬,邻近脂肪组织轻度炎症性改变

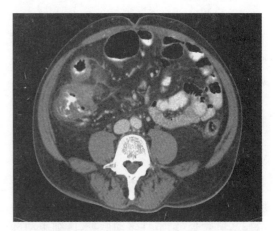

图 6-19　横断位 CT 示盲肠和末端回肠弥散性肠壁增厚

图 6-20　横断位 CT 示盲肠和末端回肠弥散性肠壁增厚

病例 3

28 岁女性,腹泻,环丙沙星治疗 2d 后出现右侧腹疼痛,且随体位改变而加重。体格检查右下腹肌紧张,腹膜反应和反跳痛阳性。

US 检查表明右侧结肠气肿(图 6-21)。C 反应蛋白低于 5mg/L,并且白细胞数为 6.4×10^9/L。考虑非典型小肠结肠炎。CT 检查证实了 US 的检查结果(图 6-22)。

用第四代抗生素以及甲硝唑和环孢曲松治疗,3d 后身体恢复,微生物培养呈阴性。

★教学要点

• 结肠炎是一组呈弥散性、阶段性,急性或慢性累及大肠的炎症性疾病。

• 此病的诊断应结合临床、放射影像诊断、内镜检查等综合诊断。

• 影像表现为肠壁轴向增厚,包括结肠周围脂肪组织在内的炎症性改变,直肠充血,有时还伴有气肿性肠源性败血症。

• 鉴别诊断应考虑 IBD、缺血性结肠炎、结肠肿瘤以及由深静脉血栓所致的静脉扩张。

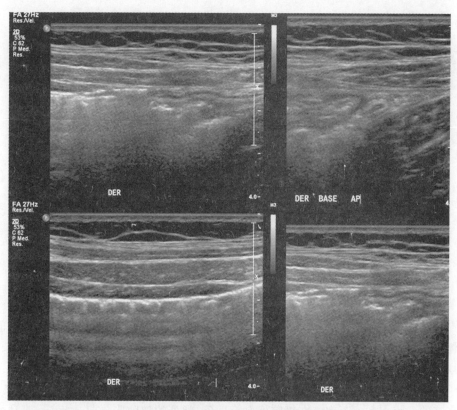

图 6-21　右下腹超声示肠外和肠壁气体

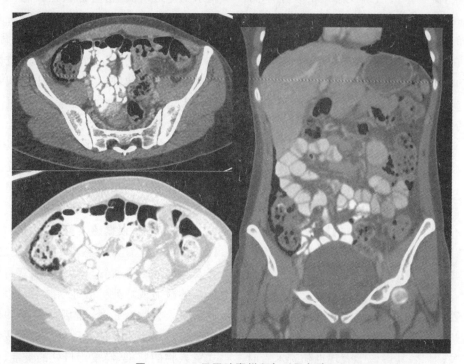

图 6-22　CT 示肠壁囊样积气以及气腹

第 7 章
血管置入物感染的影像学表现

Alejandro Romero[1], Tobias Zander[2], Jorge Lopera[3],
Sergi Quiroga[1], Manuel Maynar[2]

[1] *Hospital Universitario Valle Hebron, Barcelona, Spain*
[2] *Las Palmas de Gran Canaria University, Canary Islands, Spain*
[3] *The University of Texas Health Science Center, San Antonio, TX, USA*

一、引言

假体血管置入感染是一种并不常见的并发症,早在 30 年前被首次报道,被认为是血管外科手术的最严重和致命的并发症之一,具有相当高的发病率和病死率。在管腔外血管置入中,血管重塑后继发感染的发生率为 0.5%～5%,15%～30% 的此类患者遭受四肢丧失的痛苦,20%～40% 在确诊后 1 年内病死。在主动脉假体置入中,感染的发生率为 0.5%～2%,也具有相当高的发病率和病死率。成功的救治取决于早期诊断、感染的程度、其他脏器受损情况、对感染原潜在毒力的认识情况。延迟诊断对死亡率也许有相当大的影响力,因此迫切需要有效的影像学检查方法。

本章节主要针对传统的 X 线、超声、CT 及 MRI 的血管置入物感染的影像表现进行阐述,核医学成像将在第 14 章中进行介绍。

二、临床基本知识

血管置入物感染的发生可以出现在假体置入后几天甚至数年,而且可能和外科手术方式有关;因此,其影像学表现也随着术后时间长短而异。从临床表现推断、再由影像学和微生物检查来进一步确诊,其相关的特异性影像学表现取决于置入感染发生的部位。临床症状和体征多样化,取决于感染的严重度。发热是常见症状。

发生在浅表置入感染的临床表现很简单,常见的如肿胀、红斑、疼痛、搏动性肿块,偶尔见窦道引流,这些症状在大腿区域尤其常见。但置入物感染的临床表现缺乏特异性,因手术和时间而异。全身乏力、背痛、发热、胃肠道出血、血沉增快、肾积水或因置入物血栓形成所致缺血,这些临床表现都应该被认为是置入感染的潜在表现,并进一步进行诊断分析。主动脉肠瘘(AEF)是主动脉血管置入物感染的一个子集,也可以是主动脉输尿管瘘的罕见表现。AEF 和置入感染的影像学征象重叠,尽管置入物周围或管腔内气体的出现很可能是 AEF。

有报道称,根据感染置入物的位置,血管栓塞作为血管置入物感染的并发症之一,可累及肺部或全身血管。置入物闭塞可能导致远端的缺血或坏死。假性动脉瘤可以发生在血管置入物吻合口处,常因搏动性肿块而表现明显。对于累及皮下动力系统和皮下置入式置入物的感染,经皮出口处的炎症、窦道引流或脓肿形成,有时与菌血症有关。某些致命的病原体如金黄色葡萄球菌、铜绿假单胞菌所致的急性病例常会引起败血症休克和多器官功能障碍。侵袭性较弱的病原体常引起亚急性和慢性感染。这些感染可能表现为菌血症伴发热，且没有任何其他临床表现。免疫介导的事件偶尔在慢性感染中见到，包括免疫复合物介导性肾炎和血管炎。

1972 年 Szilagyi 等根据局部损伤情况将管腔外血管置入物感染分为 3 类。第一类指感染累及真皮，第二类要指感染累及皮下组织，第三类主要累及人造血管。1988 年 Samson 等对此分类进行修订，将置入物感染分为 5 类。

Ⅰ：感染累及范围不超过真皮。

Ⅱ：感染累及皮下组织，但不完全与置入物直接接触。

Ⅲ：感染累及置入物体部，但不累及吻合口处。

Ⅳ：感染累及暴露的吻合口周围，但没有菌血症或吻合口出血。

Ⅴ：感染累及置入物-动脉吻合口，同时伴有相关的败血症和（或）吻合口出血。

三、临床问题

要确诊是否存在置入物感染，放射科医师必须综合考虑患者的临床病史和状态，特别是低级别感染、临床症状轻微的患者。放射科医师必须熟悉患者在置入物置入之前所有的临床资料，包括导致置入修复的血管问题和任何相关的病理状态（创伤、局部或全身性感染进程等）。重要的手术信息，包括它是一个血管内手术或开放式手术修复、所使用的假体［假体类型、数量，特别在动脉瘤腔内修复（EVAR）时］、解剖位置、置入物长度、吻合口类型、修复和术后所致的解剖学变化。

在进行任何影像学检查前，放射科医师应了解患者目前的临床状况，包括症状、体征、临床检查、实验室检查、微生物谱和其他相关资料。放射科医师可以根据此信息来选择合适的影像学检查手段、最佳的采集方案，如有需要，建议完成补充检查技术。

四、检查方法的选择

血管置入物感染的诊断可以依靠 X 线平片、超声、CT、MRI 和 DSA。血管置入物可以是腔内（胸或腹）或腔外（腹股沟下、上肢、血透等）。选择何种成像方法取决于血管置入物的类型和所怀疑的感染级别。高级别感染中，血管置入物感染的症状可能具有较高的诊断阳性预测值，但低级别感染很难诊断，它的影像学表现也很轻微。白细胞标记的放射学核素扫描有助于帮助诊断，但已有研究报道这是其他炎症引起的假阳性结果。一旦确诊是感染，在经 DSA 或 CTA 检查后，大多数情况下都会采取相应的医疗治疗措施或再次手术。经皮抽吸引流的位置可以帮助培养、选择抗生素和作为一线处理，特别是直接指导抗生素的联合应用。

1. 常规 X 线摄影　平片在局部置入物感染的诊断中并没有发挥重要作用，它可以帮助评估基于金属结构的置入物的完整性（如血管内支架或置入支架），非金属设备在平片中不可见。

平片检查其他适应证包括：检测游离气体，评估邻近不透射线的解剖结构来识别病症。因此平片可用于血管内支架置入物修复或怀疑骨髓炎的随访。主动脉置入物感染有时表现为椎体骨髓炎。少见的下肢异养的骨关节病和主动脉血管置入感染有关。如果怀疑一骨性结构邻近的置入物感染，平片可以帮助判断骨是否受累，而且这一发现会直接影响治疗。主要表现为骨膜抬高，骨皮质连续性中断和（或）溶骨性骨质破坏。相反，骨性结构的感染，如主动脉手术后引起的胸骨骨髓炎，提示假体感染可能波及的血管置入物感染。

2. 超声　是一个重要的影像学检查方法，因为它的低成本、便捷而被广泛使用。它可以用来评估腹股沟肿块以及外科手术后的快速床边随访,例如观察置入物周围积液或假性动脉瘤的大小变化。

应当指出的是,在整个检查过程中,都需要特别小心,如在检查感染性假性动脉瘤时,如果过度给探头施加压力,很可能导致动脉瘤破裂,带来致命的后果。超声的图像质量评价取决于操作者,因此,超声影像很难进行比较,特别是在不利的条件下。

研究指出,超声作为主要的成像方式,只有在评价浅表置入物周围,在合适的时间框架内,是否存在复杂或无回声集合区或可能是"气体"时有用,时间框架被定义为对于液体来说是 3 个月、对于气体是 7 周以后。在主动脉置入的情况下,超声常因覆盖的肠气影响、患者的超大体型而受限。此外,在大多数机构,医师不会仅根据超声表现而作决定,通常他们依靠其它成像方式,如 CT,MRI 或血管造影等可以提供更详细路线图的检查手段。

对浅表的动脉和静脉,如颈动脉,多普勒超声成像是主要的成像方式。浅表结构可以使用 7MHz 的线性阵列超声换能器来检查。较低的穿透深度可以通过更高的图像分辨率来补偿。多普勒超声可以探测置入物及其吻合口、相邻血管的形态,同时可以评估流速干扰。超声可以很好地评估周围组织,并对液性集合区具有很好的敏感性,区分血肿和浆液性液体。影响评估的因素包括肥胖、水肿、手术伤口/空气和反复的血肿。

腹部血管置入物的评估比较困难。一款 3.5MHz 的超声换能器可以用来分析腹腔内脏器,检测可能和置入物感染相关的病症,如胆囊炎、胰腺炎或腹腔内脓肿。多普勒超声可以用来评估腹腔及腹膜后血管,并已被建议用于 EVAR 后续的随访。

超声在胸腔内置入物感染的诊断中并没有发挥重要作用,超声不能评估胸腔内血管的完整性。即使是经食管超声可以探测到部分胸主动脉,但整个过程是侵入性的,而且临床具有更好的无创性评估整个胸腔内血管的检查手段来代替,如 CT 和 MRI。

用于评价血管的侵入性手段是血管内超声(IVUS)。据研究报道,在高度怀疑诊断是不典型的主动脉置入物感染时,IVUS 可以帮助提高对假体的评价。最后,超声在诊断性穿刺确诊置入物感染时起指引作用。

3.CT 成像　是诊断血管置入物感染的首选检查手段。CT 在大多数医院可用,而且使用便捷、成像时间短。CT 可以评价身体的每一个解剖区域,清晰和完整的显示人造血管。当发现以下 CT 征象:置入物周围液体、周围软组织密度、异位气体、假性动脉瘤、或局灶肠壁增厚,诊断置入物感染的敏感度为 94%,特异度为 85%。然而低级别感染时,由于形态学的改变很难与术后改变鉴别,因此敏感度降低。

如今,多层螺旋 CT 血管造影(MDCTA)具有高空间分辨率,可以进行快速评估。它提供了不同对比期相的图像,如平扫图像,动脉期、静脉期和延迟期。平扫图像可以显示血管、血管周围肿块、异位气体和(或)液性集合区,并在检测高密度血液集合区及有效鉴别诊断钙化和 EVAR 术后注入的造影剂渗漏中起到重要作用。动脉期可以评价邻近动脉和动脉置入物及其管腔,静脉期允许评估静脉系统。延迟期或静脉晚期可以发现其他引起置入物感染的疾病。口服造影剂可以帮助检测 AEF 或者可能帮助鉴别肠循环和脓肿。但是它的使用不是强制性的,最大密度投影(MIPS)和容积再现重建费时费力,因此必须权衡其优点及缺点。在延迟期,可以显示置入物感染后的出血,也能更好地定义液性集合区的范围。

近年来,更好地重建算法,如三维(3D)重组,最大密度投影(MIP)和多方位曲面重建能清晰的划分血管置入物、病变区和其他解剖结构的关系。

CT 也可以用来指导液性集合区的诊断抽吸，也被用于指导手术高风险人群或术前需改善病情患者的经皮引流的位置定位。

4. 磁共振成像　研究证实了磁共振成像（MRI）对主动脉置入物感染的诊断准确性，是 CT 碘过敏患者可供选择的另一种成像方式。据文献报道，MRI 对管腔内血管置入物感染的阳性预测值高达 95%，阴性预测值为 80%。然而和 CT 相比，它有以下缺点：成本高，可用性低，检查费时。在一些情况下，例如血管周围炎症变化和（或）怀疑少量假体周围积液的病例，MRI 优于 CT，而且在这种情况下，MRI 应该是首先检查手段。

不同扫描方案的 MRI 图像可以区别不同性质的组织。如果置入物周围纤维化、积液或血肿，T_1WI 和 T_2WI 信号强度的变化可以提供更多有用的信息。但是，它不能鉴别诊断无菌或感染的积液，特别是在手术后这段时期内。此外，它不能有效鉴别钙化和空气。

MR 图像可以获取注入造影剂前后的图像。增强扫描后可以更好的显示出血管置入物的通畅性，检出血管壁或周围组织的炎性过程。其他 MRI 序列也能提供更丰富的信息，如短 T_1 反转恢复（STIR）序列通过更大的脂肪-液体对比，可以更好地划分出感染的范围。

5. 数字减影血管造影（DSA）　诊断血管置入物感染价值有限，不能作为主要的影像学检查手段。它只能观察管腔内强化的结构，对周围结构不能进行评价。此外，血管造影不能显示出符合置入物感染诊断标准的征象：置入物周围气体和液体。

然而，血管造影术可以用于诊断置入物感染的并发症，如假性动脉瘤、置入物破损或血栓形成。诊断性 DSA 应始终在血管内治疗遇到紧急情况下执行。置入物感染后出血是一种潜在的危及生命的状态，可以通过 DSA 进行诊断并进行血管内栓塞或血管内支架置入来达到止血的目的。CO_2 增强血管造影也可用于诊断出血。CO_2 属于阴性对比剂，可以显示出常规血管造影所不能发现的出血点。最后要说明的是，在执行外科介入手术前应该做血管造影术，因为它可以提供额外的信息，如近端和远端血管的状态及血流动力学。

作为一种治疗手段，血管造影术和血管支架置入应该被视为紧急情况下和高风险手术患者的一线治疗方案。血管支架置入和外科手术修补也可以应用于吻合口假性动脉瘤感染所致破裂的情况下。

五、正常表现和伪影

1. 常规 X 线摄影　如今一般不使用平片，但是，平片可以用来检出可疑血管置入物感染相关的骨髓炎。如果置入物感染怀疑累及邻近骨结构时，平片可以帮助显示骨结构在感染的演变进程中是否受累，这对治疗有重要影响。

2. 超声　超声评价的主要缺点在于它成像的效果的质量依赖于操控者。超声可以检测血管内和血管置入物，但这些取决于他们的分布。血管置入物显示为边界清楚的无回声的血管管腔及有回声的血管壁。浅表位置的血管置入物很容易被检测出，表现为很明显的无回声管道结构。对于位置更深的置入物，如腹部假体，覆盖的肠气和脂肪会降低图像质量。位于腹腔内的结构可以发送回波到置入物管腔内，从而限制诊断的准确性。多普勒超声可以提供更多的信息来分析血管置入物。和 B 型超声相比，多普勒超声可以检测血流流速。彩色多普勒超声可以显示出没有破损的置入物整体的流速信号。

超声可以测量假体和邻近血管的直径。超声探头应该垂直于血管方向放置，沿对角线评估置入物和动脉直径。如果可能的话，血管置入物的全貌应该得以显示以排除置入物感染。评价吻合口时看是否扩张或狭窄。远端和近端的血管可以看作管状结构,可以显示动脉粥样硬化这一改变。这些动脉粥样硬化斑块,特别是钙化的斑块,增加了回声,很难将其与细菌赘生物区别。另外,严重的钙化斑块引起的强回声伴后方声影,限制了对血管腔的合理的评价。

其他降低超声对血管置入物准确分析的因素是围绕置入物的血肿和外科切口。近期开放式外科手术后所致的异位气体在术区也会引起伪影,从而降低准确性。

3. CT 成像 可以显示血管置入物的全貌。血管置入物的可见性取决于其合成材料、生物性或基于金属结构的血管内假体。置入物的合成材料,如涤纶或聚四氟乙烯,由于其良好的管状形态,通常在 CT 上可见。聚四氟乙烯置入物由于其高荧光物质,同样也能清晰显示。通常情况下,CT 可以显示出手术后的变化情况,如置入物周围脂肪组织浸润、置入物周围积液和异位气体(后者在术后近期属于正常表现)。

血管内假体通常是基于一个金属框架。它是由不透射线的原材料制作而成,可帮助促进其可视化,并可作为金属密度的管状装置包围病变血管。但是,覆盖在金属支架上的不透水膜不能直接在 CT 上显示。

平扫和增强 CT 可以对血管置入物的随访评估提供有价值的信息。可以评估假体的大小、邻近血管的直径和通畅情况。在随访期间,可以记录其变化情况,如置入物周围空气/液体的减少、假体的轮廓、EVAR 术后的主动脉管腔,置入物的形态变化及金属网格的完整性。增强 CT 的另外两个优势是可以显示壁内血栓和内膜增生情况。

不过,CT 也具有一些局限性。除了运动和流速伪影、外科术后的金属伪影也会影响图像质量。外科手术夹和金属假体一样,都会产生条形伪影。假体内的放射学标记物在假体的放置过程中具有重要作用。但是,

这些标记物的附近很难显示出少量液体或假体周围的气体和管腔内的血栓。

严重的动脉钙化引起的伪影会影响动脉狭窄度的评估。在管径小的动脉中,很难将壁内血栓从血管腔内区分出来,也很难检测到钙化斑块周围的少量血管周围积液。另外,CT 不能区分出少量血管周围液体和近期血肿。

原始数据的伪影可以模仿或丢失病理结构,因此,当评估重组图像时应当特别小心谨慎。

4. 磁共振成像 磁共振成像过程中使用的序列使采集时间可以很长,并且大血管搏动伪影可能会降低对置入物评估的准确性。但 MRI 检查可以用来测量血管的直径,钆增强后的梯度回波序列可以评估血管管腔内的情况。

血管假体在 MRI T_1WI 和 T_2WI 序列上表现为一条细线样的低信号。与此相反,基于金属结构的血管内假体由于顺磁性会产生磁敏感伪影。钴合金或以铂类为基础的支架会产生强烈的空信号;镍钛合金为主的支架不太有大的伪影影响。产生伪影的严重程度取决于金属网格的厚度,这样支架置入物的内腔在某些情况下不能进行准确的评价。因此,操作人员应熟悉这些有问题的假体的顺磁性。同样的磁敏感伪影,也经常在血管开放式外科手术后的金属夹者中见到,尤其是金属夹紧邻血管时。

MRI 在区分假体周围组织中具有显著的诊断正确率。假体周围积液常表现为 T_2WI 呈高信号,T_1WI 低信号。对于含有脂肪的组织,T_1WI 和 T_2WI 的信号强度可以反转。T_1WI 和 T_2WI 为低信号是假体周围纤维化的典型表现。假体周围血肿的信号因出血时间的长短不一而异。

MRI 的另一个局限性就是不能很好地区分空气和钙化。

5. 数字减影血管造影 DSA 中置入物

表现为内部没有充盈缺损的通畅的管腔结构。可以探查吻合口区域的完整性,观察是否存在动脉瘤或狭窄。

综上所述,血管造影存在缺陷,仅能显示管腔内结构。因此,周围组织结构的病理变化不能观察到,当合并血栓时假性动脉瘤的全貌不能显示。

六、病理学表现和意义

当临床症状和体征存在时,应怀疑血管置入物的感染。继假性动脉瘤和置入物血栓形成后,脓肿的形成最常见。但是,血管置入物感染的最典型的影像学表现是软组织密度、假体周围气体和假体周围积液,这些征象都较临床表现早出现。在一些低度感染的病例中,放射学表现可能不明显或检测不到。

置入物感染的影像学表现各异,多个不同的征象可能需要考虑以增加检测置入物感染的可能性。在 AEF 置入物感染中,最常见的表现是软组织密度影,异位气体和局灶性肠壁增厚。骨髓炎和肾积水比较少见。

1. 异位气体　和血管置入物感染相关的异位气体的定义是在不该出现气体的解剖结构中出现的气体,如血管置入物附近(假体周围空气),在周围组织(皮下气肿、脓肿形成等)和排除的动脉瘤或血管假体的内部(图7-1)。

开放式外科手术或血管内置入物置入术后,假体周围气体的产生是一种正常表现。即使是在发热和白细胞增多的情况下,自由气体的存在并不一定是血管置入物感染的迹象。开放式手术后,由于对血管周围组织进行操作,可以在周围组织和手术切口处发现气体。如果置入物尚未整合到组织中,置入物周围气体也可以存在。术后 1 周内异位气体可以被检测出,但最多达 7 周。在开放式主动脉瘤修补术后,假体周围气体的出现是一种常见的影像学表现,但它经常在＞6cm 的动脉瘤术后出现。异位气体也可以是假体

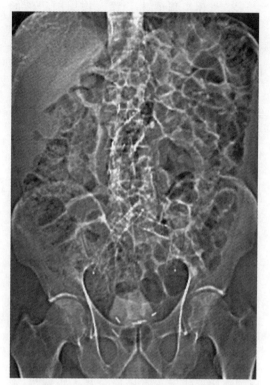

图 7-1　X 线平片示血管内置入物和置入物周围气体

置入术后的一种正常表现。气体可以侵入血管壁和假体内或动脉瘤的间隙内。

CT 是检测异位气体的首选检查手段。对于造影剂过敏者,气体可以通过平扫 CT 被检测出。

尽管假体周围气体是置入物感染的首要影像学表现,开放的外科置入物内或周围出现气体的在确诊为置入物感染者中占25%～50%。如果在随后的检查中检测中更多的气体,不论是在动脉瘤内部或假体周围,感染合并瘘的形成可能是原因之一。据报道,尽管异位气体可以作为置入物周围感染的迹象之一,但血管置入物内部或周围的气体更多是因为瘘和外界交通所致而不是产气杆菌的感染。

除了 CT 以外,其他影像学检查方法在诊断异位气体时发挥的作用较少。超声可以引导浅表含气器官的穿刺来确诊,但是如果可见度不足,CT 引导穿刺可以代替。

2. 假体周围液体　置入物周围积液的起源不一,如可以是炎症的渗出,脓液,血肿和医源性淋巴血管损伤所致的淋巴囊肿。假体表面的渗液也曾被报道过。

假体周围液体在术后是一种正常表现,其在开放式手术后较血管内手术后更常见。术后 1 周 90% 的患者可以出现假体周围液体,但它应该在 24 周内消失。如果开放式手术后假体周围液体持续存在,则要怀疑低度感染的可能性。血管内修补术后,液体和胸膜渗出是由机体对外来物体侵入的炎性反应所致。

当外科置入物感染时,假体周围液体并不总是出现,但可能在没有发生感染的置入物中检测出。AEF 置入物感染假体周围积液的出现率为 48%,不是 AEF 者出现率则为 33%~42%。据报道,置入物周围血肿常会造成假阳性的结果。因此,仅出现置入物周围液体不能用于直接诊断置入物感染,必须合并其他征象方可做出诊断。

积液可以用 CT(图 7-2)及 MRI 进行诊断,如果积液量大,位置浅表,超声也可用于诊断。但是如果液体紧邻置入物,CT 和超声很难从软组织肿块中将积液区分出来。此时,诊断置入物周围液体最准确的手段是MRI,它可以帮助检测出少量液体,而且能有效的鉴别血肿、含蛋白的液体或纯浆液。由于 MRI 不能鉴别无菌和感染的液体,CT 和超声可以用来引导诊断性穿刺。血管造影在此时价值有限,因为它不能显示假体周围液体。DSA 的唯一用途是用来显示血管周围血肿的出血。

3. 置入物周围软组织密度影　是指增强扫描后会强化的置入物周围的肿块。是开放式手术后的一个正常表现,可以认为是术后对置入物周围组织的炎性反应。即使是血管内修补术后,也可以短暂的出现动脉假体周围增厚,以及支架置入物置入 2 个月后由于异物反应而出现置入物周围组织。在术后

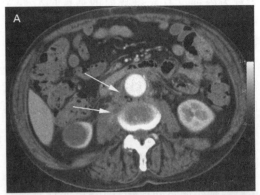

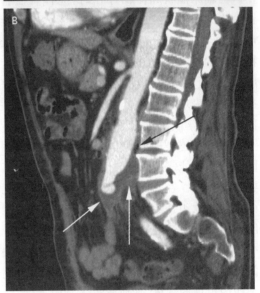

图 7-2　A. 横断位 CT 示紧邻置入物周围的积液,内可见气体影。积液的范围延伸入右侧腰大肌内(箭);B. 矢状面重组图像示主动脉周围积液,沿着置入物的右分支蔓延(白箭),腰**3 椎体前方积液内可见气体影(黑箭)**

这段时间,置入物周围组织的密度应该和正常脂肪的密度相同。但是,如果在术后 1 年后出现的软组织密度影,则要怀疑置入物感染的可能性,特别是合并有假体周围液体时。此征象的一个困境是,文献报道在未感染的置入物周围也会出现软组织密度影,而且无菌置入物常会被误诊为感染。另外,其他临床实体可以模仿软组织密度影,如胰腺炎、腹膜后纤维化和腹膜后淋巴瘤。但是,如果置入物发生感染,置入物周围软组织密度影总

是在增强图像上显示。

诊断置入物周围软组织密度影最佳的影像学方法是增强 CT(图 7-3)和 MRI。相比之下,MRI 显示邻近组织感染的范围时优于 CT,主要表现为 T_2WI 的信号增高。如果还不确定的话,其他成像方法如白细胞标记的 SPECT 扫描或 PET 可以用来协助诊断(见第 14 章)。

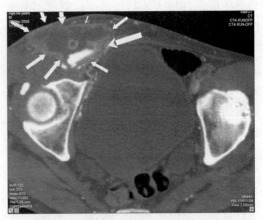

图 7-4　横断位 CT 图像示置入物被液体和渗漏的对比剂围绕(箭)

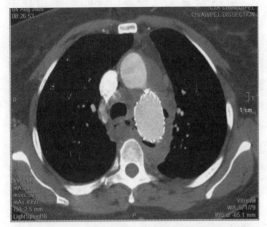

图 7-3　胸部 CT 示纵隔炎的征象:置入物周围积液,积液内可见气体影,食管未能清晰显示

4. 假性动脉瘤　假性动脉瘤的形成是当血液漏出置入物或吻合口到邻近组织并形成一个具有空腔的血肿(图 7-4 和彩图 8)。和真性动脉瘤相比,它没有动脉的各层结构围绕。开放式外科手术后假性动脉瘤的形成机制各异:感染、缝合失败、高血压、原血管或吻合口出外伤或坏死、血栓形成、原血管和置入物的直径不匹配、像动脉粥样硬化样累及吻合口的退行性演变。假性动脉瘤的并发症包括置入物血栓形成、远端栓塞、主动脉肠瘘或支气管瘘、邻近结构的压迫或破损。

开放式血管外科术后,假性动脉瘤的发生率为 1%~4%。其发生率可能被低估,因为初次手术和此并发症出现的时间间隔很长。因此,其真正的长期发病率可高达 25%。

假性动脉瘤影像学表现的一个主要问题是明确它是否存在感染。其中大部分是未感染的,但是很难将其鉴别出。发生时间可能对鉴别诊断有帮助,无菌的假性动脉瘤在开放式主动脉手术后第一年内发生的很罕见,如果此时假性动脉瘤确实发生的话,则要高度怀疑其为感染性假性动脉瘤。然而围术期主要的并发症、技术错误、反复发作的动脉瘤、α_1 抗胰蛋白酶缺失都有可能导致假性动脉瘤的提前出现。感染性假性动脉瘤的影像学征象包括分叶状的血管肿块、不规则形的动脉壁、动脉瘤周围水肿、软组织密度影和钙化。

当临床可扪及搏动性肿块时,超声应该作为首选检查手段。在诊断浅表位置的假性动脉瘤时,超声的敏感度为 94%,特异度为 97%。当使用多普勒超声时,可以出现"阴阳"征(交替脉冲波形),并且可以观察到从红到蓝的颜色变化。但需注意的是,不要用力施加探头,防止感染性假性动脉瘤的破裂。

对于较深位置的假性动脉瘤,推荐的检查手段是 MDCTA。据文献报道,CT 检测假性动脉瘤的敏感度为 95%,特异度为 99%。它可以帮助鉴别诊断假性动脉瘤和真性动脉瘤,并提供有关颈部、血栓周围和供血动脉的信息,因此,是制订治疗计划前的必备检查。

MRI 可以适用于碘过敏患者,据文献报道,其检测假性动脉瘤的准确率和 CT 相当。血管造影可以用来检测假性动脉瘤,但是它的价值有限,因为它不能清晰显示血栓,只是显示管腔内的情况。而且它是一种侵入式检查手段,劣于 CT 和 MRI,因此,除非紧急情况下需要实施治疗时才使用。

5. 主动脉肠瘘(AEF)   AEF 定义为在主动脉和胃肠道之间的交通,病死率高,是一种危及生命的并发症。AEF 可以是原发的,也可以是继发的。原发性 AEF 很罕见,常和预先存在的主动脉瘤相关。继发性 AEF 则是在主动脉重建外科术或血管内支架置入物置入术后出现。感染、假性动脉瘤和侵蚀被认为是继发性 AEF 形成的危险因素。继发于血管置入周围感染发生的 AEF 可发生在外科手术后的 2 周到 10 年内,与血管内外科手术相比,其常发生在开放式外科手术后。

AEF 的正确诊断非常难。如果发生胃肠道出血,结合其主动脉外科手术,可以怀疑为 AEF。CTA 是首先的检查手段,内镜检查和 MRI 可以提高检测 AEF 的可能性,但是临床疑诊仍然非常重要。胃十二指肠肠镜检查可以在出血的时候执行,然而,CTA 可能比内镜更准确。用于检测异位气体,CT 评价优于 MRI,其敏感度为 40%～90%,特异度为 33%～100%。已有文献报道和 AEF 相关的 CT 表现,如肠腔内的假体样外观和活动性外渗。AEF 的间接征象也可表现为不合并瘘的置入物感染,如主动脉周围或置入物周围脂肪层的消失,主动脉和肠道间的脂肪层的消失,置入物周围软组织密度影,置入物邻近肠管肠壁的增厚,置入物周围液体,周围血肿,假性动脉瘤和营养不良性血管置入物钙化。在 CT 图像采集前,口服对比剂可能有助于显示肠穿孔。

血管假体所致的 AEF 被认为是感染的,可以合并或没有感染的临床症状和体征。由于继发性 AEF 的高病死率和发病率,推荐进行外科处理。在活动性出血的病例中,开放式外科手术具有高死亡率,因此,可以建议置入血管内置入物帮助控制出血。置入物置入后,据文献报道,继发性 AEF 发生反复感染的概率 3 倍于原发性 AEF。选择性的转换方式在某些病例中可能可以降低病死率。

6. 主动脉支气管瘘(ABF)   是指在主动脉和支气管树间形成异常交通。ABF 很罕见,但如果不治疗的话,非常致命。这些类型的病灶通常见于在发生胸主动脉创伤后的胸主动脉瘤患者,但它们可能会出现在心脏外科手术后或支架置入物置入后并发症中。文献报道从术后到其显示的时间范围为 4 个月至 17 年。ABF 存在于血管置入物或动脉瘤邻近的缝合材料以及感染中。ABF 常表现为反复或大量咯血。此非特异性表现也在其他病理改变中出现。因此,如果已知动脉瘤或有主动脉手术史的患者应该怀疑 ABF 的可能性。

典型的 ABF 从降主动脉延伸到左支气管树。在这些患者中,CT 是最主要的检查手段。胸部 X 线片无法显示 ABF;但是它可以帮助描绘血管结构附近的异常肺组织。CT 三维重组可以直观的显示血管假体和支气管树的关系,而且可以用于检测假性动脉瘤内的异位气体。如果咯血是首要症状,CTA 可能可以帮助识别破裂口。如果 CT 尚无定论,MRI 可以帮助检测瘘口。血管造影可以检测 ABF,尤其在出血的情况下。支气管镜可以用于直观显示出血的部位,需要注意的是,在清除凝固的血块时应小心谨慎,否则可能会导致灾难性的大出血。

对于 ABF 的患者,腔内支架置入术被认为是替代外科手术的首选的治疗方法,但可能也是决定性的治疗手段。然而,如果血管内置入物感染后的外科手术不是强制性的,血管内治疗后检测 ABF 复发,密切监测是必要的。

七、治疗后随访和患者管理

一旦诊断为感染并进行治后，CT 是随访过程中首选的影像学检查方法，可以记录治疗后的变化，如置入物周围气体/液体的出现及减少情况，吻合口、假体内或置入物的外观和形态变化；可以评估整个假体以及邻近的血管解剖。CT 增强扫描的另外 2 个特色就是显示血管内血栓和内膜增生。

主要参考文献

[1] Szilagi DE，Smith RF，Elliot JP，et al. Infection in arterial reconstruction with synthetic grafts.Ann Surg,1972,176:321-333.

[2] Johnson KK，Russ PD，Bair JH，et al. Diagnosis of synthetic vascular graft infection:Comparison of CT and gallium scans. AJR Am J Roentgenol,1990,154:405-409.

[3] Shahidi S，Eskil A，Lundof E，et al.Detection of abdominal aortic graft infection:comparison of magnetic resonance imaging and indium-labeled white blood cell scanning. Ann Vasc Surg,2007,21:586-592.

[4] Homer-Vanniasinkam S. Surgical site and vascular infections:treatment and prophylaxis.Int J Infect Dis,2007,11（Suppl 1）:S17-22.

[5] Treska V，Houdek K，Vachtova M，et al. Management of the prosthetic vascular graft infections-the infl uence of predictive factors on treatment results.Bratisl Lek Listy,2008, 109:544-550.

[6] Amstrong PA，Back MR，Bandyk DF，et al. Selective application of sartorious flaps and aggressive staged surgical debridement can influence long-term outcomes of complex prosthetic graft infections.J Vasc Surg,2007, 46:71-78.

[7] Seeger JM. Management of patients with prosthetic vascular graft infection.Am Surg, 2000,66:166-167.

[8] FitzGerald SF，Kelly C，Humphreys H.Diagnosis and treatment of prosthetic aortic graft infections:confusion and inconsistency in the absence of evidence or consensus. J Antimicrob Chemother,2005,56:996-999.

[9] Zetrenne E，McIntosh BC，McRae MH，et al. Prosthetic vascular graft infection:A multicenter review of surgical management. Yale J Biol Med,2007,80:113-121.

[10] Orton DF，LeVeen RF，Saigh JA，et al.Aortic prosthetic graft infections. Radiologic manifestations and implications for management. RadioGraphics,2000,20:977-993.

[11] Baddour LM，Bettmann MA，Bolger AF，et al. Nonvalvular cardiovascular device-related infections.Circulation,2003,108:2015-2031.

[12] Samson RH，Veith FJ，Janko GS，et al. A modified classification and approach to the management of infections involving peripheral arterial prosthetic grafts.J Vasc Surg,1988,8: 147-153.

[13] Katayama Y，Minato N，Kawasaki H，et al. Surgical strategy for impending rupture of an infected anastomotic pseudoaneurysm of the aorta 9 years after a Bentall procedure:radical surgery involving en bloc resection of the infected sternum，pseudoaneurysm，and artificial vascular graft. Gen Thorac Cardiovasc Surg,2008,56:584-588.

[14] Polak JF，Donaldson MC，Whittemore AD，et al. Pulsatile masses surrounding vascular prostheses:real-time US color flow imaging. Radiology,1989,170:363-366.

[15] Chaer RA，Gushchin A，Rhee R，et al.Duplex ultrasound as the sole long-term surveillance method post-endovascular aneurysm repair:a safe alternative for stable aneurysms.J Vasc Surg,2009,49:845-849;discussion 849-850.

[16] Knight BC，Tait WF.Dacron patch infection following carotid endarterectomy:a systematic review of the literature. Eur J Vasc Endovasc Surg,2009,37:140-148.

[17] Paes E，Paulat K，Hamann H，et al.Early de-

tection and differentiation of periprosthetic-fluid accumulation after vascular reconstructive surgery.Surg Endosc,1988,2:256-260.

[18] Duda SH,Schott U,Raygrotzki S. Intravascular ultrasound diagnosis of aortic graft infection.J Cardiovasc Surg（Torino）,1998,39:303-305.

[19] Mantoni M,Neergaard K,Christoffersen JK,et al. Long-term computed tomography follow-up after open surgical repair of abdominal aortic aneurysms.Acta Radiol,2006,47:549-553.

[20] Fukuchi K,Ishida Y,Higashi M,et al. Detection of aortic graft infection by fluorodeoxyglucose positron emission tomography: comparison with computed tomographic findings.J Vasc Surg,2005,42:919-925.

[21] Rossi P,Arata FM,Salvatori FM,et al. Prosthetic graft infection:diagnostic and therapeutic role of interventional radiology.J Vasc Interv Radiol,1997,8:271-277.

[22] Olofsson PA,Auffermann W,Higgins CB,et al.Diagnosis of prosthetic aortic graft infection by magnetic resonance imaging.J Vasc Surg,1988,8:99-105.

[23] Modrall JG,Clagett GP.The role of imaging techniques in evaluating possible graft infections.Semin Vasc Surg,1999,12:339-347.

[24] Spartera C,Morettini G,Petrassi C,et al.Role of magnetic resonance imaging in the evaluation of aortic graft healing,peri-graft fluid collection,and graft infection. Eur J Vasc Surg,1990,4:69-73.

[25] Hansen ME,Yucel EK,Waltman AC.STIR imaging of synthetic vascular graft infection. Cardiovasc Interv Radiol,1993,16:30-36.

[26] Vogelzang RL,Limpert JD,Yao JS.Detection of prosthetic vascular complications:comparison of CT and angiography.AJR Am J Roentgenol,1987,148:819-823.

[27] Kotsis T,Lioupis C,Tzanis A,et al.Endovascular repair of a bleeding secondary aorto-enteric fi stula with acute leg ischemia:a case report and review of the literature.J Vasc Interv Radiol,2006,17:563-567.

[28] Sandhu C,Buckenham TM,Belli AM. Using CO_2-enhanced arteriography to investigate acute gastrointestinal hemorrhage. AJR Am J Roentgenol,1999,173:1399-1401.

[29] Ascoli Marchetti A,Gandini R,Ippoliti A,et al. The endovascular management of open aortic surgery complications with emergency stent-graft repair in high-risk patients.J Cardiovasc Surg（Torino）,2007,48:315-321.

[30] Klonaris C,Katsargyris A,Vasileiou I,et al. Hybrid repair of ruptured infected anastomotic femoral pseudoaneurysms:Emergent stent-graft implantation and secondary surgical debridement. J Vasc Surg, 2009, 49:938-945.

[31] Hoang JK,Martinez S,Hurwitz SR. MDCT angiography of thoracic aorta endovascular stent-grafts:pearls and pitfalls. AJR Am J Roentgenol,2009,192:515-524.

[32] Miller-Thomas MM,West OC,Cohen AM. Diagnosing traumatic arterial injury in the extremities with CT angiography:pearls and pitfalls.RadioGraphics,2005,25（Suppl 1）:S133-142.

[33] Hansmann HJ,Dobert N,Kücherer H,et al. ［Various spiral CT protocols and their significance in the diagnosis of aortic dissections:results of a prospective study］.Rofo, 2000,172:879-887.

[34] Jones L,Braithwaite BD,Davies B,et al. Mechanism of late prosthetic vascular graft infection.Cardiovasc Surg,1997,5:486-489.

[35] Bunt TJ.Vascular graft infections:a personal experience.Cardiovasc Surg,1993,1:489-493.

[36] Low RN,Wall SD,Jeffrey RB,et al.Aortoenteric fistula and perigraft infection:evaluation with CT.Radiology,1990,175:157-162.

[37] Perera GB,Fujitani RM,Kubaska SM.Aortic graft infection:update on management and treatment options.Vasc Endovasc Surg,2006,40:1-10.

[38] Carpenter JP,Baum RA,Barker CF,et al.Durability of benefits of endovascular versus conventional abdominal aortic aneurysm repair.J Vasc Surg,2002,35:222-228.

[39] O'Hara PJ,Borkowski GP,Hertzer NR,O'et al.Natural history of periprosthetic air on computerized axial tomographic examination of the abdomen following abdominal aortic aneurysm repair.J Vasc Surg,1984,1:429-433.

[40] Williams GM.The management of massive ultrafiltration distending the aneurysm sac after abdominal aortic aneurysm repair with a polytetrafluoroethylene aortobiliac graft.J Vasc Surg,1998,28:551-555.

[41] Chambers ST.Diagnosis and management of staphylococcal infections of vascular grafts and stents.Intern Med J,2005,35(Suppl 2):S72-78.

[42] Mark AS,McCarthy SM,Moss AA,et al.Detection of abdominal aortic graft infection:comparison of CT and in-labeled white blood cell scans.AJR Am J Roentgenol,1985,144:315-318.

[43] Sapoval MR,Gaux JC,Long AL,et al.Transient periprosthetic thickening after covered-stent implantation in the iliac artery.AJR Am J Roentgenol,1995,164:1271-1273.

[44] Lu MT,Millstine J,Menard MT,et al.Periaortic lymphoma as a mimic of posttraumatic intramural hematoma.Emerg Radiol,2006,13:35-38.

[45] Kallis P,Keogh BE,Davies MJ.Pseudoaneurysm of aortocoronary vein graft secondary to late venous rupture:case report and literature review.Br Heart J,1993,70:189-192.

[46] Bianchi P,Nano G,Cusmai F,et al.Uninfected paraanastomotic aneurysms after infrarenal aortic grafting.Yonsei Med J,2009,50:227-238.

[47] Abou-Zamzam AM,Jr,Ballard JL.Management of sterile para-anastomotic aneurysms of the aorta.Semin Vasc Surg,2001,14:282-291.

[48] Odero A,Arici V,Canale S.[Proximal abdominal aortic aneurysms after infrarenal aortic reconstruction].Ann Ital Chir,2004,75:211-221.

[49] Lehnert T,Gruber HP,Maeder N,Allenberg JR.Management of primary aortic graft infection by extraanatomic bypass reconstruction.Eur J Vasc Surg,1993,7:301-307.

[50] Edwards MJ,Richardson JD,Klamer TW.Management of aortic prosthetic infections.Am J Surg,1988,155:327-330.

[51] Lee WK,Mossop PJ,Little AF,et al.Infected (mycotic) aneurysms:spectrum of imaging appearances and management.RadioGraphics,2008,28:1853-1868.

[52] Morgan R.Current treatment methods for postcatheterization pseudoaneurysms.J Vasc Interv Radiol,2003,2003:697-710.

[53] Soto JA,Múnera F,Morales C,et al.Focal arterial injuries of the proximal extremities:helical CT arteriography as the initial method of diagnosis.Radiology,2001,218:188-194.

[54] Pilleul F,Forest J,Beuf O.Magnetic resonance angiography of splanchnic artery aneurysms and pseudoaneurysms.J Radiol,2006,87:127-131.

[55] Busuttil SJ,Goldstone J.Diagnosis and management of aortoenteric fistulas.Semin Vasc Surg,2001,14:302-311.

[56] Limani K,Place B,Philippart P,et al.Aortoduodenal fistula following aortobifemoral bypass.Acta Chir Belg,2005,105:207-209.

[57] Vu QD,Menias CO,Bhalla S,et al.Aortoenteric fistulas:CT features and potential mimics.RadioGraphics,2009,29:197-209.

[58] Hagspiel KD,Turba UC,Bozlar U,et al.Diagnosis of aortoenteric fistulas with CT angiography.J Vasc Interv Radiol,2007,18:497-504.

[59] Chuter TA,Lukaszewicz GC,Reilly LM,et al.Endovascular repair of a presumed aortoenteric fistula:late failure due to recurrent infection.J Endovasc Ther,2000,7:240-244.

[60] Antoniou GA, Koutsias S, Antoniou SA, et al. Outcome after endovascular stent graft repair of aortoenteric fistula: A systematic review. J Vasc Surg, 2009, 49: 782-789.

[61] Favre JP, Gournier JP, Adham M, et al. Aortobronchial fistula: report of three cases and review of the literature. Surgery, 1994, 115: 264-270.

[62] Foster CL, Kalbhen CL, Demos TC, et al. Aortobronchial fistula occurring after coarctation repair: findings on aortography, helical CT, and CT angiography. AJR Am J Roentgenol, 1998, 171: 401-402.

[63] MacIntosh EL, Parrott JC, Unruh HW. Fistulas between the aorta and tracheobronchial tree. Ann Thorac Surg, 1991, 51: 515-519.

[64] Szolar DH, Riepl T, Stiskal M, et al. Aortobronchial fistula as a late complication of posttraumatic chronic aortic aneurysm. AJR Am J Roengenol, 1995, 164: 1511.

[65] Aidala E, Trichiolo S, Del Ponte S, et al. Aortobronchial fistula after aortic dissection type B. J Cardiovasc Surg (Torino), 2000, 41: 259-262.

[66] Holdright DR, Kilner PJ, Somerville J. Haemoptysis from false aneurysm: near fatal complication of repair of coarctation of the aorta using a Dacron patch. Int J Cardiol, 1991, 32: 406-408.

[67] Garniek A, Morag B, Schmahmann S, et al. Aortobronchial fistula as a complication of surgery for correction of congenital aortic anomalies. Radiology, 1990, 175: 347-348.

[68] Bockler D, Schumacher H, Schwarzbach M, et al. Endoluminal stent-graft repair of aortobronchial fistulas: bridging or definitive long-term solution? J Endovasc Ther, 2004, 11: 41-48.

[69] Riesenman PJ, Brooks JD, Farber MA. Thoracic endovascular aortic repair of aortobronchial fistulas. J Vasc Surg, 2009, 50: 992-998.

八、临床病例

病例 1

74 岁男性，主动脉-双髂动脉置入术后，置入物范围从肾下主动脉延伸到双侧髂内动脉。

手术数月后，该患者逐渐出现置入物衰竭和感染的症状，并进行 CT 扫描。CTA 图像显示感染征象（彩图 9A～C）。抗生素治疗后仍无好转。再次行造影检查发现存在严重出血（彩图 9D～F），与此同时，插入血管内球囊进行止血（彩图 9G）。随后，患者被转移到手术室进行假体去除手术。

★教学要点

置入物气体、动脉瘤周围脂肪浸润、积液和邻近血管置入物的骨皮质侵蚀，这些影像学征象的出现，结合临床病史，都要高度怀疑炎症和感染。

病例 2

继发 Leriche 综合征的腋-双股动脉旁路形成的患者。

当怀疑血栓形成和置入物感染时，进行 CT 检查。CT 图像可以清楚的显示感染的位置和程度（彩图 10A～D）。特别是 CT 容积再现重建图像可以显示皮下置入物的不规则形态和狭窄的区域（彩图 10D）

同时，患者也进行了 ^{18}F-FDG PET/CT 检查，进一步确诊了感染的存在（彩图 10E）。

★教学要点

• 置入物周围积液的范围可以延伸到置入物周围很长一段距离。

• 腔内血栓的形成，联合置入物周围积液，可以提示感染的存在。

• ^{18}F-FDG PET 检查可以帮助疑难病例进一步确诊感染的存在。

病例 3

59 岁男性。3 个月前因腹主动脉瘤行血管内置入外科手术。近期出现腹痛、发热症状。

CT 图像显示紧邻置入物的气泡,并和十二指肠相关,存在主动脉肠瘘(AEF),主动脉周围脂肪浸润和主动脉后的左肾静脉,置入物内部的部分血栓形成(图 7-5)。

★**教学要点**

· 紧邻十二指肠的置入物周围的液体和气体的出现,强烈提示 AEF 可能,特别是在有消化道出血的患者中。

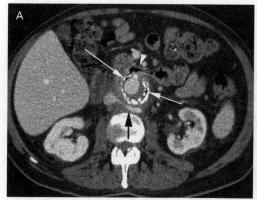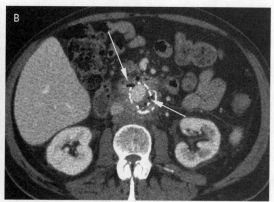

图 7-5 A. 横断位 CT 示紧邻置入物的气泡(箭),并和十二指肠水平段密切相关(箭头),和主动脉肠瘘的表现一致,显示主动脉周围脂肪浸润和主动脉后方的左肾静脉;B. 远端的 CT 横断位示十二指肠和置入物之间(长箭)、动脉瘤内部和置入物内部的气泡(短箭),也可显示置入物内部部分血栓的形成

第 8 章
结核和人类免疫缺陷病毒感染的影像学表现

Jorge Carrillo
Universidad Nacional de Colombia, Bogotá, Colombia

一、引言

据统计全世界约数十亿人口（约占总人口数的 1/3）感染过结核杆菌。这些群体在感染后的某个时期发展成为活动性肺结核。全球的结核病发生率正在缓慢下降（每年＞1%）。

在人类免疫缺陷病毒（HIV）开始流行的 30 年间，全世界约有 3000 万人死于与此相关的疾病。尽管全球的新增病例有所下降，但据统计，截至 2010 年底，全世界约 3400 万人（3090 万～3690 万）感染 HIV。

由于 HIV 感染患者的免疫系统发生了改变，使得他们极易患上结核病。而结核病是 HIV 感染患者的主要死因，至少有 1/4 的 HIV 感染患者死于结核。

二、临床基本知识

据统计，2009 年全球结核病患者约 940 万例（范围 890 万～990 万），流行病例约 1400 万（范围 1200 万～1600 万）。在这 940 万患者中有 100 万～120 万患者（11%～13%）是 HIV 阳性。约有 26% 的结核病患者了解自己感染 HIV（2008 年为 22%），这部分人中约 53% 为非洲人。2009 年约有 170 万人死于肺结核，而其中约 40 万人（24%）为 HIV 感染患者。约有 3300 万人感染 HIV，其中 260 万人为新近感染者。在

2009 年约有 180 万人死于 HIV 相关疾病，其中 40 万人死于肺结核。

由于应用高效抗反转录病毒疗法（HAART），HIV 感染患者的人口统计学发生显著改变，且发病率及病死率也大幅下降。同样，9 组总人数达 37 879 人的观察性队列研究表明，采用 HAART 疗法的 HIV 感染患者的结核感染率降低了 67%（95% 置信区间 37%～61%；范围 54%～92%）。这种下降比例在发达国家人口、低收入群体以及 CD4 计数不同的患者中是相似的。并且在极度免疫抑制的患者中，这种减少是尤为显著的。

异烟肼预防性治疗（IPT）在降低肺结核感染上无论是对 HIV 感染者以及非感染者均具有效果。在一个对 11 组实验进行的 Meta 分析中，使用异烟肼预防性治疗的患者接受 2 年以上的随访，其结核发生率降低了 60%（95% 置信区间 48%～69%）。此结果同样与接受 6～12 个月治疗的患者相似。

感染过结核分枝杆菌的 HIV 阴性患者在一生当中约有 10% 的概率发展为活动性肺结核。而对于 HIV 阳性的患者，基于他们的免疫缺失程度及经济状况的不同，发展为活动性肺结核的概率每年均＞10%。

HIV 阳性患者感染肺结核的概率是普通人群的 50～200 倍。其敏感性与 T 细胞分泌的细胞因子类型有关。Th1 细胞分泌

γ-干扰素,这对控制结核分枝杆菌的感染很重要。当感染过结核菌的 HIV 阳性患者的淋巴细胞暴露于体外的结核分枝杆菌,产生 γ-干扰素会减少,但与 HIV 阴性患者相比,白细胞介素(IL)-4 及 IL-10 的数量相似。这表明 HIV 阳性患者因 Th1 的免疫应答下降而更易于感染结核。

临床研究已经证实了结核感染对 HIV 感染的不利影响。不管 CD4 计数如何,感染结核的 HIV 阳性患者的死亡风险约为没有感染结核的 HIV 阳性患者的 2 倍。结核分枝杆菌可能会减少巨噬细胞产生的肿瘤坏死因子如 IL-1 及 IL-6 从而增加的 HIV 病毒的复制。

Koening 等研究发现,诊断为结核病的患者在应用 HAART 疗法 3 个月内的病死率非常高。在这组患者当中病死率约为27%,为结核病患者或和艾滋病患者的 3 倍,这归因于在开始进行 HAART 治疗时未发现亚临床结核病的症状。他们推荐对高危患者在采取 HAART 疗法前或经验疗法前应进行完整的结核菌筛查。

HIV 患者在使用抗反转录疗法时会出现一种宿主在临床及影像学表现均不良的现象称为免疫重建综合征。由于治疗而引起的细胞免疫的恢复会导致此类现象,应与原发感染、治疗抗性、药物的不良反应、合并感染或恶性疾病相鉴别。尽管如此,在南非德班进行的非盲随机对照试验表明,同时患有结核及感染 HIV 的患者在抗结核治疗的同时接受抗反转录疗法可显著提高生存率。

胸部 X 线片不能作为结核的筛查方法。然而对某些特定患者,结合临床资料、常规影像学及细菌培养对结核病可以进行早期诊断。呼吸道感染的临床表现常无典型特征(如咳嗽和呼吸困难),而对于相当多的患者而言,有诊断意义的影像学表现对早期治疗起着重要的作用。对于已确诊的结核病患

者,影像学的改变可以反映患者免疫情况,而某些特异性征象可以鉴别支气管播散型或血行播散型,以此可以直接指导下一步的治疗方案。

三、临床问题

不管抗反转录疗法或预防性治疗发展的优势如何,对 HIV 感染者而言,肺部疾病及呼吸道感染性疾病常引起较高的发病率或病死率。临床医师在日常工作中常要面临以下几个问题。

• 反转录病毒感染的患者的的呼吸道症状与感染性疾病有关还是非感染性疾病有关?

• 对怀疑有肺部感染性疾病的患者,致病源是什么? 细菌、病毒、真菌、还是分枝杆菌?

• 对分枝杆菌引起的疾病,具体是哪一种分枝杆菌? 结核还是非结核?

• 对于艾滋病合并结核的患者,影像学表现的病情加重意味着什么? 是与治疗的抵抗有关还是免疫重建综合征有关?

四、检查方法的选择

对怀疑肺部疾病与抗反转录病毒治疗有关的患者一定要采用常规影像学检查。在某些特定情况下,根据临床表现、实验室检查及常规影像学检查即可做出准确的诊断而无须做诊断性影像学检查。

• 对疑有肺部疾病的 HIV 患者进行 CT 扫描的指征如下。

• 对有呼吸道症状,但 X 线片显示正常的患者进行评估。

• 常规 X 线片肺部变化不典型者。

• 对纵隔病变特别是淋巴结的检查。

• 对胸壁病变的检查。

• 对艾滋病相关恶性肿瘤的分级。

• 定位并指导穿刺活检。

CT 技术依赖于 X 线的扫描结果。通常

情况下,如果需要对纵隔、肺门、血管病变及胸膜病变进行特征性检查或确诊,一般需静脉注射对比剂。当需要 CT 对实质病变进行特性描述或对有呼吸道症状且做过 X 线片的患者的肺实质进行评估时,则需要依靠高分辨率的 CT 进行重建。对于胸壁疾病,三维或者多维重建可使病变清晰的显示。

MRI 可应用于对有碘对比剂过敏史且需要检查纵隔或胸壁的患者。

PET/CT 可应用于对可能需要手术的支气管源性的肺癌患者的分期,以及评估肿瘤大小、探测淋巴结及转移灶和疾病的活动性(详见第 15 章)。

五、正常表现和伪影

胸部 X 线片检查应包括对纵隔、肺血管、气道、肺实质、胸膜及胸壁的评估。对纵隔应观察其异常密度影及正常解剖结构轮廓的增大或其他改变。心脏轮廓及心室的评估对纵隔病变的分析起着重要的作用并且可以得出细致的结论。肺血管的异常反映着患者血流动力学的改变并将会导致心腔的改变。感染 HIV 患者的呼吸道病变较为常见,对气道的形态及气管壁的检测可以检查到特定的病变。对大多数病例而言,肺部疾病会影响肺实质。肺实质的影像学表现与肺泡的气体,向或从心室运输血液的重叠的肺动、静脉有关。动脉血管(肺动脉分支)是垂直分布的管状结构,由中心向外周分布,逐渐变细。肺静脉则水平分布,与肺动脉血管相似。通常情况下,肺实质的密度均匀,通过影像学检查手段发现病变不难。一旦发现肺部病灶,对其进行特征描述及病变分布的分析可以对病变鉴别诊断,同时也需要进行完整的研究。对肺组织周围、肺尖、胸膜腔(侧位及后位肋膈隐窝)进行观察可以筛除胸膜疾病。胸壁结构的评估可以提供精确的影像学解剖结构。通常,胸壁出现团块样病变或异常密度应高度怀疑胸壁原发性病变或由于肺内外疾

病引起的胸壁成分的继发性病变。

CT 对不同解剖结构系统分析的测量参数与其他影像学相似,且不同的特殊检查技术有不同的表现。常规的肺实质内可见肺泡气体及肺动脉、肺静脉。利用高分辨率 CT 可以观察到外周的肺小动脉和小静脉。前者可从距脏层胸膜 $0.5\sim1.0cm$ 层厚观察到,是小叶中心结构且分叉成锐角。后者为二级肺小叶的边缘结构,可在距脏层胸膜 $2.0cm$ 处呈钝角分布。碘对比剂可应用于观察血管结构组织,准确评估纵隔病变。CT 的高空间分辨率及解剖结构重叠的减少非常有利于对肺实质进行分析。此优势还可应用于观察胸膜腔及胸壁结构。

六、病理学表现和意义

传统观念认为原发性肺结核和复发性肺结核均具有典型的影像学表现,然而分子传染病学的研究表明,肺结核的影像学表现与患者的免疫水平有关,与开始感染的时间无关。

影像学改变与由反转录病毒感染的免疫抑制程度有关。高 CD4 水平 $[200\times10^{6}/L(>200/mm^{3})]$ 的患者的影像学表现与普通结核病患者相似,上叶尖后段及下叶背段好发空洞,中晚期免疫抑制的患者通常会并有淋巴结肿大、基底段肺实变、血型播散、肺外结核。这些表现过去被认为是成年肺结核患者的“不典型”表现。约 20% 的中晚期免疫抑制的结核病患者的 X 线片显示正常。

Picon 等进行了含 113 例合并结核的 HIV 感染患者,对照组为 118 例非感染 HIV 的结核患者的研究,研究表明,前者更倾向于表达“非典型”表现(肺实质病变合并淋巴结肿大、血源性结核病和肺结核合并表浅淋巴结肿大)。第一组患者的空洞数量少于第二组。HIV 阳性而无艾滋病的患者与 HIV 阴性患者无明显差异。

Bust 等于 1997～2001 年进行试验,并对采用 HAART 疗法的患者与非 HAART 疗法患者进行比较,发现接受 HAART 疗法的患者更容易出现继发性或原发性肺结核;这种情况出现至少可能与接受 HAART 治疗后导致的部分细胞免疫修复有关。

高 CD4 计数患者的肺实质改变与之前称之为复发性肺结核或继发性肺结核患者类似。在早期,仅能在上叶尖后段或下叶背段观察到少量病变(渗出性病变,图 8-1)。上叶前段的孤立性改变是少见的(2%～6%)。大多数患者的这种早期改变逐渐发展成为粗糙的网格样或结节样病变,并伴随着肺实质的结构扭曲(纤维增殖性病变)。75% 的患者会同时合并渗出性及纤维增殖性改变(图 8-

2)。当这些病变治愈时会使肺组织扭曲,最终导致牵拉性支气管扩张或肺不张。

40%～87% 的患者可出现不同形态的空洞。这些空洞形态不一、单发或多发、可独立或融合。结核性空洞最常见并发支气管内壁播散,与 X 线片相比,高分辨率 CT 在检测空洞及支气管内壁播散的敏感性更高,CT 表现为小叶中心型的小结节和(或)网格样、线样模糊影(树芽征,图 8-3)。

无论是原发性肺结核还是继发性肺结核均可通过支气管传播结核菌,并且感染 HIV 的患者更易通过此途径传播。由结核引起的气管炎及细支气管炎常见,可存在于无空洞病变的 HIV 患者。

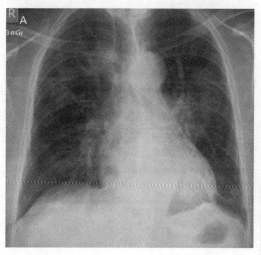
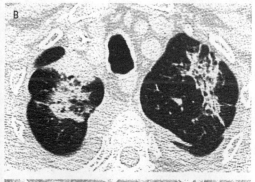
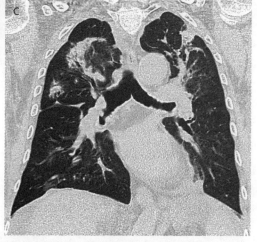

图 8-1　A. 胸部 X 线片示主要集中于双侧肺尖的实变影;B. 胸部 CT 横断位平扫示右肺上叶尖段及左肺上叶尖后段实变影;C. 胸部 CT 冠状面重建示双肺尖部支气管中心性实变影

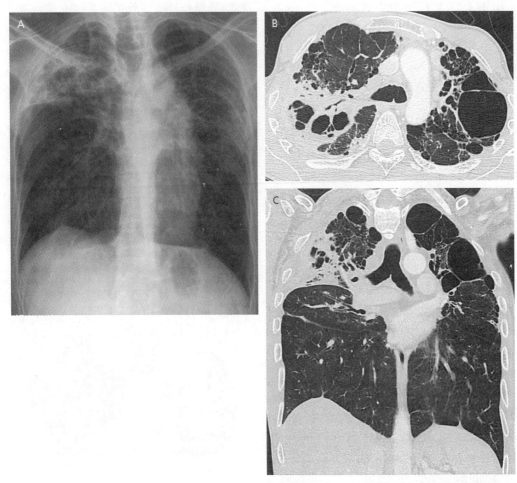

图 8-2   **A.** 胸部 X 线片可见双肺上叶混杂密度影及左肺上叶尖段胸口造瘘术后的管状透过度增高影；**B.** 胸部 CT 横断位；**C.** 冠状面重建可见双肺上叶肺体积减小、右肺上叶后段及双肺上叶尖段的实变及胸膜下薄壁样非血管性病变

　　HIV 患者小气道病变的鉴别诊断范围广泛，包括细菌感染、禽分枝杆菌混合感染、曲霉菌病、非感染性病变如卡波西肉瘤和淋巴瘤。呼吸道病变，尤其是非对称性且伴有空洞病变，或伴有增大的、低密度、边缘强化的纵隔内或肺门结节均高度提示结核。

　　10％～40％的活动性肺结核患者会并发支气管狭窄，影像学表现为肺叶或肺段的下垂、肺叶过度充气、阻塞性肺炎及黏液嵌塞。

　　上述原发性肺结核的肺实质病变发生在 CD4 计数较低的患者当中。原发性肺结核的最常见表现为单发的实变影并且任一肺叶均可被感染。约 2/3 的患者在肺实质病变吸收后无后遗症。7％～9％的患者肺内可见一类圆形实变影称之为结核球，并且常伴有淋巴结肿大。

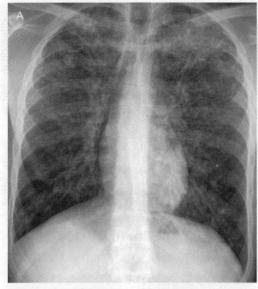
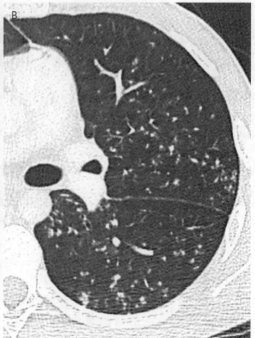
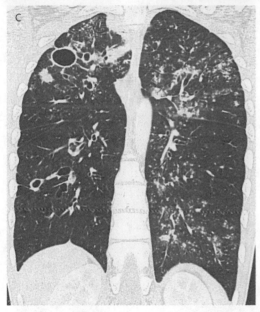

图 8-3　**A.** 后前位胸部 X 线片示双侧肺尖混杂密度影及小结节,还可见空洞样透过度增高影;
B. 胸部 CT 平扫示小叶中心型结节,左肺上叶尖后段及左肺下叶背段可见树芽征样稍高密度影;
C. 胸部 CT 冠状面重建可见小叶中心型结节,树芽征样高密度影,支气管壁增厚及右肺上叶囊泡样病变

相对于非 HIV 感染患者,合并肺结核的 HIV 患者更容易发现肺门或纵隔的淋巴结疾病;此类患者的中晚期免疫抑制越严重,淋巴结疾病表现越明显。淋巴结病变好发于右肺支气管旁及双侧肺门,也可发生于纵隔的任何一组淋巴结。增强扫描后,淋巴结呈中心低密度、边缘强化及周围脂肪间隙模糊。中心低密度可能由于中心坏死,强化则由于血管供血、炎症或结周反应所致(图 8-4)。

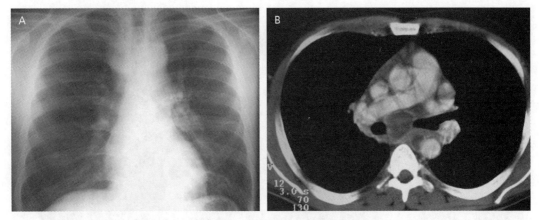

图8-4   A. 胸部 X 线片示纵隔增大及右侧支气管旁的淋巴结病变;B. 胸部增强 CT 示隆突下淋巴结环形强化

原发性肺结核的早期局限性血型传播是较常见的,通常不伴有明显的临床症状和影像学表现。所有类型的结核也仅有 1%～7% 的血型播散具有临床症状和可被发现的影像学表现。胸部 X 线片可见软组织密度,边界清晰的直径 2～3mm 的结节。约 85% 的病例可见弥漫性粟粒性肺结核且对称分布的结节,一般多见于下叶。高分辨率 CT 在发现粟粒性肺结核敏感性高,表现为次级肺小叶上散在多发的小结节。粟粒性肺结核好发于免疫抑制较低的人群(图 8-5)。

原发性肺结核常并发结核性胸膜炎。具体表现为不同程度的游离的胸腔积液且不伴肺实质的病变(图 8-6)。继发性感染的患者很少并发胸腔积液,主要表现为空洞样病变且具有局限性。胸腔积液可发生于不同的 CD4 细胞计数患者中。有些研究表明,胸腔积液好发于 CD4 计数较高的患者当中,而有些研究则认为 CD4 计数无论大于或小于 $200\times10^{6}/L(200/mm^{3})$ 均无明显差异。

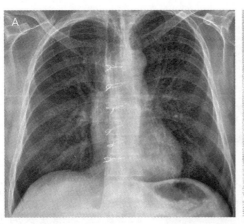
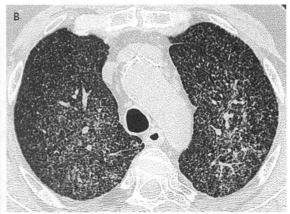

图8-5   A. 胸部 X 线片示弥漫性小结节;B. 胸部 CT 示不规则分布、边界清晰的软组织密度小结节

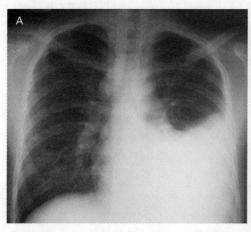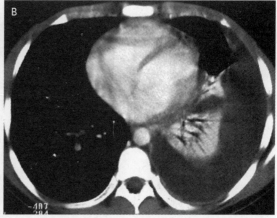

图 8-6　**A.** 胸部 **X** 线片示由于胸腔积液导致的左侧基底部肋膈角模糊；**B.** 胸部 **CT** 平扫示左侧游离性胸腔积液及左肺上叶舌段及左肺下叶不张

七、治疗后随访和患者管理

临床上对接受结核病治疗的患者进行随访。随访患者的影像学图像质量受限于患者疾病的高复发率、采用多重耐药的治疗、以及由于药毒性而无法接受完整的治疗。对临床症状恶化的患者，需行完整的影像学检查。一旦接受结核病治疗的 HIV 感染患者需要进行影像学的随访，最佳的选择是常规的影像学检查。当患者无明显肺实质病变、或患有纵隔及胸壁病变、复杂的肺胸膜疾病时可选择 CT 检查。

主要参考文献

［1］　WHO. Global tuberculosis control. Report 2010 http://whqlibdoc. who. int/publications/2010/9789241564069eng.pdf

［2］　Lawn SD, Wood R. Incidence of tuberculosis during highly active antiretroviral therapy in high-income and low-income countries. Clin Infect Dis,2005,41:1783-1786.

［3］　Brinkhof MW, Egger M, Boulle A, et al. Tuberculosis after initiation of antiretroviral therapy in low-income and high-income countries.Clin Infect Dis,2007,45:1518-1521.

［4］　Lawn SD, Wood R, Cock KM, et al. Antiretro-

virals and isoniazid preventive therapy in the prevention of HIV-associated uberculosis in settings with limited health-care resources. Lancet Infect Dis,2010,10:489-498.

［5］　Corbett EL, Watt CJ, Walker N, et al. The growing burden of tuberculosis:global trends and interactions with the HIV epidemic. Arch Intern Med,2003,163:1009-1021.

［6］　Markowitz N, Hansen NI, Hopewell PC, et al. Incidence of tuberculosis in the United States among HIV-infected persons. The pulmonary complications of HIV infection study group.Ann Intern Med,1997,126:123-132.

［7］　Zhang M, Gong J, Iyer DV, Jones BE, et al. T cell cytokine responses in persons with tuberculosis and human immunodefi ciency virus infection.J Clin Invest,1994,94:2435-2442.

［8］　Whalen C, Horsburgh CR, Hom D, et al. Accelerated course of human immunodefi ciency virus infection aftertuberculosis. Am J Respir Crit Care Med,1995,151:129-135.

［9］　Nakata K, Rom WN, Honda Y, et al. Mycobacterium tuberculosis enhances human immunodefi ciency virus-1 replication in the lung. Am J Respir Crit Care Med,1997,155:996-1003.

［10］　Koenig SP, Riviere R, Leger P, et al. High

mortality among patients with AIDS who received a diagnosis of tuberculosis in the first 3 months of antiretroviral therapy.Clin Infect Dis,2009,48:829-831.

[11] Lawn DS,Bekker LG,Miller RF.Immune reconstitution disease associated with mycobacterial infections in HIV-infected individuals receiving antiretrovirals. Lancet Infect Dis,2005,5:361-373.

[12] Phillips P, Bonner S, Gataric T, et al. Nontuber-culous mycobacterial immune reconstitution syndrome in HIV-infected patients:spectrum of disease and long-term follow up.Clin Infect Dis,2005,41:1483-1497.

[13] Abdool Karim SS,Naidoo K,Grobler A,et al. Effect of initiating antiretroviral therapy during tuberculosis treatment in HIV-infected individuals:results of a randomized controlled trial in TB-HIV co-infected patients in South Africa (SAPiT Study).N Engl J Med,2010,362:697-706.

[14] Geng E,Kreiswirth B,Burzynski J,et al.Clinical and radiographic correlates of primary and reactivation tuberculosis. A molecular epidemiology study. JAMA, 2005, 293: 2740-2745.

[15] Perlman DC,el Sadr WM,Nelson ET,et al. Variation of chest radiographic patterns in pulmonary tuber-culosis by degree of human immunodeficiency virus-related immunosuppression. The Terry Beirn Community Programs for Clinical Research on AIDS (CPCRA). The AIDS Clinical Trials Group (ACTG).Clin Infect Dis,1997,25:242-246.

[16] Leung AN,Brauner MW,Gamsu G,et al.Comparison of CT findings in HIV-seropositive and HIV-seronegative patients. Radiology, 1996, 198:667-691.

[17] Greenberg SD, Frager D, Suster B, et al. Active pulmonary tuberculosis in patients with AIDS:spectrum of radiographic findings (including normal appearance).Radiology,1994,193:115-119.

[18] Picon DL,Avancini ML,Bassanesi SL,et al. Differences in the clinical and radiological presentation of intrathoracic tuberculosis in the presence or absence of HIV infection. J Bras Pneumol,2007,33:429-436.

[19] Busi Rizzi E, Schinina V, Palmieri F, et al. Radiological patterns in HIV-associated pulmonary tuberculosis: comparison between HAART-treated and non-HAART-treated patients. Clin Radiol,2003,58:469-473.

[20] Woodring JH,Vandiviere HM,Fried AM,et al. Update: the radiographic features of pulmonary tuberculosis.AJR Am J Roentgenol, 1986,14:497-506.

[21] Im J,Itoh H,Shim Y,et al.Pulmonary tuberculosis:CT findings-early active disease and sequential change with antituberculous therapy.Radiology,1993,186:653-660.

[22] McGuinness G, Gruden J, Bhalla M, et al. AIDS-related airway disease. AJR Am J Roent-genol,1997,168:67-77.

[23] Pastores SM, Naidich DP, Aranda CP, et al. Intrathoracic adenopathy associated with pulmonary tuberculosis in patients with human immunodeficiency virus infection. Chest, 1993,103:1433-1437.

[24] Lee KS, Kim YH, Kim WS, et al. Lee BH. Endobronchial tuberculosis: CT features. J Comput Assist Tomogr,1991,15:424-428.

[25] Batungwanayo J,Taelman H,Dhote R,et al. Pulmonary tuberculosis in Kigali, Rwanda: impact of human immunodefi ciency virus infection on clinical and radiographic presentation.Am Rev Respir Dis,1992,146:53-56.

[26] Shafer RW,Chirgwin KD,Glatt AE,et al. HIV prevalence immuno-suppression,and drug resistance in patients with tuberculosis in an area endemic for AIDS.AIDS,1991,5:399-405.

[27] Im JG,Song KS,Kang HS,et al.Mediastinal tuberculous lymphadenitis:CT manifestations.Radiology,1987,164:115-119.

[28] Epstein DM,Kline LR,Albelda SM,et al.Tuberculous pleural effusions. Chest, 1987, 91:

106-109.

[29] Jones BE, Young SMM, Antoniskis D, et al. Relationship of the manifestations of tubercu-losis to CD4 cell counts in patients with pulmonary tuberculosis. Am Rev Respir Dis, 1993,148:1292-1997.

八、临床病例

病例1

45 岁女性,5 年前被诊断为艾滋病。去年开始接受 HAART 治疗。近 2 个月咳黏液痰,发热,体重下降及近 8d 咯血。基础 CD4 计数约 $350 \times 10^6 / L (350/mm^3)$,痰培养抗酸杆菌阳性。

基于影像学表现(图 8-7)及痰细菌检查的阳性结果,可诊断为支气管播散型肺结核。

经过常规的抗结核治疗后,患者的临床症状明显好转,呼吸道症状减轻。治疗前 3 个月未进行影像学检查。

★教学重点

• 高 CD4 计数患者的影像学表现与具有免疫活性的普通人群相似。

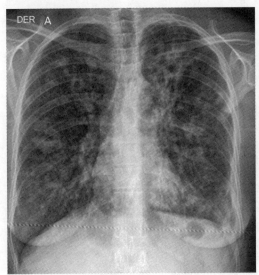
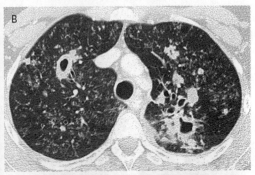
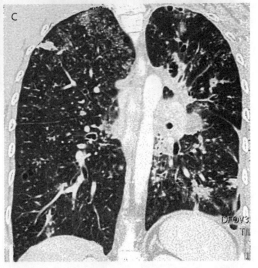

图 8-7　A. 后前位胸部 X 线片示肺实质内边缘模糊的大结节样病变、上叶空洞样病变、双侧多发小结节合并支气管壁增厚;**B.** 胸部 CT 平扫示左肺上叶尖后段及右肺上叶尖段空洞样结节病变及小叶中心型结节及边缘模糊的线样病变(树芽征);**C.** 胸部 CT 冠状面重建示小叶中心型结节及树芽征,支气管血管旁边缘模糊的软组织密度结节及支气管血管旁间隙增厚

病例 2

37 岁男性。3 年前被诊断为艾滋病，1 个月前开始干咳和发热。患者并未接受抗反转录病毒治疗。入院时的 CD4 计数为 $180 \times 10^6/L(180/mm^3)$，痰培养结果阴性，支气管肺泡灌洗检测出抗酸杆菌。最终培养结果为结核分枝杆菌。

基于影像学表现（图 8-8）及支气管肺泡灌洗结果，最终诊断为肺结核。

患者在接受短期治疗后病情明显好转。在治疗后期进行影像学检查显示肺实质及肺门的病变。

★**教学重点**

• 低 CD4 计数的 HIV 阳性患者的结核病的影像学表现并不典型。

病例 3

28 岁男性。4 年前被诊断为艾滋病，并接受过 Kaposi 瘤的化疗。

患者在接受 HAART 治疗后的第 1 个月呼吸道症状加重，并在 CT 图像上（图 8-9）发现新增的实质病变。

纤维支气管镜可见支气管的 Kaposi 瘤，支气管肺泡灌洗发现结核菌感染。痰培养结果为结核分枝杆菌感染。HAART 治疗停止并开始接受结核病的治疗。随着病情好转及足够好的临床反应，患者重新接受 HAART 治疗。

★**教学重点**

• 对开始进行 HAART 治疗并伴有呼吸道症状加重的艾滋病患者，应考虑免疫重建综合征。

• 对有症状的患者应首先考虑结核分枝杆菌的感染。

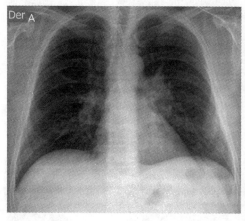
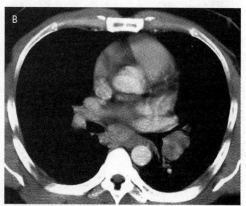
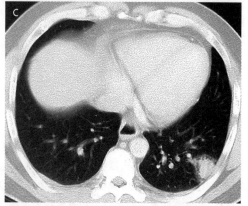

图 8-8 **A.** 胸部 X 线片示左肺门轮廓改变合并淋巴结病变；**B.** 胸部 CT 平扫示隆突下及左肺门淋巴结病变；**C.** 胸部 CT 平扫示左肺下叶胸膜下磨玻璃样密度结节

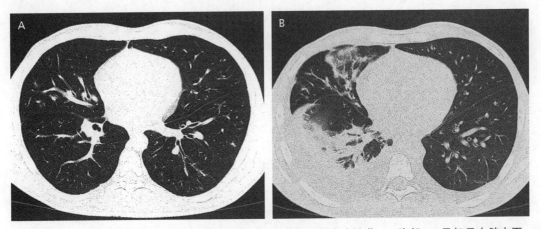

图 8-9　A. 胸部 CT 平扫示左肺下叶边界不规则的软组织密度结节；B. 胸部 CT 平扫示右肺中下叶实变影及右侧胸腔积液

第三部分
核医学成像

第 9 章
感染性疾病的核医学显像：技术、规范及标准解释

Alberto Signore

"Sapienza" University, Rome, Italy

一、引言

一些技术与放射性药物可用于感染和炎性疾病的显像。这些技术不仅可以显示参与炎症的细胞以及因感染而溶解的分子，而且还可以显示感染（炎症）病程中所引起的组织结构与功能改变。

在过去数十年中，核医学在该领域已经得到巨大发展，而且在许多情况下，它已经成为临床医生不可或缺的诊断方法。科学家们已推荐了一些放射性药物用于水肿、T 淋巴细胞、B 淋巴细胞、单核细胞、粒细胞、凋亡细胞、内皮免疫激活复合物等与炎症进程相关的显像。最近，革兰阳性细菌、革兰阴性细菌、病毒、念珠菌以及其他微生物感染的核素显像亦被推荐临床应用。其中，一些放射性药物已经商业化生产、应用，其他的一些放射性药物仍然处于实验研究阶段。核医学医师有多种炎症显像方法可用来更好地回答临床医师所提出的具体问题。

当炎症或感染影响了组织或器官的功能时，也可应用其他放射性药物显像来确定其功能受损的实际情况。大脑、肺、肝、心脏、肠道以及骨组织感染可影响器官的基本功能，因此，不仅需要评估感染进程的范围以及严重程度，还需要评价相关器官的功能损伤情况。

核医学技术也有助于在存活的生物体内研究在疾病自然病程中的不同的发病机制。在一些脑部、肺部和肠道感染的情况下，病灶部位首先出现的淋巴细胞及相关因子通常是用于研究的第一炎症介质。如上所述，当炎症演变为败血症，而且细胞发生凋亡损伤时，病灶部位的细菌和粒细胞也被用于研究。

可用的放射性药物及其临床作用见表 9-1，表 9-2 和表 9-3。

表 9-1　炎症或感染性疾病成像所用商业类放射性药物

放射性药物	靶目标	炎症或感染性疾病的分子成像技术应用	放射性核素
白蛋白纳米胶体	无特定渗出物	类风湿关节炎和其他炎性病变	^{99m}Tc
抗 G 蛋白单克隆抗体[（硫索单抗，Leukoscan®）鼠 IgG1 单克隆抗体 Fab'碎片]	在人体粒细胞上非特异交叉反应的抗原 90(NCA-90)	不明原因发热、急性炎性疾病、骨髓炎、心内膜炎、阑尾炎	^{99m}Tc

续表

放射性药物	靶目标	炎症或感染性疾病的分子成像技术应用	放射性核素
抗 G 蛋白单克隆抗体[（贝索单抗，Scintimun®）鼠 IgG1 单克隆抗体]	在人体粒细胞上非特异交叉反应的抗原 95（NCA-95）	肠病、骨组织感染、肺脓肿、糖尿病足感染	^{99m}Tc
氟脱氧葡萄糖（FDG）	活化的淋巴细胞、单核细胞和粒细胞	动物模型或人体内炎性疾病，如淋巴瘤、血管炎、结节病、类风湿关节炎、阿尔茨海默病和帕金森病等，感染性疾病，如骨髓炎、椎间盘炎、人工关节炎	^{18}F
镓-枸橼酸盐	转铁蛋白受体（CD71）	动物肿瘤模型、艾滋病患者不明原因发热	^{67}Ga
人类自体白细胞（白血球）	炎性病变主动迁移	急性炎症	^{99m}Tc-HMPAO，^{111}In-oxine，^{99m}Tc-SnF$_2$
奥曲肽（Octreoscan®）	生长激素抑制素受体	肉芽肿性和慢性炎症	^{111}In
人类多克隆免疫球蛋白 G	无特异性	炎症或感染	^{99m}Tc

改自 Signore 和 Glaudemans、Malviya 等、Signore 等和 Chianelli 等

表 9-2　炎症或感染性疾病成像技术的实验用放射性药物

放射性药物	靶目标	炎症或感染性疾病的分子成像技术应用	放射性核素
(R)-N-甲基-(1-对羟基苯甲酸甲酯)-1-(2-氮苯基)-异喹啉-3-甲酰胺(^{11}C-PK11195)	外周苯二氮䓬类受体（PBR）	HSV 脑炎、Rasmussen 脑炎、艾滋病患者	^{11}C
1D09C3[人化的 IgG4 单克隆抗体]	HLA-DR	淋巴瘤（实验阶段）	^{99m}Tc
2′-氟-5-[^{124}I]碘-1-β-D-arabinoruranosyluracil（124I-FIAU）	生殖器单纯疱疹病毒胸苷激酶（HS-Vtk）	动物模型中生殖器病毒感染	^{124}I
9-[(3-[^{18}F]-氟-1-羟基-2-丙氧基)甲基]鸟嘌呤([^{18}F]FHPG)	HSV	动物模型中单纯疱疹性脑炎	^{18}F
阿达木单抗（Humira®）[完整的人类 IgG1 单克隆抗体]	TNF-α	类风湿关节炎	^{99m}Tc
抗-E-选择素[鼠 IgG1 单克隆抗体]	E-选择素	类风湿关节炎	^{111}In

续表

放射性药物	靶目标	炎症或感染性疾病的分子成像技术应用	放射性核素
抗 G 蛋白单克隆抗体（硫索单抗，Leukoscan®）[鼠 IgG1 单克隆抗体 Fab′ 碎片]	在人体粒细胞上非特异交叉反应的抗原 90（NCA-90）	不明原因发热、急性炎症病变、骨髓炎、心内膜炎、阑尾炎	^{111}In
抗 MIF 单克隆抗体	MIF	动物模型中的炎症	^{125}I
巴利昔单抗（simulect®）[嵌合的 IgG1 克隆抗体]	CD25	T 细胞白血病	^{211}At
补体因子 5a（C5a®）	中性粒细胞、单核细胞	动物模型中的肌内感染	^{99m}Tc
达利珠单抗（Zenapax）[人化的 IgG1 单克隆抗体]	CD25	T 细胞白血病成像和疗法	^{18}F,^{99m}Tc,^{111}In,^{125}I,^{212}Bi,^{67}Ga
EP1645 [人类抗 CD4 单克隆抗体碎片]	T 淋巴细胞上的 CD4	类风湿关节炎	^{99m}Tc
表皮细胞生长因子（EGF）	EGF 受体	人体内转移的淋巴结、乳腺癌、皮肤创伤	^{123}I,^{111}In,^{125}I
f-Met-Leu-Phe	粒细胞和单核细胞上的甲酰肽受体	细菌感染	^{99m}Tc,^{111}In
镓-枸橼酸盐	转铁蛋白受体（CD71）	动物肿瘤模型、艾滋病患者不明原因发热	^{68}Ga
人类自体白细胞（粒细胞）	炎性病变中的主动迁移	急性炎症	[^{18}F]FDG,^{64}Cu
人类多克隆免疫球蛋白（HIG）	无特异性	炎症或感染	^{111}In
IFN-γ	各种不同细胞	肺炎	^{123}I
Ⅱa-Ⅲb 受体拮抗药（DMP444）	Ⅱa-Ⅲb	感染性实验类心内膜炎	^{99m}Tc
IL-1a/b	IL1R Ⅰ = B. Mo,N, IL1R Ⅱ = En,Fi, He,Ke,T	动物模型中的炎症过程	^{123}I,^{125}I
IL-12	T,NK	动物模型中 T 淋巴细胞和淋巴细胞浸润物	^{125}I
IL-1ra（受体拮抗药）	IL-1 受体	类风湿关节炎、炎症过程	^{123}I,^{125}I
IL-2	T,B,NK	Grave 眼病、1 型糖尿病、脂泻病、克罗恩病、肾移植排斥、皮肤黑色素瘤、肾同种异体移植物、动脉粥样硬化	^{123}I,^{125}I,^{99m}Tc,^{35}S,^{18}F

续表

放射性药物	靶目标	炎症或感染性疾病的分子成像技术应用	放射性核素
IL-6,IL-10 G-CSF	T,B,Mφ,He,HP,N,噬菌细胞	动物模型的感染病灶	^{125}I
IL-8	N,Ba,T	感染病灶,包括骨髓炎、肝脓肿、关节假体感染、软组织感染	^{99m}Tc,^{123}I,^{125}I,^{131}I
英夫利昔单抗(Remicade®)[Chimeric IgG1 单克隆抗体]	TNF-α	克罗恩病、类风湿关节炎	^{99m}Tc
J001X	CD11b,CD14(巨噬细胞、单核细胞)	动物模型中关节炎、慢性铍肺症和其他炎性病变	^{99m}Tc
白三烯(LTB₄)受体拮抗药（RP517；DPC11870-11；MB88,fMLFK)	BLT1,BLT2	动物模型中炎症或感染	^{99m}Tc,^{111}In
脂质体	网状内皮组织系统的细胞	骨髓炎、实验阶段结肠炎和病灶感染的小动物模型	^{111}In,^{99m}Tc
MAX.16H5[鼠 IgG1 单克隆抗体]	CD4	类风湿关节炎	^{99m}Tc
MCP-1	Mo,Mφ,Gr	动物模型的亚急性感染	^{99m}Tc
中性粒细胞弹性蛋白酶抑制药(EPI-HNE-2/4)	中性粒细胞弹性蛋白酶	动物模型中的炎症或感染	^{99m}Tc
OKT-3(Muromonab®)[鼠 IgG2a 单克隆抗体]	CD3	类风湿关节炎和肾移植排斥反应	^{99m}Tc
血小板因子(PF4)(P482,P1827)	人类白细胞(白血球)	细菌感染	^{99m}Tc
利妥昔(Mabthera®)[Chimeric IgG1 单克隆抗体]	B 细胞上的 CD20	前哨淋巴结(SLN)和类风湿关节炎	^{99m}Tc
生长激素抑制素类似物	生长激素抑制素受体	肉芽肿性和慢性感染	^{123}I,^{99m}Tc,^{68}Ga
SSEA-1(LeuTech®)[鼠 IgM]	人类粒细胞上 CD15	阑尾炎成像	^{99m}Tc
TGF-β	各种不同细胞上的 TGF-RI-V	血管再生术	^{125}I
维西珠单抗(Nuvion®)[人化的 IgG2 单克隆抗体]	CD3	动物模型中的 T 淋巴细胞	^{99m}Tc

B.B 淋巴细胞;Ba. 嗜碱性粒细胞;En. 内皮细胞;Fi. 成纤维细胞;Gr. 粒细胞;He. 造血细胞;HP. 造血前体细胞;Ke. 角质细胞;Mo. 粒细胞;Mφ. 单核细胞;T.T 淋巴细胞;N. 嗜中性粒细胞;NK. 自然杀伤细胞;IL1RⅠ,IL1RⅡ.Ⅰ型和Ⅱ型受体;TGF. 肿瘤生长因子;TNF. 肿瘤坏死因子

改自 Signore 和 Glaudemans,Malviya 等,Signore 等和 Chianelli 等

表 9-3 真菌和细菌感染成像技术的实验用放射性药物

放射性药物	靶目标	炎症或感染性疾病的分子成像技术应用	放射性核素
阿拉磷	细菌	细菌感染	^{99m}Tc
抗菌肽（UBI29-41，P483H，HNP1-3，hLF1-11）	细菌和真菌感染	感染	^{99m}Tc
抗生素	细菌	动物模型中的感染	^{99m}Tc
生物素	细菌	骨髓炎和心内膜炎	^{111}In，^{99m}Tc
CBT21	细菌感染	动物模型中的真菌感染	^{99m}Tc
头孢哌酮	细菌	细菌感染	^{99m}Tc
头孢唑肟	细胞壁	细菌感染	^{99m}Tc
头孢曲松钠	细菌	细菌感染	^{99m}Tc
头孢呋辛	细菌	细菌感染	^{99m}Tc
几丁质酶	微生物感染	动物模型中的真菌感染	^{123}I
环丙沙星（感染）	原核细胞拓扑异构酶Ⅳ和 DNA 螺旋酶	微生物感染	^{99m}Tc，^{18}F
思诺沙星	细菌感染	感染	^{99m}Tc
乙胺丁醇	分枝杆菌	动物模型中的分枝杆菌感染	^{99m}Tc
氟罗沙星	细菌感染	动物模型中的感染	^{18}F
氟康唑	微生物感染	动物模型中的真菌感染	^{99m}Tc
异烟肼	分枝杆菌	动物模型中的结核分枝杆菌感染	^{99m}Tc
卡那霉素	细菌	细菌感染	^{99m}Tc
左氧氟沙星	细菌感染	感染	^{99m}Tc
洛美沙星	细菌感染	用 PET 检查感染	^{99m}Tc，^{18}F
莫西沙星	细菌	细菌感染	^{99m}Tc
呋喃妥因	细菌	细菌感染	^{99m}Tc
诺氟沙星	微生物感染	感染	^{99m}Tc
氧氟沙星	细菌感染	感染	^{99m}Tc
PAMA4	细菌	细菌感染	^{99m}Tc
培氟沙星	细菌	细菌感染	^{99m}Tc
利福平	细菌	细菌感染	^{99m}Tc
西他沙星	细菌	细菌感染	^{99m}Tc
斯帕洛沙星	细菌	细菌感染	^{99m}Tc
司帕沙星	革兰阳性和阴性细菌	动物模型中的细菌感染	^{99m}Tc
曲代沙星	细菌感染	动物模型中的感染	^{18}F

改自 Signore 和 Glaudemans，Malviya 等，Signore 等和 Chianelli 等

在大多数情况下,正确选择放射性药物对解决临床问题极为重要。有时,恰当的放射性药物在提供组织或临床信息方面具有特异性。有时,放射性药物的使用方式、影像获取与解释方式也可对诊断信息产生影响。实际上,尽管标记的白细胞并不是细菌特异性放射性药物,但是,通过运用适当的影像采集方案以及正确的影像判读标准,放射性核素标记的自体白细胞在鉴别无菌性炎症与感染,甚至激活的骨髓(在白细胞扫描与纳米胶体扫描相结合时)是可行的。类似的观点也可用于放射性标记的抗粒细胞单克隆抗体(anti-G mAbs)及^{18}氟-脱氧葡萄糖(^{18}F-FDG FDG)。

二、炎症或感染的显像技术

在显像模态方面,核医学设备有3种主要类型。

• Anger 伽马照相机[可获得局部的或全身的二维图像或三维图像(单光子发射型计算机断层显像,SPECT)以及当今应用的融合图像(核医学影像和放射学图像融合,SPECT/CT)]。

• 正电子发射型断层扫描仪(PETs,能得到与 CT 或 MRI 融合的 3D 图像:PET/CT 和 PET/MRI)。

• 应用于手术室或患者床边的手提式放射性探测器(这些探测器能在非显像状态下探测放射性,尽管其能够提供小的高分辨率图像)。

这些设备被设计用于人类的放射性检测和显像,但是,具有很高的空间分辨率和探测灵敏度的类似设备现在也可用于小动物显像。

放射性核素标记的白细胞是最常用于探测感染病灶的放射性药物,并且已经应用于多种不同的临床领域。然而就大多数应用而言,根据本技术的临床相关性得出循证医学的结论是困难的。针对最重要的临床适应证的放射性核素显像结果总结于此,而且,为了更综合性地评价放射性核素标记白细胞的临床应用并与其他有用的诊断技术比较,不同学者最近收集到的对 1985～2005 年资料进行的 meta 分析结果有助于读者参考。

1. 骨髓炎　诊断具有挑战性。放射性核素显像方法常规地用于其病情诊断(见于第 3 章和第 10 章)。放射性核素骨扫描是非常灵敏的,应用方便,相对而言价格不昂贵,而且检查迅速。在感染未侵犯骨组织的情况下,该检查的准确度超过 90%。然而,许多(即使不是大多数)提交给放射性核素评价的骨髓炎患者,在检查之前就已存在骨折、矫形外科的硬设备、足部的溃疡或神经性关节病等情形。这些情况反而影响了骨扫描的特异性,使得需要执行另外的显像研究以鉴别感染与骨质代谢的增加。目前,紧随 ^{18}F-FDG 和放射性标记的抗粒细胞单克隆抗体显像方法之后,白细胞显像是可选择用于诊断骨髓炎的放射性核素显像方法。但是,^{111}In-白细胞和 ^{99m}Tc-白细胞在应用中存在一些差异。在糖尿病患者足部感染时,^{111}In-白细胞显像诊断骨髓炎的灵敏度为 72%～100%,特异度为 67%～100%,而文献报道的 ^{99m}Tc-HMPAO(六甲基丙二胺肟)-白细胞显像诊断糖尿病患者的足部骨髓炎的灵敏度和特异度通常较低,分别为 86%～93% 和 80%～98%。类似差异也存在于炎性肠病(IBD)中,^{111}In-白细胞显像比 ^{99m}Tc-白细胞显像更准确。

为了使标记的白细胞显像的准确性最大化,常常需要联合运用放射性标记的白蛋白纳米胶体骨髓显像,该胶体可被骨髓的网状内皮细胞摄取而聚集在骨髓组织中。因此,在没有感染的情况下,尽管白细胞通常并不聚集于的代谢活跃的骨组织中,但是它们却聚集于骨髓组织中。具有造血活性的骨髓组织中的白细胞的正常分布是十分不稳定的,在标记的白细胞显像图上呈现的局部放射性浓聚并不能确定是感染病灶还是骨髓中的不典型聚集，但是，如果骨髓组织中没有出现局部放射性浓聚现象，则为正常的影像表现。这种差异可以通过执行^{99m}Tc-硫胶体显像或^{99m}Tc-白蛋白纳米胶体骨髓显像轻而易举地准确解决。标记的白细胞和硫胶体都能聚集在骨髓中，但是，标记的白细胞能聚集在感染病灶中，而标记的硫胶体却不能聚集在感染病灶中。在这种联合研究中，当标记的白细胞显像呈现局部的放射性浓聚，而在硫胶体骨髓显像上缺乏相应的放射性聚集时，这样的局部病灶就是阳性的感染病灶。联合运用白细胞显像与骨髓显像的总的准确度接近90%，这种显像方法在评价人工关节感染与神经性关节感染时特别有用。

重要的是要特别说明：与其他部位的骨骼比较，标记的白细胞显像检测脊柱骨髓炎或椎间盘炎（两个邻近椎体及其椎间盘炎症）是无用的。在这些情况下，建议应用^{18}F-FDG显像或^{111}In-生物素（易于被细菌大量摄取的维生素）显像（见第4章和第11章）。尽管放射性浓聚实际上是疾病的诊断依据，但是50%甚至更多的病例表现为放射性稀疏或放射性缺损的区域。影像上呈现的放射性核素减少对脊柱骨髓炎而言并非特异，它与多种非感染性情况有关，包括肿瘤、梗死和曾经治疗了的骨髓炎。

骨髓炎也可能是关节置换术的并发症。随着置入数量的增加，感染与假体的松动变得更为常见。在置入术后前2年期间发生感染的风险最高。然而，手术后1~2周发生的超急性感染，通常不需要核医学检查来诊断，它可以与迟发性感染（2年）和慢性感染区分。手术的持续时间和手术范围是术后感染的重要决定因素，并且患者的年龄与免疫状态对置入的成功也至关重要。由于感染与无菌性松动的临床表现和组织病理学改变极为相似，因此，将两者区分开来很困难，可是，两者的治疗方法完全不同，所以两者的鉴别又

特别重要。炎症的非特异性标志物（如血细胞沉降率、C反应蛋白）的浓度可能在假体松动与感染的情况下均升高。关节吸引术后并对吸引物革兰染色与培养被认为是可确诊病情的诊断试验，可是其灵敏度是不稳定的（28%~92%），而特异度较一致（92%~100%）。X线平片既不灵敏也不特异；由于假体导致的伪影，断层成像模式（如CT和MRI）的应用也受到限制。放射性核素显像反应的是机体的生理学改变而不是解剖学变化，它不受金属硬件的影响，在假体关节感染的诊断中具有重要作用。

目前，评估可疑的人工关节感染的显像方法是联合运用白细胞显像与骨髓显像，其总的准确度为88%~98%。尽管炎症反应既可出现在受感染的人工关节部位，也可出现于无菌的松动的人工关节部位，然而，中性粒细胞却总是聚集于受感染的部位，在通常情况下，中性粒细胞在无菌性松动部位是缺乏的。标记的白细胞显像的成功高度依赖于中性粒细胞应答的存在，这种感染与无菌性松动之间的关键性组织学差异解释了联合应用白细胞显像与骨髓显像诊断人工关节感染时的高灵敏度与高特异度的原因。放射性核素标记的白细胞移行到脾、肝，并且少量标记物可移行到肺部和骨骼。这种生物分布持续存在，但是，当存在感染病灶时，放射性核素标记的细胞就会从肺部、脾和骨髓迁移出来，并逐渐聚集到受感染的部位。因此，标记的细胞随着时间推移而在可疑的区域聚集增多是正确诊断感染病灶的主要判断标准。用^{99m}TC-HMPAO标记的细胞，其放射性药物在肝中易于从其胞质脱标，并且随后经胆汁排泄到肠道。因此，在肠道，也可观察到一些生理性放射性分布，并且随着时间推移而逐渐增加，这种情况不能被误诊为感染。

2. **炎性肠病（IBD）**　是一组病因不明的特发慢性疾病，包括克罗恩病和溃疡性结肠炎。

克罗恩病是一种穿壁性的非特异性慢性炎性疾病,这种疾病最常侵犯小肠(回肠)末端部分和结肠,但它也可能发生于肠道的任何部位。在病理学上,克罗恩病具有穿壁性或表浅斑块状肉芽肿样浸润的结构扭曲的特征,伴有或不伴有急性炎性细胞浸润。克罗恩病可进展为脓肿形成,并导致肠壁穿孔、瘘道形成及肠道出血。

溃疡性结肠炎是结肠的一种慢性炎症,病变局限于结肠的黏膜和黏膜下层。这种疾病可能局限于直肠(直肠炎)或蔓延到乙状结肠(直肠-乙状结肠炎),直至结肠左曲(结肠炎),甚至到达结肠右曲(次全结肠炎)。在病理学上,这种疾病具有弥漫性黏膜炎症以及急性炎性细胞浸润的特征。溃疡性结肠炎的症状或多或少与克罗恩病相同,其并发症是肠穿孔、瘘管和脓肿形成。在巨大溃疡形成的情况下,对肌层组织的毒性损伤可能导致神经肌肉功能的丧失并伴有结肠扩张(中毒性巨结肠)。

对于炎性肠病而言,超声检查,CT,特别是 MRI,有助于评估其肠壁外并发症的出现(如脓肿、瘘管和穿孔),另外,也有助于评价其病变范围和疾病的活动情况(见第 6 章、第 13 章)。放射性核素闪烁显像可提供需要得到的有关疾病活动性的额外信息。作为首选检查方法的 MRI 可提供肠道疾病清楚主要的特征。标记的白细胞显像是 MRI 有用的补充,特别是在以下 3 种情况下更为重要:为了更好地明确肠道节段的疾病活动性;为了鉴别诊断肠道纤维性缩窄和炎性肠道狭窄;为了早期探测临床缓解了的患者的无症状复发,特别是外科手术后或者在患者机体的临床表现与实验室检查结果不一致的情况。标记的白细胞显像也可以作为一种筛查试验来判断患者是否需要进一步检查和监测治疗反应。尽管早期研究是运用 111In-白细胞进行的,然而,由于 99mTc-HMPAO 的肠道分泌,如果显像控制在 3h 内进行,现在也赞同 99mTc-白细胞显像的应用。在多个时间点显像以及 SPECT 断层显像可最大化检查的灵敏度。

标记的白细胞显像在炎性肠病中的应用存在一些局限性。这种检查不能明确诸如狭窄的解剖学变化,这时可以运用内镜检查与 X 线造影照相术将其解剖学变化最佳地显示出来。标记的白细胞显像对上段胃肠道的敏感性不及下消化道,其敏感性也受到皮质类固醇激素的不利影响。

3. 不明原因发热(FUO)　最常见原因是感染、恶性肿瘤、自主免疫疾病以及胶原血管病。在相当多的病例中(30%),病因仍然不明。其诊断常常结合既往病史来进行(特别要关注职业性的和娱乐性的病原体暴露史、旅游史以及药物滥用情况)。一项全面的体格检查(寻找皮肤斑疹、损伤、淋巴病变与肝脾大)是必要的,同时,也需要下面的血液学检查:全血细胞计数、症标志物(如 ESR 和 CRP)、免疫系统分析等。微生物学的培养检查包括血液、尿液、脊髓液培养,病毒效价及结核菌素试验(用于结核病)。

放射性成像方法(如 US,CT,MRI)可能有助于 FUO 的诊断,但在大多数病例中,不明原因发热的病因仍然不能确定。

放射性核素标记的白细胞闪烁显像以及 18F-FDG PET 显像是评估不明原因发热患者的准确方法(见第 16 章)。标记的白细胞显像可以为不明原因发热的患者提供有关感染的有用信息,特别是在高度怀疑存在感染的情况下(ESR,CRP 和白细胞计数增高)。实际上,阴性的结果可排除发热的病因——炎症与感染。相反,当不明原因发热患者感染的可能性低时(低 ESR,CRP 及白细胞计数),我们认为应当首先行 18F-FDG PET 扫描。

4. 术后感染　放射性核素显像是形态学成像的有用补充,它有助于区别脓肿与其他的液体积聚、肿瘤和正常的术后改变。

^{67}Ga-枸橼酸盐可以探测腹内感染，但是，存在于大肠内的变化的放射性可能会遮蔽感染的病灶。在注射药物和显像之间必须等待 48h 或更久的时间是其另一弊端。^{67}Ga-枸橼酸盐可聚集于感染病灶、肿瘤以及正常愈合的手术切口。相反，标记的白细胞极少聚集于未感染的肿瘤；除个别情况外，标记的白细胞也不聚集于正常愈合的手术切口。因此，放射性核素标记的白细胞显像是评估术后感染的首选检查方法。放射学成像与核医学显像的作用在第 5 章和第 12 章叙述。

三、心血管感染

在可疑的心血管感染病例中，超声心动图是易于利用的，且能准确诊断细菌性心内膜炎。放射性核素显像的方法在这种疾病的诊断中只能起十分有限的作用。超声心动图在诊断心肌脓肿、感染性栓子以及与置入的人工器件相关的感染时敏感性较低。标记的白细胞显像却可准确地探测到这些感染病灶，然而，此时必须应用 SPECT/CT 显像。^{18}F-FDG 也可成功地应用于与置入人工器件相关的感染病灶的显像，此时，建议联合运用早期显像（1h）与延迟显像（3h），它可提高 ^{18}F-FDG 显像诊断疾病的灵敏度和特异度。尽管假体血管置入物感染并不常见，但它却是血管外科非常严重的并发症。显像研究常规地用于确诊或者排除置入性的血管感染。CT 通常是首先运用的显像方法（见第 7 章）。^{99m}Tc-白细胞显像或 ^{111}In-白细胞显像是一项有益的补充检查，如果 SPECT/CT 显像能够运用，则尤其有用。虽然在大多数的报道中，标记的白细胞显像诊断人工导管置入性感染的灵敏度高于 90%，但是，其诊断灵敏度为 58%～100%。患者存在长期的症状或运用抗生素类药物预处理并不会对研究结果产生不利影响。标记的白细胞显像的特异度变化更大，其为 53%～100%。假阳性结果的原因包括置入物周围血肿、出血、置入物

血栓形成、假性动脉瘤以及置入物表面内皮化，这些情况通常发生在置入后的 1～2 周。^{18}F-FDG PET/CT 显像是脉管置入性感染有效的替代检查方法（见第 7 章和第 14 章）。

1. 肺部感染　在注射后的最初几个小时内，肺部摄取标记的白细胞是一个正常的生理性过程，但是，24h 后这样的摄取就是不正常的了。表现为肺段或肺叶的局灶性肺部摄取，通常与细菌性肺炎有关（见第 8 章、第 15 章和第 17 章）。这种情况也可见于存在囊性纤维化病的患者中，并且这是由于在肺部的支气管扩张区域，白细胞以混合分泌的方式聚集而引起的。肺部非节段性的局灶状摄取是由于在标记或者显像剂再次输注过程中的技术原因造成的，这种情况通常与感染无关。

再次注射标记的细胞并经过 4h 以上的时间后进行显像，在所获取图像上呈现的肺部弥漫性的放射性与机会性感染、放射性肺炎、肺部的药物中毒以及成年人呼吸窘迫综合征有关。肺部的弥漫性放射性分布也可见于 X 线胸片正常且没有呼吸道炎症或感染迹象的脓毒败血症患者。由细胞因子激活的循环的中性粒细胞易于分布于肺循环池中。细胞因子也可激活肺部的血管内皮细胞，导致黏附于细胞壁的粒细胞增多，进而减缓了其通过肺部脉管系统的运行速度。最后，重要的是要注意到：在标记的白细胞显像图上肺部的弥漫性放射性分布虽然与许许多多的情况有关，但是罕见于细菌性肺炎。

2. 中枢神经系统感染　在中枢神经系统（CNS）中，CT 或 MRI 识别的对比剂强化的脑组织病灶的鉴别诊断，涉及脓肿、肿瘤、脑血管意外，甚至是多发性硬化。白细胞闪烁显像可为对比剂强化的脑组织病灶提供有价值的信息。阳性结果表明，脑组织病灶的病因基本可确定是感染；阴性结果则高度排除感染。已有观察显示，标记的白细胞在脑

肿瘤中存在轻度摄取,而且据报道,接受大剂量类固醇药物治疗的患者可出现假阴性结果。

特别的,^{18}F-FDG 已用于脑炎和 Greutzfelt-Jskob 病的显像。

另外,需要指出的是,放射性标记的白细胞也可用于颅外感染的显像,还可监测抗生素治疗的效果,如恶性坏死性耳炎、鼻窦炎、面部软组织感染(为了整形美容而注射的皮肤填料所引起的眶周、唇周及颧弓部位的并发症)。在牙部的脓肿,还有涎腺局部感染、臂部囊肿和甲状腺局部感染方面,标记的白细胞显像都具有重要价值。最后,核医学技术的一项有趣的应用领域是成功运用放射性标记的生长激素抑制素类似物评价自主免疫性突眼的疾病活动性。

3. HIV 相关感染　与^{18}F-FDG PET 显像比较,白细胞显像在评估艾滋病相关感染方面的作用十分有限。^{18}F-FDG PET 显像有助于评价肺部感染、脑组织感染以及其他与 HIV 有关的炎症和感染进程。标记的白细胞显像对探测这些艾滋病患者常常侵犯到肺部与淋巴结的机会性感染并不敏感。这并不令人惊讶,因为绝大多数机会性感染并不刺激中性粒细胞的炎性反应,而 HIV 感染者只有少量有活性的白细胞(见第 15 章)。但是,这项检查对于探测 HIV 阳性患者的结肠感染病灶是有效的。

四、显像前的注意事项及患者准备

不同机构的图像采集方案和图像判读标准可能不同,而且,这也与机构和医师的经验有关。根据所用的设备类型(单探头或双探头照相机、SPECT 和 SPECT/CT)、所运用的技术以及注射的放射性药物的情况,其图像采集方案和图像判读标准也可能不同。因此,要建议"最佳的"方案是非常困难的。

对于运用标记的血液制品的所有研究,采取措施将显像剂置于恰当的位置以避免将标记的细胞用于错误的患者是必要的。并且,对于所有的核医学研究,必须从所有育龄期女性患者中排除妊娠者。必须告知正在母乳喂养的患者要遵循的正确程序,例如母乳喂养的中断期、限制其婴儿接触剂量的重要性以及收集一些乳液以供婴儿在不能母乳喂养期间食用的可行性。如果认为提供未经消毒的牛奶的风险比牛奶中短半衰期的放射性核素的小剂量放射性的风险更大,那么不建议中断母乳喂养也可能是合理的。对于月经期活动性出血的女性来说,延迟至活动性出血之后检查是更可取的。如果患者不接受延迟检查,那么应当仔细地告知患者卫生巾或阴道塞子可能具有放射性,因而,两者都作为污染性的废物。

为了不必考虑血液中高浓度的胆固醇和葡萄糖相互作用而产生的可能性干扰,患者在采样时禁食更为可取。

必须从有关医师那里获得一份详尽的病史以确保应用的方法步骤(例如^{111}In-白细胞或^{99m}Tc-白细胞的运用,采集的模式与时间)是正确的。必须核对患者的血液学结果以确定血液中有关感染的指标是否升高,以及是否有足够的白细胞供标记。再者,必须考虑一些具有细胞标识作用的药物和抗生素干扰的可能性。一些学者认为,这些治疗与标记的白细胞扫描的准确性之间不存在干扰。另外的学者则建议延迟至停止治疗 2 周后扫描。目前,"先验性"地排除那些正接受抗生素治疗的患者是不太可能的。

就^{18}F-FDG 而言,患者检查前准备的主要目标是保持靶组织示踪剂摄取量的同时,最小化正常组织的摄取量(如心肌和骨骼肌)。

关于已知怀孕或可疑怀孕患者的诊断程序,国际辐射防护委员会(ICRP)认为未孕子宫给予 259MBq(7mCi)^{18}F-FDG 的吸收剂量为 4.7mGy(1.8×10^{-2} mGy/MBq)。由于^{18}F-FDG 很少分泌到乳液中,所以 ICRP 不建议在给予[18]F-FDG 后中断母乳喂养。但是，ICRP 建议注射[18]F-FDG 后 12h 内应当限制母婴接触，以减少婴儿所受到的来自母亲的暴露而产生的辐射剂量。

由于 D-葡萄糖可竞争性抑制[18]F-FDG 的摄取，因此，高葡萄糖浓度已被认为可干扰炎症或感染的靶部位显像。下面是成功地研究了血糖水平高于 1.0mmol/L(0.2g/dl)的患者的零星报道，最近证明：在包括 123 例可疑感染的患者组中，研究时的糖尿病与高糖血症患者在这项详细的临床方案中在假阴性率方面都没有任何显著的影响。这与肿瘤显像的情况稍有不同，特别是胰腺癌显像和肺癌显像，因为在血糖浓度为 0.8mmol/L (0.14g/dl)时已可观察到肿瘤的[18]F-FDG 摄入量减少。在[18]F-FDG 显像前，患者必须禁食 4h(但允许饮用无热量饮料，如水或咖啡)，而且应当积极鼓励患者饮用足够的水以确保水化、加速利尿。同时，应当进行血糖化验，并且将结果记录在患者的文件资料中。

必需的药物治疗是允许的，并且必须记录在案。同时，应当告知患者在注射放射性药物前的 24h 期间不要做剧烈的体育运动。要减少不必要的[18]F-FDG 聚集(特别是对于儿童和青少年患者而言)，其措施包括用毛毯保暖，对集中候诊期间的吸收室加温保暖，因为这样可以减少棕色脂肪的放射性摄取。< 5 岁的儿童应当给予镇静药；如果患者有明确需要，用于缓解焦虑的前驱药物应当给予。患者应当充分饮水，在将患者安置于 PET/CT 检查台之前必须排空尿液。

五、白细胞显像和抗粒细胞单克隆抗体显像的图像采集方案

虽然标记的白细胞和抗体在体内的生物学分布十分不同，但是，它们在感染部位聚集的动力学相似，因此，这些放射性药物可以共同考虑。

用伽马照相机采集图像时，若使用的放射性核素为[99m]Tc，则通常优先选用大视野且配备低能高分辨准直器的伽马照相机(能峰 140keV，窗宽 15%～20%)。若使用的放射性核素为[111]In，则选用中能准直器。

当运用[99m]Tc-HMPAO-白细胞显像时，为了质量控制需要，建议进行肺部、盆腔与腹部的早期显像，因为 20%～30%的儿童在注射后 1h 可见正常的肠道放射性，2%～6%的成年人在注射后 3～4h 亦可见正常的肠道放射性。因此，建议在注射显像剂后 30min 时执行肺部图像(也称"早期显像")，另加上 3～4h 的全身显像(也称"延迟显像")和 20～24h 的全身显像(也称"晚期显像")。感兴趣区域的图像也必须按照至少每帧(5～8)×10^5 个计数或更好的条件(以固定的放射性计数显像)，或按照每帧 5～10min 的条件(以固定的采集时间显像)获得，并且包括一个正常骨髓区域作为参照图像(髂骨、胸骨或颅骨)。但是，这一方法仅推荐给经验丰富的读者，因为图像可能需要"标准化"到骨髓水平。这种二选一的采集方案(固定计数显像，或固定时间显像)就是要求按照放射性核素的衰减时间采集适合于时间校正了的图像[(时间校正图像)表 9-4，例如对[99m]Tc，在 3h 为 200s，在 23h 为 2000s；对[111]In，在 3h 为 400s，在 23h 为 500s]。这种"时间校正的采集模式"的依据显示于彩图 11。图像不是以最大摄取量的某一百分比呈现的，而是在同一行的所有图像的计数都取相同的放射性活度水平(彩图 12 和彩图 13)。这种方法可减少在最终的图像解释时操作者的干扰，并且可疑病灶的放射性活度水平或范围随时间而客观性地增加的情况可能被考虑以明确感染。这一方法也使得定量分析更加准确。如果早期显像和延迟显像以相同的计数采集，那么延迟显像就应当按照放射性核素的半衰期校正。在选择的病例中，评价机体某一特定区域的有限的研究是可接受的。

表 9-4　放射性核素衰减校正图像的获得时间的计算(A)^{99m}Tc 和(B)^{111}In

A							
	获得第一幅图像的时间(min)	获得第一幅图像的时间(h)	获得的校正时间(s)				λ/t	exp(−λ/t)
早期图像	0	0	100	150	200	250		
	90	1.5	119	178	238	297	0.173	0.841
	120	2	126	189	252	315	0.231	0.794
延迟期图像	150	2.5	133	200	267	334	0.289	0.749
	180	3	141	212	283	354	0.347	0.707
	210	3.5	150	225	300	375	0.404	0.667
	1170	19.5	951	1426	1902	2377	2.252	0.105
	1200	20	1007	1511	2015	2519	2.310	0.099
晚期图像	1230	20.5	1067	1601	2135	2668	2.368	0.094
	1260	21	1131	1696	2262	2827	2.426	0.088
	1290	21.5	1198	1797	2396	2995	2.483	0.083
B								
早期图像	0	0	100	150	200	250		
	90	1.5	102	152	203	254	0.016	0.985
	120	2	102	153	204	255	0.021	0.980
延迟期图像	150	2.5	103	154	205	257	0.026	0.974
	180	3	103	155	206	258	0.031	0.969
	210	3.5	104	156	207	259	0.036	0.964
	1170	19.5	122	184	245	306	0.202	0.817
	1200	20	123	184	246	307	0.207	0.813
晚期图像	1230	20.5	124	185	247	309	0.212	0.809
	1260	21	124	186	249	311	0.217	0.805
	1290	21.5	125	187	250	312	0.222	0.801

在某些选择的适应证中(如心内膜炎、人造血管与头颈部感染),必须要求 SPECT 断层显像或 SPECT/CT 双模式显像。考虑放射性核素的衰变因素,显像采集的条件设置如下。应用^{99m}Tc 显像,在注射后 3～6h 的 SPECT 断层显像或 SPECT/CT 双模式显像中,设置的采集条件为:步进速度每步 15s,矩阵 64×64 或 128×128;在注射后16～20h 的显像中,设置的采集条件为:步进速度每步 90～120s,矩阵 64×64 或 128×128。应用^{111}In 显像,在注射后 3～4h 显像时,步进速度为每步 20～30s,在注射后 16～20h 显像时,步进速度为每步 30～40s(表 9-4)。

全身图像也应当采集,为了便于比较在 3～4h 和 20～24h 分别采集的全身扫描图像,设置的采集速度应当与放射性核素的衰减相适应。对于骨髓炎而言,建议在以下时间点分别采集图像:注射显像剂后 30min,2～3h 和 20～24h。这一操作程序的依据显示于彩图 14,该图醒目地显示:在骨髓中,放射性随时间变化而稳定存在;在无菌性炎症病灶中,放射性随时间变化而降低;在急性和亚急性感染病灶中，其随时间变化而增加。

在腹部感染和炎性肠病患者中，使用 ^{99m}Tc-HMPAO 标记的白细胞显像时，应该在注射标记的白细胞后 30min 和 2～3h 分别采集图像。这是因为 ^{99m}Tc-HMPAO 随时间变化而脱离白细胞，然后被肝吸收，最后从肠道分泌排出，因此，在晚期显像的时间点可产生假阳性图像。但是，在倾向于优先研究腹部感染时，如果使用 ^{99m}Tc 标记的抗 G 蛋白单克隆抗体或 ^{111}In 标记的白细胞显像，上述顾虑就不存在。同样的，当使用 ^{99m}Tc 标记的白细胞时，腹部导管的血管置入性感染（双髂嵴-主动脉置入）应当在注射 ^{99m}Tc 标记的白细胞后 3h 内显像。注射标记的细胞后迅速执行早期的动态显像（每帧 5s，共采集 150s）可能有助于显示血管结构并探测梗阻和动脉瘤。

六、白细胞显像和抗 G 蛋白单克隆抗体显像的解释标准

标记的白细胞显像的准确解释需要理解白细胞在机体内的正常分布与变异。通过比较早期显像与延迟显像，进而做出感染的诊断。如果局部组织没有摄取显像剂，或者其摄取量从早期显像到延迟显像显著降低，那么其图像就为阴性；当早期显像和延迟显像时均可见到局部摄取，并且其摄取量随时间不断增加时，其图像就为阳性；当早期显像和延迟显像其摄取相同或延迟显像时呈现轻度减低时，则其图像就为可疑。

在通过肉眼评价图像后，还可以进行半定量分析。其目的在于评价摄取量是否有助于鉴别感染病灶与某些非特异性摄取。沿最大的放射性区域勾画感兴趣区（ROI），并将其复制到设定的参照部位（如髂前上棘，不受影响的近端、远端或对侧骨骼等）。要记录这些感兴趣区内的单位像素的平均放射性计数，用于分别计算早期显像与延迟显像时的病灶区域与参照区域的放射性比值（lesion

to reference，L/R；L/R$_{early}$，L/R$_{late}$）。当 L/R 比值随时间变化而增加时（L/R$_{late}$ ＞ L/R$_{early}$），这项扫描结果就预示着感染；当 L/R$_{late}$ 与 L/R$_{early}$ 与相似，或 L/R$_{late}$ 稍低于 L/R$_{early}$ 时，这项检查结果就看作可疑；当 L/R$_{late}$ 显著低于 L/R$_{early}$ 时，这项检查就考虑为感染阴性（即无感染）。

如果使用 SPECT/CT 显像检查，则可以在摄取放射性显像剂最高（指病灶）且具有参照部位（如髂前上棘）的单个横断面上，应用 50％ 的等高线计算摄取放射性药物增多的病灶的轮廓。显像结果的分类标准同上。

1. 阳性标准

• 按照上述的方法计算延迟显像与晚期显像的 L/R 比值。

• 髂前上棘或者对侧区域应作为参照部位。

2. 定性分析

• 应当用未经技师修改的图像进行评价。

• 尽可能用髂骨（或胸骨、颅骨）作为骨髓摄取的参照区域。

3. 半定量分析

• 按照上述的方法计算延迟显像与晚期显像的 L/R 比值。

• 用髂前上棘或者对侧区域作为参照区域。

4. 基于显像结果的附加调查　可疑感染或发炎的机体局部的白细胞显像与 CT 图像（或 MR 图像）融合可能有助于白细胞摄取病灶的更准确定位，在区分骨骼摄取与软组织摄取时特别有用（如糖尿病足）。在糖尿病足、痈疽或软组织感染病灶常常在注射显像剂后 3～24h 出现放射性降低，但是，随着时间增加，骨髓炎始终表现为放射性增加。因此，SPECT/CT 也有助于鉴别诊断。对于夏科关节病足，为鉴别骨髓扩张（夏科足的一种常见现象）与骨髓炎，追加胶体扫描（骨髓显像）是必须的。

当使用[111]In 标记的白细胞评价炎性肠病时,在早期与晚期时间点采集粪便并计数可监测放射性标记的细胞从感染的黏膜移行到肠腔的情况,这是肠道感染的间接征象。在怀疑直肠乙状结肠区域炎性肠病时,坐位姿势(患者坐于伽马相机上方)的盆腔平面采集可以更好地区别直肠和膀胱的放射性。

在血管置入的情况下,斜位像有助于鉴别置入物本身与周围组织的放射性摄取。

5. 缺点与伪影　无论使用什么示踪剂,标记的白细胞的摄取依赖于标记细胞的原始趋化作用、细胞数目和细胞类型,以及某一特定炎症应答的细胞组成。现在,白细胞的标记是一种常规方法,标记不会影响他们的趋化反应。要获得满意的图像,每微升的血液中必须至少有 2000 个白细胞。在大多数临床环境下,标记的是混合白细胞群。因此,标记的绝大多数细胞是中性粒细胞,并且这种方法对于识别中性粒细胞介导的炎性过程最为有用(如细菌感染)。对于那些主要细胞应答不是嗜中性的疾病,这种方法应用得较少(如机会性感染、结核病和结节病)。虽然在注射后的最初几小时期间,标记的白细胞在肺部的摄取是正常的生理现象,但是,在注射后 24h,这样的肺部摄取是不正常的。呈现的肺段或肺叶分布的局灶性肺部摄取通常与感染有关。

[111]In-白细胞并不聚集于正常肠道。肠道出现放射性总是不正常的,这种情况可见于抗生素性结肠炎、假膜性结肠炎、传染性结肠炎、炎性肠病、缺血性结肠炎以及胃肠道出血。

放射性标记的白细胞也不会聚集于正常愈合的手术伤口,因此,在手术伤口出现这样的放射性提示存在感染。然而,还有某些例外。即使是在无感染的情况下,在白细胞显像时,那种二期愈合的粗糙的颗粒状伤口可能出现强放射性的区域。这样的实例包括造口术(气管造口术、回肠造口术、灌食胃造口术等)、植皮术、血管通路线、透析导管,甚至是腰椎穿刺术,它们在缺乏适当的临床病史的情况下,都可能产生假阳性的结果。

七、FDG 显像的解释标准

评价[18]F-FDG 显像时,应考虑到医师提出的临床问题、[18]F-FDG 的生理性分布、特殊被评价患者的个体差异以及[18]F-FDG 的摄取强度(标准化摄取值,SUV_{max} 或 SUV_{mean})。

此外,对假阴性结果存在的潜在原因进行评估也是很重要的。

- 病灶大小。
- 低代谢率。
- 高血糖症。
- 病灶被邻近的生理性摄取的高放射性所掩盖。
- 同时使用了干扰摄取的药物,例如在系统性疾病中的持续的类固醇治疗。

假阳性结果存在的潜在原因:

- 伪影:注射伪影与外表放射性污染;来自衰减校正的重建伪影(如胸部移动、肝摄取与金属装置)。
- 生理性摄取(肌肉的放射性摄取,心肌的摄取,口咽管与声带、胃肠的摄取,年轻患者治疗后的骨髓、脾与胸腺的摄取)。
- 与感染/炎症无关的病理性摄取(如发现未料到的癌症病灶的摄取)。

对使用低剂量 CT 衰减校正了的 PET 资料进行解读时应当细心领会(当金属材料或置入物存在时,尤其重要)。建议对衰减校正了的与未进行衰减校正的图像均进行评价。

对于所有炎症与感染性疾病,现在尚无公开的通用标准。关于这个主题的大多数研究论文,为了描述其具体研究目的,已经详细说明了解释标准。虽然没有达成最终的共识,一些作者已经报道了可以更广泛应用的具体的解释标准。

对于关节假肢,Reinhartz 等提出了髋关节成形术后疼痛的最合适的标准。他们提出对应于无松脱（模式 1～3）、机械性松脱（模式 4）与感染（模式 5，对应于假肢周围软组织的[18]F-FDG 的摄取）的 5 种主要模式。他们的报道显示应用这些标准时总的准确度为 95％，但是，这一标准还未被其他学者证实。在任何情况下，运用这些标准并通过肉眼判读图像比定量分析（SUV）更为可靠，但这未被推荐。根据[18]F-Fluoride 在假肢周围的摄取模式，Kobayashi 等也提出了一种髋部假肢关节感染的定性分类法。尽管 Reinhartz 与 Kobayashi 使用的是不同的放射性药物，可是有趣的是要注意到已经运用的不同的标准以及假肢周围的不同的区域似乎都涉及了感染，但是最终，[18]F-FDG 目前还是不能用于人工关节感染以达到鉴别无菌性炎症与感染的目的。

关于糖尿病患者足部感染，最近，Familiari 和 Signore 应用了一个双时相显像的方案（注射后 1h 和 2h 显像），并计算了可疑感染区域的最大摄取值（SUV_{max}）。然后，根据随着时间的增加 SUV_{max} 增加的值总是＞2，他们提出了类似于当前用于白细胞扫描的图像解释标准，用于鉴别无菌性炎症与感染。应用这个标准，[18]F-FDG 诊断骨髓炎的准确性是很低的，并且没有其他的定性或定量标准可以确定下来以达到可比得上白细胞扫描标准的准确性，按照白细胞扫描的图像解释标准，可以很好地鉴别感染性与非感染性骨骼疾病，也可以很好地鉴别软组织感染与骨髓炎。

然而，Keijsers 等报道，很高的肺实质的摄取（具有抬高的 SUV 值）预示着严重的肺结节病，在脐部或纵隔部位的 SUV_{max} 值降低时尤其如此。相反，相同的作者们报道，肺实质病灶缺乏代谢活性与疾病的低活动性有关，并且认为采取观测的策略是有道理的。

血管置入物是[18]F-FDG 运用代替白细胞扫描的一个潜在领域。然而，由于在血管置入物周围的生理性摄取是常见的，所以必须仔细分析其图像解释模式。目前认为线形的、弥散性的且均匀的摄取不可能代表感染，而在 CT 上呈现的脉管上凸出的局灶性的或者非均匀的摄取则高度怀疑为感染。

在血管炎疾病的评价中，有越来越多的病灶处[18]F-FDG 强显示的证据。Hautzel 等和 Meller 等提出了活动性巨细胞动脉炎的诊断标准。Meller 标准是定性的，并且将大动脉的摄取与肝或脑组织的摄取进行比较，但是他们还必须被使用。为鉴别巨细胞动脉炎患者与非巨细胞动脉炎患者，Hautzel 运用 ROC 分析定义了一种最佳的大动脉/肝比率的截止值，其值为 1.0。虽然这种方法产生了良好的诊断性能，但是这种参数也没有被其他学者进一步评价。

八、结论

本章回顾了核医学显像方法诊断感染的主要适应证，强调了要根据临床问题选择正确的放射性药物，同时选择正确的检查方法、并做出正确的图像解释。在大多数情况下，核医学技术是对放射学技术的补充。为了有效地对感染做出诊断、减少不必要的花费并优化可利用的资源，就要规定通用的诊断流程表，这些努力正在科学界进行。

九、致谢

感谢合作者、对本章节涉及的内容有重要贡献的学生（Marco Chianelli，Ida Sonni，Anna Rapisarda，Ivan Baldazzi，Marta Pacilio，Tiziana Lanzolla，Christophe van de Wiele and Rudi Dierckx）和博士生（Kelly Luz Anzola，Lisa Bodei，Valentina Di Gialleonardo，Filippo Galli，Andor Glaudemans，Paola Erba，Francesca Grippaudo，Elena Lazzeri，Francesca Maccioni and Gaurav Malviya）。也非常感谢欧洲核医学协会（EANM）感染/炎症委员会成员、对此领域核医学发展有重要贡献的同行（Ora Israel，

Francois Jamar, Jose Martin-Comin, Erik de Vries, Manel Roca, Elena Lazzeri, Paola Erba, Velimir Ivanchevich, Johannes Meller and John Buscombe)、以及在国际或者国家级别会议上有重要发言和讨论的成员。同样也非常感激一些国际社团的贡献,如放射性元素国际协会(ISORBE)、免疫显像和治疗的国际研究小组(IRIST)和核医学探索与发现(NuMeD)。由于以上成员的会议、讨论研究以及他们对此课题的大力支持,作者的知识才得以极大的丰富。并同样大力感谢对此领域发展做出贡献的制药公司和行业,尤其要感谢 AAA、Alliance Medical、Bioscan、Comecer、 Covidien、 Excel Diagnostics、General Electric、Genzyme、GI-pharma、Hermes、Keosys、IBA、IBD Holland、ImaginAb、ITECO、LiTech、Mallinckrodt、Nordion、Novartis、NSA、OcreoPharm、OMNIA、PBI、Philips、Ridgeway、Roche、Siemens 和 Zeiss。

特别感谢 EANM 主席、意大利核医学学会(AIMN)主席、美国核医学学会(SNM)和国际原子能机构(IAEA)主席,他们推荐作者成为相关委员会和任务小组的合作者,这使得通过与欧洲放射学会(ESR)、置入物相关感染的欧洲研究小组(ESGIAI)、欧洲临床微生物和感染性疾病协会(ESCMID)、欧洲血管手术协会(ESVS)、欧洲克罗恩病和结肠炎协会(ECCO)、欧洲胃肠道和腹部放射学会(ESGAR)、欧洲糖尿病研究协会(EASD)和欧洲心脏病学会(ESC)的合作,让作者针对定义感染和炎症常见的诊断流程图认识到其核医学显像技术的全球标准。

主要参考文献

[1] Signore A, Glaudemans AW. The molecular imaging approach to image infections and inflammation by nuclear medicine techniques. Ann Nucl Med, 2011, 25: 681-700.

[2] Malviya G, Galli F, Sonni I, et al. Targeting T and B lymphocytes with radiolabelled antibodies for diagnostic and therapeutic applications. Q J Nucl Med Mol Imaging, 2010, 54: 654-676.

[3] Signore A, Prasad V, Malviya G. Monoclonal antibodies for diagnosis and therapy decision making in inflammation/infection. Foreword. Q J Nucl Med Mol Imaging, 2010, 54: 571-573.

[4] Signore A, Mather SJ, Piaggio G, et al. Molecular imaging of inflammation/infection: nuclear medicine and optical imaging agents and methods. Chem Rev, 2010, 110: 3112-3145.

[5] Chianelli M, Boerman OC, Malviya G, et al. Receptor binding ligands to image infection. Curr Pharm Des, 2008, 14: 3316-3325.

[6] Annovazzi A, Bagni B, Burroni L, et al. Nuclear medicine imaging of inflammatory/infective disorders of the abdomen. Nucl Med Commun, 2005, 26: 657-664.

[7] Prandini N, Lazzeri E, Rossi, B, et al. Nuclear medicine imaging of bone infections. Nucl Med Commun, 2006, 27: 633-644.

[8] Cascini GL, De Palma D, Matteucci F, et al. Fever of unknown origin, infection of subcutaneous devices, brain abscesses and endocarditis. Nucl Med Commun, 2006, 27: 213-222.

[9] Capriotti G, Chianelli M, Signore A. Nuclear medicine imaging of diabetic foot infection: results of metaanalysis. Nucl Med Commun, 2006, 27: 757-764.

[10] Palestro CJ, Love C. Radionuclide imaging of musculoskeletal infection: conventional agents. Semin Mus-culoskelet Radiol, 2007, 11: 335-352.

[11] Palestro CJ, Love C, Bhargava KK. Labeled leukocyte imaging: current status and future directions. Q J Nucl Med Mol Imaging, 2009, 53: 105-123.

[12] Palestro CJ, Love C, Tronco GG, et al. Combined labeled leukocyte and technetium-99m sulfur colloid marrow imaging for diagnosing

musculoskeletal infection: principles, technique, interpretation, indications and limitations. RadioGraphics,2006,26:859-870.

[13] Palestro CJ,Kim CK,Swyer AJ,et al.Total hip arthroplasty: periprosthetic[111] In labeled leukocyte activity and comple-mentary [99m] Tc sulfur colloid imaging in suspected infection. J Nucl Med,1990,31:1950-1955.

[14] Palestro CJ,Swyer AJ,Kim CK,et al.Infected knee prosthesis:diagnosis with In-111-leukocyte,Tc-99m-sulfur colloid and Tc-99m-MDP imaging.Radiology,1991,179:645-648.

[15] Love C,Marwin SE,Tomas MB,et al.Diagnosing infection in the failed joint replacement:a comparison of coincidence detection fluorine-18 FDG andindium-111-labelled leukocyte/ technetium-99m-sulfur colloid marrow imaging. J Nucl Med, 2004, 45: 1864-1871.

[16] Palestro CJ, Mehta HH, Patel M, et al. Marrow versus infection in the Charcot joint: indium-111 leukocyte and technetium-99m sulfur colloid scintigraphy.J Nucl Med,1998, 39:346-350.

[17] Palestro CJ,Kim CK,Swyer AJ,et al.Radionuclide diagnosis of vertebral osteomyelitis: indium-111-leukocyte and technetium- 99m-methylene diphosphonate bone scintigraphy.J Nucl Med,1991,32:1861-1865.

[18] Gemmel F,van den Wyngaert H,Love C,et al. Prosthetic joint infections: radionuclide state-of-the-art imaging.Eur J Nucl Med Mol Imaging,2012,38:892-909.

[19] Palestro CJ,Tomas MB,Love C.Infection and inflammation in pediatrics. In: Treves ST (ed). Pediatric Nuclear Medicine/PET, 3rd edn.New York:Springer,2007:419-445.

[20] Seshadri N, Solanki CK, Balan K. Utility of 111In-labeelled leukocyte scintigraphy in patients with fever of unknown origin in an era of changing disease spectrum and investigational techniques. Nucl Med Commun, 2008, 29:277-282.

[21] Ascher NL,Ahrenholz DH,Simmons RL,et al. Indium-111 autologous tagged leukocytes in the diagnosis of intraperitoneal sepsis.Arch Surg,1979,114:386-392.

[22] Coleman RE,Black RE,Welch OM,et al.Indium-Ill labeled leukocytes in the evaluation of suspected abdominal abscesses.Am J Surg, 1980,139:99-104.

[23] Palestro CJ,Love C,Tronco GG,et al.Role of radionuclide imaging in the diagnosis of postoperative infection. RadioGraphics, 2000, 20: 1649-1660.

[24] Cerqueira MD,Jacobson AF.Indium-111 leukocyte scintigraphic detection of myocardial abscess formation in patients with endoca-rditis.J Nucl Med,1989,30:703-706.

[25] Brunner MC, Mitchell RS, Baldwin JC, et al. Prosthetic graft infection: limitations of indium white blood cell scanning. J Vasc Surg,1986,3:42-48.

[26] Fiorani P,Speziale F,Rizzo L,et al.Detection of aortic graft infection with leukocytes labeled with techneium 99m-hexametazime.J Vasc Surg,1993,17:87-96.

[27] Krznaric E,Nevelsteen A,Van Hoe L,et al. Diagnostic value of [99] Tc m-d,l-HMPAO-labelled leukocyte scintigraphy in the detection of vascular graft infections.Nucl Med Commun,1994,15:953-960.

[28] Prats E,Banzo J,Abós MD,et al.Diagnosis of prosthetic vascular graft infection by technetium-99m-HMPAO-labeled leukocytes. J Nucl Med,1994,35:1303-1307.

[29] Palestro CJ, Vega A, Kim CK, et al. Indium-111-labeled leukocyte scintigraphy in hemodialysis access-site infection.J Nucl Med,1990, 31:319-324.

[30] Liberatore M,Iurilli AP,Ponzo F, et al. Aorto-femoral graft infection: the usefulness of 99m-Tc-HMPAO-labelled leukocyte scan. Eur J VascEndovasc Surg, 1997, 14 (Suppl A):27-29.

[31] De la Cueva L,Plancha MC,Reyes MD,et al.

Vascular thromboses: 99mTc-HMPAO leukocyte scintigraphy false positive result in diagnosis of infection. Eur J Vasc Endovasc Surg,2005,30:109.

[32] Love C,Tomas MB,Palestro CJ. Pulmonary uptake on labeled leukocyte images: uptake patterns and their significance. Nucl Med Commun,2002,23:559-563.

[33] Love C,Opoku-Agyemang P,Tomas MB,et al. Pulmonary activity on labeled leukocyte images: physiologic,pathologic,and imaging correlations. RadioGraphics,2002,22:1385-1393.

[34] Palestro C,Swyer AJ,Kim CK,et al. Role of111In-Iabeled leukocyte scintigraphy in the diagnosis of intracerebral lesions. Clin Nucl Med,1991,16:305-308.

[35] Schmidt KG, Rasmussen JW, Frederiksen PB,et al. Indium-Ill-granulocyte scintigraphy in brain abscess diagnosis: Limitations and pitfalls.J Nucl Med,1990,31:1121-1127.

[36] Kim DG,Lee JL,Lee DS,et al.99mTc-HMPAO labeled leukocyte SPECT in intracranial lesions. Surg Neuro,1995,44:338-345.

[37] Engler H,Lundberg PO,Ekbom K,et al. Multitracer study with positron emission tomography in Creutzfeldt-Jakob disease.Eur J Nucl Med Mol Imaging,2003,30:85-95.

[38] Kao CH,Wang SJ.Spread of infectious complications of odontogenic abscess detected by Technetium-99m-HMPAO-labeled WBC scan of occult sepsis in the intensive care unit.J Nucl Med,1992,33:25-45.

[39] Fineman D,Palestro CJ,Kim CK,et al.Detection of abnormalities in febrile AIDS patients with In-111-labeled leukocyte and GA-67 scintigraphy.Radiology,1989,170:677-680.

[40] Palestro CJ,Goldsmith SJ.The use of gallium and labeled leukocyte scintigraphy in the AIDS patient. Q J Nucl Med, 1995, 39: 221-230.

[41] Ahlgren L,Ivarsson S,Johansson L,et al.Excretion of radionuclides in human breast milk after the administration of radiopharmaceuticals.J Nucl Med,1985,26:1085-1090.

[42] Mountford PJ,Coakley AJ. A review of the secretion of radioactivity in human breast milk: data, quantitative analysis and recommendations. Nucl Med Commun, 1989, 10: 15-27.

[43] Rubow S,Klopper J,Wasserman H,et al.The excretion of radiopharmaceuticals in human breast milk: additional data and dosimetry. Eur J Nucl Med,1994,21:144-153.

[44] ICRP.Radiation dose to patients from radiopharmaceuticals.Addendum 3 to ICRP Publication 53.ICRP Publication 106.Approved by the Commission in October 2007. Ann ICRP 2008,38:1-197.

[45] Jamar F,Buscombe J,Chiti A,et al.EANM/SNMMI Guideline for 18F-FDG use in inflammation and infection.J Nucl Med,2013,54(4):647-658.

[46] Reinartz P,Mumme T,Hermanns B,et al. Radionuclide imaging of the painful hip arthroplasty:positronemission tomography versus triple-phase bone scanning. J Bone Joint Surg Br,2005,87:465-470.

[47] Kobayashi N,Inaba Y,Choe H,et al.Use of F-18 fluoride PET to differentiate septic from aseptic loosening in total hip arthroplasty patients.Clin Nucl Med,2011,36:e156-161.

[48] Familiari D,Glaudemans AW,Vitale V,et al. Can sequential ^{18}F-FDG PET/CT replace WBC imaging in the diabetic foot? J Nucl Med,2011,52:1012-1019.

[49] Keijsers RG, Grutters JC, van Velzen-Blad H,et al.(18)F-FDG PET patterns and BAL cell profiles in pulmonary sarcoidosis. Eur J Nucl Med Mol Imaging,2010,37:1181-1188.

[50] Keijsers RG, Verzijlbergen EJ, van den Bosch JM,et al.[18]F-FDG PET as a predictor of pulmonary function in sarcoidosis. Sarcoidosis Vasc Diffuse Lung Dis,2011,28:123-129.

[51] Fukuchi K, Ishida Y, Higashi M, et al. Detection of aortic graft infection by fluorodeoxyglucose positron emission tomography:

comparison with computed tomographic fin-dings.J Vasc Surg,2005,42:919-925.

[52] Hautzel H,Sander O,Heinzel A,et al.Assess-ment of large-vessel involvement in giant cell ar-teritis with ^{18}F-FDG PET:introducing an ROC-analysis-based cutoff ratio.J Nucl Med,2008,

49:1107-1113.

[53] Meller J,Strutz F,Siefker U,et al.Early diag-nosis and follow-up of aortitis with [(18)F]FDG PET and MRI.Eur J Nucl Med Mol Ima-ging,2003,30:703-706.

第 10 章
骨髓炎的核医学显像：白细胞、单克隆抗体或细菌成像

Christopher J. Palestro

Hofstra North Shore-LIJ School of Medicine, Hempstead, NY and North Shore Long Island Jewish Health System, Manhasset & New Hyde Park, NY, USA

一、引言

骨髓炎的诊断具有挑战性。非特异的症状包括红斑、水肿和疼痛等，鉴别诊断包括骨折、脓毒性关节炎、蜂窝织炎，甚至骨梗死。实验室测试，如血细胞沉降率（ESR）、C 反应蛋白（CRP）没有特异性，不能单独用于骨髓炎的诊断。因此，影像检查，包括形态和功能成像经常被用来证实诊断是不足为奇的。本章总结了体外标记白细胞（WBCs，粒细胞），单克隆抗体（mAbs）和细菌性显像在骨髓炎诊断中的作用。

二、临床基本知识

骨髓炎是由细菌、病毒和真菌引起的骨骼和骨髓的感染过程。感染可能定位于或侵及骨膜、骨皮质、骨髓和骨松质组织。急性骨髓炎可由血源性，也可通过直接或邻近接触病原菌引起。急性血源性骨髓炎，是由远处原发灶经由血液转运播散到骨组织内所引起的，多发生于儿童，富血管的干骺端是最常见的骨骼感染部位，可能因为此处减缓的血流易诱发干骺端血管血栓形成和骨本身感染和局部坏死。

直接或间接地向邻近处播散的骨髓炎是继发于机体的直接创伤、持续感染或手术后的脓毒血症。糖尿病、镰状细胞病、静脉吸毒、酗酒和免疫抑制状态易导致骨髓炎的发生。开放性骨折、近期的整形手术和关节假体也是骨髓炎发生的危险因素。

三、临床问题

骨髓炎的诊断并不总是显而易见，常规成像过程的执行应作为诊断检查的一部分。有许多影像检查可供选择：放射影像，CT，MRI，放射性核素骨扫描、镓和体内外白细胞标记研究。这些测试在所有情况下作用不会相同，其特定的选择取决于当时患者的情况。不管任何情况下，相对便宜和广泛使用的放射影像应该是疑似骨髓炎患者最先使用的影像方法。即使不是为了诊断，放射影像也有用处，因为他们提供了感兴趣区的解剖概述，任何已有的条件均可能会影响后续检查的选择和解释。

四、检查方法的选择

体外白细胞标记成像是诊断复杂骨髓炎首选的放射性核素检查。尽管有很多种标记技术已经开始应用，但最常使用的方法是利用[111]In-oxyquinolone 和[99m]Tc-依沙美肟亲脂性化合物。标记过程需要 2～3h，取患者

40～60ml 全血注入存有抗凝血药的针筒中。因为所有的血细胞均可以被标记，必须在红细胞和血小板标记之前分开白细胞。因此，之后盛放血液的针筒需要保持直立 1～2h 来促进红细胞沉淀。添加羟乙基淀粉或通过使红细胞的低渗裂解作用可以促进沉积。红细胞分离之后，离心富含白细胞的血浆和移除试管底部的白细胞"小球"，用放射性核素示踪剂逐渐进行标记，洗涤并重新回输患者体内。常规最小白细胞标记剂量是 10～18.5MBq（300～500μCi）；通常 ^{99m}Tc-依沙美肟白细胞标记剂量是 185～370MBq（5～10mCi）。当使用 ^{111}In 标记白细胞时，通常在注射标记的细胞约 24h 后进行成像检查。当使用 ^{99m}Tc 标记的白细胞时，成像通常在注射后 3～4h 和 20～24h 进行成像检查。

　　虽然体外标记的白细胞显像是非常准确的，但也有很大的局限性。标记过程是劳动密集型的，需要直接接触血液制品，并不总是可用。针对严重白细胞减少或非常年轻的患者，标记足够数量的白细胞获得高品质诊断图像是不可能的。图像质量，特别是当使用 ^{111}In 放射性核素时，是不能达到质量标准的。对于肌肉骨骼感染，需要行附属骨髓的成像增加了检查的复杂性和费用。因此相当大的努力，一直致力于发展体内方法标记白细胞，包括抗粒细胞单克隆抗体（anti-GmAbs）和抗体片段、肽和趋化因子。

　　BW 250/183（besilesomab）是一种小鼠单克隆 G1 免疫球蛋白，与白细胞内的 NCA-95 抗原结合。注射执行 45min 后约 10% 示踪剂与中性粒细胞结合，同时 20% 在血液中自由循环。未结合部分可能通过非特异性、无抗原相关吸收和血管通透性的升高集聚于炎症区域。研究通常在注射后 6h 呈现阳性，尽管延迟，第 2 天成像可能会增加敏感性。多达 40% 的注射剂量积聚在骨髓，可能使小病灶显示模糊。BW 250/183 的一个重要缺点是剂量依赖人抗鼠免疫抗体（HAMA）反应的发生率较高，据报道已经超过 30% 的患者接受重复注射。为使 HAMA 反应的可能性降到最低，推荐每次注射抗体剂量不超过不超过 250μg。

　　Fanolesomab 是 900 kDa M 类免疫球蛋白，与人类白细胞中表达的 CD15 抗原中的糖类一部分 3-岩藻糖基化-N-乙酰乳糖胺高亲和（常量 $K_d = 10^{-11}$ M）。这种抗体与中性粒细胞结合比大于其他细胞类型。结合与循环中持续增加的中性粒细胞数量成正比，与中性粒细胞激活呈正表达调节。^{99m}Tc-fanolesomab 的正常分布于网状内皮组织系统、泌尿道和血池。小肠活跃出现在 4h 内，结肠活跃在 24h 内。感染的集聚是通过以下 2 种机制：与迁移到感染区的循环中性粒细胞结合，与已经隐藏于感染区的中心粒细胞和 CD15（含中性粒细胞碎片）结合。成像通常在注射后约 2h 进行。由于严重不良事件的报道，包括 2 名死亡，接下来实施过程中 ^{99m}Tc-fanolesomab 不再可用。

　　抗体片段是有吸引力的，因为与整个抗体不同，他们不产生人抗鼠抗体应答。硫索单抗（Sulesomab）是 IgG1 类的小鼠单抗抗原的 50kDa 片段抗原结合部分（Fab′），它可与在白细胞中表达的抗原 90（NCA-90）发生正常交叉反应。NCA-90 也在正常结肠黏膜和结肠腺癌的巨噬细胞系表达。3%～6% 的注入反应与循环的中性粒细胞相关；注射后 24h，约 35% 的活跃成分潜留在机体的骨髓中。初步调查表明，除了与随后迁移到感染区的循环中性粒细胞结合外，硫索单抗布也能交叉穿过毛细管膜和存在感染部位的白细胞结合。然而，Skehan 等研究表明，硫索单抗不与循环中白细胞结合，它通过增加的毛细血管通透性非特异性的进入感染部位。成像序列在一定程度上取决于检查征象。

　　当大多数的技术在开发利用抗 G 蛋白单克隆抗体标记体内白细胞时，最近的研究已经主要集中在细胞因子、在特定细胞群与特定细胞表面受体相互作用的低分子量蛋白质(＞20kDa)。通常在毫摩尔级别范围,结合亲和力较高。

白介素 8(IL-8)是一个引起了极大兴趣的趋化因子,大量趋化因子亚群或趋药性细胞因子的亚群与中性粒细胞和单核细胞中表达的趋化因子 I 型(IL-8A 型)和 II 型(IL-8B 型)受体间有高度亲和性。IL-8 引发的副作用是有限的并和剂量相关。在动物中使用 $10\sim100\mu g/kg$ 的剂量可导致循环粒细胞的数量短暂降低,30min 后恢复正常,接着粒细胞数量开始增加,约 2h 达到峰值。使用 IL-8 40ng/kg 至 $1\mu g/kg$ 剂量可引发产生暂时性的循环粒细胞的数量降低,没有后续粒细胞增多。11 个感染患者使用 131I-IL-8 $50\sim100\mu g$ 剂量,结果白细胞的数量短暂减少,1h 后完成恢复正常。对该剂量成像序列尚未制定。

当前众多放射性核素显像检查中,没有真正特意针对感染的,仍需要继续研究新的更好的方案。

放射性标记的抗生素是一类化合物,他们作为感染特异性示踪剂的潜力已经被研究。这些化合物中第一个也是被最广泛研究的是放射性标记的 4-氟喹诺酮抗生素,^{99m}Tc-环丙沙星(infecton)。环丙沙星是一种广谱抗生素,抑制革兰阴性菌 DNA 促旋酶和革兰阳性细菌中 IV 型拓扑异构酶的作用,导致细菌快速死亡。感染区域^{99m}Tc-环丙沙星可能是被细菌吸入和代谢,假定吸收量与微生物数量成正比,则放射性活度测量将准确地和特异地定位感染。尽管这一观点是很吸引人的,但关于^{99m}Tc-环丙沙星作为感染特异性示踪剂仍有相当大的争论。Siaens 等用患脓肿和无菌炎症的老鼠比较了^{99m}Tc-环丙沙星和另一个放射性标记的氟喹诺酮抗生素^{99m}Tc-恩诺沙星的作用。他们观察到感染区在 1h 时显示最好,随后超时洗脱掉,2 种示踪剂都不能证实不同的感染和炎症间脓肿肌肉比率的显著差异。他没有发现与特定细菌结合的示踪剂的证据。

抗菌剂多肽类在多细胞器官生物防御系统起着至关重要的作用。它们是由不同细胞生成,包括吞噬细胞、内皮及上皮细胞,并与细菌细胞膜结合。它们的表达可能是恒定的,或诱导微生物有机体接触;它们也可以通过白细胞运送到感染部位。泛醌希酮(UBI)的放射性标记合成碎片,在人抗菌肽中自然出现,可以标记细菌,拥有区分无菌性炎症和感染的能力,天然具备的能力区分从无菌炎症感染。成像通常是在注射后 $1\sim2h$ 完成。

选择合适的示踪剂:目前,放射性标记的抗生素的作用即使有在诊断感染、骨骼肌肉系统或其他方面的作用也很小。放射性标记的抗生素作为感染特异性造影剂的观念是诱人的,但是是有缺陷的。在早期的研究中,假定造影剂一旦进入机体内,将保留在细菌内,未保留的将被清除,放射性核素成像可识别高浓度的放射性标记的细菌,即感染部位。最近的数据显示,情况并非如此,最初的将放射性标记的抗生素作为诊断工具的热情已经消退。

放射性标记的抗菌剂成像结果是不错的,但这些示踪剂尚未用于常规临床使用。所以,就剩下在体外标记白细胞和抗 G 蛋白单克隆抗体片段两种方法之间进行选择。数据表明,对于糖尿病足感染,体外标记白细胞和抗 G 蛋白单克隆抗体两种成像相当,选择取决于个人喜好和可用性。然而,对于诊断人工关节感染,体外标记白细胞显像优于抗 G 蛋白单克隆抗体显像,主要因为它具有更高特异性,当可以使用时,应该使用。

五、正常表现和伪影

虽然标记的白细胞的常规分布在某种程度上因标记的方法不同而异,但被标记的细胞总是积聚在骨髓中。因此,标记的白细胞显像通常须与骨髓显像检查结合起来使用,以使检查的准确性达到最大化。原因如下:虽然白细胞通常不积累在非感染的骨质增高区,但它们确实集聚在骨髓中。成年人造血活跃的骨髓的正常分布是多变的。系统性疾病如镰状细胞病和戈谢病等系统性疾病,可导致骨髓分布的广泛改变;骨折、关节矫形器件、神经性关节,甚至颅顶骨质增生均可引起局部变化。儿童的造血活跃骨髓正常分布随年龄变化而不同。因此,它并不可能总是确定白细胞显像活跃是由于感染或骨髓。这种差异可以轻松地、准确地被^{99m}Tc-硫胶体骨髓成像区分开。白细胞和硫胶体均在骨髓积聚;白细胞也积聚在感染区,而硫胶体则不能。当活度存在白细胞显像中而不存在相应的骨髓图像中,则白细胞/骨髓成像显示为感染阳性(图 10-1 和图 10-2)。

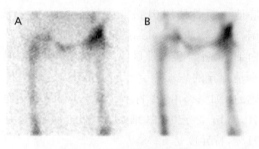

图 10-1　左大腿陈旧性外伤

A. 白细胞标记显像示左股骨头的放射活动性增加,这可以很容易的解释其为骨髓炎;B. 然而,骨髓像和白细胞标记图像几乎一致,结合 2 个图像表现为骨髓炎阴性

白细胞/骨髓成像可以以不同的方式执行;机构间的具体方法各不相同。不管使用怎样的方法,患者应该注射 370MBq(10mCi)新做好的^{99m}Tc-硫胶体。使用超过 1～2h 的准备好的硫胶体可能造成血池,泌尿系膀胱的活度和骨髓吸收减少,这些均可降低图像质量。注射和成像之间的间隔时间应至少30min。当使用^{99m}Tc 标记的白细胞和^{99m}Tc 标记的抗 G 蛋白单克隆抗体时,因为白细胞和骨髓显像潜在的干扰活度,这两个测试应该间隔 48～72h 施行。

白细胞/骨髓成像具有一定的局限性和误区。如果白细胞不迁移到感染灶区,骨髓成像不能提供任何额外的信息。即使没有感染,白细胞聚集在淋巴结也能产生不一致的白细胞/骨髓影像。然而,仔细检查图像通常显示不一致的区域是圆的、散在的和多发的(图 10-3)。

动物数据表明,感染发作后大约 1 周较适宜骨髓成像。虽然在评估关节假体或神经性关节时这并没有被证明是一个问题,但没有人类数据显示骨髓炎发生后多久适合骨髓图像。因此,在急性情况下应谨慎解释这些研究。

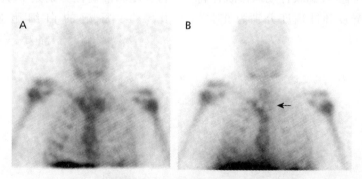

图 10-2　胸锁关节骨髓炎

A. 白细胞标记显像并不明显;B. 骨髓显像在左半胸骨柄和左锁骨内侧面(箭)表现为一个易于观察到的缺损区域的,结合 2 个图像显示骨髓炎阳性。白细胞标记显像的摄取强度不是诊断骨髓炎的有用标准

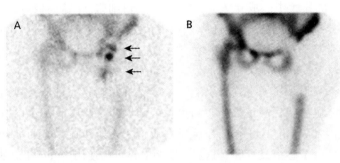

图 10-3　淋巴结活性

淋巴结的活性(箭)可能导致空间不一致的白细胞、骨髓显像,不能误解为提示感染。活性淋巴结通常是圆形散在,可单发也可多发

六、病理学表现和意义

1. 外周骨髓炎　白细胞/骨髓联合成像诊断骨髓炎的敏感性约为 90%。King 等用白细胞/骨髓联合成像研究 20 例患者,并且报道成像能准确地证实或排除感染。Palestro 等用白细胞/骨髓联合像对 73 例疑似骨骼肌肉感染的患者进行研究,报道称其敏感度 100%,特异度 94%,对骨髓炎诊断的准确率达到 96%。Seabold 等使用血清白蛋白胶体作为骨髓成像的一部分,报道称在 97 例有前期外科手术干预的患者,白细胞/骨髓联合成像诊断的敏感度和特异度分别是 88% 和 92%。Achong 和 Oates 使用计算机减法技术,用白细胞/骨髓联合成像诊断骨髓炎的敏感度、特异度和准确度分别为 95%、93% 和 94%。

AGA BW 250/183 诊断骨髓炎的敏感性从臀部的 69% 到小腿和足踝的 100% 不等。现有资料表明,^{99m}Tc-fanolesomab 能准确地诊断骨骼肌肉感染(图 10-4)。在一个调查中,^{99m}Tc-fanolesomab 和三期骨显像及白细胞显像比较,骨显像是敏感的(100%)但不是特异的(38%)。^{99m}Tc-fanolesomab 是敏感的(91%),中度特异(69%),相比较而言,^{111}In 标记的白细胞显像的敏感度是 91%,特异度是 62%。

硫索单抗在诊断骨骼肌肉感染中的作用已经被广泛研究。Becker 等前瞻性比较 ^{99m}Tc-硫索单抗和 ^{99m}Tc 标记的白细胞显像,发现前者放射性示踪的抗体片段的敏感性、特异度和准确性分别是 91%,90% 和 91%,比 ^{99m}Tc 标记的白细胞显像(分别为 89%,84% 和 86%)略好。Vicente 等报道了

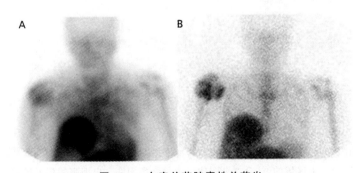

图 10-4　右肩关节脓毒性关节炎

A. 注射 ^{99m}Tc-fanolesomab 4h 后,右肩关节有异常放射活动性表现;B. 24h 后的成像示,异常放射活动性的积累更强

在诊断急性骨髓炎时的敏感度是 75%，特异度是 95%，准确度是 87%。Ivancevic 等将^{99m}Tc-硫索单抗成像用在 30 例先前患有骨损伤和可能的"低级别"骨感染患者，他们发现，尽管试验是非常敏感的（100%），但是特异度不是很高（58%），并且得出结论：这个方法排除感染比较可靠，但不足以证明感染的存在。Ryan 回顾性分析了^{99m}Tc-硫索单抗成像用在疑似骨科感染的 55 例患者并得出了类似的结论。Devillers 等在 23 例可能患骨髓炎的患者中，回顾性比较了^{99m}Tc-硫索单抗和^{99m}Tc 标记的白细胞显像方法，从中发现比起^{99m}Tc 标记的白细胞显像，^{99m}Tc-硫索单抗显像的敏感性较低（86% vs 93%），特异性较低（72% vs 100%）。von Rothenburg 等回顾性评估了 30 例可疑骨髓炎患者，并且报道了^{99m}Tc-硫索单抗的敏感度是 95%，特异度是 65%。

对^{99m}Tc-IL-8 在诊断骨骼肌肉感染中所起的的作用所得到的数据是有限的。在兔急性骨髓炎模型中，^{99m}Tc-IL-8 清晰地显示了骨髓炎的面积。虽然在病灶感染中心^{99m}Tc-IL-8 的绝对吸收量显著低于^{99m}Tc-甲基二膦酸盐（MDP）和^{67}Ga-枸橼酸盐，由于快速的背景清除，放射性示踪的细胞因子的目标背景比例较高。

公布的数据表明，单光子发射螺旋 CT（SPECT）/CT 能提高放射性核素用于诊断骨髓炎的准确性，主要是通过提高示踪聚集的定位。Bar Shalom 等研究 SPECT/CT 对骨髓炎疑似病例的诊断，其中 21 例接受^{67}Ga-柠檬酸盐成像，11 例接受^{111}In 标记的白细胞显像。在这个研究中，SPECT/CT 对大约 50% 的患者有帮助，主要提供精确的解剖定位和界定感染的范围。Horger 等使用^{99m}Tc 标记的抗 G 蛋白单克隆抗体，研究 27 例曾经有创伤并合并有骨感染病史的患者，SPECT 显像的准确度是 59%，SPECT/CT 的准确度为 97%。SPECT/CT 对于区别软组织感染和附肢骨骼骨髓炎非常有用。在另一个调查中，Horger 等比较了 SPECT/CT 与 SPECT 在 31 例患者的三期骨显像表现，其中 9 例是骨髓炎。尽管 SPECT 和 SPECT/CT 的三期骨显像的敏感度都是 78%，但是 SPECT/CT 比 SPECT 在三期骨显像上特异度更高（86% vs 50%，$P < 0.05$），其中的 CT 部分通过排除活跃骨感染和识别感染以外的原因（示踪剂的累加）来提高特异性。

Filippi 等用^{99m}Tc-依沙美肟标记白细胞的方法比较了 SPECT 和 SPECT/CT 成像用在 28 例疑似骨骼肌肉感染的患者，报道称准确性从 SPECT 显像的 64% 提高到 SPECT/CT 的 100%。SPECT/CT 改变了超过 1/3 患者原来研究的解释。试验中的 CT 部分提高了标记白细胞活动的定位能力，从而能够排除 7 例患者的骨髓炎和为 3 例患者提供更精确的界定感染的范围。

2. 糖尿病足感染　其定义是一个糖尿病患者踝以下部分的感染。这些感染是常见的、复杂的、代价很高，发病率也很高，是引起糖尿病住院的主要原因，也是最常见的非创伤性下肢截肢的原因。糖尿病足感染主要的诱发因素是分布不均的穿通性溃疡，是创伤或过度的压力导致足缺乏防护知觉造成的。一旦皮肤损伤，伤口可能会更容易感染，通过连续的扩展，感染可能涉及更深层次的组织，包括骨。

糖尿病患者足部感染可能缺乏疼痛和炎症反应系统，往往忽略了骨髓炎的诊断。因此，影像研究是个人诊断评估的一个重要组成部分。^{111}In 标记的白细胞成像诊断糖尿病患者足部骨髓炎的敏感性为 72%～100%，特异性为 67%～100%。Newman 等在最大的前瞻性调查报道中评估了 35 例糖尿病患者的 41 个足部溃疡。最终的诊断是基于在所有情况下骨标本的组织病理和微生物分析。给患者注射标记细胞后 4h 和 24h 进行成像。骨髓炎的诊断标准是在足背和足底的图像上大约相同强度的局灶性放射性活动增加(图 10-5)。41 例溃疡中有脊髓炎 28 例(68%)。24h[111]In 标记的白细胞成像的敏感度是 89%,特异度是 69%。在这项研究中 24h[111]In 标记的白细胞成像诊断足部骨髓炎是最准确的(82%)。比起三期骨显像,更敏感(89% vs 69%),更特异(69% vs 39%)。Palestro 等在 25 例前瞻性研究中使用 Newman 等的标准,报道了[111]In 标记的白细胞成像 80%的敏感度和 67%的特异度。

报道的[99m]Tc 标记的白细胞成像诊断糖尿病足骨髓炎与[111]In 标记的白细胞成像类似,敏感度为 86%～93%,特异度为 80%～98%。Familiari 等在 13 例患者个体比较中,报道了在诊断糖尿病足骨髓炎时,[99m]Tc 标记的白细胞成像比[18]F-FDGP ET/CT 更准确。

评估糖尿病患者足部骨髓炎时大多数表现为远端前足溃疡。较少的并发症,通常在足中部或后部发展,是神经性的或夏科关节病。在一个不敏感的足上重复施压会导致骨骼关节破坏、畸形和不稳定性,最终导致退变、关节半脱位和关节破坏,导致足的严重畸形。虽然感染是一种相对少见的并发症,但区分感染和神经性关节病,或诊断叠加在神经性关节病上的感染,是可以挑战的。重要的是要认识到,标记的白细胞显像会在未受感染的神经性关节积累。至少在某种程度上,这种摄取是由于活跃的造血骨髓。在骨架中的其他位点,补充骨髓显像可以帮助区分是骨髓的白细胞摄取还是感染的白细胞摄取。

白细胞图像缺乏解剖细节,有学者建议增加骨显像有利于软组织和骨感染的分辨。然而,公布的数据表明任何对于准确性的改善都是有限的。Keenan 等报道诊断足部骨髓炎时单独用[111]In 标记的白细胞成像和结合骨扫描 2 种方法的准确率均为 87%。Johnson 等报道了[111]In 标记的白细胞图像的准确性仅从单独的 86%(19/22)上升到联合骨扫描的 91%(20/22)。Palestro 等报道,单独用[111]In 标记的白细胞成像的准确度为 72%(18/25),当联合骨扫描时,测试的准确度为 80%(20/25)。骨显像改变了[111]In 标记的白细胞成像判读 25 例中的 2 例(8%)。剩下的 23 例(92%)患者的骨扫描并不影响[111]In 标记的白细胞成像的解释。我们的经验,骨扫描对评价糖尿病足感染没有用,并且几年前我们就停止了使用。

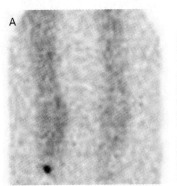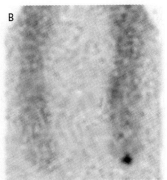

图 10-5　右大足趾的骨髓炎

(A)足背和(B)足底局部放射活动性的增加作为诊断骨髓炎的标准。标记白细胞成像诊断糖尿病患者远端前脚骨髓炎与足部溃疡的准确性大约是 80%

调查 25 例糖尿病患者，Dominguez-Gadea 等报道放射性标记的抗 G 蛋白单克隆抗体，BW 250/183，诊断足部骨髓炎的敏感度是 93%，特异度是 78%，准确度是 84%，类似于所报道的体外标记的白细胞成像。

在另一项调查中，25 例有足部溃疡的糖尿病患者接受了^{99m}Tc-fanolesomab，^{111}In 标记的白细胞成像和三期骨成像。^{99m}Tc-fanolesomab 的敏感度、特异度和准确度分别是 90%，67% 和 76%，相比较^{111}In 标记的白细胞成像的敏感度、特异度和准确度分别是 80%，67% 和 72%（图 10-6）。^{99m}Tc-fanolesomab 与三期骨显像相比，敏感性一样，更具有特异性（$P = 0.004$）。

Harwood 等对 122 例糖尿病患者足部溃疡进行了^{99m}Tc-sulesomab 成像，敏感度是 91%，特异度是 56%，准确度是 80%。在接收白细胞成像的患者一组中，^{99m}Tc-硫索单抗成像与白细胞成像的准确度进行比较（81%vs75%）见图 10-7。这 2 种检查方法比骨显像更具特异性（50%vs21%，$P < 0.05$）。Delcourt 等前瞻性地研究 25 例糖尿病患者中 31 个疑似足部骨髓炎，比较了^{99m}Tc-硫索单抗/骨扫描及骨扫描/^{67}Ga-枸橼酸盐成像。^{99m}Tc-硫索单抗/骨扫描的敏感性、特异性和准确性分别是 67%，85% 和 74%，骨扫描/^{67}Ga-枸橼酸盐的敏感度、特异度和准确度分别是 44%，77% 和 58%。Rubello 等发现比起仅仅 4h 成像，通过 4h 成像和 24h 成像诊断糖尿患者足部骨髓炎特异度从 75% 提高到 88%，敏感度没有一点降低（91%）。

8 例有足部感染的糖尿病患者^{131}I-IL-8 迅速累积在感染灶处而不是在感染治疗后或退行性关节病处。

放射性标记的抗生素和抗菌药在评价糖尿病足感染方面作用的数据是缺乏的。

Heiba 等报道了联合使用^{111}In 标记白细胞的 SPECT/CT 成像、骨扫描以及必要时的骨髓显像对于糖尿病足感染诊断和定位的价值。示踪剂注射后 24h 进行双核素 SPECT/CT 成像。研究人员发现，同时双核素（^{111}In 标记的白细胞＋^{99m}Tc-MDP）SPECT/CT 显著比平面显像更准确。他们还指出，双核素 SPECT/CT 显著比单放射性核素（骨或标记的白细胞）SPECT/CT 更准确。作者发现，因为^{111}In 标记的白细胞成像的分辨率较低并且正在进行评估的是小结构，所以它并不总是能够把软组织和骨感染区别开来，即使是用上 CT。根据他们的经验，增加骨的 SPECT/CT 成像可以标记白细胞聚集的精确定位，从而提高疾病诊断的准确度和信心。虽然这些结果表明了进行额外核医学检查的增值，但还有一些实际问题，诸如患者的方便

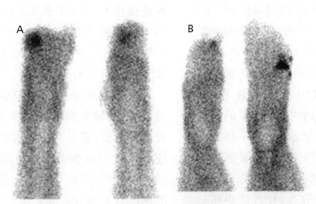

图 10-6　足部骨髓炎

在注射抗 G 蛋白单克隆抗体^{99m}Tc-fanolesomab 1h 后的（A）足背和（B）足底的图像显示，右足的第一位和左足的第四和第五位有局部增加的放射活性

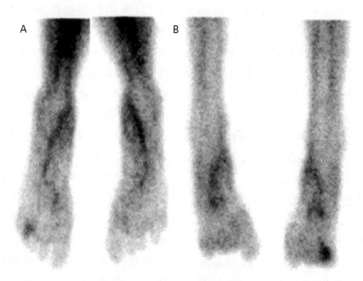

图 10-7 足部骨髓炎

在注射抗 G 蛋白单克隆抗体^{99m}Tc-fanolesomab 1h 后的(A)足底和(B)足背的图像显示，左足的第四位放射性活动增加

性、成本和必须考虑的及可能会限制接受此过程的额外的辐射。一个可以选用的，也许更实际的方法是使用^{99m}Tc 而不是^{111}In 标记的白细胞。图片分辨率基本上更好并且标记和成像可以在同一天进行。Filippi 等研究了 SPECT/CT 对一个糖尿病足部感染^{99m}Tc-依沙美肟标记白细胞成像的贡献。19 个临床疑似感染部位都包括在内的 17 例患者。在 30min，4h 和 24h 进行平面成像。SPECT/CT 是在 6h 进行。标有异常白细胞的积累出现在 19 个部位中的 16 个。SPECT/CT 改变了平面和 SPECT 图像的解释，发现了 19 个部位中的 10 个(53%)，排除了 6 个病例，并且更好的识别了 3 个部位疾病（骨髓炎加上软组织感染）的程度。SPECT/CT 对于阴性患者扫描结果的评估没有显著帮助。作者的结论是^{99m}Tc-依沙美肟标记白细胞成像的 SPECT/CT 是通过辨别骨感染和涉及的软组织感染为糖尿病足感染提供一种潜在有用的检查，并且能更精确地识别疾病的程度，从而有利于治疗规划和避免侵入性操作。

3. 人工关节感染 超过 100 万的下肢关节成形术在世界各地每年进行 1 次。虽然大部分病例的结果都是很好的，但是置入物却不行。从感染上鉴别无菌性松动和假体关节失败的最常见原因是具有挑战性的。感染的临床症状往往是不表现的；实验室检查既不敏感，也不特异。关节穿刺的革兰染色和培养是明确的诊断性测试，其特异度超过 90%：试验的敏感度更加可变，为 28%～92%。X 线平片既不敏感，也无特异性，横断面成像技术，如 CT 和 MRI，受矫形硬件引起的伪影限制（见第 3 章）。放射性核素显像不受矫形硬件影响，是当前选择用于诊断疑似关节置换感染的成像模态。

骨扫描对于识别关节置换失败是敏感的，但不能确定失败的原因，所以最好作为一种筛选试验，或与其他放射性核素研究组合。连续骨/^{67}Ga-枸橼酸盐成像，准确度达 65%～80%，仅比单独骨扫描 50%～70% 的准确度有了部分提高。

白细胞/骨髓显像准确度约为 90%，可选择用于诊断人工关节感染（图 10-8 和图

10-9）。Mulamba 等报道了白细胞/骨髓显像用于诊断髋关节置换感染的 92% 的敏感度和 100% 的特异度。Palestro 等研究了白细胞/骨髓显像在 50 例全髋关节置换的疼痛患者中的应用，结果发现，该方法诊断感染有 100% 敏感度和 97% 特异度。这些研究还发现，[111]In 标记的白细胞/骨髓显像对疼痛膝关节假体的评估有同样令人满意的结果，并且优于单独的骨显像（包括三期骨显像）、单独的[111]In 标记的白细胞成像以及联合的[111]In 标记白细胞/骨显像。在 59 例下肢关节置换失败的调查中，全部采用手术、病理和微生物学进行诊断证实，Love 等报道的[111]In 标记白细胞/骨髓显像诊断假体关节感染的敏感度，特异度和准确度分别为 100%、91% 和 95%。Love 等给出了 150 例经手术、病理和微生物学确认最终诊断的关节假体置换失败的数据，该研究显示白细胞/骨髓显像的敏感性，特异度和准确度分别为 96%、87% 和 91%。试验的准确度显著比骨显像（50%）、骨/[67]Ga-枸橼酸盐显像（66%）和白细胞/骨显像（70%）高。

　　Pelosi 等报道在多个时间点获得的白细胞显像图像可以用作替代骨髓闪烁扫描术。据推测，早期图像反映白细胞在骨髓的摄取，晚期图像反映白细胞在感染的摄取，早期和

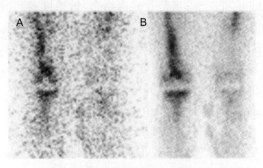

图 10-8　右膝关节置换的无菌性松动
　　A. 标记白细胞的图像显示假体周围的放射活动性增加；B. 骨髓显像的放射性活动与其在空间上分布一致，结合这 2 种显像图像表示感染为阴性

晚期图像之间的不一致性提示感染。使用可视化分析，这种双重时间点成像的准确度仅为 75% 左右；使用半定量分析，精度提高到约 95%。

　　BW 250/183 诊断人工关节感染的研究结果是多样的。Boubaker 等在 78 例髋关节假体的调查中显示，单独使用 BW 250/183 诊断的敏感度和特异度分别为 67% 和 75%；与骨显像结合起来，特异度提高到 84%，而敏感度没有变化，持平于 67%。Gratz 等报道了单独使用抗 G 蛋白单克隆抗体的敏感度、特异度和准确度分别为91%，

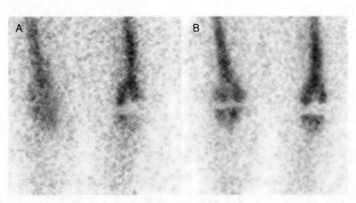

图 10-9　右膝关节置换感染
　　标记白细胞显像（A）和骨髓显像（B）的放射性活动分布在空间上不一致，结合这 2 种显像，表示感染为阳性。注意在标记白细胞和骨髓成像图像上都可以看到在无症状的左膝关节假体周围显著的放射性活动

66％和80％；当与骨显像结合，敏感度、特异度和准确度分别提高到94％,88％和89％。Klett等报道当使用半定量分析时，诊断髋关节假体感染的敏感度和特异度分别从86％和57％，提高至100％和93％。Klett等在膝关节置换的病例中得到了类似的结果。

一些研究者已经研究了^{99m}Tc-硫索单抗在评估人工关节感染中的作用（见下面的临床病例2）。von Rothenburg等评估了^{99m}Tc-硫索单抗成像在38例（其中15个被感染）下肢关节置换病例中的应用，他们报道了93％的敏感度和65％的特异度，并且得出的结论是阴性结果能可靠地排除感染，而阳性结果则需要额外的检查。Iyengar等在38例上下肢假体病例的研究中也发现了更高的敏感度（91％）和特异度（81％）。和von Rothenburg等得出的结论类似，也是阴性结果能可靠地排除感染。Palms等报道^{99m}Tc-硫索单抗对诊断假体关节感染只有75％的敏感度、86％的特异度和79％的准确度。Rubella等报道的特异性可以通过进行早期（4h）和晚期（20～24h）成像得到改进。在78例膝关节假体的调查研究中，特异度从单独进行早期显像的78％提高到双时间点显像的100％，敏感度没有改变，为93％。Gratz等报道，时间活性曲线的定量评价显著提高了诊断轻中度人工关节感染的准确性。

Larikka等报道，^{99m}Tc-环丙沙星对于诊断膝关节假体感染为86％的敏感度和78％的特异度。这些研究人员报道说，特异性可以通过获得延时的，第2天成像达到最大化。在30例髋关节假体疼痛的病例调查中，Larikka等报道，使用第2天成像，^{99m}Tc-环丙沙星比^{99m}Tc标记白细胞（97％vs90％），用于诊断感染更准确。在动物调查，Sarda等报道^{99m}Tc-环丙沙星对于诊断人工关节感染是敏感的但不特异。

Sarda-Mantel等评估了^{99m}Tc-UBI 29-41诊断动物关节假体感染的模型，并指出，如果

在9d内有6个为感染阳性，那20d内只有这6个中的4个显示为阳性。他们推测，随时间降低的敏感性可能和生物膜的保护作用或者由细菌分泌的多糖-蛋白质复合物有关。这种情况将会对临床应用起限制作用。因为患者通常在进行核素评估前症状已经持续了一段时间。

有关SPECT/CT在人工关节感染评估中作用的数据很少。Kasidis等评价了抗G蛋白单克隆抗体扫描在髋关节假体的松动的应用，并用SPECT/CT证实了3例抗G蛋白单克隆抗体显像结果。Graute等对31例疑似下肢假体关节感染病例使用^{99m}Tc标记抗G蛋白单克隆抗体（BW 250/183）的平面成像和SPECT/CT成像。单独使用平面成像的敏感度、特异度和准确度分别为66％,60％和61％。当平面图像与SPECT一起时，敏感度提高到89％，但特异度降低到45％，准确度下降至58％。当平面图像与SPECT/CT一起时，敏感度基本保持在89％，特异度和准确度分别增加到73％和77％。尽管SPECT/CT提高了检查的准确性，但作者所报道的77％的准确度并不比其他研究者所报道的用相同抗体进行的单独平面成像的更好，并且比平面白细胞/骨髓联合显像90％的准确度少很多。

4. 胸骨伤口感染　胸骨正中切口的并发症由无菌伤口裂开到化脓性纵隔炎有所不同。纵隔或胸骨的伤口感染以胸骨柄组织感染和胸骨骨髓炎的临床或微生物证据为特征，有或没有纵隔败血症和具或不具有胸骨的不稳定。浅表胸骨伤口感染局限在皮下组织。深部伤口感染，或纵隔炎，与伴或不伴有胸骨后间隙感染的胸骨骨髓炎有关。

虽然胸骨伤口感染在接受正中胸骨切开术的患者发生率＜1％，但其相关的病死率变化为14％～47％。典型症状和急性感染的迹象不常遇到，并且可以通过相关的术后疼痛或伴发感染所遮蔽。伤口渗液是最常见的

表现，高达 70%～90%；局部症状包括伤口疼痛、压痛和胸骨不稳定。术后尽快对患者的临床评估和高指数的怀疑是早期诊断的最重要因素。血培养应用于术后超过 48h，温度高于 38℃ 的患者。X 线胸片很少有帮助。CT 引导下纵隔吸引术同时提供了诊断和治疗的有用信息。

放射性核素显像也有助于对胸骨伤口可疑感染的患者提供有用信息。Cooper 等研究了 ^{99m}Tc 标记的白细胞成像在 29 例胸骨伤口可疑感染患者的应用。他们发现，该检查对诊断深部胸骨伤口感染为 100% 的敏感度和 89% 的特异度，并表明当临床检查不能确认诊断或当胸骨伤口感染的深部胸骨抽吸是没有诊断意义时，该标记的白细胞成像是一种有用的辅助检查方法。Bessette 等比较了 CT 和双放射性核素 SPECT（^{99m}Tc-MDP/^{111In}标记的白细胞）在 32 例胸骨正中切开术后可能的胸骨骨髓炎的应用。这些作者发现，放射性核素检测比 CT 更能准确地从胸骨骨髓炎区分软组织炎症。

Quirce 等前瞻性研究平面显像和 ^{99m}Tc 标记的白细胞 SPECT 显像在 41 例临床怀疑深部胸部感染患者的应用。9 例有深部胸骨感染，10 例有表浅胸骨感染和 22 例无感染。平面显像无论在 4h 还是 20h 的成像都未能发现任何深部胸骨感染。SPECT 能在 4h 成像正确识别 9 例深部胸骨感染的 8 例，20h 的成像可识别全部感染，无假阳性结果。平面 4h 显像可识别 18 例浅表胸骨感染的 16 例，20h 显像可识别全部。SPECT 4h 显像可识别 18 例浅表胸骨感染的 17 例，20h 显像可识别全部。其他与胸骨感染无关的感染被确定 7 例。作者的结论是标记的白细胞显像能可靠诊断胸骨切开术后的胸骨感染，SPECT 有助于区分浅表和深部感染。这项测试还可以检测其他部位的感染，并提供替代诊断。

Bitkover 等研究了抗 G 蛋白单克隆抗体单抗 BW 250/183 在 29 例胸骨切开术患者对胸骨感染诊断的应用，其中包括 5 例术后正常患者作为对照。SPECT 是注射后 4h 和 20h 成像。23 例患者在这两个时间点接受成像；6 例进行早期显像。检测到 8 例感染中的 7 例。一个假阴性扫描结果仅在早期显像中发生。所有 5 个对照组都是阴性结果。作者的结论是 SPECT 能可靠分辨浅表和深部胸骨感染，早期和晚期成像用于进行获得最佳效果。

七、治疗后随访和患者管理

核医学检查有助于监测治疗反应。然而，对此比较缺乏大量的数据。Palestro 等报道了 3 例患者骨骼肌感染抗生素治疗前后的白细胞标记显像。2 例患者治疗后恢复正常。在随后的手术，2 例患者都证实感染。一例患者治疗后有持续异常和术中培养发现为金黄色葡萄球菌感染。Newman 等对 21 例糖尿病足骨髓炎患者随访进行标记白细胞显像。吸收强度随抗生素治疗的持续时间增加而减少，21 例患者最终有 19 例符合标准。其余 2 例患者有 1 例持续异常被诊断为复发性骨髓炎；另 1 例在研究过程中过期失效。作者的结论是标记白细胞的图像强度与抗生素治疗的临床过程基本是平行一致的，所以可有助于监测患者早期的治疗过程。

确定一项检查对患者感染治疗进行精确的监测能力是一个复杂的过程。第一，也是最重要的，检查必须能够准确地诊断初始感染。在后续的随访研究中对于持续或复发感染和新发感染的辨别力的准确评估同样重要。如果引发感染的微生物是不同的，它可以假设该感染是新发的。假如微生物是同样的，感染是持续/复发的还是新发的呢？尽管这是一个有趣的问题，但目前有可供证明监测感染治疗反应的放射性核素研究价值的资料很少。

主要参考文献

[1] Osman DR. Diagnosis and management of musculoskeletal infection//Fitzgerald RH, Haufer H, Malkani RL (eds).Orthopedics.St. Louis:Mosby,2002:695-707.

[2] Palestro CJ, Love C, Miller TT. Imaging of musculoskeletal infections. Best Pract Res Clin Rheumatol,2006,20:1197-1218.

[3] Love C,Palestro CJ.Radionuclide imaging of infection.J Nucl Med Tech,2004,32:47-57.

[4] Duncker CM,Carrió I,Berná L,et al.Radio-immune imaging of bone marrow in patients with suspected bone metastases from primary breast cancer. J Nucl Med, 1990, 31: 1450-1455.

[5] Weiner RE, Thakur ML. Imaging infection/inflammations.Q J Nucl Med,1999,43:2-8.

[6] Becker W,Goldenberg DM,Wolf F.The use of monoclonal antibodies and antibody fragments in the imaging of infectious lesions.Semin Nucl Med,1994,24:142-153.

[7] Love C, Palestro CJ.99m Tc-fanolesomab palatin technologies.IDrugs,2003,6:1079-1085.

[8] Love C,Tronco GG,Palestro CJ.99m Tc-Fanolesomab:A new agent for imaging infection and inflammation. Q J Nucl Med Mol Imaging,2006,50:113-120.

[9] Skehan SJ,White JF,Evans JW,et al.Mechanism of accumulation of 99m Tc-sulesomab in inflammation.J Nucl Med,2003,44:11-18.

[10] Rennen HJJM, Boerman OC, Oyen WJG, et al.Specific and rapid scintigraphic detection of infection with 99m Tc-Labeled interleukin-8. J Nucl Med,2001,42:117-123.

[11] Van der Laken CJ,Boerman OC,Oyen WJ,et al. The kinetics of radiolabelled interleukin-8 in infection and sterile inflammation. Nucl Med Commun,1998,19:271-281.

[12] Laterveer L,Lindley IJ,Heemskerk DP,et al. Rapid mobilization of hematopoietic progenitor cells in rhesus monkeys by a single intravenous injection of interleukin-8. Blood, 1996, 87:
781-788.

[13] Van Zee KJ,Fischer E,Hawes AS,et al. Effects of intravenous IL-8 administration in nonhuman primates. J Immunol, 1992, 148: 1746-1752.

[14] Gross MD,Shapiro B,Fig LM,et al.Imaging of human infection with (131) I-labeled recombinant human interleukin-8.J Nucl Med, 2001,42:1656-1659.

[15] Siaens RH, Rennen HJ, Boerman OC, et al. Synthesis and comparison of 99mTc-enrofl oxacin and 99m Tc-ciprofloxacin. J Nucl Med, 2004,45:2088-2094.

[16] Lupetti A,Pauwels EKJ,Nibbering PH,et al. 99mTc-antimicrobial peptides:promising candidates for infection imaging.Q J Nucl Med, 2003,47:238-245.

[17] Welling MM,Paulusma-Annema A,Balter HS, et al. Technetium-99m labelled anti-microbial peptides discriminate between bacterial infections and sterile inflammations.Eur J Nucl Med, 2000,27:292-301.

[18] Welling MM,Lupetti A,Balter HS,et al.99m Tc-labeled antimicrobial peptides for detection of bacterial and Candida albicans infections.J Nucl Med,2001,42:788-794.

[19] Lupetti A,Welling MM,Mazzi U,et al.Technetium-99m labelled fluconazole and antimicrobial peptides for imaging of Candida albicans and Aspergillus fumigatus infections. Eur J Nucl Med Mol Imaging, 2002, 29: 674-679.

[20] Welling MM,Mongera S,Lupetti A,et al.Radiochemical and biological characteristics of 99m Tc-UBI 29-41 for imaging of bacterial infections.Nucl Med Biol,2002,29:413-422.

[21] Palestro CJ,Love C,Tronco GG,et al.Combined labeled leukocyte and technetium-99m sulfur colloid marrow imaging for diagnosing musculoskeletal infection:principles,technique,interpretation, indications and limitations. RadioGraphics, 2006,26:859-870.

[22] Palestro CJ, Love C. Radionuclide imaging of

musculoskeletal infection: conventional agents. Semin Musculoskelet Radiol,2007,11:335-352.

[23] King AD,Peters AM,Stuttle AW,et al.Imaging of bone infection with labelled white blood cells: role of contemporaneous bone marrow imaging. Eur J Nucl Med, 1990, 17: 148-151.

[24] Palestro CJ,Roumanas P,Swyer AJ,et al.Diagnosis of musculoskeletal infection using combined In-111 labeled leukocyte and Tc-99m SC marrow imaging. Clin Nucl Med, 1992,17:269-273.

[25] Seabold JE,Nepola JV,Marsh JL,et al.Postoperative bone marrow alterations: potential pitfalls in the diagnosis of osteomyelitis with In-111-labeled leukocyte scintigraphy.Radiology,1991,180:741-747.

[26] Achong DM, Oates E. The computer-generated bone marrow subtraction image: a valuable adjunct to combined In-111 WBC/Tc-99m in sulfur colloid scintigraphy for musculoskeletal infection.Clin Nucl Med,1994,19:188-193.

[27] Becker W.The contribution of nuclear medicine to the patient with infection. Eur J Nucl Med, 1995,22:1195-1211.

[28] Palestro CJ,Kipper SL,Weiland FL,et al.Osteomyelitis:Diagnosis with ^{99m}Tc-labeled antigranulocyte antibodies compared with diagnosis with indium-111-labeled leukocytesinitial experience. Radiology, 2002, 223: 758-764.

[29] Becker W,Palestro CJ,Winship J,et al.Rapid imaging of infections with a monoclonal antibody fragment (LeukoScan). C lin Orthop Relat Res,1996,329:263-272.

[30] Vicente AG,Almoguera M,Alonso JC,et al. Diagnosis of orthopedic infection in clinical practice using Tc-99m sulesomab (antigranulocyte monoclonal antibody fragment Fab'2). Clin Nucl Med,2004,29:781-785.

[31] Ivančević V,Perka C,Hasart O,et al.Imaging of lowgrade bone infection with a technetium-99m labelled monoclonal anti-NCA-90 Fab'

fragment in patients with previous joint surgery.Eur J Nucl Med Mol Imaging,2002,29: 547-551.

[32] Ryan PJ.Leukoscan for orthopaedic imaging in clinical practice.Nucl Med Commun,2002, 23:707-714.

[33] Devillers A, Garin E, Polard JL, et al. Comparison of Tc-99m-labelled antileukocyte fragment Fab' and Tc-99m-HMPAO leukocyte scintigraphy in the diagnosis of bone and joint infections:a prospective study. Nucl Med Commun,2000,21:747-753.

[34] Von Rothenburg T,Schaffstein J,Ludvig J,et al.Imaging osteomyelitis with Tc-99m-labeled antigranulocyte antibody Fab' fragments.Clin Nucl Med,2003,28:643-647.

[35] Gratz S, Rennen HJ, Boerman OC, et al. (99m) Tc-interleukin-8 for imaging acute osteomyelitis.J Nucl Med,2001,42:1257-1264.

[36] Bar-Shalom R,Yefremov N,Guralnik L,et al. SPECT/CT using 67Ga and 111In-labeled leukocyte scintigraphy for diagnosis of infection.J Nucl Med,2006,47:587-594.

[37] Horger M,Eschmann SM,Pfannenberg C,et al. The value of SPET/CT in chronic osteomyelitis.Eur J Nucl Med Mol Imaging,2003, 30:1665-1673.

[38] Horger M,Eschmann SM,Pfannenberg C,et al. Added value of SPECT/CT in patients suspected of having bone infection: preliminary results. Arch Orthop Trauma Surg, 2007, 127:211-221.

[39] Filippi L, Schillaci O. Usefulness of hybrid SPECT/CT in ^{99m}Tc-HMPAO-labeled leukocyte scintigraphy for bone and joint infections.J Nucl Med,2006,47:1908-1913.

[40] Palestro CJ, Love C. Nuclear medicine and diabetic foot infections. Semin Nucl Med, 2009, 39:52-65.

[41] Keenan AM,Tindel NL,Alavi A.Diagnosis of pedal osteomyelitis in diabetic patients using current scintigraphic techniques. Arch Intern Med,1989,149:2262-2266.

[42] Larcos G, Brown ML, Sutton R. Diagnosis of osteomyelitis of the foot in diabetic patients: value of 111Inleukocyte scintigraphy. AJR Am J Roentgenol, 1991, 157:527-531.

[43] Maurer AH, Millmond SH, Knight LC, et al. Infection in diabetic osteoarthropathy: Use of indium-labeled leukocytes for diagnosis. Radiology, 1986, 151:221-225.

[44] Johnson JE, Kennedy EJ, Shereff MJ, et al. Prospective study of bone, indium-111-labeled white blood cell, and gallium-67 scanning for the evaluation of osteomyelitis in the diabetic foot. Foot Ankle Int, 1996, 17:10-16.

[45] Newman LG, Waller J, Palestro CJ, et al. Unsuspected osteomyelitis in diabetic foot ulcers. Diagnosis and monitoring by leukocyte scanning with indium In111 oxyquinoline. JAMA, 1991, 266:1246-1251.

[46] Palestro CJ, Caprioli R, Love C, et al. Rapid diagnosis of pedal osteomyelitis in diabetics with a technetium-99m labeled monoclonal antigranulocyte antibody. J Foot Ankle Surg, 2003, 42:2-8.

[47] Familiari D, Glaudemans AW, Vitale V, et al. Can sequential ^{18}F-FDG PET/CT replace WBC imaging in the diabetic foot? J Nucl Med, 2011, 52:1012-1019.

[48] Palestro CJ, Mehta HH, Patel M, et al. Marrow versus infection in the Charcot joint: Indium-111 leukocyte and technetium-99m sulfur colloid scintigraphy. J Nucl Med, 1998; 39:346-350.

[49] Dominguez-Gadea L, Martin-Curto LM, de la Calle H, et al. Diabetic foot infections: scintigraphic evaluation with 99Tcm-labelled antigranulocyte antibodies. Nucl Med Commun, 1993, 14:212-218.

[50] Harwood SJ, Valdivia S, Hung GL, et al. Use of Sulesomab, a radiolabeled antibody fragment, to detect osteomyelitis in diabetic patients with foot ulcers by leukoscintigraphy. Clin Infect Dis, 1999, 28:1200-1205.

[51] Delcourt A, Huglo D, Prangere T, et al. Comparison between Leukoscan® (Sulesomab) and gallium-67 for the diagnosis of osteomyelitis in the diabetic foot. Diabetes Metab, 2005, 31:125-133.

[52] Rubello D, Casara D, Maran A, et al. Role of antigranulocyte Fab' fragment antibody scintigraphy (LeukoScan) in evaluating bone infection: acquisition protocol, interpretation criteria and clinical results. Nucl Med Commun, 2004, 25:39-47.

[53] Heiba SI, Kolker D, Mocherla B, et al. The optimized evaluation of diabetic foot infection by dual isotope SPECT/CT imaging protocol. J Foot Ankle Surg, 2010, 49:529-536.

[54] Filippi L, Uccioli L, Giurato L, et al. Diabetic foot infection: usefulness of SPECT/CT for ^{99m}Tc-HMPAO-labeled leukocyte imaging. J Nucl Med, 2009, 50:1042-1046.

[55] Love C, Marwin SE, Palestro CJ. Nuclear medicine and the infected joint replacement. Semin Nucl Med, 2009, 39:66-78.

[56] Mulamba L'AH, Ferrant A, Leners N, et al. Indium-111 leucocyte scanning in the evaluation of painful hip arthroplasty. Acta Orthop Scand, 1983, 54:695-697.

[57] Palestro CJ, Kim CK, Swyer AJ, et al. Total hip arthroplasty: periprosthetic indium-111-labeled leukocyte activity and complementary technetium-99m-sulfur colloid imaging in suspected infection. J Nucl Med, 1990, 31: 1950-1955.

[58] Palestro CJ, Swyer AJ, Kim CK, et al. Infected knee prostheses: diagnosis with In-111 leukocyte, Tc-99m sulfur colloid, and Tc-99m MDP imaging. Radiology, 1991, 179:645-648.

[59] Love C, Marwin SE, Tomas MB, et al. Diagnosing infection in the failed joint replacement: a comparison of coincidence detection fluorine-18 FDG and indium-111-labeled leukocyte/technetium-99m-sulfur colloid marrow imaging. J Nucl Med, 2004, 45:1864-1871.

[60] Love C, Tronco GG, Yu AK, et al. Diagnosing lower extremity (LE) prosthetic joint infec-

tion：Bone，gallium & labeled leukocyte ima-
ging. Presented at the 2008 SNM Meeting，
New Orleans，LA，June 14-18，2008.

[61] El Esper I，Blondet C，Moullart V，et al. The
usefulness of ^{99m}Tc sulfur colloid bone
marrow scintigraphy combined with[111] In leu-
cocyte scintigraphy in prosthetic joint
infection. Nucl Med Commun，2004，25：
171-175.

[62] Fuster D，Duch J，Soriano A，et al.[Potential use
of bone marrow scintigraphy in suspected pros-
thetic hip infection evaluated with（99m）Tc-
HMPAO-leukocytes]. Rev Esp Med Nucl，
2008，27：430-435.

[63] Pelosi E，Baiocco C，Pennone M，et al.99mTc-
HMPAO-leukocyte scintigraphy in patients
with symptomatic total hip or knee arthro-
plasty：improved diagnostic accuracy by
means of semiquantitative evaluation. J Nucl
Med，2004，45：438-444.

[64] Boubaker A，Delaloye AB，Blanc CH，et al.
Immunoscintigraphy with antigranulocyte
monoclonal antibodies for the diagnosis of
septic loosening of hip prostheses.E ur J Nucl
Med，1995，22：139-147.

[65] Gratz S，Höffken H，Kaiser JW，et al.Nuclear
medical imaging in case of painful knee ar-
throplasty.Radiologe，2009，49：59-67.

[66] Klett R，Steiner D，Puille M，et al.Antigranu-
locyte scintigraphy of septic loosening of hip
endoprosthesis：effect of different methods of
analysis.Nuklearmedizin，2001，40：75-79.

[67] Klett R，Kordelle J，Stahl U，et al. Immu-
noscintigraphy of septic loosening of knee en-
doprosthesis：a retrospective evaluation of the
antigranulocyte antibody BW 250/183. Eur J
Nucl Med Mol Imaging，2003，30：1463-1466.

[68] Von Rothenburg T，Schoellhammer M，Sch-
affstein J，et al.Imaging of infected total arthro-
plasty with Tc-99m-labeled antigranulocyte an-
tibody Fab' fragments.Clin Nucl Med，2004，
29：548-551.

[69] Iyengar KP，Vinjamuri S.Role of [99m]Tc Sule-

somab in the diagnosis of prosthetic joint in-
fections. Nucl Med Commun，2005，26：
489-496.

[70] Pakos EE，Fotopoulos AD，Stafilas KS，et al.
Use of（99m）Tc-sulesomab for the diagnosis
of prosthesis infection after total joint arthro-
plasty.J Int Med Res，2007，35：474-481.

[71] Rubello D，Rampin L，Banti E，et al.Diagnosis
of infected total knee arthroplasty with anti-
granulocyte scintigraphy：the importance of a
dual-time acquisition protocol. Nucl Med
Commun，2008，29：331-335.

[72] Gratz S，Behr TM，Reize P，et al.（99m）Tc-
fab' fragments（sulesomab）for imaging sep-
tically loosened total knee arthroplasty.J Int
Med Res，2009，37：54-67.

[73] Larikka MJ，Ahonen AK，Niemelä O，et al.
[99m]Tc-ciprofloxacin（Infecton）imaging in the
diagnosis of knee prosthesis infections. Nucl
Med Commun，2002，23：167-170.

[74] Larikka MJ，Ahonen AK，Niemelä O，et al.
Comparison of ^{99m}Tc ciprofloxacin，[99m]Tc
white blood cell and three-phase bone
imaging in the diagnosis of hip prosthesis in-
fections：improved diagnostic accuracy with
extended imaging time.Nucl Med Commun，
2002，23：655-661.

[75] Sarda L，Saleh-Mghir A，Peker er C，et al.E-
valuation of（99m）Tc-ciprofloxacin scintigra-
phy in a rabbit model of Staphylococcus
aureus prosthetic joint infection.J Nucl Med，
2002，43：239-245.

[76] Sarda-Mantel L， Saleh-Mghir A， Welling
MM，et al. Evaluation of ^{99m}Tc-UBI 29-41
scintigraphy for specifi c detection of experi-
mental Staphylococcus aureus prosthetic joint
infections. Eur J Nucl Med Mol Imaging，
2007，34：1302-1309.

[77] Kaisidis A，Megas P，Apostolopoulos D，et al.
SPECT scan with ^{99m}Tc-labeled monoclonal
antibodies.Orthopade，2005，34：462-469.

[78] Graute V，Feist M，Lehner S，et al.Detection of
low-grade prosthetic joint infections using [99m]Tc-

antigranulocyte SPECT/CT: initial clinical results.Eur J Nucl Med Mol Imaging,2010,37: 1751-1759.

[79] Oakley RM,Wright JE.Postoperative medias- tinitis: classification and management. Ann Thorac Surg,1996,61:1030-1036.

[80] Browdie DA,Bernstein RW,Agnew R,et al. Diagnosis of poststernotomy infection: com- parison of three means of assessment. Ann Thorac Surg,1991,51:290-292.

[81] Oates E,Payne DD.Postoperative cardiothoracic infection: diagnostic value of indium-111 white blood cell imaging. Ann Thorac Surg,1994,58: 1442-1446.

[82] Cooper JA,Elmendorf SL,Teixeira JP,et al. Diagnosis of sternal wound infection by tech- netium-99m-leukocyte imaging.J Nucl Med, 1992,33:59-65.

[83] Bessette PR,Hanson MJ,Czarnecki DJ,et al. Evaluation of postoperative osteomyelitis of

the sternum comparing CT and dual Tc-99m MDP bone and In-111 WBC SPECT. Clin Nucl Med,1993,18:197-202.

[84] Quirce R, Carril JM, Gutiérrez-Mendiguchía C,et al.Assessment of the diagnostic capacity of planar scintigraphy and SPECT with ^{99m}Tc- HMPAO-labelled leukocytes in superfi- cial and deep sternal infections after median sternotomy. Nucl Med Commun, 2002, 23: 453-459.

[85] Bitkover CY,Gardlund B,Larsson SA.Diag- nosing sternal wound infections with ^{99m}Tc- labeled monoclonal granulocyte antibody scintigraphy. Ann Thorac Surg, 1996, 62: 1412-1417.

[86] Hauet JR,Barge ML,Fajon O,et al.Sternal infection and retrosternal abscess shown on Tc-99m HMPAO-labeled leukocyte scintig- raphy.Clin Nucl Med,2004,29:194-195.

八、临床病例

病例 1

患者 1:67 岁女性,双侧髋关节置换 12 年,表现为左髋部疼痛 6 个月。实验室检查和 X 线平片检查无异常发现。^{111}In 标记的白细胞显像(图 10-10A)显示在左髋关节置换的股骨部周围白细胞图像的放射活性增加。在骨髓扫描(图 10-10B)假体周围放射活性的分布几乎是相同的,结合两个显像来看是阴性感染。在手术中无菌疏松的假体进行了修正。

患者 2:76 岁女性,右全髋关节置换 21年,表现为右髋关节疼痛和菌血症。X 线平片尚无定论。^{111}In 标记的白细胞显像(图 10-11A)上,股骨周围部分的假体放射活性是不显著的,结合骨髓扫描图像(图 10-11B),在股骨头放射活性的分布在空间上不一致,表现为感染阳性。

★教学要点

• 感染的摄取强度和正常的白细胞标记分布是多变的,用这种方法诊断骨髓炎术是不确定的。

• 如以上病例所示,^{99m}Tc 硫胶体骨髓显像能克服白细胞标记显像固有的局限性。

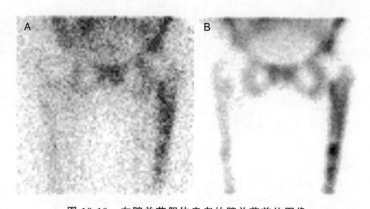

图 10-10　左髋关节假体患者的髋关节前位图像

A. 注射[111]In 标记的白细胞 20h 后图像；B. 胶体注射骨髓成像，没有感染的迹象

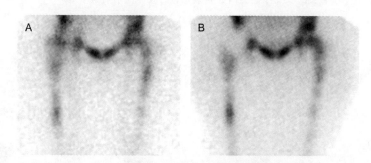

图 10-11　右髋关节假体患者的髋关节前位图像

A. 注射[111]In 标记的白细胞 20h 后图像；B. 胶体注射骨髓成像。有假体受感染的表现

病例 2

患者 1：50 岁男性，行左膝关节置换，疼痛 3 年，评估其可能为感染。ESR，CRP 水平升高。X 线平片提示假体松动。注射[99m]Tc-硫索单抗约 2h 后的膝关节图像（图 10-12），显示假体周围的放射性摄取活动性增加。[111]In 标记的白细胞扫描和骨髓扫描图像（图 10-13）也显示有异常。在手术中，感染的假体被取出。术中培养为金黄色葡萄球菌感染。

患者 2：63 岁女性，行左膝关节置换，疼痛 5 年，评估其可能为感染。ESR 水平升高，CRP 水平正常。X 线平片未见明显异常。注射[99m]Tc-硫索单抗约 4h 后的膝关节图像（图 10-14），显示假体周围放射活动性增加。[111]In 标记的白细胞扫描和骨髓扫描的结合（图 10-15）显示是阴性感染。在手术中对无菌疏松的假体进行了修正。

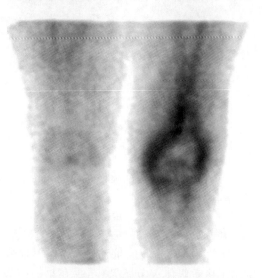

图 10-12　左膝关节置换术感染

图示左膝关节置换周围活性增加，注射抗粒细胞抗体片段[99m]Tc-sulesomab 3h 后的图像

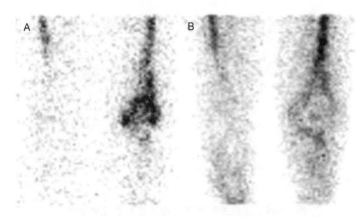

图 10-13　和图 10-12 为同一例患者

A. ^{111}In 标记的白细胞显像；B. 胶体注射骨髓显像

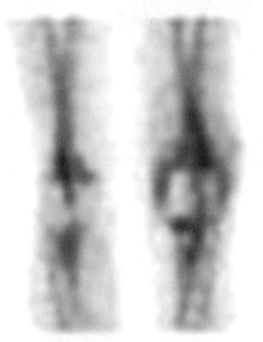

图 10-14　注射 ^{99m}Tc-sulesomab 后 4h 的膝关节前位图像

★教学要点

• ^{99m}Tc-硫索单抗虽然敏感，但不能特定用于诊断假体关节感染（至少在早期图像获得时）。

• 如病例所示，体外标记的白细胞/骨髓成像是选择用于这个目的的放射性核素检查。

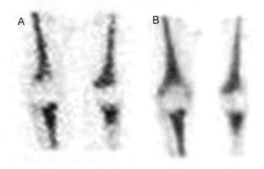

图 10-15　和图 10-14 为同一例患者

A. ^{111}In 标记的白细胞显像；B. 胶体注射骨髓显像

病例 3

患者 1：62 岁女性，行右侧髋关节置换，疼痛 5 年，评估其可能为感染。ESR 和 CRP 水平升高，X 线平片显示假体松动。大腿注射 ^{99m}Tc-环丙沙星约 4h 后的图像（图 10-16）显示是不明显的，除了存在一些稍不对称的血管活性。假体周围的放射性活动从背景上不能辨别。在手术中感染的假体取出。术中培养为金黄色葡萄球菌。

患者 2：55 岁男性，左膝关节置换，疼痛 3 年，评估其可能为感染。ESR 和 CRP 水平升高；X 线平片显示假体松动。膝关节注射 ^{99m}Tc-环丙沙星约 4h 后的图像（图 10-17），显示假体周围放射活动性增加。在手术中对无菌疏松的假体进行了修正。

★教学要点

· 人们曾经一度认为放射性抗生素将是感染特定的显像剂。

· 最近的数据,如病例所示,表明这不是这种情况,许多放射性抗生素作为一种诊断工具,原本发挥的积极性在减弱。

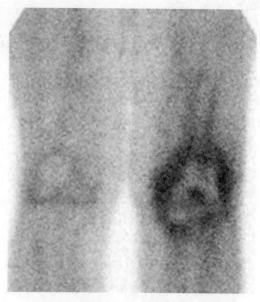

图 10-17　膝关节前位图像,左膝关节假体可疑感染的患者,注射^{99m}Tc-环丙沙星后约 4h 成像。该图像显示假体周围的放射活动性活跃

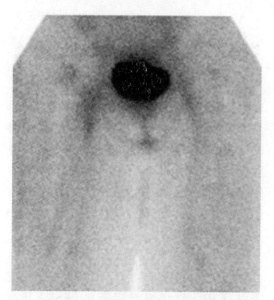

图 10-16　大腿前位图像,右髋关节假体可疑感染的患者,注射^{99m}Tc-环丙沙星后约 4h 成像,假体周围的放射活动性从背景上不能辨别

第 11 章
椎体椎间盘炎的核医学显像:PET 的新用途

Elena Lazzeri,Paola Anna Erba,Martina Sollini,Giuliano Mariani
University of Pisa,Medical School,Pisa,Italy

一、引言

脊柱感染包括椎体骨髓炎(椎体的感染)、椎间盘炎(椎间盘的感染)、椎体椎间盘炎(两个相邻椎体及椎间盘感染)。椎体椎间盘炎根据感染所在的解剖位置可分为前部或后部、椎管内或者骨内。感染过程可以从不同的方向蔓延到邻近的组织:向后蔓延可以导致硬膜外或硬膜下脓肿或脊膜炎,向前或向侧面蔓延可以导致椎旁、咽后、纵隔内或腹膜后脓肿。细菌感染是椎体椎间盘炎的主要病因,其次为分枝杆菌及罕见的真菌感染。还有许多基础疾病因素,例如糖尿病、免疫缺陷综合征(如获得性免疫缺陷综合征)、慢性肾衰竭和乙醇中毒。最常见的椎体感染部位是腰椎(45%),其次是胸椎(35%)和颈椎(20%)。椎体椎间盘炎的临床分类方法是基于微生物在椎体内部的增殖感染途径,将椎体椎间盘炎分为原发性(细菌通过血液播散而致病)或继发性,大部分继发于外科手术后或伴发于其他病理过程。男性发生率较女性高(3.1:1.5)。

二、临床基本知识

原发性椎体椎间盘炎(细菌或真菌引起的)占所有骨感染的 2%~4%。最常分离出的细菌是葡萄球菌属(55%~80%),其次是凝固酶阴性葡萄球菌和肠杆菌(沙门菌属、埃希菌属、克雷伯杆菌属、沙雷菌属)。铜绿假单胞菌经常从吸毒人群里分离出来,然而酵母样微生物,如假丝酵母菌属也是造成静脉吸毒人群感染的一个重要原因。最常见的因素是获得性免疫缺陷综合征(AIDS)和失代偿性糖尿病。原发性椎体椎间盘炎在 50 岁以上人群的发生率更高。

背部疼痛在椎体椎间盘炎中经常出现,也会出现运动障碍(70%)、高浓度的 C 反应蛋白(CRP)和红细胞沉降率(ESR)升高(64%),以及发热和脊柱压痛(比例不同)。

在成年人,原发性脊柱感染刚开始常局限于富于血管的椎体前部;更进一步,感染通常蔓延至周围组织(椎间盘和邻近椎体)。由肺结核杆菌引起的椎体椎间盘炎(脊椎结核或波特病)开始于椎体前部并经常累及软骨下区,然后是骨皮质和邻近椎盘。结核感染的扩散经常累及椎旁软组织。疼痛伴有 ESR 和 CRP 水平升高,同时白细胞计数正常或轻度增高,是常见的临床表现。经常出现多器官发病,通常累及肺部而掩盖其他症状。

继发性椎体椎间盘炎是由伴随各种侵入性操作的微生物的直接感染所致,例如镇痛药的局部渗透,以及特别针对椎间盘突出和腰椎峡部裂的手术。金黄色葡萄球菌是这类椎体椎间盘炎的主要诱因,其次是表皮葡萄球菌;凝固酶阴性的革兰阴性细菌(大肠埃希菌、肠杆菌属、沙雷菌、铜绿假单胞菌和鲍曼不动杆菌）在艾滋病和吸毒成瘾患者的脊椎感染更常见。

继发性椎体椎间盘炎的发生率根据手术过程的不同而有所不同：椎间盘切除术少于1%，无置入器械的椎体融合术占 1%～5%，有置入器械的椎体融合术占 2.6%～4.4%，脊柱侧弯治疗术高达 6.9%。

低致病性微生物通常出现在椎体置入术后的外科感染中，它们缓慢的生长方式会拖延微生物诊断，这是由于它们的培养常需要超过 1 周。实际上，脊柱置入物周围的脓肿可能反映了由置入物轻微移动产生的金属碎片所引起的异物非感染性肉芽肿反应。没有细菌生长证据的脊柱置入物周围广泛存在多糖-蛋白复合物，这种情况可以在术中证实，与在无菌性关节假体松动中观察到的相似。

脊柱受累可出现于不同的感染性病变中，例如来自心内膜炎的脓毒性血栓。这种类型的椎体椎间盘炎的实际发病率可能会因原发性疾病的临床重要性而被低估。继发性椎体椎间盘炎的临床表现和原发性的一样，表现为疼痛、运动障碍和发热伴随着 ESR，CRP 及白细胞计数升高。

早期诊断可以尽早应用抗生素治疗，这对原发或继发性椎体椎间盘炎的进程有很大影响。椎体椎间盘炎的诊断是基于临床症状、实验室检查、影像学表现和主要微生物培养，如直接培养（通过术中伤口、骨或脊椎置入物）或间接培养（通过血）。只是，每一次直接的取样过程中必须考虑非病原菌污染所致的误诊的风险。另一方面，尽管出现椎体感染，血培养也可能是阴性的。CT 引导下的穿刺活检后细菌培养有很高的诊断特异性，但是据报道在有一小部分有椎体感染的患者中它的敏感性只有 70%～91%。而在 2 类疑似脊柱感染的患者中，诊断性能据报道更低（43%～47%）。因此，这种侵入性操作对于怀疑椎体椎间盘炎的患者不作为常规应用。

目前认为 MRI 是对疑似脊柱感染患者评价可选择的方法，它具有高度特异性和敏感性，在原发性椎体椎间盘炎的早期阶段也是如此。此外，MRI 空间分辨率高可以明确感染的程度（见第 4 章）。然而，这种方法也有局限性，尤其是对抗生素治疗后和术后感染随访的患者。

三、临床问题

一个多学科的方案对及时诊断和选择合适的治疗方案至关重要。应注意到，诊断常由于症状特异性差而被延迟，同时合理治疗的延迟可能导致不可逆转的神经损伤甚至死亡。核素显像对继发性椎体椎间盘炎的诊断尤为重要，因为此时放射学诊断准确性较低。对疑似原发性椎体椎间盘炎患者，核素显像只有当放射学影像（MR 或 CT）结果不确定时才使用。

对疑似和（或）确诊椎体椎间盘炎患者管理的主要临床问题如下。

- 感染能否被证实或排除？
- 感染蔓延的实际程度是多少？
- 抗生素治疗何时可以安全地终止？

四、检查方法的选择

诊断椎体感染的金标准还有待确立，但能通过几种不同的核医学技术诊断。对 [18]F-氟脱氧葡萄糖正电子发射断层扫描（[18]F-FDG PET/CT）在椎体感染患者上的研究显示了高的敏感性但有不确定的特异性（35.8%～88%）。总体而言，[18]F-FDG 对椎体椎间盘炎的诊断似乎是最好的市售放射性药物，尤其是对治疗后随访。在这种条件下，通过计算 PET 图像标准摄取值（SUVs）的半定量分析法，可以通过感染区高代谢活性的降低来验证对治疗的反应。只是它在区别复杂的骨愈合和骨髓炎时存在局限性；此外骨转移也可能引起假阳性。

自体白细胞标记显像虽然在许多感染性疾病中准确率很高,在椎体感染中却并不总是有用的。因为对于相应受累的椎体,白细胞扫描在这些患者常显示一个放射性缺损区(冷点),这种模式对感染没有特异性,因为椎体粉碎性骨折也可能会出现相似的表现。某种程度上,在症状持续的短时间内,椎体感染区放射性标记的白细胞摄取量的增加很少被描述和涉及;事实上,不足 25% 的症状持续超过 2 周以上的患者伴有高的椎体白细胞摄取。另外一方面,其他病变(如佩吉特病或肿瘤)的白细胞显像也显示白细胞摄取的减少,这使得冷区的存在具有提示性但是对椎体感染的特异性不高。当有必要去评估椎旁软组织感染程度时白细胞显像是可行的。

其他用来补充 MRI 诊断价值的技术包括 ^{99m}Tc-甲基膦酸(MDP)骨显像、^{99m}Tc-羟基亚甲基二磷酸盐(HDP)骨显像和 ^{67}Ga-枸橼酸盐骨显像。尽管这些技术可以诊断椎体感染,但是它们的特异性很低,因此不做常规应用,除非在某些特定情况下去解决特殊的临床问题。此外,^{67}Ga 枸橼酸盐显像因其高辐射量和长采集时间,应用尤其受限。

其他新的放射性药物,如放射标记的 PEG-脂质体和白介素(IL)-8 对诊断感染显示了很高的潜在价值,但是它们在临床上需要进一步的评估。

放射标记的抗菌肽,报道称在动物实验模型中可区分感染性和无菌性炎症,已经被应用于诊断不明原因发热患者的感染灶和椎体感染;尽管该技术在临床中显示了很高的敏感性和满意的特异性,但在术后椎体椎间盘炎患者中还有待进一步验证。^{99m}Tc-环丙沙星,最初被应用于外周骨感染成像,在脊柱感染中显示不一致的结果,其敏感性高但是特异性非常低,尤其是对于术后早期评估。

^{111}In-生物素是椎体椎间盘炎诊断和治疗随访的另外一种放射性药物,虽然还未上市。

生物素也称维生素 H(分子量约 224Da),是维生素 B 群里的一种水溶性维生素,它的感染过程的浓聚机制可能在于它是许多细菌的生长因子。特别是丙酮酸羧化酶,是 ATP 裂解产能的一个关键的代谢途径,是维生素依赖的,还有细菌的乙酰辅酶 A 羧化酶也是生物素依赖的,其参与脂肪酸合成的第一步。

五、正常、病理学表现和伪影

1. 商业化的放射药物

(1)^{99m}Tc-MDP/HDP 显像:考虑到放射性标记的二磷酸盐的骨摄取直接和局部的成骨活动相关,椎体感染的区域相对于健康骨组织显示为"热"像。不过,即使 ^{99m}Tc-MDP/HDP 骨扫描显示敏感性高,但特异性很低。

(2)^{67}Ga-枸橼酸盐显像:^{67}Ga-枸橼酸盐对脊柱感染诊断的临床价值是基于其对转铁蛋白和乳铁蛋白(存在于感染/炎症部位,还有肿瘤中)和细菌铁载体的高亲和性。^{67}Ga-枸橼酸盐在椎体椎间盘炎中的摄取要比正常骨组织高。然而,恶性组织也会积聚 ^{67}Ga-枸橼酸盐,这使得这种放射性药物不能区分脊柱感染和椎体区的肿瘤侵犯。

(3)^{99m}Tc-MDP/HDP＋^{67}Ga-枸橼酸盐显像:建议比较二磷酸盐标记的和 ^{67}Ga-枸橼酸盐的显像图。如果 ^{67}Ga-枸橼酸盐的摄取高于 ^{99m}Tc-MDP 的,脊柱感染的诊断就高度可能。通过对比,如果 ^{99m}Tc-MDP 的摄取高于 ^{67}Ga-枸橼酸盐的,就更像是骨关节炎或外伤性骨病变。

(4)白细胞标记:当椎体椎间盘炎存在时,白细胞显像对应于受累椎体常显示一个放射缺损区(冷区),但是如果是新近感染(诊断后＜2 周)或软组织受累,椎体感染区就可以看到放射性标记白细胞摄取增加。

(5)^{18}F-FDG PET/CT:感染过程中 ^{18}F-FDG 摄取增加是由于单核细胞和粒细胞活化需要大量的能量(因此消耗大量葡萄糖)。由于骨髓细胞的存在,在健康脊椎中 ^{18}F-

FDG 的摄取是可以看到的。因此，当椎体感染可疑区的[18]F-FDG 摄取高于其他健康椎体区时，[18]F-FDG PET/CT 提示感染。尽管已发表的报道表明，>5 的 SUV 可能与感染有关，而介于 3～5 的 SUV 值被认为可疑，但没有数据资料界定 SUV 值要高于多少可以确定为脊椎感染。FDG 的分布也很重要。根据疾病的病理生理，在感染早期，FDG 的病理性摄取局限于椎体的前部。在晚期，病理性摄取可能涉及邻近骨组织和（或）椎旁软组织。但是，没有细菌感染的炎性反应也呈高的细胞代谢和葡萄糖消耗状态，这在[18]F-FDG PET 表现上类似于感染。所以，对于怀疑血源性椎体骨髓炎的患者，[18]F-FDG PET/CT 显像很难区分无菌性炎症和感染。在有金属置入物的患者，脊柱的评价必须考虑另外一个技术难题：由金属置入物引起的组织衰减的矫枉过正而导致假性[18]F-FDG 摄取增加。因此，评估没有衰减矫正和已经衰减矫正的图像一样显得很重要，对于已矫正的图像，往往显示[18]F-FDG 的假阳性积聚。

系统的文献分析表明，用于评估椎体椎间盘炎的所有可用的感染示踪剂的灵敏度为 63%～100%，特异性为 36%～100%，准确性为 62%～90%。椎体[18]F-FDG 摄取的存在很有可能作出感染的诊断。尽管如此，任何异常的[18]F-FDG 浓聚的解读必须考虑每个患者的临床特点，因为这种药物缺乏特异性。另一方面，一次成像获取的全身图像提供了检测脊柱和（或）其他器官未知感染灶的优势。

2. 实验中的放射性药物

（1）[111]In-生物素显像：这项技术在大批量患者中检测早期椎体感染中显示出很高敏感度（90%）和特异度（93%）。在健康的骨组织里没有放射性标记生物素的摄取，因此，脊柱里[111]In-生物素的摄取被认为是一种病理表现。SPECT/CT 采集的[111]In-生物素显像的额外价值在另一群患者中被评估，这项技术一直表现出较高的诊断准确率，还有区分局限于骨的感染和病变蔓延到邻近软组织的优势。当解析 SPECT/CT 图像时，对衰减已校正和未校正的图像示踪剂浓聚图像的评估非常重要，校正后的图像会显示[111]In-生物素摄取的假阳性。

（2）[68]Ga-枸橼酸盐 PET/CT：[68]Ga-枸橼酸盐已经被提出作为疑似骨感染患者的感染显像剂，包括椎体椎间盘炎。它的特异性和[67]Ga-枸橼酸盐是相似的并且在脊椎肿瘤中有假阳性报道。

六、治疗后随访和患者管理

临床上怀疑脊柱感染时必须通过影像诊断（放射学和放射性核素）确认或排除。确认椎体和（或）椎旁感染的真正部位对于根据感染波及范围选择最合适的治疗方案是很重要的。实际上，如果感染局限于椎旁软组织时，可行脓肿切开术和给予特定抗生素，而仅有骨感染时使用其他抗生素即可。虽然特定抗生素是基于细菌耐药性实验选择的，但也会根据感染部位而使用不同类别的抗生素。还应该指出，尽早及准确地对感染进行定位对预后很重要，因为局限于椎旁软组织的感染比真正的骨感染预后更好。

抗生素治疗持续时间是基于临床反应、炎性标记物和影像诊断的转归正常。

核医学显像对抗生素治疗随访的患者是非常重要的，它是基于诊断脊柱感染的放射性药物摄取程度的变化，即摄取异常增加程度的减轻，例如，[18]F-FDG 可指示感染过程中的减轻程度。因此，放射性药物的病理性摄取的完全消失可以支持临床医师停止抗生素治疗的决定。

七、结论

在脊柱感染中核医学显像可以认为是一种有效的诊断手段；对所有 MRI 影像学表现模棱两可时可加以补充，尤其是对脊椎术后感染的患者,由于纤维和瘢痕组织的存在,MRI 的诊断准确性有限。最后,核医学显像在评估所有接受抗生素治疗患者的疗效上是非常准确的。

主要参考文献

[1] Calderone RR,Larsen JM.Overview and classification of spinal infection. Orthop Clin North Am,1996,27:1-8.

[2] Mader JT, Calhoun J. Osteomyelitis//Mandell GL,Bennett JE, Dolin R (eds). Principles and Practice of Infectious Diseases,vol.1.New York:Churchill Livingstone,2000:1182-1196.

[3] Carragee EJ.Pyogenic vertebral osteomyelitis. J Bone Joint Surg Am,1997,79:874-880.

[4] Torda AJ,Gottlieb T, Bradbury R.Pyogenic vertebral osteomyelitis:analysis of 20 cases and review.Clin Infect Dis,1995,20:320-328.

[5] Honan M,White GW,Eisenberg GM.Spontaneous infectious discitis in adults.Am J Med,1996,100:85-89.

[6] Carragee EJ,Kim D,van der Vlugt T,et al.The clinical use of erythrocyte sedimentation rate in pyogenic vertebral osteomyelitis.Spine,1997,22:2089-2093.

[7] Chen HC,Tzaan WC,Lui TN.Spinal epidural abscesses:a retrospective analysis of clinical manifestations,sources of infection,and outcomes.Chang Gung Med J,2004,27:351-358.

[8] Perry M.Erythrocyte sedimentation rate and C reactive protein in the assessment of suspected bone infection-are they reliable indices? J R Coll Surg Edinb,1996,41:116-118.

[9] Sapico FL, Montgomerie JZ.Pyogenic vertebral osteomyelitis:report of nine cases and review of the literature.Rev Infect Dis,1979,1:754-776.

[10] Lew DP,Waldvogel FA.Current concepts:osteomyelitis. N Engl J Med, 1997, 336:999-1007.

[11] Perronne C,Saba J,Behloul Z,et al.Pyogenic and tuberculous spondylodiskitis (vertebral osteomyelitis) in 80 adult patients.Clin Infect Dis,1994,19:746-750.

[12] Wang D. Diagnosis of tuberculous vertebral osteomyelitis (TVO) in a developed country and literature review. Spinal Cord, 2005, 43:531-542.

[13] Yoon HJ,Song YG,Park WI,Choi JP,et al. Clinical manifestations and diagnosis of extrapulmonary tuberculosis. Yonsei Med J,2004,45:453-461.

[14] Ozuna RM, Delamarter RB. Pyogenic vertebral osteomyelitis and postsurgical disc space infections.Orthop Clin North Am,1996,27:87-94.

[15] Brown EM, Pople IK, de Louvois J, et al. Spine update:prevention of postoperative infection in patients undergoing spinal surgery. Spine,2004,29:938-945.

[16] Fang A, Hu SS, Endres N,et al.Risk factors for infection after spinal surgery.Spine,2005,30:1460-1465.

[17] Richards BR, Emara KM. Delayed infections after posterior TSRH spinal instrumentation for idiopatic scoliosis:revisited. Spine, 2001,26:1990-1996.

[18] Hahn F, Zbinden R, Min K. Late implant infections caused by Propionibacterium acnes in scoliosis surgery. Eur Spine J, 2005, 14:783-788.

[19] Saraph VJ,Krismer M,Wimmer C.Operative treatment of scoliosis with the Kaneda anterior spine system.Spine,2005,30:1616-1620.

[20] Wimmer C,Gluch H,Franzreb M,et al.Predisposing factors for infection in spine surgery:a survey of 850 spinal procedures.J Spine Disord,1998,11:112-124.

[21] Clark CE, Shufflebarger HL.Late-developing infection in instrumental idiopathic scoliosis. Spine,1999,24:1909-1912.

[22] Aydinli U,Karaeminogullari O,Tiskaya K. Postoperative deep wound infection in instrumental spinal surgery. Acta Orthop Belg,1999,65:182-187.

[23] Mader JT Shirtliff ME, Bergquist SC, Calhoun J.Antimicrobial treatment of chronic osteo-mye-

litis.Clin Orthop Relat Res,1999,360:47-65.

[24] Widmer A. New developments in diagnosis and treatment of infection in orthopedic implants.Clin Infect Dis,2001,33:94-106.

[25] Mader JT,Wang J,Calhoun JH. Antibiotic therapy for musculoskeletal infections.J Bone Joint Surg Am,2001,83-A:1878-1890.

[26] Tyrell PN, Cassar-Pullicino VN, Mccall IW. Spinal infection.Eur Radiol,1999,9:1066-1077.

[27] Chew FS,Kline MJ. Diagnostic yield of CT-guided percutaneous aspiration procedures in suspected spontaneous infectious diskitis.Radiology,2001,218:211-214.

[28] Akhtar I,Flowers R, Siddiqi A, et al. Fine needle aspiration biopsy of vertebral and paravertebral lesions:retrospective study of 124 cases.Acta Cytol,2006,50:364-371.

[29] de Lucas EM,González Mandly A,Gutiérrez A.CT-guided fine-needle aspiration in vertebral osteomyelitis:true usefulness of a com-mon practice.Clin Rheumatol,2009,28:315-320.

[30] Bontoux D,Codello L,Debiais F,et al. Infectious spondylodiscitis. Analysis of a series of 105 cases. Rev Rhum Mal Osteoartic,1992,59:401-407.

[31] Longo M,Granata F,Ricciardi K,et al.Contrast-enhanced MR imaging with fat suppression in adult-onset septic spondylodiscitis.Eur Radiol,2003,13:626-637.

[32] Struk DW,MunkPI,Lee MT,et al.Imaging of soft tissues infections.Radiol Clin North Am,2001,39:277-303.

[33] Wolansky LJ,Heary RF,Patterson T,et al. Pseudosparing of the endplate:a potential pitfall in using MR imaging to diagnose infectious spondylitis.AJR Am J Roentgenol,1999,172:777-780.

[34] Enzmann DR.Infection and infl ammation// Enzmann DR,DeLaPaz RL,Rubin JB (eds). Magnetic Resonance of the Spine. St. Louis:Mosby,1990:260-300.

[35] Wagner SC,Schweitzer ME,Morrison WB,et al. Can imaging findings help differentiate spinal neuropathic arthropathy from disk space infection? Initial experience.Radiology,2000,214:693-699.

[36] Kylampaa-Back ML,Suominen RA,Salo SA, et al. Postoperative discitis:outcome and late magnetic resonance image evaluation of ten patients.Ann Chir Gynaecol,1999,88:61-64.

[37] van Goethem JW,Parizel PM,van den Hauwe L,et al. The value of MRI in the diagnosis of postoperative spondylodiscitis. Neuroradiology,2000,42:580-585.

[38] Grane P,Josephsson A, Seferlis A, et al. Septic and aseptic postoperative discitis in the lumbar spine:evaluation by MR imaging.Acta Radiol,1998,39:108-115.

[39] Stumpe KD,Dazzi H,Schaffner A,et al.Infection imaging using whole-body FDG-PET. Eur J Nucl Med,2000,27:822-832.

[40] Kalicke T,Schmitz A,Risse JH,et al.Fluorine-18 fluorodeoxyglucose PET in infectious bone diseases: results of histologically confirmed cases.Eur J Nucl Med,2000,27:524-528.

[41] Zhuang H, Alavi A. 18-Fluorodeoxyglucose positron emission tomographic imaging in the detection and monitoring of infection and inflammation.Semin Nucl Med,2002,32:47-59.

[42] Schmitz A,Kalicke T,Willkomm P,et al.Use of fluorine-18 fluoro-2-deoxy-D-glucose positron emission tomography in assessing the process of tuberculous spondilitys. J Spinal Disord,2000,13:541-544.

[43] Gratz S,Dorner J,Fischer U,et al.[18] F-FDG hybrid PET in patients with suspected spondylitis.Eur J Nucl Med,2002,29:516-524.

[44] Rosen RS,Fayad L,Wahl RL.Increased [18] F-FDG uptake in degenerative disease of the spine:characterization with [18] F-FDG PET/CT.J Nucl Med,2006,47:1274-1280.

[45] De Winter F,Gemmel F,van De Wiele C,et al.18-Fluorine fluorodeoxyglucose positron e-mission tomography for the diagnosis of infection in the postoperative spine. Spine,2003,28:1314-1319.

[46] F uster D,Solà O,Soriano A,et al.A prospective study comparing whole-body FDG PET/CT to combined planar bone scan with 67Ga SPECT/CT in the diagnosis of spondylodiskitis.Clin Nucl Med,2012,37:827-832.

[47] Gasbarrini A,Boriani L,Nanni C,et al.Spinal infection multidisciplinary management project (SIMP):from diagnosis to treatment guideline. Int J Immunopathol Pharmacol,2011,24（1 Suppl 2）:95-100.

[48] Nanni C,Boriani L,Salvadori C,et al.FDG PET/CT is useful for the interim evaluation of response to therapy in patients affected by haematogenous spondylodiscitis.Eur J Nucl Med Mol Imaging,2012,39:1538-1544.

[49] Skanjeti A,Penna D,Douroukas A,et al.PET in the clinical work-up of patients with spondylodiscitis:a new tool for the clinician? Q J Nucl Med Mol Imaging,2012,56:569-576.

[50] Zhuang H,Pourdehnad M,Lambright ES,et al.Dual time point ^{18}F-FDG PET imaging for differentiating malignant from inflammatory processes.J Nucl Med,2001,42:1412-1417.

[51] Devillers A,Moisan A,Jean S,et al.Technetium-99m hexamethyl-propylene amine oxime leucocyte scintigraphy for the diagnosis of bone and joint infections:a retrospective study in 116 patients.Eur J Nucl Med,1995,22:302-307.

[52] Palestro CJ,Torres MA.Radionuclide imaging in orthopaedic infections.Semin Nucl Med,1997,27:334-345.

[53] Palestro CJ,Kim CK,Swyer AJ,et al.Radionuclide diagnosis of vertebral osteomyelitis:indium-111-leukocyte and technetium-99m methylenediphosphonate bone scintigraphy.J Nucl Med,1991,32:1861-1865.

[54] Coleman RE,Welch D.Possible pitfalls with clinical imaging of indium-111 leukocytes.J Nucl Med,1980,21:122-125.

[55] Mok YP,Carney WH,Fernandez-Ulloa M. Skeletal photopenic lesions in In-111 WBC imaging.J Nucl Med,1984,25:1322-1326.

[56] Fernandex-Ulloa M,Vasavada PJ,Hanslits ML, et al.Diagnosis of vertebral osteomyelitis:clinical,radiological and scintigraphic features. Orthopedics,1985,8:1144-1150.

[57] Datz FL,Thorne DA.Cause and significance of cold bone defects on indium-111-labelled leukocyte imaging.J Nucl Med,1987,28:820-823.

[58] Whalen JL,Brown ML,McLeod R,et al.Limitations of indium leukocyte imaging for the diagnosis of spine infections.Spine,1991,16:193-197.

[59] Jacobson AF,Gilles CP,Cerqueira MD.Photopenic defects in marrow containing skeleton on indium-111 leucocyte scintigraphy:prevalence at sites suspected of osteomyelitis and as an incidental fi nding.Eur J Nucl Med,1992,19:858-864.

[60] Even-Sapir E,Martin RH.Degenerative disc disease.A cause for diagnostic dilemma on In-111 WBC studies in suspected osteomyelitis. Clin Nucl Med,1994,19:388-392.

[61] Roelants V,Tang T,Ide C,et al.Cold vertebra on 111 In-white blood cell scintigraphy.Semin Nucl Med,2002,32:236-237.

[62] Gratz S,Dorner J,Oestmann JW,et al.^{67}Ga-citrate and ^{99m}Tc-MDP for estimating the severity of vertebral osteomyelitis.Nucl Med Commun,2000,21:111-120.

[63] Love C,Patel M,Lonner BS,et al.Diagnosing spinal osteomyelitis:a comparison of bone and Ga-67 scintigraphy and magnetic resonance imaging.Clin Nucl Med,2000,25:963-977.

[64] Dams ET,Oyen WJ,Boerman OC,et al. ^{99m}Tc-PEG liposomes for the scintigraphic detection of infection and inflammation:clinical evaluation.J Nucl Med,2000,41:622-630.

[65] Rennen HJ,Boerman OC,Oyen WJ,et al. Specifi c and rapid scintigraphic detection of infection with ^{99m}Tc-labelled interleukin-8.J Nucl Med,2001,42:117-123.

[66] Nibbering PH, Welling MM, Paulusma-Annema A, et al.[99m]Tc-Labelled UBI 29-41 peptide for monitoring the effi cacy of anti-bacterial agents in mice infected with Staphylococcus aureus. J Nucl Med, 2004, 45: 321-326.

[67] Welling MM, Visentin R, Feitsma HI, et al. Infection detection in mice using ^{99m}Tc-labelled HYNIC and N2S2 chelate conjugated to the antimicrobial peptide UBI 29-41. Nucl Med Biol, 2004, 31:503-509.

[68] Sepúlveda-Méndez J, de Murphy CA, Rojas-Bautista JCB, et al. Specificity of ^{99m}Tc-UBI for detecting infection foci in patients with fever in study. Nucl Med Commun, 2010, 31: 889-895.

[69] Dillmann-Arroyo C, Cantú-Leal R, Campa-Núñez H, et al. Application of the ubiquicidin 29-41 scan in the diagnosis of pyogenic vertebral osteomyelitis. Acta Ortop Mex, 2011, 25: 27-31.

[70] Sarda L, Cremieux A, Lebellec Y, et al. Inability of ^{99m}Tc-ciprofloxacin scintigraphy to discriminate between septic and sterile osteoarticular diseases. J Nucl Med, 2003, 44: 920-926.

[71] Larikka MJ, Ahonen AK, Niemela O, et al. Comparison of ^{99m}Tc ciprofloxacin, ^{99m}Tc white blood cell and three-phase bone imaging in the diagnosis of hip prosthesis infections: improved diagnostic accuracy with extended imaging time. Nucl Med Commun, 2002, 23:655-661.

[72] De Winter F, Gemmel F, Van Laere K, et al.[99m]Tcciprofloxacin planar and tomographic imaging for the diagnosis of infection in the postoperative spine: experience in 48 patients. Eur J Nucl Med Mol Imaging, 2004, 31: 233-239.

[73] Lazzeri E, Erba P, Perri M, et al. Scintigraphic imaging of vertebral osteomyelitis with ^{111}In-Biotin. Spine, 2008, 33:198-204.

[74] Lazzeri E, Erba P, Perri M, et al. Clinical impact of SPECT/CT with In-Biotin on the management of patients with suspected spine infection. Clin Nucl Med, 2010, 35:12-17.

[75] Yao X, Wei D, Soden C Jr, et al. Structure of the carboxyl terminal fragment of the apo-biotin carboxyl carrier subunit of Escherichia coli acetyl-coA carboxylase. Biochemistry, 1997, 36:150 89-15 100.

[76] Attwood PV. The structure and the mechanism of action of pyruvate carboxylase. Int J Biochem Cell Biol, 1995, 27:231-249.

[77] Nanni C, Errani C, Boriani L, et al.[68] Ga-citrate PET/CT for evaluating patients with infections of the bone: preliminary results. J Nucl Med, 2010, 51:1932-1936.

[78] Livorsi DJ, Daver NG, Atmar RL, et al. Outcomes of treatment for hematogenous Staphylococcus aureus vertebral osteomyelitis in the MRSA era. J Infect, 2008, 57:128-131.

[79] Reihsaus E, Waldbaur H, Seeling W. Spinal epidural abscess: a meta-analysis of 915 patients. Neurosurg Rev, 2000, 232:175-204.

[80] Priest DH, Peacock JE. Hematogenous vertebral osteomyelitis due to Staphylococcus aureus in the adult: clinical features and therapeutic outcomes. South Med J, 2005, 98:854-862.

八、临床病例

病例 1

59 岁男性，主诉颈后皮肤黑色素瘤切除术后 5 个月腰背部疼痛（腰骶区）。

MRI 平扫回报"$L_{3\sim4}$ 椎间盘未见异常。$L_{4\sim5}$ 广泛的椎间盘膨出，硬膜囊前份有轻度压迹。L_5 至 S_1 轻度椎间盘突出，中央型及正中偏左型，导致 S_1 神经根轻度受压。椎间盘信号减低"。

患者行 L_5 至 S_1 椎间盘滑脱椎间盘内电热治疗，但症状持续（后背痛和局部功能障碍）。复查 MRI 平扫回报："L_5 至 S_1 椎间盘突出轻度减轻，在 T_2 和 STIR 序列显示相对的椎体前部高信号，可能是由热消融治疗引起。"MRI 增强和平扫检查回报："L_5 至 S_1 相对的椎体表面信号显著增高并且椎间盘前区的信号改变存在，这些结果提示椎体椎间盘炎（图 11-1）。"

然而，在 ^{111}In-生物素显像"平面显像和 SPECT/CT 显像没有显示 L_5 至 S_1 椎骨区域的病理性摄取，这些结果不支持细菌性椎体椎间盘炎"（彩图 15）。

骨组织活检最后诊断是无菌性炎症。

★教学要点

• 区分化脓性感染和无菌性炎症对患者选择合适的治疗十分重要。

病例 2

51 岁男性，主诉椎间盘（$L_{4\sim5}$）滑脱术后 2 个月背部疼痛（腰骶区）。

CT 回报："$L_{4\sim5}$ 椎旁区的瘢痕炎性组织在注射对比剂后强化"（图 11-2）。然后进行 ^{18}F-FDG PET/CT 检查，回报："L_5 椎体中心 ^{18}F-FDG 摄取增加，提示椎体椎间盘炎（彩图 16）。"

★教学要点

• ^{18}F-FDG PET 功能核素显像是评估脊柱感染存在的一种有效的方法。

病例 3

75 岁男性，主诉颈背部疼痛和发热。

血细胞沉降率（ESR）和 C 反应蛋白（CRP）水平升高：48mm/h 和 14.2mg/L。

CT 提示颈椎感染存在（彩图 17），^{18}F-FDG PET/CT 回报："颈椎（$C_{6\sim7}$）^{18}F-FDG 摄取增高，提示椎体椎间盘炎（彩图 17）。"

6 个月的抗生素治疗疗程后，^{18}F-FDG PET/CT 复查回报："颈椎 ^{18}F-FDG 摄取减少，提示对抗生素治疗有效（彩图 18）。"

★教学要点

• ^{18}F-FDG PET 核素功能成像可以监测感染患者的治疗反应，尤其是术后感染。

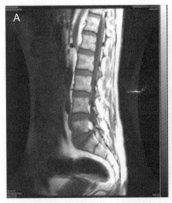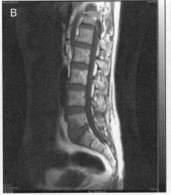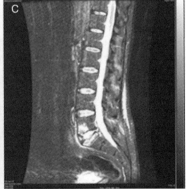

图 11-1　A，B. 矢状位 T_1WI MRI 示邻近 $L_{4\sim5}$ 椎间盘的椎体信号减低；C. 矢状位 T_2WI MRI 示 $L_{4\sim5}$ 椎体和椎间盘信号增高

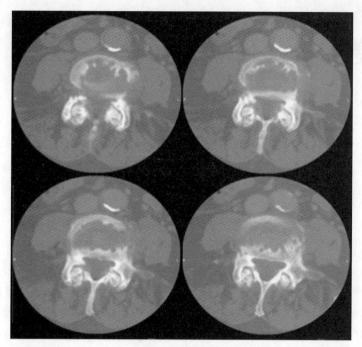

图 11-2　横断位 CT 示 $L_{4\sim5}$ 的终板侵蚀，溶骨性破坏周围有硬化边，椎间盘低密度和椎旁区异常密度

第 12 章
软组织感染的核医学显像

Bárbara Morales Klinkert

Fundación López Perez（FALP），Santiago，Chile

一、引言

软组织感染可以是位于浅表皮肤层(表皮、真皮和皮下组织),或者是位于更深层次的感染(腱膜、筋膜和肌肉)。软组织感染的常见局部症状和体征如下:局部体积的增大,可扪及肿块,皮肤温度及颜色的改变,感觉过敏和疼痛。软组织感染还包括血管感染和心内膜炎,以及肺和脑的感染,本章主要对软组织感染进行讨论。

近年来放射性核素技术对软组织感染使用较为广泛(见第5章),但是放射性核素技术有关皮肤软组织感染的文献相对稀少。某些核医学中常用的成像剂可以在无菌性炎症的区域内积聚,因此,放射性核素对于感染具有较高特异性,也是由于这个原因,感染特异性成像剂的发展是现在核医学研究的热点。

二、临床基本知识

核医学用于软组织感染成像是基于急性炎症组织的局部病理变化,这样的改变常出现在形态学改变之前。炎症发生时局部血管扩张、细胞外间隙扩大以及中性粒细胞浓度的增加引起的分子学改变,这样的改变促进放射性药品的吸收浓聚,如^{67}Ga-枸橼酸盐的沉积和已标记的白血细胞向感染中心迁移。炎症/感染病变局部血管通透性的异常也解释了^{99m}Tc-亚甲基二磷酸钠(MDP)骨扫描在炎症部位的非特异性积累。在 PET/CT 扫描中局部摄取量的增加说明了 18-氟脱氧葡萄糖(^{18}F-FDG)的高代谢变化。

感染病灶的准确诊断和精确的描述,对确定患者的临床分期和后续的治疗非常重要。放射性核素显像往往是诊断检查的一部分。目前没有单一有效的检查能适用于所有的情况,所以根据患者的具体临床情况来选择最优化的检查方案是至关重要的。

三、临床问题

临床医师需要分辨的关键问题是可疑病灶是炎性改变还是感染,因为这两种情况的治疗方法不同。临床症状和实验室检查结果对诊断是有帮助的,例如白细胞计数、C 反应蛋白(CRP)及加速的血细胞沉降率(ESR),但在感染和炎症之间建立鉴别诊断是有必要的。更重要的是,医师要知道感染的精确部位以及感染的程度,并有一个客观的定量指标,以便在后续治疗中使用。但最终明确诊断是依靠经皮穿刺针吸活组织检查或病理活检。

四、检查方法的选择

1. 白细胞显像　对于软组织和骨感染显像,^{111}In-oxine-与^{99m}Tc-HMPAO(hexamethylpropylene amine oxime)标记的白细胞闪烁扫描技术是非常成熟和灵敏的,即使标记过程需要 2～3h,也是当前最广泛使用的核医学技术。

^{111}In-oxine 的优点是具有较高稳定性，72h 的半衰期可以进行延迟成像，这对于肌肉及骨骼的感染特别有价值，缺点是光子能相关的物理特性对于 γ-照相机不佳。

^{99m}Tc-HMPAO 具有良好的光子能成像的优势以及相对早期成像的价值。相对的缺点是注射后立刻出现泌尿生殖道的放射性浓聚以及注射后 4h 出现结肠的放射性浓聚。

白细胞的摄取依赖于完整的趋化作用、标记的细胞的数量和类型，以及某种特定炎症反应的细胞成分，但是细胞标记并不会影响趋化反应。至少 2×10^9/L 的白细胞计数是首选方法，该技术在识别中性粒细胞介导的炎性过程中特别有用，例如细菌感染。

已报道的有关软组织感染的放射性标记，白细胞的敏感性和特异性的为 86%～90%，由于增强的粒细胞反应，急性感染灵敏度稍高。提高精度可以使用单光子发射计算机断层显像（SPECT）/CT，可得到高分辨率的解剖细节，并可以对感染灶及其程度进行精确定位。

2. ^{18}F-FDG　FDG 是通过葡萄糖转运蛋白转运到细胞中的葡萄糖类似物。FDG 在炎症和感染时摄取增加，与葡萄糖转运数量的增加有关。

^{18}F-FDG 正电子发射断层扫描（PET）是已在恶性疾病的诊断、分期、治疗计划和治疗监测上取得了良好效果的方法。PET/CT 技术的引入加强了对此类患者的诊断，但这项技术对癌症没有明确的特异性，因为炎性损伤时细胞也摄取 ^{18}F-FDG。^{18}F-FDG PET 可以用于有效地检测和反映感染和炎症的特点，包括常见感染和炎性病变：不明原因的发热（FUO）、血管炎、细菌性心内膜炎、结节病、慢性肉芽肿性疾病和血栓栓塞性疾病。

^{18}F-FDG PET（现在主要是 PET/CT）优于其他的成像方式，检查后 1.5～2h 可以出具诊断结果，检查范围覆盖全身，其优点包括最佳空间分辨率（CT）、高信噪比，准确的定位和对使用的放射性药物无反应。^{18}F-FDG PET 在疑似感染的癌症患者评估中具有特殊的作用，尤其是那些有中性粒细胞减少的发热患者，但是严重高血糖会影响 ^{18}F-FDG PET 评价恶性疾病的准确性，轻度至中度的高血糖症（250mg/dl）一般不会影响这项技术检测感染和炎症。

标准化摄取值（SUV）可作为后续治疗的定量检测与客观指标。一般来说，对于 FDG 较高的 SUV 预测恶性肿瘤，与感染或炎症的 FDG 积累相比，该指数不能充分辨别。在双期研究中，30min 和 90min 获得的标准化摄取值（SUV）被认为是辨别感染和恶性肿瘤的一种手段，但随着时间的延长，某些感染性疾病患者和恶性肿瘤患者的标准化摄取值（SUV）值出现了相当大的重叠部分。^{18}F-FDG PET/CT 对常见的软组织感染，包括不明原因发热、艾滋病病毒及艾滋病相关感染、血管置入性感染都具有良好的诊断价值（见第 14～16 章）。而在局限于皮肤感染中的应用报道较少。

3. 抗粒细胞抗体显像　^{99m}Tc 标记抗粒细胞的单克隆抗体（抗 G 单抗）显像是一种简单的和广为接受的技术，因为它不需要白细胞的自体分离。摄取的机制是基于趋化作用使抗体向着感染中心迁移，由于感染中心通透性的增加使得游离抗体的非特异性摄取增加。

部分抗体已经投入实验用以感染显像，但是也有报道其在无菌性炎症区域发生沉积，由于局部充血和血管通透性增加，从而使之与感染的鉴别诊断更加困难。一些研究人员还报道了重复给药后可诱导人类抗小鼠抗体（HAMAs）的可能性，这可能会限制相关研究中抗体的使用。

4. 纳米胶体　主要适应证为骨骼和关节的感染和炎症，目前尚没有应用到对软组织感染的评估。

5. ^{67}镓-枸橼酸盐（^{67}Ga-citrate）　镓首次

被发现在炎性损伤中的积聚是在 1971 年。它价格低廉因此广泛应用，但具有图像质量差、采集时间长以及对患者大的辐射剂量等物理特性的缺点。其使用仅限于部分临床适应证，如 FUO 及脊柱的慢性骨髓炎以及肺部感染，特别是免疫功能低下的患者。研究证实[67]镓-枸橼酸盐酸对慢性感染的鉴定具有较高的灵敏度。

6. [99m]锝-环丙沙星(lnfecton) 是一种被标记的广谱抗生素用来评价外科整形、肌肉与骨骼和术后感染。人们假设认为标记后的喹诺酮被活菌摄取，因而对细菌性感染有更高的特异性。

它可以作为冷试剂盒被[99m]Tc 标记，这避免了对血样的操作，可得到质量非常高的平面和 SPECT 图像。

7. ^{99m}Tc-MDP 骨显像[99m]Tc-MDP 骨显像 ^{99m}Tc-MDP 三期骨显像在软组织感染(蜂窝织炎)和骨感染(骨髓炎)之间的鉴别诊断中具有重要的作用。

五、正常表现和伪影

1. 白细胞显像　在早期的显像中(注射后 1h 内)，弥漫性摄取见于肺、血管结构、肾和膀胱。在延迟的显像中(2～4h)，在网状内皮系统(脾、肝、骨骼肌及骨髓且脾的摄取大于肝)的对称性摄取呈正态分布，并且经尿排泄(肾和膀胱，图 12-1)。在后期的显像(24h)，分布仍是相同，但是在 6%～8% 的病例中可见[99m]Tc-HMPAO 经肝胆排泄后的结肠摄取。除此之外任何其他地方的浓聚均被认为是不正常的。

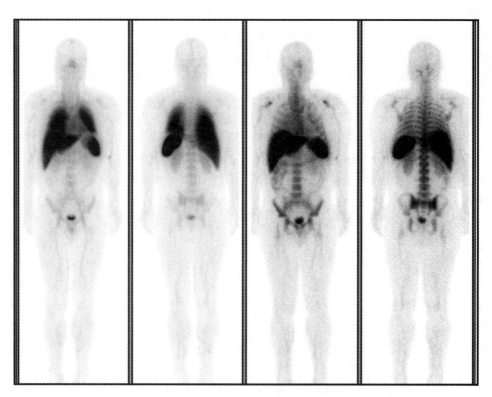

30 min　　　　**4 h**

图 12-1　静脉注射给药 15mci 的[99m]Tc 标记的白细胞后 30min 和 4h 的全身扫描，可获得一个正常的分布图像。在早期的时间点可以看到肺的放射性浓聚，但在 4h 内此放射性浓聚已经消失。脾摄取通常稍高于肝的摄取。需注意的是，在 4h 可见某些骨髓的生理浓聚。4h 之后出现肠的放射性浓聚是由于未结合的[99m]Tc-HMPAO 经肝排泄

对于白细胞的操作可能会介导细胞损伤或细胞凝集,从而改变它们的正常分布。因此,标记白细胞位置的异常必须加以考虑,例如副脾(20%～30%尸检时发现)和脑梗死等。

在出现不对称的摄取时被认为是异常的表现,并提示了摄取的增加或减少。骨髓摄取减低常见于放疗区、骨肿瘤、已治疗的骨髓炎和术后椎间隙的感染。

2. ^{18}F-FDG PET/CT　FDG 的正常分布包括脑、心肌和泌尿生殖道。骨髓、胃和肠的分布变化较大。胸腺的摄取,尤其儿童的摄取量很显著。肝脾的摄取量一般较低且呈弥漫性,但是感染后,脾的摄取可能明显增加。有时会出现病灶摄取的假象,这些假象的来源可能包括疫苗接种部位的局部炎症反应和棕色脂肪摄取,后者的出现可能是由于不合适的室温、患者的焦虑或者注射前的室温引发的肌肉收缩所导致。

3. ^{99m}锝-环丙沙星(lnfecton)　图像采集通常在静脉注射药物后的 2h,4h 和 24h(图 12-2)。在 4h 或 24h 的 SPECT/CT 图像中能更清晰地划分骨骼及肌肉的软组织感染。

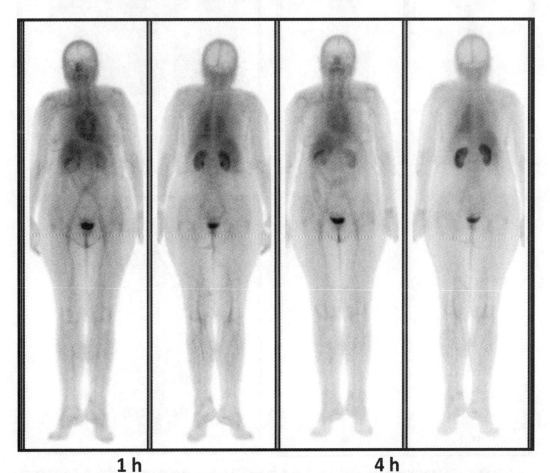

1 h　　　　　　**4 h**

图 12-2　在静脉注射给药 10mci^{99m}Tc-环丙沙星(infecton)后 1h 时和 4h 的全身扫描,可获得一个正常的分布图像。与图 12-1 相比较,可发现不同的白细胞生物分布。放射性药物的代谢主要在肾进行,没有肝和肠的放射性浓聚,通常也没有骨髓的放射性浓聚

环丙沙星的正常分布类似于血池图像并持续一段时间,心脏、大血管、肾、膀胱有少量的摄取,全身的软组织有一些模糊的摄取。在第一幅像和4h的图像上显示较高浓度的摄取则被认为是不正常的。如果在20~24h的图像摄取仍然持续,这被认为是一个阳性的结果;如果摄取减少,该研究结果被归类为不确定。

4. ^{99m}Tc-MDP骨显像　正常的血管期表现出在大血管和血管池对称性的摄取。在注射药物后的2h或24h的正常延迟期图像可以见到骨骼的对称性摄取,这是由于患者成骨细胞的活动所致。任何软组织的摄取被认为是不正常的(图12-3)。如果出现软组织摄取,还需要排除患者皮肤或其衣服污染的假象。

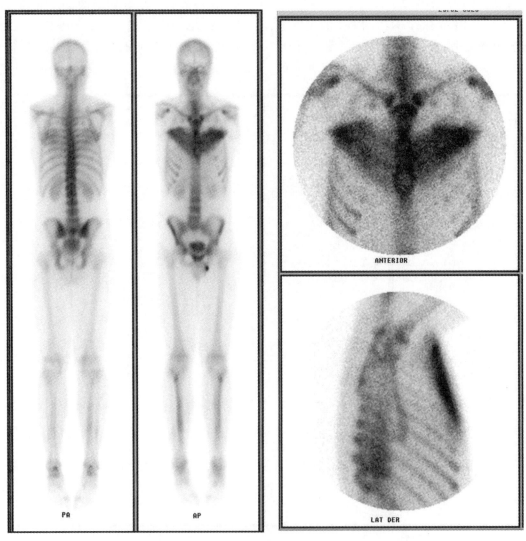

图12-3　^{99m}Tc-MDP骨扫描,应注意由于肌肉的运动而引起的亲骨性造影剂在软组织的异常摄取,不应该误诊

六、病理学表现和意义

为了对研究结果进行更好的解释,所有的核医学技术因该注意的关键问题是:患者的详细病史、扫描前充分的准备和注意到可能产生假象的生理性原因。

1. 皮炎　文献报道的病例中描述了已活检证实的结节性红斑的皮损部位,有部分软组织摄取^{67}Ga-枸橼酸盐和^{99m}Tc 标记的白细胞。临床诊断为非霍奇金病患者的皮肤损伤也表现出了对^{18}F-FDG 的摄取。一直以来超声(US)是诊断该病的首选影像学技术(见第 5 章),核医学是次要的检查技术,主要用于评估中度至重度感染。

2. 蜂窝织炎　是指皮肤及皮下组织的急性感染。在临床上表现为皮肤局部红斑、弥漫性红肿、发热和疼痛。感染最常见的微生物是金黄色葡萄球菌和链球菌,但多种微生物感染时,也包括厌氧菌感染。早期诊断和治疗非常重要,可以避免严重的并发症发生。

彩色能量多普勒超声可发现皮下组织的炎性改变,但无法明确感染的性质,除非超声引导下穿刺抽取样本进行化验分析(见第 5 章)。蜂窝织炎常表现为边界不清的 CT 密度增加区或 T_2 稍高信号区,在对比增强检查中表现为形态不清的强化区域(见第 5 章)。由于感染有时可与非感染性占位性病变的影像学表现相似,因此需要核医学检查以明确是否是感染。

放射性标记的白细胞可以检测并确定感染程度,使之及时治疗,但不能区分蜂窝织炎和脓肿蜂窝织炎。蜂窝织炎的表现是在多期骨扫描中局限性或弥漫性的灌注量增加,而在静态图像中没有相应的骨摄取量增加,或者仅表现为轻度弥漫性或局灶性的摄取增加,这可能是与相邻软组织感染的充血有关。为了确认感染过程的特点,需要^{99m}Tc-HM-PAO 标记的白细胞进行扫描。

3. 脓肿　皮肤表层的脓肿常与手术或创伤性伤口有关。皮肤表层脓肿的早期诊断和精确的评估,与对重症监护病房患有深部脓肿并可能合并全身性疾病或隐匿性败血症患者的病情评估,是同样重要的,通过准确诊断,可以为患者提供适当的临床措施和手术治疗,从而避免出现威胁生命的并发症。

CT 扫描脓肿表现为液性低密度区,静脉注射对比剂后病灶周边区域性强化;偶尔可在脓肿中央可看到气体密度影。但是,CT 的优势必须要与扫描成像的时间相权衡。^{99m}Tc-HMPAO 标记的白细胞对检测和确认感染过程是敏感的,并且具有良好的图像质量。在患者病情非常危重的情况下,利用便携式摄像机可获得全身的图像。

放射性标记的白细胞不会在正常愈合的手术伤口积聚,如存在这样的情况则提示感染。横向及斜向的图像对显示存在于皮肤深层的脓肿有一定的价值。

治疗过程中形成的肉芽肿性病变可在白细胞图像上出现明显的摄取,甚至可在没有感染的区域内出现。例如"外科手术造口"(气管造口术、回肠造口术、供养胃造口术等)和皮肤置入区域。此外血管通路、透析导管、甚至腰椎穿刺部位都可以产生与临床病史不符的假阳性结果。然而在这种情况下,在延迟期图像中的活性比在后期图像观察到的要低。

^{99m}Tc-环丙沙星扫描还可以帮助鉴别脓肿(图 12-4)。

4. 滑囊炎　是位于邻近大关节的肌腱滑囊发生的炎症。它通常是由于肌腱滑囊反复创伤或机械应力增加导致囊壁的无菌性炎症。最常见的引起感染的细菌是金黄色葡萄球菌。最常见的感染部位是鹰嘴、臀部和膝盖骨。非感染性滑囊炎的治疗包括休息、冰敷和对炎症和疼痛的药物治疗;而感染性滑囊炎(彩图 19)使用抗生素治疗和手术治疗。

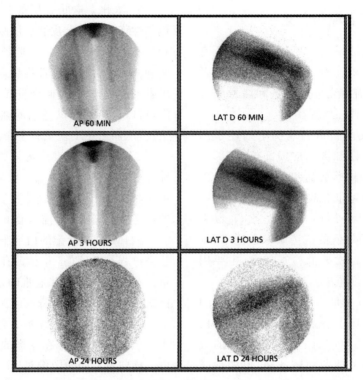

图 12-4　18 岁患者,临床诊断为右大腿蜂窝织炎的 ^{99m}Tc-环丙沙星扫描图像。平面显像可见在右大腿的远端深部软组织和股骨的异常摄取,表明伴有骨髓炎。深部肌肉脓肿以及股骨骨髓炎被证实

　　滑囊炎通常是由临床诊断,然而影像学检查,如超声,磁共振可以帮助确认其病变的深度(见第 5 章)。感染性和非感染性黏液滑囊炎的超声表现比较类似。

　　无症状的髋关节炎在许多情况下都被骨扫描及常规检查时偶然发现的,识别这种情况对于避免由于股骨转子过多摄取而做出的错误诊断是很重要的,尤其是在患者患有恶性疾病的时候,同时对帮助诊断和有效监测治疗状况也是很重要的。

　　当超声、MRI 或骨扫描发现有非特异性感染时,被标记的白细胞扫描可以用于确认或排除感染。

　　5. 感染性腱鞘炎　是常见的穿透性创伤的并发症,手和手腕最为常见,通常是由金黄色葡萄球菌和化脓性链球菌引起。

　　当有可能存在感染性腱鞘炎并且超声或MRI 显示有腱鞘渗出时(见第 5 章),通过超声引导下腱鞘内液体抽吸对鉴别感染和非感染是很有帮助的。

　　核医学扫描的 3 个阶段骨扫描对诊断不同部位的腱鞘炎及其病因是有价值的,在血管期和(或)后期显示异常摄取。Leslie 等描述了拇指腱鞘炎患者的典型核素发现,可看到重点区域在血管期上的表面线样充血区和延迟期沿桡骨远端桡侧面骨骼吸收处的异常摄取,同时相应的外展拇长伸肌和拇短伸肌也有异常摄取。

　　6. 肌炎　化脓性肌炎是肌肉化脓性的细菌感染。最常见的为下肢肌肉感染,在大多数情况下患者可先有创伤或血肿,从而诱发金黄色葡萄球菌感染而发生。没有具体的临床研究结果意味着对化脓性肌炎早期诊断是非常困难的。

在初期阶段,超声可以发现弥漫性肌肉肿胀、水肿和充血。在后期阶段,当未经治疗脓肿形成时可以由超声或 MRI 进行评估,并且需要经皮肤引导进行引流。

Nathan 等报道了核医学技术在化脓性肌炎的应用,显示了融合 SPECT/CT 成像与标记的白细胞在区分肌肉中异常的软组织摄取和未受影响的骨骼方面具有价值。Abdulllah 等的研究显示,当使用骨显像剂进行 SPECT/CT 扫描时也会获得相同的结果。SPECT/CT 标记的白细胞扫描可与 MRI 结合使用来为引流提供必要的解剖信息。

对感染使用亲骨性显影剂进行核素显像缺乏特异性,认识到这一点是很重要的。骨化性肌炎是一种非感染性疾病,病变过程的特点是异常的异位骨形成,病变范围涉及肌肉、肌腱、韧带、筋膜和腱膜。全身骨显像可帮助确定本病的严重程度,并且比普通 X 线平片更准确和早期。另外,X 线平片往往低估了疾病的严重程度。Makis 等的一例报道显示骨化性肌炎骨扫描结果类似于骨样骨瘤。当然由于邻近的肌肉运动使得亲骨显像剂的骨骼肌会出现异常摄取,不要误认为病变。

7. 筋膜炎　足底筋膜炎是最常见的筋膜炎,病变的特点是足底筋膜接近跟骨肌腱处纺锤状增厚,同时伴积液及血管增加。超声表现为足底筋膜增厚(4mm)和近侧足底筋膜内可见低回声区域。三期的放射性核素骨显像显示,在跟骨下病变区域于血管相出现异常增加的放射性核素摄取,表明近侧足底筋膜的充血(图 12-5)。血池像中足底的摄取提供了对肌腱局部注射糖皮质激素反应的信息。

筋膜炎和腱鞘炎的核素显像比较类似,因为它们有相似的病理途径:都是进行性退变早期反应的开始。肌腱显示增厚并伴随病灶的低回声区和增多的血管。此外,还发现肌腱可以对以相似方式在足底筋膜注射的糖皮质激素作出反应。

8. 猫抓病(猫抓病性淋巴结炎)　所谓"猫抓病"是一种由汉赛巴尔通体感染而发生的疾病。在临床或者超声上通常表现为淋巴结肿大。骨受累少见但伴发骨骼疼痛,在这种情况下,^{99m}Tc-MDP 骨显像对显示受累骨有用。MRI 也能显示骨的病变,但 ^{99m}Tc-MDP 扫描通常对于治疗随访更加敏感和更有用。

9. 置入装置相关性感染　在越来越多情况下医疗和外科实践中下会使用置入式医疗设备。最常用的是动静脉血管内导管装置(中央静脉导管、起搏器、肝门导管等)、神经外科手术设备(导管、激励器等)、呼吸装置、腹部网、泌尿生殖装置(透析导管、整形置入物、阴茎置入物)、真皮填充物、耳鼻喉科置入物、眼科置入物和牙科置入物。

可置入装置很容易被感染,因为细菌容易附着到这些设备的表面,这可导致败血症或周围软组织的局部感染。细菌可以通过附着到涂覆的蛋白质(如血管导管的纤维蛋白和纤维连接蛋白;还有泌尿导管的蛋白质、电解质和其他有机分子)繁殖于装置的表面。细菌可以产生所谓的"生物膜"多糖基质(见第 2 章)并不断生长。在这种状态下,对细菌难以检测和治疗。在不利的环境条件下,微生物还可以从生物膜分离并成为自由浮动的浮游物。在血流中或尿中的浮游微生物可以导致败血症和转移性感染。

因此生物膜可以使细菌生长,减少白细胞的迁移和吞噬作用,并减少抗生素的渗透和治疗作用(生物膜中细菌对抗生素的抵抗力超过浮游细胞的 100 倍)。放射性药物也不容易穿透生物膜,这使得感染难以诊断和治疗。

从诊断角度,核医学技术比放射技术更能说明问题。虽然报道有限,但文献中报道 ^{111}In 和 ^{99m}Tc 标记的白细胞具有最高的诊断准确率;两者都比 ^{67}Ga-枸橼酸盐更好。最近,^{18}F-FDG 已被证明在某些情况下,对诊断置入物相关感染是有用的。

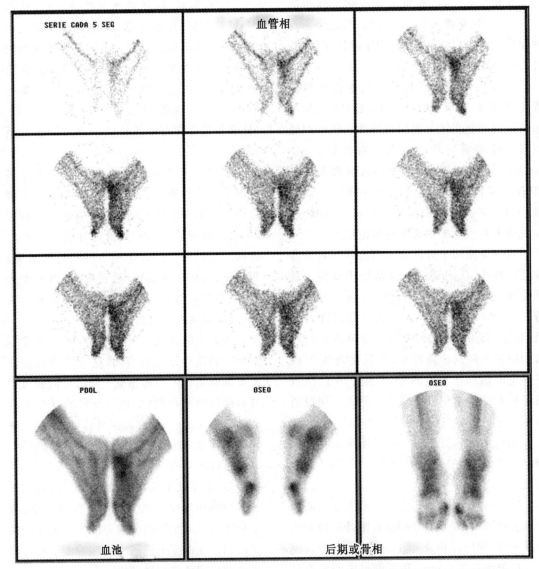

图 12-5   行走时急性左足底疼痛患者三相骨扫描。血管和血池图像显示在左足的足底软组织充血。后期阶段的图像显示无异常成骨细胞的活性增加。这是典型的足底筋膜炎表现

对于血管器械,[67]Ga-枸橼酸盐或放射性标记的白细胞是最准确的,虽然报道较多的只是[18]F-FDG。

[111]In 和[99m]Tc 标记白细胞扫描已被用于与置入物相关的神经感染。[67]Ga-枸橼酸盐显像和[18]F-FDG 也已被用于在选定的情况下进行标记显像。

网状装置物感染与肠外瘘或手术浅表切口部位的感染有关。X 线成像(或超声、CT

及 MRI)在某些情况下对感染的诊断是有用的,但对于网状装置周围液体的发现可能是正常的良性表现,这时放射性核素技术通常可以更精确的检测感染部位及范围。

超声、CT 和 CT/MR 腹腔造影在用于检测感染性腹膜透析导管的积液时特别有用,但放射性标记的白细胞(标有[111]In-羟基喹啉或[99m]Tc-HMPAO)也已用于感染性腹膜透析导管的显像。[18]F-FDG-PET 成像也证

明对诊断这些导管感染是有帮助的。

七、治疗后随访和患者管理

及时和适当的了解肌肉骨骼软组织感染有助于其早期诊断和治疗,并且可以减少由于误诊或延误诊断而导致系统并发症的风险。超声和 MRI 检查是评估软组织感染可供选择的成像方式(见第 5 章)。

CT,MRI,超声和常规 X 线成像依赖于密度和投照的区域来定义病变的变化,所以可以很容易地检测出感染时出现的组织坏死或脓肿。MRI 高度敏感并且无电离辐射,使得它在随访中特别有价值,但它的特异性低,因为 MRI 不能准确的区分感染的组织、积液与非特异性炎症。一个高度坏死的肿瘤也可以在 MRI 上表现为脓肿。

核医学技术,特别标记的白细胞,在软组织感染早期阶段起到了诊断和定位的重要作用,它可以发现异常标志的存在、可以确认感染过程,并且具有可为发现隐匿性病灶而提供全身显像的优点。正常的白细胞扫描的高阴性预测值使它成为一个非常有用的随访检查技术。

^{18}F-FDG PET 是已知的可用于确定肿瘤患者治疗效果的方法,而且最近它的使用已提出在感染的治疗效果的评价方面具有意义。有动物研究显示,^{18}F-FDG PET 可以监测抗生素治疗软组织感染的效果。其他的临床研究表明,成功的抗生素治疗后,^{18}F-FDG摄取可以恢复到正常水平,但此时在 MRI 上依然被认为有异常表现。

八、结论

软组织感染多半可由超声进行评估,这也是很多软组织感染的首选检查方法。在超声引导下可以提供足够的信息来确定治疗,从而有助于最大限度地减少长期发病率。MRI 和 CT 会出现对感染过度判断而使评估受到限制的情况。

在核医学中,有几个放射性药物可用于感染的成像。在过去 20 年,不同的感染性疾病标记的白细胞扫描值已经确立,但仍然需要一种能区分炎症和感染的更具体的试剂。现代的核医学成像技术,如 SPECT/CT 和 PET/CT,具有可以同时获得解剖和功能信息的作用,已经为更好地检测和精确定位软组织感染做出了贡献。多种混合技术的引入正在扩大核医学诊断软组织感染的作用,并且不仅在病灶的探测和显示特征方面发挥作用,而且也具有为治疗随访提供客观量化指标的能力。

主要参考文献

[1] Petruzzi N, Shanthly N, Thakur M. Recent trends in soft tissue infection imaging. Semin Nucl Med, 2009, 39:115-123.

[2] Alazraki NP. Radionuclide imaging in the evaluation of infections and inflammatory disease. Radiol Clin North Am, 1993, 31: 783-794.

[3] Becker W. The contribution of nuclear medicine to the patient with infection. Eur J Nucl Med, 1995, 22:1195-1211.

[4] Peters AM, Danpure HJ, Osman S, et al. Clinical experience with Tc99m-HMPAO for labeling leucocytes and imaging infection. Lancet, 1986, 2:946-949.

[5] Peters AM. The utility of Tc99m-HMPAO leucocytes for imaging infection. Semin Nucl Med, 1994, 24:110-127.

[6] Love C, Palestro CJ. Radionuclide imaging of infection. J Nucl Med Technol, 2004, 32: 47-57.

[7] Roca M, de Vries EF, Jamar F, et al. Guidelines for the labelling of leucocytes with In111-oxine. Eur J Nucl Med Mol Imaging, 2010, 37:835-841.

[8] De Vries EF, Roca M, Jamar F, et al. Guidelines for the labeling of leucocytes with Tc99m-HMPAO. Eur J Nucl Med Mol Ima-

ging,2010,37:842-848.

[9]　Boerman OC,Rennen H,Oyen WJ,Corstens FH.Radiopharmaceuticals to image infection and inflammation.Semin Nucl Med,2001,31: 286-295.

[10]　Kumar R,Basu S,Torigian D,et al.Role of modern imaging techniques for diagnosis of infection in the era of [18] F-fluorodeoxyglucose positron emission tomography.Clin Microbiol Rev,2008,21:209-224.

[11]　Basu S,Chryssikos T,Moghadam-Kia S,et al.Positron emission tomography as a diagnostic tool in infection: present role and future possibilities. Semin Nucl Med, 2009, 39:36-51.

[12]　Glaudemans A,Signore A.FDG-PET/CT in infections:the imaging method of choice? Eur J Nucl Med Mol Imaging, 2010, 37: 1986-1991.

[13]　Love C,Tomas MB,Tronco GG,Palestro CJ. FDG-PET of infection and inflammation.Radio-Graphics,2005,25:1357-1368.

[14]　Bleeker-Rovers CP,de Kleijn EMHA,Corstens FHM,et al.Clinical value of FDG PET in patients with fever of unknown origin and patients suspected of focal infection or inflammation.Eur J Nucl Med Mol Imaging,2004,31: 29-37.

[15]　Zhuang HM, Cortés-Blanco A, Pourdehnad M, et al. Do high glucose levels have differential effect on FDG uptake in inflammatory and malignant disorders Nucl Med Commun,2001,22:1123-1128.

[16]　Sahlmann CO,Siefker U,Lehmann K,et al. Dual time point 2-[^{18}F] fluoro-2′-deoxy-glucose positron emission tomography in chronic bacterial osteomyelitis. Nucl Med Commun,2004,25:819-823.

[17]　Thakur ML,Thiagarajan P,White F,et al. Monoclonal antibodies for specifi c cell labeling:Considerations,preparations and preliminary evaluation.Int J Rad Appl Instrum B, 1987,14:51-58.

[18]　Mozley PD,Thakur ML,Alavi A,et al. Effects of a ^{99m}Tc-labeled murine immu-noglobulin M antibody to CD15 antigens on human granulocyte membranes in healthy volunteers.J Nucl Med,1999,40:2107-2114.

[19]　Wheeler JG, Slack NF, Duncan A, et al. Tc99m-nanocolloid in inflammatory bowel disease. Nucl Med Commun, 1990, 11: 127-133.

[20]　Vorne M,Soini I,Lantto T,et al.Technetium-99m HMPAO-labeled leukocytes in detection of inflammatory lesions: comparison with Gallium-67 citrate. J Nucl Med, 1989, 30: 1332-1336.

[21]　Coleman RE,Welch D.Possible pitfalls with clinical imaging of indium-111 leukocytes: Concise communication. J Nucl Med, 1980, 21:122-125.

[22]　Amaral H,Morales B,Pruzzo R,et al.Cold-hot mismatch between Tc99m-HMPAO-la-beled leukocytes and ^{99m}Tc ciprofloxacin in axial skeleton infections: A report of three cases.Clin Nucl Med,1999,24:855-858.

[23]　Winzelberg GG,Rabinowitz J.Whole body Galli-um-67 citrate in a patient with sarcoidosis and biopsy proven erythema nodosum. Clin Nucl Med,1984,9:418.

[24]　Cheong KA,Rodgers NG,Kirkwood ID.Ery-thema nodosum associated with diffuse large B-cell non Hodgkin lymphoma detected by FDG-PET.Clin Nucl Med,2003,28:652-654.

[25]　Peng NJ,Wang JH,Hsieh SP,et al.Ga-67 and Tc-99m HMPAO labeled WBC imaging in erythema nodosum leprosum reaction of lep-rosy.Clin Nucl Med,1998,23:248-250.

[26]　Sayit E,Soylev M,Capa G,et al.The role of technetium-99m-HMPAO-labeled WBC scin-tigraphy in the diagnosis of orbital cellulitis. Ann Nucl Med,2001,15:41-44.

[27]　Kao CH,Wang SJ.Spread of infectious com-plications of odontogenic abscess detected by technetium-99m-HMPAO labeled WBC scan of occult sepsis in the intensive care unit.J

Nucl Med,1992,33:254-255.

[28] Datz FL. Abdominal abscess detection: Gallium, [111] In-, and [99m] Tc-labeled leukocytes, and polyclonal and monoclonal antibodies. Semin Nucl Med,1996,26:51-64.

[29] Palestro CJ, Love C, Tronco GG. Tomas MB. Role of radionuclide imaging in the diagnosis of postoperative infection. RadioGraphics, 2000,20:1649-1660;discussion 1660-1663.

[30] Allwright SJ, Cooper RA, Nash P. Trochanteric bursitis: bone scan appearance. Clin Nucl Med, 1988,13:561-564.

[31] Kaya M, Tuna H, Tuncbilek N, et al. Scintigraphic findings in plant thorn tenosynovitis of finger.Clin Nucl Med,2008,33:131-132.

[32] Hung GU, Lan Jl, Yang KT, et al. Scintigraphic findings of Mycobacterium avium complex tenosynovitis of the index finger in a patient with systemic lupus erythematosus.Clin Nucl Med,2003,28:936-938.

[33] Leslie WD. The scintigraphic appearance of de Quervain tenosynovitis.Clin Nucl Med,2006, 31:602-604.

[34] Barber L, Bourke J, Gill G, et al. Three phase bone scintigraphy in suppurative tenosynovitis. Clin Nucl Med,1995,20:928-929.

[35] Nathan J, Crawford JA, Sodee DB, et al. Fused SPECT-CT imaging of the peri-iliopsoas infection using Indium111-labeled leukocytes. Clin Nucl Med,2006,31:801-802.

[36] Abdullah ZS, Khan MU, Kodali SK, et al. Pyomyositis mimicking osteomyelitis detected by SPEC-CT.Hell J Nucl Med,2010,13:277-279.

[37] Tyler P, Saifuddin A. The imaging of myositis ossificans.Semin Musculoskelet Radiol,2010, 14:201-216.

[38] Sabatel Hernández G, Moral Ruiz A, Gómez Río M, et al. Progressive myositis ossificans. Utility of bone scintigraphy. Rev Esp Med Nucl,2005,24:195-198.

[39] Makis W, Lambert R. Myositis ossificans mimics an osteoid osteoma: a pitfall for Tc-99m MDP planar and SPECT scintigraphy.

Clin Nucl Med,2010,35:175-177.

[40] Frater C, Vu D, Van der Wall H, et al. Bone scintigraphy predicts outcome of steroid injection for plantar fasciitis.J Nucl Med,2006, 47:1577-1580.

[41] McMillan AM, Landorf KB, Barrett JT, et al. Diagnostic imaging for chronic plantar heel pain: a systematic review and meta-analysis.J Foot Ankle Res,2009,2:32.

[42] Ismaili-Alaoui N, Vuong V, Marcu-Marin M, et al.Cat-scratch disease and bone scintigraphy.Clin Nucl Med,2012,37:772-774.

[43] Guggenbichler JP, Assadian O, Boeswald M, et al. Incidence and clinical implication of nosocomial infections associated with implantable biomaterials-catheters, ventilator-associated pneumonia, urinary tract infections. GMS Krankenhhyg Interdiszip,2011,6:Doc18.

[44] Gutfilen B, Lopes de Souza SA, Martins FP, et al. Use of [99m] Tcmononuclear leukocyte scintigraphy in nosocomial fever.Acta Radiol, 2006,47:699-704.

[45] Lai CH, Chi CY, Chen HP, et al. Port-A catheter-associated Nocardia bacteremia detected by gallium inflammation scan: a case report and literature review. Scand J Infect Dis, 2004,36:775-777.

[46] Miller JH. Detection of deep venous thrombophlebitis by gallium 67 scintigraphy. Radiology, 1981,140:183-186.

[47] Chiu JS, Tzeng JE, Wang YF. Infection hunter: gallium scintigraphy for hemodialysis access graft infection. Kidney Int, 2006, 69:1290.

[48] Sullivan SJ, Quadri SM, Cunha BA. Hickman catheter Staphylococcus aureus bacteremia diagnosed by indium-111 scan. Heart Lung, 1992,21:505-506.

[49] Miceli MH, Jones Jackson LB, Walker RC, et al. Diagnosis of infection of implantable central venous catheters by [18 F]fluorodeoxyglucose positron emission tomography. Nucl Med Commun,2004,25:813-818.

[50] Bhargava P,Kumar R,Zhuang H,et al.Catheter-related focal FDG activity on whole body PET imaging. Clin Nucl Med, 2004, 29: 238-242.

[51] Mahfouz T, Miceli MH, Saghafifar F, et al. ^{18}F-fluorodeoxyglucose positron emission tomography contributes to the diagnosis and management of infections in patients with multiple myeloma:a study of 165 infectious episodes.J Clin Oncol,2005,23:7857-7863.

[52] Medina M,Viglietti AL,Gozzoli L,et al.Indium-111 labelled white blood cell scintigraphy in cranial and spinal septic lesions.Eur J Nucl Med,2000,27:1473-1480.

[53] Liberatore M,Drudi FM,Tarantino R,et al.Tc-99m exametazime-labeled leukocyte scans in the study of infections in skull neurosurgery. Clin Nucl Med,2003,28:971-974.

[54] Sun SS,Chuang FJ,Chiu KL,Kao CH.Demonstration of ventriculoperitoneal shunt infection on Ga-67 citrate scintigraphy.Clin Nucl Med,2002,27:666.

[55] Wan DQ,Joseph UA,Barron BJ,et al.Ventriculoperitoneal shunt catheter and cerebral spinal fluid infection initially detected by FDG PET/CT scan. Clin Nucl Med, 2009, 34: 464-465.

[56] Rehman T,Chohan M,Yonas H.Diagnosis of ventriculoperitoneal shunt infection using [F-18]-FDG PET:a case report. J Neurosurg Sci,2011,55:161-163.

[57] Petersen S, Henke G, Freitag M, et al. Deep prosthesis infection in incisional hernia repair: Predictive factors and clinical outcome. Eur J Surg,2001,167:453-457.

[58] Sanchez VM,Abi-Haidar YE,Itani KM.Mesh infection in ventral incisional hernia repair: incidence,contributing factors,and treatment. Surg Infect,2011,12:205-210.

[59] Zuvela M,Antic A,Bajec D,et al.Diagnosis of mesh infection after abdominal wall hernia surgery-role of radionuclide methods.Hepatogastroenterology,2011,58:1455-1460.

[60] Lin WY,Chao TH,Wang SJ.Clinical features and gallium scan in the detection of post-surgical infection in the elderly.Eur J Nucl Med Mol Imaging,2002,29:371-375.

[61] Datz FL.Abdominal abscess detection:gallium,[111]In-, and ^{99m}Tc-labeled leukocytes,and polyclonal and monoclonal antibodies. Semin Nucl Med,1996,26:51-64.

[62] Palestro CJ,Love C,Tronco GG,et al.Role of radionuclide imaging in the diagnosis of postoperative infection. RadioGraphics, 2000, 20: 1649-1660.

[63] Kipper SL,Steiner RW,Wilztum KF et al.In-111-leukocyte scintigraphy for detection of infection associated with peritoneal dialysis catheters.Radiology,1984,151:491-494.

[64] Ruiz Solis S, Garcia Vicente A, Rodaco Marina S, et al. Diagnosis of the infectious complications of continuous ambulatory peritoneal dialysis by ^{99m}Tc-HMPAO labeled leucocytes. Rev Esp Med Nucl, 2004, 23: 403-413.

[65] Gibel LJ,Hartshorne MF,Tzamaloukas AH. Indium-111 oxine leukocyte scan in the diagnosis of peritoneal catheter tunnel infections. Perit Dial Int,1998,18:234-235.

[66] Ruiz Solis S, Garcia Vicente A, Rodaco Marina S, et al. Diagnosis of the infectious complications of continuous ambulatory peritoneal dialysis by ^{99m}Tc-HMPAO labeled leucocytes. Rev Esp Med Nucl, 2004, 23: 403-413.

[67] Gibel LJ,Quintana BJ,Tzamaloukas AH,et al. Soft tissue complications of Tenckhoff catheters.Adv Perit Dial,1989,5:229-233.

[68] Carlos MG,Juliana R,Matilde N,et al.Hidden clotted vascular access infection diagnosed by fluorodeoxyglucose positron emission tomography.Nephrology,2008,13:264-265.

九、临床病例

病例 1

37 岁男性,多发腹部创伤伴腹膜后血肿及右髋部骨折。臀部和腹部手术后,右腿部发展成蜂窝织炎,并给予抗生素治疗。

实验室检查显示 C 反应蛋白 70mg/L,白细胞计数为 12×10^9/L,血培养为鲍曼不动杆菌感染。

X 线平片显示有右髋关节骨折伴脱位的迹象。B 超显示右大腿内侧和近侧部分皮下组织回声略增高。CT 上显示耻骨联合脱节,并一个巨大的血肿引流至肌肉(闭孔内外肌)。

^{99m}Tc-环丙沙星显像(图 12-6A,B)显示一个在右大腿内侧部分异常增加的浓聚,在膀胱耻骨联合的投影点有一个更大、更明显的浓聚区。导尿管处可见强烈的吸收线。在右腿视图上(图 12-6C),两者之间(皮肤和耻骨)连接处显示皮肤瘘的存在。从瘘中可以检测到金黄色葡萄球菌。

★教学要点

• 核医学技术具有获得全身成像的优势。

• 在本例患者,核医学技术不仅可以做出术后腹腔脓肿的诊断,而且可以对两个异常病灶进行定位,还可以对与蜂窝织炎相关的瘘管做出诊断。对耻骨感染性血肿经手术引流术和培养证实该诊断。

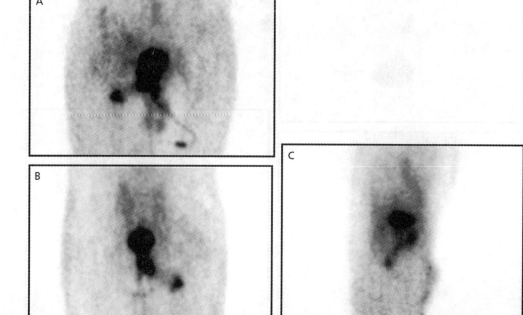

图 12-6　A,B.^{99m}Tc-环丙沙星显像显示右大腿内侧部分与膀胱耻骨联合处异常摄取;C. 在右侧视图两个病灶(皮肤和耻骨)之间存在感染

病例 2

2 个不同的患者并发胰腺炎手术后发热。超声检查排除了下腹部脓肿。

患者 1 的^{99m}Tc-HMPAO 标记白细胞显像（图 12-7A）显示与手术切口对应腹部中线软组织异常摄取的线性聚焦，在边缘更加明显。

^{99m}Tc-HMPAO 标记的患者 2 的白细胞显像显示（图 12-7B，C），手术切口的远端软组织边缘异常的线性焦点摄取。侧视图（图 12-7C）证实，聚焦点在浅表腹壁。伤口培养

显示金黄色葡萄球菌为阳性。

2 个病例的图像都显示了其他与腹部引流道相对应的小摄取灶。

★教学要点

• 放射性标记的白细胞不会聚焦在正常治愈的手术伤口处，所以此处出现的放射活性表明感染的存在。

• 在缺乏足够的临床病史时，截骨术、血管通路、透析管甚至腰椎穿刺都能产生假阳性结果。

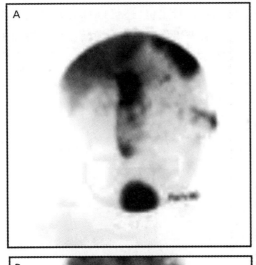
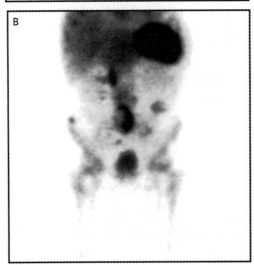
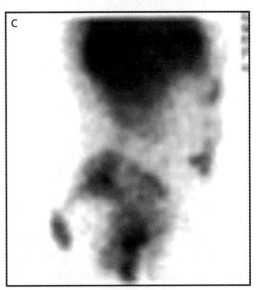

图 12-7　**A. 患者 1 的^{99m}Tc-HMPAO 标记白细胞显像，受感染的手术切口在对应腹部中线显示软组织摄取；B，C. 前后侧面观^{99m}Tc-HMPAO 标记的白细胞显像，患者 2 显示相应的手术切口处出现线状病变软组织的摄取**

病例 3

31 岁男性,发热伴背部和肋间剧烈痛。

实验室检查:白细胞计数 $9.5 \times 10^9/L$。ESR 57mm/h,CRP15mg/L,胆囊收缩素(CCK)115U/mg。血培养为 A 组溶血性链球菌阳性。

胸部 X 线和 CT 均正常。脊柱 X 线平片和 CT 也正常。超声提示肌炎。右肩 X 线平片正常。

^{99m}Tc-HMPAO 标记的白细胞显像(图12-8)显示胸大肌的右胸区域存在异常的软组织摄取。颅骨的前中央投射区可见与鼻窦炎相对应的摄取灶。

引导下穿刺活检证实了 A 组溶血性链球菌阳性培养结果的非坏死性筋膜炎诊断。患者对抗生素反应良好,无须手术。

★教学要点

• 超声和核医学都是能在肌肉水平上发现异常的成像技术。

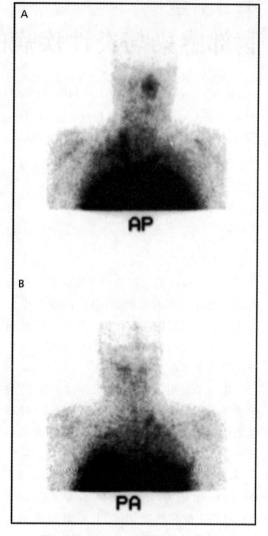

图 12-8　A,B. ^{99m}Tc-HMPAO 标记的白细胞显像示对应于胸锁乳突肌和胸大肌的病理性软组织摄取

第 13 章
腹部感染与炎性疾病的核医学显像

Josep Martín Comín[1], Alba Rodríguez Gasén[1], Christophe Van de Wiele[2]

[1]*Hospital Uneversitari de Bellvitge, L'Hospitalet de Llobregat, Barcelona, Spain*
[2]*University Hospital Ghent, Ghent, Belgium*

一、引言

尽管在腹部的急腹症中主要的影像检查方法是放射学和内镜检查,但核医学影像也能在许多方面发挥临床作用。能够帮助诊断疾病的几种放射性核素检查方法和那些放射性药物均在本章节讲述。

正电子发射 X 线断层摄影术(PET)和单光子发射计算机体层成像(SPECT)都迅速地运用于已知的或未知的炎症致病源所引起疾病的诊断、分类和监测方面。镓-67(^{67}Ga)、白细胞标记的锝^{99}(^{99m}TC)或铟-111(^{111}In)、标记单克隆抗体粒细胞(anti-GmAbs)和葡萄糖标记的^{18}F 都是被应运得最为广泛的放射性药物。几种其他的放射性药物也正处于腹部炎症和感染的影像检查的开发中。

二、临床基本知识

引起腹部感染性疾病有很多种临床实体,它们表现为急性弥漫性或局限性的腹痛,不舒适、发热或腹泻。核医学的检查方法在急性期的鉴别诊断中帮助不大,但在后期的检查中能更好地评估疾病的活动、进展、复杂程度和复发以及治疗后的随访。

对于精确的图像解读,核医学医师必须知道临床诊断过程和临床诊疗检查结果(血常规、内镜、CT、MRI、US 等)。

溃疡性结肠炎和克罗恩病是炎性肠病(IBD)中最主要的 2 种疾病。两者的临床症状特征缓解和复发都很难预测。评估该疾病的活动与进展包括预后以及治疗后的随访管理等都很重要。另外,同样重要的是在 2 种肠内疾病建立一种鉴别诊断,尽管它们的治疗选择不同。为此,增强的 US 和 MRI 可发挥重要作用。虽然内镜检查被谨慎的用于疾病急性期并且局限于小肠和结肠的末段部分,但是内镜通常能提供确定性的诊断。

溃疡性结肠炎和克罗恩病被认为是免疫系统功能紊乱、失调和能够通过易感个体异常渗透性肌层组织的肠道共生菌综合导致的。或者说,这两种疾病均是由一种兼性胞内菌引起,即结核分枝杆菌病的亚型副结核分枝杆菌(MAP)。MAP 被认为是不同种类动物慢性肠道疾病的原因,这些慢性肠道疾病在显微镜下和克罗恩病相似。

不同的病原体感染也是腹部感染性疾病的潜在原因。憩室炎好发于乙状结肠和降结肠,拟杆菌属、消化链球菌属、肠杆菌科、绿色链球菌和肠球菌可从中分离出来。大肠埃希菌和脆弱类杆菌可在急性阑尾炎中生长,多达 14 种不同的需氧和厌氧菌可在破裂的阑尾炎中找到。生长在腹部脓肿的病原体的类型取决于脓肿的位置;在脾脓肿中,链球菌、葡萄状球菌以及大肠埃希菌得以生长。胰腺脓肿和化脓性肝脓肿中,最常见大肠埃希菌和肺炎克雷伯杆菌。

三、临床问题

临床上面临的问题也多样,主要取决于已知的或可疑的疾病。

阑尾炎患者中接近 30％的患者有不典型的临床表现和误诊可能,尤其是儿童和老年人。随着时间的推移,它很可能会转变成为复杂的情况,如溃疡或穿孔。传统的放射学检查,CT,US 和腹腔镜检查(内视镜检查)是最常运用于阑尾炎诊断的方法,但是它们都存在局限性。使用对比剂的放射学检查方法可能会漏诊 20％的坏疽性阑尾炎,因为阑尾在无任何疾病的时候也可能会充满对比剂。US 漏诊 10％左右的非典型阑尾炎。在这些疑难的病例中,核医学方法作为二线检查方法能帮助确定感染源。

在炎性肠病(IBD)病例中,核医学需要首先回答的问题是评估疾病的活动和发展。其他的较为重要的问题是关于早期评估治疗后的疗效和预测疾病复发,尤其是术后或缓解期的患者。欧洲克罗恩病与结肠炎组织(ECCO)、欧洲核医学学会(EANM)、欧洲胃十二指肠与腹部放射学会(ESGAR)也在准备推荐加入一致的诊断方法和临床指南。在这一致性推荐中,可以看出,与 MRI,CT,内镜和白细胞闪烁扫描法相比,文件中关于 ^{18}F-FDG PET/CT 影像在 IBD 中的作用仍然是不大的。

在内镜和钡剂检查禁忌,或者是在结肠镜检查不成功,或者是那些像小孩无法承受那些有创检查时,此时 ^{18}F-FDG PET/CT 能在 IBD 的急性阶段做出诊断。[18]F-FDG PET/CT 在鉴别无感染的 IBD 但引起类似症状的患者时也有帮助。最后,[18]F-FDG PET/CT 可能在评估 IBD 疾病的活动期到接下来的治疗转变都有帮助,因为它是一种对评估全小肠炎敏感的方法。但问题依旧是与其他影像方法相比关于这种检查方法增加了什么价值。

在自身免疫性胰腺炎(AIP),临床主要关注的问题是它能否与胰腺癌相互鉴别,[18]F-FDG PET/CT 已经显示出这方面的价值了。

相似的临床问题是,在特发性腹膜后纤维化中,[18]F-FDG PET/CT 能否成为一种可靠的方法去评估疾病的活动性,同时它是否能帮助鉴别特发性腹膜后纤维化的良恶性改变。

四、检查方法的选择

炎症与感染是不同的过程。炎症是一组非特异性的免疫反应,它不需要出现微生物。急性炎症(内皮细胞的活动、水肿、血管内弥漫和多核血细胞渗出到组织间隙)与慢性炎症(小血管改变、单核细胞渗出)能够有效鉴别。急性炎症发生在感染或创伤后。慢性炎症在创伤、局部缺血、新生物、主动免疫、移植排斥反应和退行性变后持续,接下来是被其他如病毒或真菌等微生物形成的感染。相反,免疫系统较好的患者身上长期存在的细菌可能不会引起炎症,但它依旧构成一种感染。一般认为放射性核素会在感染部位聚集是由于急性炎症所致。

体内已经运用成熟的不同种类能够评估、定位、检测感染和炎症的放射性核素都归纳(表 13-1)。非特异性的放射性核素都能获得但也存在一些重要的限制,如聚集速度较慢;在慢性感染中血管渗透性倾向于正常或者放射性核素不浓聚。同时也不能鉴别无菌性炎症与脓毒性炎症(感染)。在慢性炎症中,白细胞常常用于在活体内外通过其标记的抗 G 蛋白单克隆抗体或多肽类物质而被检测的特异性感染。所以淋巴细胞也可以用来靶向标记多肽,这样避免了在体外的标记。最后,标记的抗生素、多肽类或维生素类被用于直接的反映活体生物组织感染的成像。

表 13-1　用于炎症和感染成像的放射性药物：基于放射性药物摄取的生理学机制分类

生理特性	吸收机制	放射性药物	类型
↑血流	非特异性	Ga-枸橼酸盐	基质、底物
↑血管通透性		多克隆 IgG	抗体
↑血浆蛋白渗透		脂质体	脂类
		抗生物素蛋白	维生素
↑粒细胞浸润	粒细胞	标记粒细胞	细胞
	抗原结合	抗-NCA-95 IgG	抗体
		抗-NCA-90 Fabi	
		抗-SSEA-1 IgM	
	特异受体结合粒细胞	f-Met-Leu-Phe	趋化肽
		IL-1	
		IL-8	
		PF-4	
		RP517	LTB_4 受体激动药
		DCP11870-11	
↑淋巴细胞浸润	特异性受体结合	IL-2	细胞因子
		IL-12	
↑新陈代谢	葡萄糖摄取	FDG	糖类
有微生物的存在	结合细菌	环丙沙星	抗生素
		生物素	维生素
		UBI 29～41	肽

修改自 Rennen 等

1. 标记的白细胞　^{111}In-羟基喹啉（^{111}In-oxine）和^{99m}Tc-六甲基丙二胺肟（^{99m}Tc-HMPAO）或标记的抗 G 蛋白单克隆抗体都被用于放射性标记的白细胞。对于腹部感染的影像，常常推荐获取 2 组图像：在前 30min 和延迟 2～3h 获取^{99m}Tc-HMPAO 图像，然后 3～4h 获取^{111}In-oxine 和在 18～24h 获得单克隆抗体的图像。同时推荐在前后和头足方位采集时间校正图像。然后尤其关注直肠处的清晰显示。一次好的方法是包括肝和脾的下部（在前 30min 获取时），因为这样可以提供间接评估生理学上细胞的生物分布。

2. ^{67}Ga-枸橼酸盐　从 1971 年来^{67}Ga-枸橼酸盐已经被用于探测感染和炎症。它一直被认为是转铁蛋白的一种复杂表现和在炎症渗出时运用。尽管已经证实它能保留感染范围，但实验也支持这一假设：^{67}Ga-枸橼酸盐能够被细菌铁载体和经白细胞上转铁蛋白受体摄取。另外也有研究假设枸橼酸盐作为鸟氨酸循环物质。

图像获取通常在 48～72h，因为此时有较好的背景和低的组织摄取，但是不满意的图像特征、较长的物理半衰期和高能量伽马射线的不充分意味着高剂量的放射线被吸收和相对较差的图像。

3. ^{99m}Tc-贝索单抗　贝索单抗是一种直接针对粒细胞表面表达的抗原决定基 NCA-95 的抗体，它是在 20 世纪 90 年代发现并运用于临床骨骼感染的。因为它是最近才在欧洲登记注册应用于骨髓炎，所以关于它的经验是有限的。

4. ^{99m}Tc-硫索单抗　硫索单抗是老鼠的 IMMU-MN3 IgG 的一个 Fab′2 片段，它也是一种直接针对粒细胞表面表达的抗原决定基 NCA-95 的单克隆抗体。它是被用来进行炎症与感染的定位和诊断。然而，它的生物学限制了对外周骨研究的临床应用；同时它在肝、脾和泌尿生殖系统具有较高的摄取。

5. ^{99m}Tc-fanolesomab　fanolesomab 是一种能够很快被血液系统清除的 CD15 抗体；它最初是被用于急性阑尾炎的快速成像，在美国应用也很成熟。但它也因为其安全性而备受质疑。

6. ^{99m}Tc-英夫利昔单抗　有报道称在克罗恩病的活跃期，由巨噬细胞和单核细胞产生的代谢产物及释放的肿瘤坏死因子（TNFα）增加。英夫利昔是用于人或老鼠的一类由 ^{99m}Tc 标记的单克隆抗体抗-TNFα。它曾被 DA 等推荐在 IBD 患者的治疗中使用。

7. 标记的多克隆人类免疫球蛋白 G　人类免疫球蛋白 G（HIG）首次标记是采用的 ^{111}In，但是由于其获得性较低，放射量测定和图像质量均较差，所以才被 ^{99m}Tc 取代。它在不同炎症鉴别影像中应用较为成熟，同时对脓毒病和炎症性肠病活跃期的定位均较成熟。然而，IBD 患者的 HIG 图像评价却一直相反，因为其与白细胞相比具有较低的敏感性。

8. 标记的白介素-2　白介素-2（IL-2）代表首次证实以精制的人类白细胞介素为特点。它被 ^{123}I 和 ^{99m}Tc 标记而用于 SPECT，被 ^{18}F 标记用于 PET。它主要与活化的 T 淋巴细胞螯合，它将来可能会在克罗恩病和腹腔疾病中拥有很重要的角色，尤其是在评估疾病的进展和活动期以及早期复发的检测。

9. 抗生素和抗真菌的标记　第一次标记的抗生素自发展来进入到临床应用是基于环丙沙星，一种家庭的氟喹诺酮药物，它是与 DNA 螺旋酶共生的细菌但不是人类细胞和死亡细菌。细菌的抵抗不会影响共生。环丙沙星首次是用 ^{99m}Tc 标记同时也是药理学上稳定的状态。

标记的抗菌剂的概念已经被延伸到抗真菌药物。在免疫系统不受抑制的患者中，真菌感染能呈现一种对生命真正的威胁，且其早期的认知和治疗也极为重要。这就导致了 ^{99m}Tc-氟康唑的药物产生，尽管在人类还未完全证实并还处于临床早期运用。

我们研究运用标记的 ^{99m}Tc 头孢唑肟。最初在老鼠的研究结果和早期的临床经验还是很可观的，但是后期的临床运用也是需要被证实的。

10. 氟-18 标记的氟脱氧葡萄糖（^{18}F-FDG）　^{18}F-FDG 可积聚在炎症、感染和自身免疫性疾病的病变部位。炎性细胞产生过量的糖酵解酶，并过度表达葡萄糖转运蛋白，主要包括 GLUT-1 和 GLUT-3。

一个用 ^{18}F-FDG 标记人中性粒细胞和单核细胞混合/纯制剂实验研究，表明粒细胞吸收混合制剂中超过 78%～87% 活性部分，但是不够稳定，当用纯制剂时，标记率介于 40%～80%。尽管存在这些不足，但是[18]F-FDG 标记的人白细胞是第一次尝试开发的用于特异性感染、正电子发射的放射性药物。

目前，[18]F-FDG 的临床应用局限于胰腺炎和特发性腹膜后纤维化，在炎性肠病和其他腹部感染的应用正在评估。

如果随[18]F-FDG PET 扫描得到的有诊断质量的增强 CT 扫描，存在于肠道内高密度造影剂会由于肠蠕动产生的伪影而减弱，这时可以通过口服阴性造影剂来使这些伪影最小化。

11. SPECT/CT　常规的平面图像已经可以得到。随着融合伽马照相机的可用性，SPECT 影像融合 CT 影像提高了核医学检查定位和识别炎症及感染病灶的能力。

五、正常表现和伪影

标记的白细胞的正常分布可以不同，取决于所使用的标记的放射性核素。如果用[111]In-oxine 标记，标记的白细胞主要聚集于脾和肝（脾摄取通常高于肝），骨髓摄取较少，而胃肠道和泌尿系统没有活动。如果用[99m]Tc-HMPAO 标记，主要的聚集组织是脾，随后是肝和骨髓，但是在这种情况下，由于肝和肾排泄也有不同程度的活性，也会存在于胆囊、肠道和泌尿系统。因此，[111]In-oxine 标记的白细胞有更好的生物学分布，并可以用于评估肾、泌尿系统和胆囊的炎症。同时由于有可能获得优质延期成像，[111]In-oxine 标记的白细胞在慢性炎症有更好的表现。

[67]Ga-枸橼酸盐正常的吸收分布为肠、肝、脾、骨和泌尿系统，因此，不是腹部炎症成像的理想放射性药物。

^{18}F-FDG 同样可以被肠生理性摄取，这种吸收的分布和强度会因为药物（二甲双胍）、禁食和肠易激等因素影响而产生变化。这可能会影响 IBD 患者成像准确性。正常肠管吸收[18]F-FDG 通常较低（标准摄入值 SUV<4），但是强烈吸收（SUV>10）偶尔会发生，特别是在右结肠。消化道[18]F-FDG 吸收机制尚不清楚，平滑肌活动、新陈代谢活跃的黏膜、吞食分泌物和肠道微生物的吸收都有可能对其产生作用。

约 3% 的[18]F-FDG PET/CT 检查患者发现胃肠道偶发瘤。局灶性结节和结节多灶性的[18]F-FDG 摄取预示为恶性疾病并且还需要进一步评估。弥漫性结肠的[18]F-FDG 摄取预示其为一个正常的结肠镜检查，而节段性高吸收意味着炎性改变。

六、病理学表现和意义

1. 阑尾炎　核医学技术能准确诊断阑尾炎，但在临床实践中不作为常规。其不足可能是由于阑尾炎需要有及时快速的紧急检查，或者核医学科不能提供 24h 服务。

Annovazzi 等发表了 24 篇关于核医学技术在阑尾炎诊断的 meta 分析论文，在许多研究中，他们发现[99m]Tc-HMPAO 或[111]In-oxine 标记白细胞诊断阑尾炎的准确性较高，[99m]Tc-HIG 和[99m]Tc-anti-GmAb 的灵敏度最高，可能归因于急性炎症的严重程度。[99m]Tc-anti-GmAb 可在数小时内提供快速诊断。体外标记的白细胞是一个有价值的选择，但在紧急情况下更难以实现，这凸显了需要更快的体内白细胞标记技术的发展。

鉴别诊断包括其他疑似阑尾炎的急性感染，例如卵巢囊肿，肠系膜淋巴结炎或肠套叠，这些疾病的临床表现类似于阑尾炎，而且能够显示异常的放射性药物的吸收。SPECT/CT 的应用或可解决这些困难。

文献中阑尾炎[18]F-FDG PET 表现仅限于一些病例报告，但在这些报道中，它被证明是能够识别持续感染的部位。

2. 炎性肠病（IBD）　主要包括克罗恩病和溃疡性结肠炎两种，区别是它们的发病部位和显微镜下肠壁的炎性变化的性质。克罗恩病通常起源于回肠末端，但是可累及从口腔到肛门的消化道的任何部位（跳跃性病变）。相反,溃疡性结肠炎仅限于结肠和直肠。在显微镜下,克罗恩病累及肠壁全层(透壁的病变),而溃疡性结肠炎则局限性于肠道黏膜下层。

克罗恩病和溃疡性结肠炎的典型表现为如下几个症状:腹痛、呕吐、腹泻、直肠出血、严重的内部痉挛/盆腔区的肌肉痉挛、体重下降和各种相关的不适和疾病,例如关节炎、坏疽性脓皮病和原发性硬化性胆管炎。

克罗恩病和溃疡性结肠炎的诊断依靠直接内镜观察结肠和无线胶囊内镜或双气囊小肠镜检查观察回肠黏膜,并就内镜获得活检标本组织学分析。

炎性肠病的治疗目的在于消除症状、长期缓解和恢复生活质量。大多数病例,可通过药物治疗达到治疗目的。通常,患者需要进行免疫抑制治疗,例如泼尼松,可以减轻或消除肠道炎症。随后,改用较有效的药物缓解疾病,例如 asacol,一种美沙拉秦。评估治疗反应通过临床检查手段〔克罗恩病活动指数(CDAI)、溃疡性结肠炎活动指数(UCDAI)和内镜〕。如果治疗不成功,上述免疫抑制药物与美沙拉秦可联合施用。如果药物治疗不能改善症状或者发生结肠癌前病变或严重并发症,则需要手术干预,如肠切除、狭窄成形术或暂时或永久性结肠造口术或回肠造口术,这可能是强制性的。

当内镜不能检查时,通常用 CT 和 MRI 评估疾病的程度、肠外疾病的严重程度和并发症的进展情况(见第 6 章)。然而,这 2 种检查均需要肠道准备和存在并发症的风险,特别是在病变的急性期。与 CT 相比,用白细胞标记的闪烁照相成像在急性期不是禁忌,而且耐受性好。白细胞标记闪烁照相成像的缺点是存在与抽血相关的危险和有限的空间分辨率。与标记白细胞相比,^{18}F-FDG有更有利的动力学和对比,同时扫描能在注射 2h 内完成。而且,PET 有更好的空间分辨率,能更准确地量化示踪剂摄取。有趣的是,与恶性肿瘤相反,血糖水平的升高并不对炎症部位的^{18}F-FDG 摄取产生不利影响。虽然如此,^{18}F-FDG PET 在炎性肠病中的作用仍然处于探索当中,并且目前还不能认为是对炎性肠病患者优于标记白细胞可选的成像技术。

因此,目前用于 IBD 成像的主要核医学检查是^{111}In-oxine 或^{99m}Tc-HMPAO 标记的自体白细胞闪烁照相成像(平面或 SPECT或 SPECT/CT),这两种标记检查目的不同,^{99m}Tc-HMPAO 标记白细胞可作为急性期发病的可选方法。图像质量较高,成像时间较短。主要缺点是,肠道分泌^{99m}Tc,这取决于标记步骤;如果标记是在盐或磷酸盐缓冲盐水(PBS)中进行的,分泌就高,这种缺点可通过在注射药物 2h 内获得延迟图像而克服。

关于 anti-GmAb,只有^{99m}Tc-贝索单抗在这种情况下具有较好的效果,但它用于此目的没有在欧盟注册(彩图 20 和彩图 21)。

Annovazzi 等发表了一个包含 112 个研究的 meta 分析,涉及总共 4388 例患者,其中一些研究中把核医学技术和放射学和(或)内镜技术作对比。观察到标记白细胞(^{111}In-oxine 或^{99m}Tc-HMPAO)显示了高的诊断准确性,可用于不同方面的 IBD 研究。从这篇meta 分析中可得出,可选的核医学技术如anti-GmAb 或 HIG 的闪烁照相成像,由于他们较低的敏感性,仅用于没有标记白细胞时。事实上,与^{99m}Tc 标记白细胞相比,HIG 发现的 IBD 受累节段较少,而且其敏感性和特异性要较低。

对于 IBD 的初步诊断、溃疡性结肠炎和克罗恩病的鉴别,白细胞闪烁照相成像被认为是二线影像检查技术,只有在放射学和或内镜检查不确定的时候应用。白细胞闪烁照相成像对 IBD 敏感性高,在腹部没有病灶摄取,可排除 IBD(图 13-1)。在 IBD 患者中病

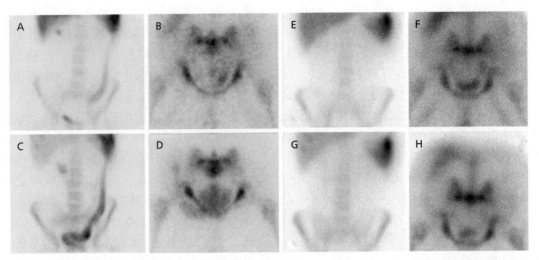

图 13-1　21 岁男性，患有溃疡性结肠炎。应用^{99m}Tc-HMPAO(六甲基丙二胺肟)标记的自体白细胞闪烁显像术进行扫描。注射标记的白细胞 30min(A,B,E,F)后和 3h(C,D,G,H)后行前腹部(A,C,E,G)和骨骼(B,D,F,H)扫描,扫描结果清晰地显示出左半结肠到肛管处放射性物质的异常浓聚(A～D),表明炎症处于活动期;在骨骼显像时可清晰地看到直肠处的异常浓聚灶(B,D),而在前腹部扫描时由于输尿管和膀胱的显影从而遮盖了直肠的显影(A,C)。在该患者接受了 6 个月的硫唑嘌呤(250mg/d)治疗后复查扫描(E～H),以评估患者对治疗的反应。扫描结果示,除正常生理分布区有浓聚外,未见异常浓聚灶,表明该患者完全缓解

理性的肠摄取也可由于缺血性或感染性结肠炎,或腹部出血,或肿瘤炎症。摄取的模式可用于鉴别溃疡性结肠炎和克罗恩病;如果在回盲部或小肠摄取,或呈斑片状辐射分布,则更倾向于诊断克罗恩病。相反,当白细胞在左侧结肠到直肠区域聚集,或整个结肠弥漫聚集,则倾向于溃疡性结肠炎。但是,如果扫描仅显示结肠活动,还不能做出鉴别诊断。

病变的严重程度常用内镜、胶囊内镜或钡造影来评估。白细胞闪烁照相成像通常对小肠低级别的急性炎症有高敏感性,比放射学或内镜检查更好的显示受累肠段,特别是在空肠(图 13-2)。白细胞扫描的主要缺陷是缺乏解剖定位,这可通过用融合照相机和 SPECT/CT 配准部分解决。

还有其他的放射性药物用于 IBD 诊断。D'Alessandria 等用抗-TNFα 单克隆抗体标记研究 10 例克罗恩患者发现,受累肠段吸收的 TNFα 很少,表明在选择使用 anti-TNFα 药物做生物治疗的患者时应该慎重。

(1)^{18}F-FDG PET/CT 在鉴别诊断中的应用:Bicik 等前瞻性地在 7 例可疑 IBD 患者中应用^{18}F-FDG PET 扫描。他们把影像结果和内镜和活检进行对比。在 6 例患者中,肉眼可见的病变部位以及肉眼未见到而活检证明有炎症的部位可见高^{18}F-FDG 的摄取。而且,CDAI 高于 150 或 CAI 高于 6 的患者,^{18}F-FDG 摄取增高。Skehan 等把^{18}F-FDG PET 成像应用于 25 例可疑 IBD 儿童;在 5 个肠段可见^{18}F-FDG 摄取。PET 结果可比拟内镜金标准(包括回肠插管的完整结肠镜检查)、放射学检查或两者。最终 3 例儿童诊断为溃疡性结肠炎,15 例诊断为克罗恩病。^{18}F-FDG PET 诊断炎症的敏感性和特异性分别为 71% 和 81%。与此同时,19 例 IBD 阳性患者只有 6 例完成了完整的结肠镜,作者得出结论认为^{18}F-FDG PET 可能是现有的 IBD 诊断方法的一个有用的助手。

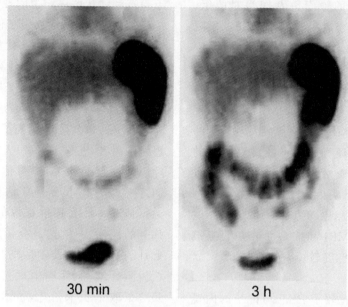

图 13-2　一名患有结肠克罗恩病的女性患者应用⁹⁹ᵐ Tc-HMPAO(六甲基丙二胺肟)标记的自体白细胞闪烁显像术进行扫描。扫描结果清晰的显示出该患者的回肠并没有病变。白细胞标记的扫描技术可用于炎性肠病的诊断,特别是可用于对病变范围和炎症活动性的评估,同时也可用于对治疗效果的监测、对早期复发的预测以及对炎症或纤维化结构的鉴别诊断

Löffler 等回顾性分析了¹⁸F-FDG PET 在 23 例(2～16 岁,14 个男孩,9 个女孩)可疑 IBD 的儿童的诊断潜能。结果与内镜、组织学和腹部超声表现进行对比。对 8 个肠段的炎症进行评估(1～4 分)。测量所有肠段¹⁸F-FDG PET 的 SUV,以段为基础分析的组织学为参考标准计算敏感性、特异性和准确性(炎症病理分≥3 或 SUV_{max}/SUV_{liver}≥1.2),结果是¹⁸F-FDG PET 分别 98%,68% 和 83%;内镜分别为 90%,75% 和 82%;超声为 56%,92% 和 75%(彩图 22)。对小肠,¹⁸F-FDG PET 更加可信(100%,86% 和 90%)。

Das 等在一个前瞻性研究中,对 17 例怀疑感染性肠病的患者进行研究。先用低剂量全身 PET/CT 进行扫描,随后用鼻空肠导管注入 0.5% 甲基纤维素 2L 再行 PET/CT 灌肠扫描(PET/CT enteroclysis)。14 例患者

发现异常,3 例表现正常。23 个小肠段和 27 个大肠段发现¹⁸F-FDG 摄取增加。PET/CT 灌肠扫描发现率(总共 50 个肠段;23 个小肠段和 27 个大肠段)明显高于钡剂检查(16 个小肠段)和结肠镜检查(17 个大肠段),后两者总共 33 个肠段。另外,PET/CT 灌肠扫描扫描还显示了腔外¹⁸F-FDG 的摄取(2 例患者的淋巴结,2 例患者的骶髂关节和 5 例患者的肠系膜脂肪)。总之,在传统诊断方法(放射学和标记白细胞扫描)不能进行或不明确时,¹⁸F-FDG PET/CT 可用于诊断 IBD。

(2)¹⁸F-FDG PET/CT 在评估和监测疾病活动性的价值:Neurath 等在一项前瞻性的研究中,纳入了 59 例患者,对所有患者采用¹⁸F-FDG PET,MRI 和非特异性交叉反应抗原 95 抗 G 蛋白单克隆抗体的免疫显像。其中的 28 例患者也接受了结肠镜检查。纳入没有内脏感染的 12 例肠易激综合征患者,

20 例无肠道炎症的肿瘤患者作为对照组。在 54 例克罗恩病患者中 ^{18}F-FDG PET 发现了 127 个病灶（平均的 $SUV_{max}=4.4$），其中 37 个病灶位于末端回肠，24 个位于小肠，66 个位于结肠。5 例克罗恩病患者及 32 例对照组患者均未发现病灶。而 MRI 和采用抗 G 蛋白单克隆抗体的免疫显像则发现较少的病灶。45 个病灶经直肠镜证实。直肠镜的结果表明，3 种检查对于发现克罗恩病患者结肠和末端回肠的炎性病灶均具有较高的特异度（>89%），但相比 ^{18}F-FDG PET（敏感度为 85.4%）而言，MRI 和抗 G 蛋白单克隆抗体免疫显像的敏感度较低，分别为 40.9%，66.7%。

Lemberg 等比较了 PET 与传统的内镜和影像检查（包括结肠镜、小肠造影）发现活动性肠道炎性病灶中的价值。他们纳入了 65 例患儿，其中 37 例近期诊断为炎性肠病的患儿，18 例有症状提示病情复发的患儿及 10 例反复腹痛的患儿。38 例患有克罗恩病，17 例患有溃疡性结肠炎。PET 诊断炎性肠病（81.5% 患有克罗恩病，76.4% 患有溃疡性结肠炎）患者活动性炎性病灶的准确率为 80%。在反复腹痛的患者中没有阳性表现。83.8% 的结肠镜阳性患者，75.0% 小肠造影阳性患者在进行 ^{18}F-FDG 检查时都有放射性核素的浓聚。

其他学者也报道了相近的实验结果。

Rubin 等对 10 例溃疡性结肠炎患者进行 ^{18}F-FDG PET 检查（其中 8 例为全结肠炎，1 例为广泛性结肠炎，1 例为直肠乙状结肠炎。平均患病时间为 32 年），均严格的规定在缓解状态。使用 0～2 分制来评估升结肠、横结肠、降结肠、直肠乙状结肠、远端小肠放射性核素浓聚情况（0 分，没有浓聚或浓聚与肝接近；1 分，浓聚较肝高；2 分，浓聚远高于肝）。在 6 例没有 ^{18}F-FDG 浓聚的患者中，PET 检查发现 4 例患者在结肠部位存在活动性炎性病灶，这 4 例患者直肠镜检查，组织

下检查和症状评估均为阴性。3 例患者病灶位于直肠乙状结肠（其中 1 例患者同时发现升结肠浓聚病灶），1 例病灶位于回场。研究者认为，他们的发现对于研究非活动性溃疡性结肠炎有重要意义，^{18}F-FDG PET 具有很高的敏感性，其应用价值需进一步研究。

Jacene 等前瞻性研究了 17 例确诊克罗恩病的患者，在这 17 例患者将要采取手术治疗肠道梗阻症状之前，对他们进行 ^{18}F-FDG PET 检查。以 5 分制评估病灶 ^{18}F-FDG 的浓聚情况。最大标准摄取值（SUV_{max}）决定病灶的评分（≥1 分）。分析影像检查与炎性病灶的病理分级及术后切片主要组织成分（炎性、纤维、肌性增生）的关系。13 例患者最终采取了手术治疗，手术时间距 ^{18}F-FDG 检查的平均时间为 28d（2～148d）。其中 12 例患者的 SUV_{max} 与术后切片结果具有相关性。术后组织切片显示，虽然各个患者的切片都有某种主要组织成分（炎性为主 5 例、纤维为主 4 例、肌性增生为主 3 例），但所有患者切片中都能发现急慢性炎症、纤维性病变（平均值 50%；为 40%～90%）和肌性增生（平均值 20 倍增厚；为 9～40 倍）。这 12 例患者的 PET/CT 检查结果认为其中 10 例患者存在肠道活动性炎症。重度慢性感染的 SUV_{max} 要显著高于轻中度慢性感染（8.2＋2.8 VS. 2.7＋2.5，$P=0.04$）。以纤维化和肌性增生为主的病例（7 例）的 PET/CT 检查显示，SUV_{max} 均未超过 8。研究者认为，对于克罗恩病一起的肠道梗阻症状，与选择手术治疗的患者相比，^{18}F-FDG PET 能为选择非手术治疗的患者提供更多有价值的信息。

Spier 等对 5 例活动性炎性肠病患者（2 例克克罗恩病患者，3 例溃疡性结肠炎患者）在治疗前、治疗后进行 ^{18}F-FDG PET 检查。治疗前后 ^{18}F-FDG PET 检查的平均间期为 437d（77～807d）。分析影像检查结果与临床表现的关系。以 0～3 分制评价升结肠、横结肠、降结肠、直肠乙状结肠、远端小肠 5 段

肠管[18]F-FDG 的摄取情况。所有患者的[18]F-FDG PET 均显示有高摄取($P=0.004$)。5 例患者的所有肠管的治疗前后摄取评分为 32 分和 14 分($P<0.01$)。11 段在治疗前的活动性肠管中 9 段在治疗后表现为非活动性或[18]F-FDG 摄取量减低，2 例未见改变($P<0.001$)。治疗有效的炎性肠病患者中[18]F-FDG 摄取量的适度减低与症状改善具有相关性。综上所述，研究表明肠道[18]F-FDG PET 检查结果与克罗恩病和溃疡性结肠炎患者的病情进展具有良好的相关性。因此，[18]F-FDG PET 检查可能是无创性评估和监测炎性肠病进展的有效方法(彩图 23)。

（3）[18]F-FDG PET/CT 结肠成像和 PET/CT 肠造影在评估炎性肠病活动性中的应用：目前评估溃疡性结肠炎范围和活动性的最佳方法是结肠镜，但结肠镜应用于急性加重期的溃疡性结肠炎患者时有一定的风险。

Das 等对 15 例轻中度溃疡性结肠炎患者行 PET/CT 结肠成像和结肠镜检查(间隔 1 周)。分别以[18]F-FDG 摄取的活动分数和内镜下的黏膜活动性记录患者 7 段结肠 PET/CT 和内镜检查结果。PET/CT 检查结果根据局部结肠与肝的 SUV_{max} 比例以 0～3 分评分。检查结果显示 5 例患者病变为左侧，10 例患者病变位于全结肠。平均 UCDAI 为 7.6。内镜和 PET/CT 检查出的阳性肠管数分别为 67 段和 66 段。PET/CT 和内镜对病变范围的评估具有中度的相关性(Kappa=0.553,$P=0.02$)。PET/CT 评分结果为：0 分 1 例，2 分 9 例，3 分 5 例。在 6 例患者中 PET/CT 和内镜检查结果完全吻合。研究者认为，PET/CT 是无创性评估溃疡性结肠炎病变范围和活动性中的有效方法。

Ahmadi 等研究局部 PET(IPET)和 CT 仿真内镜(CTe)联合应用在克罗恩病中的价值。研究者回顾性研究了 52 例同时行局部 PET 和 CT 仿真内镜的患者，并对 CTe 评分和[18]F-FDG 摄取进行量化。研究者将影像检查结果与临床检查结果、C 反应蛋白水平、血细胞沉降率、短期炎性肠病问卷调查和哈维-布拉德肖指数作比较。结果显示局部 PET/CT 检查并没有增加 CTe 对患病肠管的检出率。38 例(79%)CTe 异常患者伴有[18]F-FDG 的摄取增高(平均 $SUV_{max}=4.77$)。CTe 检查的肠道增厚但没有[18]F-FDG 聚集($SUV_{max}=1.27$)的部位与治疗无效具有很大的相关性。以此，研究者认为需要更多的研究区探讨 IPET/CTe 是否有利于克罗恩病的临床检测。

综上所述[18]F-FDG PET/CT 结肠成像对于溃疡性结肠炎和 PET/CT 肠造影对于克罗恩病都是是无创性评估病变范围和活动性的有效方法。

3. 自身免疫性胰腺炎　人们逐渐认识到自身免疫性胰腺炎(AIP)是一种胰腺慢性炎症，难以与肿瘤鉴别。最常见的症状是胆管梗阻引起的梗阻性黄疸，约见于 80% 的患者中。患者常存在胆汁淤积症、血清 IgG4 升高和自身免疫性抗体。组织病理学显示 AIP 患者胰腺存在纤维化改变、并存在淋巴细胞核浆细胞浸润。

CT 和 MRI 检查时 AIP 表现为周围胰腺组织的硬化边，这是因为胰腺周围的炎性改变引起，MRI T_1WI 表现为胰腺增大伴信号增高，CT 和 MRI 增强检查时表现为延迟强化。AIP 的逆行胰胆管造影(ERCP)表现为胰管的局灶性或弥漫性不规则狭窄。根据以上研究，日本胰腺学会指定了 AIP 的诊断标准：

Ⅰ. 影像检查发现主胰管弥漫性狭窄，胰腺外周不规则硬化壳超过胰腺全长的 1/3。

Ⅱ. 实验室检查显示血清 γ 球蛋白和(或)IgG 升高，或存在自身免疫性抗体。

Ⅲ. 组织病理学显示胰腺存在纤维化改变、并存在淋巴细胞核浆细胞浸润。

标准Ⅰ联合标准Ⅱ和（或）标准Ⅲ方可诊断。

尽管存在这些标准，但 AIP 和胰腺癌的鉴别诊断仍然很困难。AIP 的误诊将导致胰腺的不必要切除。因可疑胰腺恶性肿瘤采取手术治疗并最终证实为良性疾病的组织病理显示，23% 的患者中存在单核细胞的浸润。对于这些患者，采取激素治疗（首选泼尼松），可以避免胰十二指肠切除术或胰腺切除的发生，这类患者治疗效果很好。

目前，AIP 的发病机制尚未完全明确。调节性 T 细胞和 B 细胞性 IgG4 浆细胞的转换在 AIP 的发生中起一定的作用。组织病理显示，AIP 胰腺组织存在纤维化和闭塞性静脉炎，伴弥漫性淋巴细胞核 IgG4 阳性浆细胞浸润。

现在的问题是 ^{18}F-FDG PET 是否有助于鉴别 AIP 和胰腺癌。Nakamoto 等对 6 例临床诊断为 AIP 的患者进行了 ^{18}F-FDG PET 检查，通过 SUV 来主观或半定量进行评估。其中 4 例 PET 检查表现为全胰腺的浓聚、在 CT 上表现为胰腺肿大，有 3 例表现为放射性浓聚随时间累加。1 例表现为胰头的核素浓聚，浓聚随时间减低。剩下的 1 例，PET 检查未见阳性发现。其中 3 例在采用激素之后行 PET 检查，均未见核素浓聚。

与 Nakamoto 等的研究相似，Nakajo 等回顾了 6 例确诊 AIP 的治疗前和治疗后（治疗 5 例）的 ^{18}F-FDG PET 检查。初次检查时，注射 ^{18}F-FDG PET 后 1～2h 进行 PET 扫描。初次扫描显示，6 例患者中均发现核素浓聚，其中 4 例的 SUV_{max} 随时间升高，另 2 例保持恒定。5 例患者在激素治疗后或激素治疗时行 ^{18}F-FDG PET 检查，均未见核素浓聚。另 1 例患者 AIP 自行缓解。有意义的是，其中 5 例患者发现胰腺外存在自身免疫性病灶的核素浓聚：硬化性涎腺炎（$n=5$），淋巴结肿大（$n=5$），腹膜后纤维化（$n=2$），间质性肾炎（$n=2$），硬化性胆囊炎（$n=$

1）。治疗后 4 例涎腺、4 例淋巴结、2 例腹膜后和 2 例肾的浓聚病灶消失。

Ozaki 等比较了 15 例 AIP 患者和 26 例胰腺癌患者的 ^{18}F-FDG PET 检查，通过 SUV_{max} 来主观或半定量进行评估，并观察 ^{18}F-FDG 的浓聚方式。15 例 AIP 患者中均观察到 ^{18}F-FDG 的浓聚，而仅 19 例（73.1%）胰腺癌患者发现核素浓聚。胰腺癌病例常表现为结节性核素浓聚，而 AIP 病例则常表现为线性浓聚。AIP 多表现为混杂的核素浓聚，而胰腺癌则多表现为均匀浓聚。胰腺癌多表现为孤立性病灶，AIP 多为多发病灶。肝门淋巴结 ^{18}F-FDG 浓聚在 AIP 中更多见。而泪腺、涎腺、胆管、腹膜后和前列腺核素的浓聚则仅见于 AIP。其他学者也报道了相似的研究结果。Lee 等研究了 17 例 AIP 和 151 例胰腺癌患者。Shigekawa 等研究了 18 例 AIP 和 20 例胰腺癌患者。Kamisawa 等研究了 10 例 AIP 和 14 例胰腺癌患者。

Matasubyahsi 等探讨了 ^{18}F-FDG PET 评估激素治疗 AIP 患者的全身病灶的分布和活动性的价值。11 例患者在激素治疗前和激素治疗后 3 个月进行了 ^{18}F-FDG PET 检查，2 例仅在治疗前进行了 ^{18}F-FDG PET 检查。通过血清标志物 IgG，IgG4 评估 AIP 的活动性，并与 ^{18}F-FDG PET 检查结果比较。13 例患者在激素治疗前，胰腺病灶表现为中/高度核素浓聚。11 例患者（84.6%）观察到多脏器的核素浓聚，包括纵隔等淋巴结、涎腺、胆道、前列腺、大动脉壁。在 11 例治疗前后行 ^{18}F-FDG PET 检查的患者中，几乎所有的全身病灶的核素浓聚均降低，胰腺病变的平均 SUV_{max} 由 5.12 降至 2.69。同样，激素治疗后血清 IgG，IgG4 也相应降低。

综上所述，^{18}F-FDG PET 可能在 AIP 的诊断、胰腺外自身免疫性病灶的发现以及疾病活动性的评估中有一定价值。胰腺弥漫性核素浓聚或伴涎腺核素浓聚、短期激素治疗后浓聚降低，可以用于辅助鉴别 AIP 和胰腺癌。

4. 特发性腹膜后纤维化　腹膜后纤维化(retroperitoneal fibrosis,腹膜后纤维化)是指腹膜后弥漫性进展性纤维化,典型表现为从第 4 及第 5 腰椎椎体前表面向中心集中。这种纤维化会导致腹膜后结构的梗阻和破坏,对输尿管的表现尤为明显。医学治疗往往会引起腹膜后残余肿块的形成,肿块的形成或是一种活动性疾病的表现,或是仅由惰性纤维组织所构成的而已。有时它的形成也与自身免疫性疾病有关,是对用皮质醇药物及免疫抑制药治疗后的反应性表现,因此也可认为它的形成可能是由免疫介导的。有证据表明,腹膜后纤维化是对一种叫作蜡样质(它从有动脉粥样斑块形成的动脉壁薄弱处渗漏出血管外)的不溶性脂质所作出的自身免疫性反应。其他潜在因素还包括药物、腹主动脉瘤、输尿管肾损伤、感染、腹膜后恶性肿瘤、后照射治疗、化疗、偏侧椎板切除术、甲状腺功能减退和类癌。恶性腹膜后纤维化并未见遗传倾向。腹膜后纤维化患者中有70%的人无明确病因,因此将该病定义为特发性腹膜后纤维化(IRF)。

特发性腹膜后纤维化首选 CT 和 MRI 检查,因为两者能对肿块的大小范围提供清晰地显示。然而,CT 图像也许并不有助于区分良恶性特发性腹膜后纤维化。另一方面,MRI 图像虽然有助于区分特发性腹膜后纤维化的良恶性,但并不能提供确定性诊断。

逆行性肾盂造影用于有严重肾功能损害的患者。主动脉造影术、静脉造影术和淋巴管造影术可用于评价阻塞的程度和范围。超声也能较容易的显示出输尿管和肾的梗阻程度,并且彩色多普勒成像也在区分良恶性特发性腹膜后纤维化方面做出了尝试。

临床所关心的问题是:^{18}F-FDG PET 对评价特发性腹膜后纤维化的活动性是否是一种可靠的工具以及^{18}F-FDG PET/CT 是否有助于区分良恶性特发性腹膜后纤维化。

Vaglio 等用^{18}F-FDG PET 成像,通过一系列指标评价了 7 例特发性腹膜后纤维化患者残余肿块的代谢活动,这 7 例患者全部具有全身症状和(或)疼痛;其中 6 例患者已累及输尿管。这 7 例特发性腹膜后纤维化患者之前均由 CT 扫描诊断出来,并且所有患者中均显示了肿块累及主髂动脉。7 例患者中,有 3 名患者进行了输尿管松解术,2 例患者置入了输尿管支架。随后,这 5 例患者都给予了泼尼松。一个序贯治疗使用泼尼松和他莫昔芬,另一个序贯治疗使用泼尼松龙和甲氨蝶呤。治疗结束后,所有患者都在不同的时间点进行了^{18}F-FDG PET 扫描。扫描显示,所有患者之前所表现出的症状都有所改善,急性期的反应程度也明显下降或正常化并且所有患者的输尿管梗阻都得到了解决。治疗后又进行 CT 扫描显示,再次诊断为特发性腹膜后纤维化的患者数量明显减少,但是所有患者均残留有腹膜后肿块,^{18}F-FDG PET 图像只能轻微的显示主髂动脉。在这期间,只有 1 名患者^{18}F-FDG PET 扫描显示^{18}F-FDG 摄取为阳性;其余患者均为阴性。在后续的随访中,没有一例患者复发。

Nakajo 等评价了 6 例特发性腹膜后纤维化患者^{18}F-FDG 的吸收特点。在注射^{18}F-FDG 后 1h 和 2h 行^{18}F-FDG PET 扫描;使用 4 分法来记录吸收强度,从而可将摄取强度量化 SUV_{max}(标准摄取比值)。在注射^{18}F-FDG 后 1h 的图像显示:类固醇药物治疗前,5 例患者^{18}F-FDG 的吸收程度明显增加,但在接受类固醇药物治疗的患者中没有一个人出现异常摄取。4 例特发性腹膜后纤维化患者在^{18}F-FDG 注射后 1h,2h 分别进行扫描,他们的 SUV_{max} 从平均 6.0 增加到 7.6。1～2 例患者的纵隔和胰腺也显示有异常吸收,因此,分别诊断为纵隔纤维变性和自身免疫性胰腺炎(AIP)。在纵隔纤维变性的 3 种病变和 AIP 中,SUV_{max} 表现为稳定不变或增加。以上作者认为在评价特发性腹膜后纤维化疾病的活动性和程度上，[18]F-FDG PET 或许是一种可靠的工具，但在区分特发性腹膜后纤维化和恶性肿瘤方面[18]F-FDG PET 也许作用不大。Young 等所报道的 3 例特发性腹膜后纤维化患者在接受类固醇药物治疗前、后进行[18]F-FDG PET 扫描的一系列结果中，可用于比较的结果只占一小部分。

Jansen 等最近评估了[18]F-FDG PET 扫描技术在监测疾病活动性和预测 26 例 IRP 患者对单一药物（他莫昔芬）治疗的反应性等方面的应用价值。患者进行了多次[18]F-FDG PET 扫描（如果是阳性，至少持续 3 个月）和 CT 扫描（至少 4～8 个月）。在每一次的 CT 扫描中，腹膜后肿块的最大厚度都可从 3 个不同方向得以测量；使用可视的 4 分法可将[18]F-FDG 的摄取程度半定量化。[18]F-FDG PET 的初扫描和随后的扫描结果都将结合临床、化验结果和 CT 后续扫描数据进行分析。治疗方案也是综合了临床、化验结果和 CT 上证实了对他莫昔芬治疗有反应的结果。[18]F-FDG PET 扫描后：20 例扫描结果为阳性的患者较 1 例阴性患者来说具有显著增高的 C 反应蛋白（CRP）和更大的肿块。可视的[18]F-FDG PET 扫描评分法与 CRP 水平和 CT 上所测量的肿块厚度具有相关性。[18]F-FDG PET 评分随着治疗的下降与血细胞沉降率（ESR）的降低具有相关性，但是与 CT 上肿块的消退没有相关性。第一次进行 PET 扫描时结果为阳性的患者 PPV（阳性预测值）值为 0.63，第 1 次扫描为阳性而在后续扫描中为阴性的患者，其 PPV 值为 0.66。因此，作者认为[18]F-FDG PET 扫描技术在监测疾病周期性活动方面有价值，但是后续短期的[18]F-FDG PET 扫描并不能作为对用他莫昔芬治疗的特发性腹膜后纤维化患者的常规推荐治疗评估手段。

总之，[18]F-FDG PET 扫描技术在评估特发性腹膜后纤维化的活动性和程度方面有较大潜能（彩图 24），但以现有的数据来说，

FDG-PET 扫描技术也许并不能用于区分良恶性特发性腹膜后纤维化。

5. 其他腹部感染　腹腔内感染（IAI）是疾病发生和患者死亡的重要原因之一。在重症监护室中（ICU），它是严重脓毒症的第二常见的明确病因。

大多数的腹腔内感染来自于胃肠道的炎症和穿孔，如阑尾炎、消化道溃疡以及消化道憩室。自发性穿孔、手术后、介入治疗后、外伤后以及疝气修复术后的相关感染都可能导致弥漫性腹膜炎。下消化道是穿孔的常见位置。

腹腔内感染的临床表现多样化。红、痛、肿是感染部位的常见症状并伴有腹肌紧张。随着器官损坏症状的出现，患者会出现胃肠不适、少尿、黄疸等症状。如果感染加重，患者会出现意识不清、食欲下降、昏睡和极度疲倦的感觉。如果腹膜炎继续进展，则会出现脓毒症伴急性器官衰竭的症状，这会导致休克、昏迷，甚至死亡。

IAI 治疗的成功是基于对疾病病因的早发现，对疾病的控制以及抗菌药物的使用。通常，治疗手段还包括打开腹腔进行外科清创术：将被感染的组织移除并填充抗菌清洁剂。

虽然没有一种通用的指标，但是当其他标准放射学检查（如超声）并不能做出诊断时，用[111]In 或[99m]Tc 标记的白细胞有助于在被选择的患者中诊断出急性胆囊炎。

如果怀疑有腹腔内脓肿，可选择超声和 CT 扫描进行诊断，并且核医学检查技术也能提供帮助。当患者有发热但是没有其他定位征象时，放射性核素检查作为一种扫描技术可视为一种有用的筛查工具；相比较而言，超声和 CT 更有助于明确感染的性质特征和程度范围。

[67]Ga-枸橼酸盐最为显影剂已使用了很长一段时间，在监测脓肿方面有很好的敏感性。但是，这种扫描方法要想获得高质量的

图像所需时间长,由于结肠活动或恶性肿瘤存在会造成假阳性,无法将脓肿与邻近位置的炎症积累相区别。考虑到以上缺陷,在[18]F-FDG PET 扫描时已将这种方法完全弃用,而近年来更喜欢用白细胞标记的闪烁法。

在腹部的某些特定区域,尤其是膈下,使用[67]Ga-枸橼酸盐扫描也会出现假阴性的结果,这是因为肝和脾对放射性核素的正常吸收所造成的影响。具有短期感染症状的患者,中性粒细胞减少的患者以及用皮质醇药物治疗的患者在使用这种方法扫描时,也会出现假阴性的结果。

白细胞标记法虽然优于[67]Ga-枸橼酸盐,但也有些限制,其主要问题在于明确邻近肝和脾附近的感染能力有限,以及区分主要感染和手术切口或肌内注射部位的次要炎症过程的能力有限。也有报道称,用[111]In 标记的白细胞法无法检测出慢性脓肿和低度感染。

Mahfouz 等报道了一项对 248 例免疫缺陷同时伴有多发性骨髓瘤,其白细胞无法被标记的患者研究,旨在判断[18]F-FDG PET 扫描技术在诊断隐匿性感染方面的作用。结果表明:[18]F-FDG PET 扫描可以识别出结肠炎、腹腔脓肿和憩室炎,甚至在有严重免疫抑制的患者中也可识别出来。事实上,[18]F-FDG 对于诊断和监测感染是一种十分有用的工具,甚至对患有严重嗜中性粒细胞减少症或淋巴球减少症的患者也可应用。[18]F-FDG 吸收程度的显示同样可以和人类免疫缺陷病毒(HIV)相关感染的程度以及病毒载量具有相关性。

Tahara 等报道了 2 例腹腔脓肿的患者在进行 PET 扫描时表现为对[18]F-FDG 的高摄取,这表明在进行 PET 扫面研究时,腹腔内肿块(表现为对[18]F-FDG 的高摄取时)还应考虑到腹腔内脓肿的可能性。Tatli 等最近对 12 例患者的研究表明,[18]F-FDG PET/CT 在引导对[18]F-FDG 吸收热区进行穿刺活检方面十分有用。因为,这些吸收热区(肿块)在 CT 平扫时无法显示或是只能显示一小部分。所有的病理结果都与诊断相符,其中 9 例患者为阳性(恶性肿瘤),其余 3 例患者为阴性(纤维化、脂肪变性、大肠埃希菌感染)。

Bleeker-Rovers 等报道了对 3 例常染色体显性遗传性多囊肾病(ADPKD)的 7 次[18]F-FDG PET 扫描结果。在这些患者中,[18]F-FDG PET 扫描可以早期识别出肝肾囊肿的感染,并且对治疗反应的监测也十分有用(图 13-3)。Sallée 等的一项研究表明,已证实在识别感染性囊肿方面,[18]F-FDG PET 扫描技术要优于超声、CT 和 MRI;在 389 例 ADPKD 患者中,有 33 例患者患有感染性囊肿,共 41 个(包括 8 个确定性的和 33 个疑似的)。

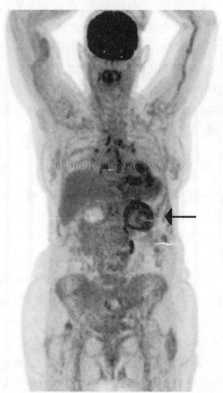

图 13-3　一例患者左侧肾有一巨大肾囊肿,行[18]F-FDG PET/CT 扫描。图中清晰地显示出被感染的囊肿壁对[18]F-FDG 的摄取增加(箭)。这是该患者因纵隔非霍奇金淋巴瘤而行 PET 扫描时的偶然发现

七、治疗后随访和患者管理

在炎性肠病(IBD)患者中,白细胞标记法对于后续治疗有着重要的作用。一个具体例子是对预吻合环处术后复发的早期诊断。如果需要定量评估,则可通过比较标记的白细胞在髂嵴、肝、脾中的吸收活动性进行半定量分析,并且需要在治疗前和治疗中分别进行 1 次扫描。以我们的经验,在初次用皮质酮药物治疗后的 48h 就可以进行 1 次正常扫描。Signore 等和 Annovazzi 等认为[99m] Tc-IL-2 闪烁造影术在克罗恩病患者非侵袭性图像中可以成为非常重要的一步,同时以一种更加客观的方法在监测治疗效能方面也很有用。

深入的研究和临床试验将对[18] F-FDG PET / CT 在腹腔内感染,尤其是对 IBD 患者的诊断和随访中扫描图像的临床作用提供一个更好的概括。这种扫描方法可以对治疗效能的早期评估提供肯定性的保障,正如它将肠道整个炎症范围可视化的敏感性要高于白细胞标记法。

八、结论

对于腹腔内炎症/感染的诊断,核医学是放射学方法中一种十分重要的补充方法,最具有研究价值和最准确的技术是用[111] In 标记的白细胞法。

在腹腔内炎症/感染方面,3 种主要技术的发展将决定未来核医学影像的发展,这包括标记的抗生素、特异性肽(如[18] F-IL-2 和[18] F-FDG标记的白细胞)。

[18] F-FDG PET/CT 扫描方法在识别腹腔内感染病灶和引导活组织检查方面也是具有发展潜力的技术,但是,目前此技术仅局限于对 AIP 和 IRP 的研究应用。

未来,核医学与 MR 照相机结合的实现以及新型放射性药物的发现,将会在这类疾病的诊断和随访中开启一个新的重要领域。

主要参考文献

[1] Fletcher JG, Fidler JL, Bruining DH, et al. New concepts in intestinal imaging for inflamatory bowel diseases. Gastroenterology, 2011, 140: 1795-1806.

[2] Annovazzi A, Bagni B, Burroni L, et al. Nuclear medicine imaging of inflammatory/infective disorders of the abdomen. Nucl Med Commun, 2005, 26: 657-664.

[3] Triantafillidis JK, Merikas E, Georgopoulos F. Current and emerging drugs for the treatment of inflammatory bowel disease. Drug Des Dev Ther, 2011, 5: 185-210.

[4] Burger D, Travis S. Conventional medical management of inflammatory bowel disease. Gastroenterology, 2011, 140: 1827-1837.

[5] Plevy SE, Targan SR. Future therapeutic approaches for inflammatory bowel diseases. Gastroenterology, 2011, 140: 1838-1846.

[6] Cho JH, Brant SR. Recent insights into the genetics of inflammatory bowel disease. Gastroenterology, 2011, 140: 1704-1712.

[7] Reenaers C, Louis E, Belaiche J. Current directions of biologic therapies in inflammatory bowel disease. Ther Adv Gastroenterol, 2010, 3: 99-106.

[8] Thomas Dow C. Cows, Crohn's and more: is Mycobacterium paratuberculosis a superantigen? Med Hypoth, 2008, 71: 858-861.

[9] Mazzei T, Novelli A. Pharmacological rationale for antibiotic treatment of intra-abdominal infections. J Chemother, 2009, 21: 19-29.

[10] Bodmann KF. Complicated intra-abdominal infections: pathogens, resistance. Recommendations of the Infectliga on antbiotic therapy. Chirurgie, 2010, 81: 38-49.

[11] Solomkin JS, Mazuski J. Intra-abdominal sepsis: newer interventional and antimicrobial therapies. Infect Dis Clin North Am, 2009, 23: 593-608.

[12] Calder JDF, Gajraj H. Recent advances in the diagnosis and treatment of acute appendici-

tis. Br J Hosp Med,1995,54:129-133.

[13] Hennelly KE, Bachur R. Appendicitis update. Curr Opin Pediatr,2011,23:281-285.

[14] Panes J, Bouhnik Y, Reinisch einisch W, et al. Imaging techniques for assessment of inflammatory bowel disease: Joint ECCO and ESGAR evidence-based consensus guidelines. J Crohn Colitis,2013,(published online April 15).

[15] Roitt IM. Essential Immunology, 9th edn. Oxford:Blackwell Scientific,1997.

[16] Rennen HJ, Boerman OC, Oyen WJ, et al. Imaging infection/inflammation in the new millenium. Eur J Nucl Med, 2001, 28: 241-252.

[17] Boerman OC, Rennen H, Oyen WJ, et al. Radiopharmaceuticals to image infection and inflammation. Semin Nucl Med, 2001, 31:286-295.

[18] Petruzzi N, Shanthly N, Thakur M. Recent trends in soft tissue infection imaging. Semin Nucl Med,2009,39:115-123.

[19] Martín-Comín J, Benítez Segura A, Roca Engronyat M, et al. Enfermedad Inflamatoria Intestinal. //Medicina Nuclear en la Práctica Clínica. Madrid: Grupo Aula Médica; 2009; 465-473.

[20] Rennen HJJM, Boerman OC, Oyen WJG. Radiomarcadores para el diagnóstico de infecciones y inflamaciones//Diagnóstico de la Inflamación y la Infección en Medicina Nuclear. Barcelona:J. Martín-Comín & GE Healthcare,1995;55-75.

[21] Corstens FH, Oyen WJ, Becker WS. Radioimmunoconjugates in the detection of infection and inflammation. Semin Nucl Med ,1993,23:148-164.

[22] de Vries EF, Roca M, Jamar F, et al. Guidelines for the labelling of leucocytes with (99m) Tc-HMPAO. Infl ammation/Infection Taskgroup of the European Association of Nuclear Medicine. Eur J Nucl Med Mol Imaging,2010,37:842-848.

[23] Roca M, de Vries EF, Jamar F, et al. Guide-

lines for the labelling of leucocytes with (111) In-oxine. Inflammation/Infection Taskgroup of the European Association of Nuclear Medicine. Eur J Nucl Med Mol Imaging,2010,37:835-841.

[24] Martín-Comín J, Prats E. Clinical applications of radiolabelled blood elements in inflamatory bowel disease. Q J Nucl Med Mol Imaging, 1999,43:74-82.

[25] Tsan MF. Mechanism of gallium-67 accumulation in inflammatory lesions. J Nucl Med, 1985,26:88-92.

[26] Segarra I, Roca M, Baliellas C, et al. Granulocytespecific monoclonal antibody technetium-99m-BW 250/183 and indium-111 oxine labelled leukocyte scintigraphy in inflammatory bowel disease. Eur J Nucl Med,1991,18:715-719.

[27] Harwood SJ, Valdivia, Hung GL, et al. Use of sulesomab, a radiolabelled antibody fragment, to detect osteomyelitis in diabetic patients with foot ulcers by leukoscintigraphy. Clin Infect Dis,1999,28:1200-1205.

[28] Kipper SL, Rypins EB, Evans DG, et al. Neutrophilspecific ^{99m}Tc-labeled antiCD15 monoclonal antibody imaging for diagnosis of equivocal appendicitis: clinical evaluation of safety, efficacy and time performance characteristics. J Nucl Med,2000,41:449-455.

[29] D' Alessandria C, Malviya G, Viscido A, et al. Use of ^{99m}Tc labeled anti-TNF α monoclonal antibody in Crohn's disease: in vitro and in vivo studies. Q J Nucl Med Mol Imaging,2007,51: 334-342.

[30] Fischman AJ, Rubin RH, Khaw BA, et al. Detection of acute inflammation with ^{111}In-labeled nonspecific c polyclonal IgG. Semin Nucl Med,1988,18:335-344.

[31] Oyen WJ, Claessens RA, Van der Meer JW, et al. Indium-111-labeled human nonspecific immunoglobulin G: a new radiopharmaceutical for imaging infectious and inflammatory foci. Clin Infect Dis;1992,14:1110-1118.

[32] Glaudemans AW, Maccioni F, Mansi L, et al.

Imaging of cell trafficking in Crohn's disease. J Cell Physiol,2010,223;562-571.

［33］ Mairal L, De Lima PA, Martin-Comin J, et al. Simultaneous administration of ^{111}In-human immunoglobulin and ^{99m}Tc-HMPAO labelled leukocytes in inflammatory bowel disease. Eur J Nucl Med,1995,22;664-670.

［34］ Signore A,Parman A,Pozzilli P,et al. Detection of activated lymphocytes in endocrine pancreas of BB/W rats by injection of ^{123}I-labelled interleukin-2;an early sign of type 1 diabetes. Lancet,1987,2;537-540.

［35］ Chianelli M,Signore A,Fritzberg AR,et al. The development of Technetium-99m-labelled interleukin-2;a new radiopharmaceutical for the in vivo detection of mononuclear cell infiltrates in immune-mediated diseases. Nucl Med Biol,1997,24;579-586.

［36］ Di Gialleonardo V, Signore A, Glaudemans AWJM,et al. N-(4-18F-fluorobenzoyl) interleukin-2 for PET imaging of human activated T-lymphocytes. J Nucl Med,2012,53;679-686.

［37］ Signore A,Chianelli M,Annovazzi A,et al. ^{123}I-Interleukin-2 scintigraphy for the in vivo assessment of intestinal mononuclear cell infiltration in Crohn's disease. J Nucl Med,2000,41;242-249.

［38］ Annovazzi A,Biancone L,Caviglia R,et al. ^{99m}Tc-interleukin-2 and ^{99m}Tc-HMPAO granulocyte scintigraphy in patients with inactive Crohn's disease. Eur J Nucl Med Mol Imaging;2003,30;374-382.

［39］ Signore A, Chianelli M, Annovazzi A, et al. Imaging of active lymphocytic infiltration in coeliac disease with ^{123}I-interleukin-2 and its response to diet. Eur J Nucl Med,2000,27;18-24.

［40］ Vinjamuri S, Hall AV, Solanski KK, et al. Comparison of ^{99m}Tc infecton imaging with radiolabelled whitecell imaging in the evaluation of bacterial infection. Lancet,1996,347;233-235.

［41］ Hall AV,Solanski KK,Vonjamuri S,et al.

Evaluation of the efficacy of ^{99m}Tc infecton,a novel agent for detecting sites of infection. J Clin Pathol,1998,51;215-219.

［42］ Lupetti A,Welling MM,Pauwels EK,et al. Detection of fungal infections using radiolabelled antifungal agents. Curr Drug Targets,2005,6;945-954.

［43］ Gomes V,Roca M,Martin-Comin J. Marcaje de ceftizoxima con [99m]Tc. Rev Esp Med Nucl,2000,19;479-483.

［44］ Martín-Comin J, Soroa V, Rabiller G, et al. Diagnóstico de la infección ósea con 99mTc-ceftizoxima. Rev Esp Med Nucl, 2004, 23;357.

［45］ Forstrom LA,Dunn WL,Mullan BP,et al. ^{18}F-FDG labelling of human leukocytes. Nucl Med Commun,2000,21;691-694.

［46］ Peters AM. The utility of ［[99m]Tc］HMPAO-leukocytes for imaging infection. Semin Nucl Med,1994,24;110-127.

［47］ de Groot M,Meeuwis AP,Kok PJ,et al. Influence of blood glucose level,age and fasting period on non-pathological FDG uptake in heart and gut. Eur J Nucl Med Mol Imaging,2005,32;98-101.

［48］ Toriihara A,Yoshida K,Umehara I,et al variants of bowel FDG uptake in dual-timepoint PET/CT imaging. Ann Nucl Med,2011,25;173-178.

［49］ Tatlidil R,Jadvar H,Bading JR,et al. Incidental colonic fluorodeoxyglucose uptake;correlation with colonoscopic and histopathologic findings. Radiology,2002,224;783-787.

［50］ Kamel EM, Thumshirn M, Truninger K, et al. Significance of incidental ^{18}F-FDG accumulations in the gastrointestinal tract in PET/CT;correlation with endoscopic and histopathologic results. J Nucl Med,2004,45;1804-1810.

［51］ Jaruskova M, Belohlavek O. Role of FDG-PET and PET/CT in the diagnosis of prolonged febrile states. Eur J Nucl Med Mol Imaging,2006,33;913-918.

[52] Ogawa S, Itabashi M, Kameoka S. Significance of FDG-PET in identifi cation of diseases of the appendix-based on experience of two cases falsely positive for FDG accumulation. Case Rep Gastroenterol, 2009, 3: 125-130.

[53] Koff SG, Sterbis JR, Davison JM, Montilla-Soler JL. A unique presentation of appendicitis: F-18 FDG PET/CT. Clin Nucl Med, 2006, 31: 704-706.

[54] Bicik I, Bauerfeind P, Breitbach T, et al. Inflammatory bowel disease activity measured by positron-emission tomography. Lancet, 1997, 350: 262.

[55] Skehan SJ, Issenman R, Mernagh J, et al. ^{18}F-fluorodeoxyglucose positron tomography in diagnosis of paediatric inflammatory bowel disease. Lancet, 1999, 354: 836-837.

[56] Löffler M, Weckesser M, Franzius C, et al. High diagnostic value of ^{18}F-FDG-PET in pediatric patients with chronic inflammatory bowel disease. Ann N Y Acad Sci, 2006, 1072: 379-385.

[57] Das CJ, Makharia G, Kumar R, et al. PET-CT enteroclysis: a new technique for evaluation of inflammatory diseases of the intestine. Eur J Nucl Med Mol Imaging, 2007, 34: 2106-2114.

[58] Neurath MF, Vehling D, Schunk K, et al. Noninvasive assessment of Crohn's disease activity: a comparison of ^{18}F-fluorodeoxyglucose positron emission tomography, hydromagnetic resonance imaging, and granulocyte scintigraphy with labeled antibodies. Am J Gastroenterol, 2002, 97: 1978-1985.

[59] Lemberg DA, Issenman RM, Cawdron R, et al. Positron emission tomography in the investigation of pediatric inflammatory bowel disease. Inflamm Bowel Dis, 2005, 11: 733-738.

[60] Meisner RS, Spier BJ, Einarsson S, et al. Pilot study using PET/CT as a novel, noninvasive assessment of disease activity in inflammatory bowel disease. Inflamm Bowel Dis, 2007, 13: 993-1000.

[61] Louis E, Ancion G, Colard A, et al. Noninvasive assessment of Crohn's disease intestinal lesions with (18) F-FDG PET/CT. J Nucl Med, 2007, 48: 1053-1059.

[62] Lapp RT, Spier BJ, Perlman SB, et al. Clinical utility of positron emission tomography/computed tomography in inflammatory bowel disease. Mol Imaging Biol, 2011, 13: 573-576.

[63] Däbritz J, Jasper N, Loeffl er M, et al. Noninvasive assessment of pediatric inflammatory bowel disease with ^{18}F-fluorodeoxyglucose-positron emission tomography and computed tomography. Eur J Gastroenterol Hepatol, 2011, 23: 81-89.

[64] Rubin DT, Surma BL, Gavzy vzy SJ, et al. Positron emission tomography (PET) used to image subclinical inflammation associated with ulcerative colitis (UC) in remission. Inflamm Bowel Dis, 2009, 15: 750-755.

[65] Jacene HA, Ginsburg P, Kwon J, et al. Prediction of the need for surgical intervention in obstructive Crohn's disease by ^{18}F-FDG PET/CT. J Nucl Med, 2009, 50: 1751-1759.

[66] Spier BJ, Perlman SB, Jaskowiak CJ, et al. PET/CT in the evaluation of inflammatory bowel disease: studies in patients before and after treatment. Mol Imaging Biol, 2010, 12: 85-88.

[67] Das CJ, Makharia GK, Kumar R, et al. PET/CT colonography: a novel non-invasive technique for assessment of extent and activity of ulcerative colitis. Eur J Nucl Med Mol Imaging, 2010, 37: 714-721.

[68] Ahmadi A, Li Q, Muller K, et al. Diagnostic value of noninvasive combined fluorine-18 labeled fluoro-2-deoxy-D-glucose positron emission tomography and computed tomography enterography in active Crohn's disease. Inflamm Bowel Dis, 2010, 16: 974-981.

[69] Shimosegawa T, Kanno A. Autoimmune pancreatitis in Japan: overview and perspective. J Gastroenterol, 2009, 44: 503-517.

[70] Buscarini E, Frulloni L, De Lisi S, et al. Auto-

immune pancreatitis: a challenging diagnostic puzzle for clinicians. Dig Liver Dis, 2010, 42: 92-98.

[71] Frulloni L, Amodio A, Katsotourchi AM, et al. A practical approach to the diagnosis of autoimmune pancreatitis. World J Gastroenterol, 2011, 17: 2076-2079.

[72] Sugumar A, Takahashi N, Chari ST. Distinguishing pancreatic cancer from autoimmune pancreatitis. Curr Gastroenterol Rep, 2010, 12: 91-97.

[73] Giday SA, Khashab MA, Buscaglia JM, et al. Autoimmune pancreatitis: Current diagnostic criteria are suboptimal. J Gastroenterol Hepatol, 2011, 26: 970-973.

[74] Pezzilli R, Morselli-Labate AM. The concept of autoimmune pancreatitis and its immunological backgrounds. Expert Rev Clin Immunol, 2010, 6: 125-136.

[75] Nakamoto Y, Saga T, Ishimori T, et al. FDG-PET of autoimmune-related pancreatitis: preliminary results. Eur J Nucl Med, 2000, 27: 1835-1838.

[76] Nakajo M, Jinnouchi S, Fukukura Y, et al. The efficacy of whole-body FDG-PET or PET/CT for autoimmune pancreatitis and associated extrapancreatic autoimmune lesions. Eur J Nucl Med Mol Imaging, 2007, 34: 2088-2095.

[77] Ozaki Y, Oguchi K, Hamano H, et al. Differentiation of autoimmune pancreatitis from suspected pancreatic cancer by fluorine-18 fluorodeoxyglucose positron emission tomography. J Gastroenterol, 2008, 43: 144-151.

[78] Lee TY, Kim MH, Park do H, et al. Utility of [18] F-FDG PET/CT for differentiation of autoimmune pancreatitis with atypical pancreatic imaging findings from pancreatic cancer. AJR Am J Roentgenol, 2009, 193: 343-348.

[79] Shigekawa M, Yamao K, Sawaki A, et al. Is (18) F-fluorodeoxyglucose positron emission tomography meaningful for estimating the efficacy of corticosteroid therapy in patients with autoimmune pancreatitis? J Hepatobiliary Pancreat Sci, 2010, 17: 269-274.

[80] Kamisawa T, Takum K, Anjiki H. et al. FDG-PET/CT findings of autoimmune pancreatitis. Hepatogastroenterology, 2010, 57: 447-450.

[81] Matsubayashi H, Furukawa H, Maeda A, et al. Usefulness of positron emission tomography in the evaluation of distribution and activity of systemic lesions associated with autoimmune pancreatitis. Pancreatology, 2009, 9: 694-699.

[82] Kermani TA, Crowson CS, Achenbach SJ, et al. Idiopathic retroperitoneal fibrosis: a retrospective review of clinical presentation, treatment, and outcomes. Mayo Clin Proc, 2011, 86: 297-303.

[83] Vaglio A, Palmisano A, Corradi D, et al. Retroperitoneal fibrosis: evolving concepts. Rheum Dis Clin North Am, 2007, 33: 803-817.

[84] Kamper L, Brandt AS, Winkler SB, et al. Imaging of retroperitoneal fibrosis. Med Klin, 2010, 105: 582-584.

[85] Scheel PJ Jr, Feeley N. Retroperitoneal fibrosis: the clinical, laboratory, and radiographic presentation. Medicine, 2009, 88: 202-207.

[86] Vaglio A, Greco P, Versari A, et al. Post-treatment residual tissue in idiopathic retroperitoneal fibrosis: active residual disease or silent "scar"? A study using [18] F-fluorodeoxyglucose positron emission tomography. Clin Exp Rheumatol, 2005, 23: 231-234.

[87] Nakajo M, Jinnouchi S, Tanabe H, et al. [18] F-fluorodeoxyglucose positron emission tomography features of idiopathic retroperitoneal fibrosis. J Comput Assist Tomogr, 2007, 31: 539-543.

[88] Young PM, Peterson JJ, Calamia KT. Hypermetabolic activity in patients with active retroperitoneal fibrosis on F-18 FDG PET: report of three cases. Ann Nucl Med, 2008, 22: 87-92.

[89] Jansen I, Hendriksz TR, Han SH, et al. (18) F-fluorodeoxyglucose position emission tomography (FDG-PET) for monitoring disease activity and treatment response in idiopathic retroperitoneal fibrosis. Eur J Intern Med, 2010, 21:216-221.

[90] Nicoletti G, Nicolosi D, Rossolini GM, et al. Intra-abdominal infections: etiology, epidemiology, microbiological diagnosis and antibiotic resistance. J Chemother, 2009, 21:5-11.

[91] Menichetti F, Sganga G. Definition and classification of intra-abdominal infections. J Chemother, 2009, 21:3-4.

[92] Mazuski JE, Solomkin JS. Intra-abdominal infections. Surg Clin North Am, 2009, 89:421-437.

[93] Lantto E, Järvi K, Laitinen R, et al. Scintigraphy with 99mTc-HMPAO labeled leukocytes in acute cholecystitis. Acta Radiol, 1991, 32:359-362.

[94] Fink-Bennett D, Clarke K, Tasi D, et al. Indium-111-leukocyte imaging in acute cholecystitis. J Nucl Med, 1991, 32:803-804.

[95] Sfakianakis GN, Al-Sheikh W, Heal A, et al. Comparisons of scintigraphy with In-111 leukocytes and Ga-67 in the diagnosis of occult sepsis. J Nucl Med, 1982, 23:628.

[96] Mc Dougall IR, Naumert JE, Lantieri RL. Evaluation of 111In leukocyte whole body scanning. AJR Am J Roentgenol, 1979, 133:849.

[97] Mahfouz T, Miceli MH, Saghafifar S, et al. 18F-Fluordeoxyglucose positron emission tomography contributes to the diagnosis and management of infections in patients with multiple myeloma: a study of 165 infectious episodes. J Clin Oncol, 2005, 23:7857-7863.

[98] Tahara T, Ichiya Y, Kuwabara Y, et al. High [18F]-fluorodeoxyglucose uptake in abdominal abscesses: a PET study. J Comput Assist Tomogr, 1989, 13:829-831.

[99] Tatli S, Gerbaudo VH, Feeley CM, et al. PET/CT-guided percutaneous biopsy of abdominal masses: initial experience. J Vasc Interv Radiol, 2011, 22:507-514.

[100] Bleeker-Rovers CP, de Sévaux RG, van Hamersvelt HW, et al. Diagnosis of renal and hepatic cyst infections by 18-F-fluorodeoxyglucose positron emission tomography in autosomal dominant polycystic kidney disease. Am J Kidney Dis, 2003, 41:E18-21.

[101] Sallée M, Rafat C, Zahar JR, et al. Cyst infections in patients with autosomal dominant polycystic kidney disease. Clin J Am Soc Nephrol, 2009, 4:1183-1189.

[102] Rini NJ, Palestro CJ. Imaging of infection and inflammation with 18F-FDG-labeled leukocytes. Q J Nucl Med Mol Imaging, 2006, 50:143-146.

[103] Glaudemans AW, Quintero AM, Signore A. PET/MRI in infectious and inflammatory diseases: will it be a useful improvement? Eur J Nucl Med Mol Imaging, 2012, 39:745-749.

[104] Signore A, Mather SJ, Piaggio G, et al. Molecular imaging of inflammation/infection: nuclear medicine and optical imaging agents and methods. Chem Rev, 2010, 110:3112-3145.

九、临床病例

病例 1

52 岁男性,7 年前诊断为溃疡性结肠炎。其复发 2 次均给予硫唑嘌呤和皮质类固醇治疗并具有良好的疗效,随后服用柳氮磺吡啶为维持治疗。

患者处于一段长时间缓解期后出现腹痛和腹泻 7d。验血结果显示血细胞沉降率和 C 反应蛋白水平增高和早期贫血,疑为再次复发。为了解疾病的活动和程度,行⁹⁹ᵐTc-HM-PAO标记白细胞闪烁扫描(图13-4)。图像显示炎症主要复发于直肠、乙状结肠、降结肠、半横结肠及盲肠。检查后给予硫唑嘌呤治疗。

★教学要点

•当疾病已经确诊并疑为复发,标记白细胞扫描能为疾病活性和程度的评估提供高度准确性。

•标记白细胞扫描对并发症的检测准确度较低,因此应同时进行磁共振检查。

•2种检查联合可避免不必要的检查,包括结肠镜检查。

病例2

45岁女性,2年前诊断为溃疡性结肠炎,诉有便血及里急后重,用美沙拉秦治疗后可完全缓解。

诊疗时,直肠及肛检均正常。验血结果显示C反应蛋白略高。随后进行白细胞显像检查,以评估疾病的活性和程度。图13-15和彩图25显示扫描结果及SPECT/CT图像对发现轻度直肠炎症的优越性。该患者再次给予美沙拉秦治疗。

★教学要点

•在炎性肠病,必须取前后及上下图像。

•如可能,需进行腹部SPECT/CT检查为提供病灶的最佳定位,亦为鉴别诊断狭窄的强制性检查。

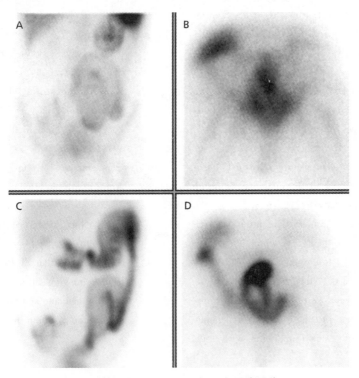

图13-4   ⁹⁹ᵐTc-HMPAO标记白细胞显像

在30min(A,B)和3h(C,D)注入标记细胞后获得的(A,C)前后和(B,D)上下平面图像。在所有平面图像中均可见明显的异常标记细胞积累(随时间增加),从而可提供对疾病程度和严重性一个正确的评价

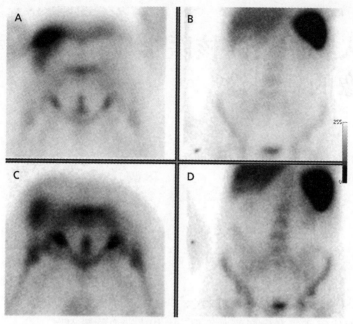

图 13-5　^{99m}Tc-HMPAO 标记白细胞显像

在 30min(A,B)和 2h(C,D)注入标记细胞后获得的(A,C)上下和(B,D)前后平面图像。平面图像中未检测出明显的异常表现,尽管在 2h 时可见模糊的直肠活性,提示需要进行 SPECT/CT 扫描

病例 3

45 岁男性,3 年前诊断为克罗恩病,现用硫唑嘌呤治疗中。一年前患者出现急性结肠炎并行右结肠切除术。

1 周前,患者开始感到不适,发热和右腹部疼痛,无腹泻。验血检查示中性粒细胞水平增加且申请 CT 扫描。CT 检查前,进行了 ^{99m}Tc-HMPAO 标记白细胞显像(彩图 26)并观察到于手术部位右侧腹部标记白细胞的异常摄取,在 30min 和 2h 的图像均可见。诊断为术后脓肿,CT 检查证实确诊,并用抗生素治疗和行 CT 引导下引流术治疗。

★**教学要点**

• 在高度怀疑有感染的患者,标记白细胞扫描应当在 CT 扫描之前进行,可正确地为后续的检查程序做准备。在这种特殊情况下,放射科医师已先被告知关于脓肿,因此,

可以立即组织 CT 引导下引流术,避免进行二次 CT 扫描。

病例 4

48 岁女性,多囊肾病史。发热、不适和排尿困难 2 周。

腹部超声并提示肾囊肿感染可能。随后在核医学科进行标记白细胞显像。

自体白细胞以铟-111-羟基喹啉(^{111}In-oxine)进行标记,并在 4h 和 24h 注射后取得肾后部区域的图像。注射后 4h,标记白细胞在左肾显示明显的积累。在 24h 图像中,左肾具有相同程度的积累,但活动性增加(彩图 27)。

★**教学要点**

• 当感染疑涉及肾,白细胞标记必须使用 ^{111}In-oxine,而非 ^{99m}Tc-HMPAO 因为前者不经肾排出。

第 14 章
血管置入物感染的核医学显像：融合成像的新用途

Ora Israel

Rambam Health Care Campus, Haifa, Israel

一、引言

血管置入物常被作为置入血管或用来建立侧支旁路，从而使闭塞或有病变的血管保持通畅。血管移植物可分为自体血管置入物和人造血管置入物。自体血管移植物取自该患者的其他部位，多数是大隐静脉。人造血管置入物的材料有生物材料、合成材料及生物合成材料。生物材料可来自同种异体移植（人类血管，如尸体血管、曲张的静脉或脐静脉），也可取自异种（动物来源，如牛的颈动脉和胸廓动脉）。

合成材料的血管置入物由涤纶或聚四氟乙烯（PTFE）制成。涤纶置入物因细菌黏附而很容易发生感染。近年来，通过采用涂布胶原蛋白的方法来减少失血，通过涂布抗生素来预防感染。涤纶置入物主要用于大的血管，如主动脉、连接主动脉-髂动脉的手术、膝关节以上的侧支旁路手术。聚四氟乙烯置入物则多用于外周血管。相较于涤纶材料，聚四氟乙烯较少形成血栓，但是由于其材质柔软，所以在关节周围更易扭曲、打结。因为血管置入物局部存在不断的修复与增生，故可发生管腔闭塞。在一些部位可进一步发生潜在的感染，如手术部位或置入后缝合处出血所形成的血清凝块。

自体移植物是外科手术主要的血管移植物来源。只有当自体血管难以获得或植入物太粗而难以放入小内径的血管时，才考虑使用人造血管置入物。

血管移植物常见并发症包括吻合处血管闭塞、远处血管血栓、感染、真性或假性动脉瘤以及对周围邻近结构的侵蚀。生物来源或人造的血管移置入感染可导致严重后果，可致截肢乃至死亡。

二、临床基本知识

血管置入物感染虽然罕见（发生率从 1%～6%）但却是外科修复手术严重的并发症。多数感染在手术后至少 4 个月才被诊断。发病率因置入部位的不同而各异，腹部的发病率较低，腹股沟区至下肢部位的发病率较高。腹股沟区感染之所以较其他部位常见，是因为该部位存在主动脉至双侧股部以及股部至腘窝的侧支旁路。

感染可以在手术过程中产生，如插入或修正血管置入物时；也可以来自邻近软组织病灶的直接感染。已有报道显示菌血症病例可发生后期的血管移置入感染。血管置入物感染一旦发生，预后差。50% 患者可致截肢乃至死亡，相应的发病率和病死率在 20%～75%。血管置入物被感染的风险因素包括较长的术前住院天数或手术时间、欠佳的手术无菌环境以及不当的应急操作步骤。然而,即使有好的无菌环境、细致的操作手法,甚至采取预防性的抗生素处理,感染仍可以发生。血管置入物的手术修正有着较高的感染概率,特别是早期进行的修正(第一次手术后 1 个月之内)。术后患者的手术切口感染(多数是腹股沟切口)、皮肤坏死、血肿和血清凝块都可导致血管置入物血栓形成和感染。远处感染病变可通过血行或淋巴道蔓延从而感染血管置入物。此外,血管移置入的感染还与免疫抑制药治疗、糖尿病、癌症和免疫系统紊乱有关。

接近 1/3 的血管置入物感染由金黄色葡萄球菌引起。其他的病原菌有革兰阳性菌,如表皮葡萄球菌,其可引起后期低度血管入物感染。革兰阴性菌亦可引起感染,如假单胞菌属、克雷伯杆菌属及埃希菌属。多种细菌感染的发生率可达 25%。

血管置入物感染的临床表现多种多样。根据发病部位及病原菌毒力的不同,临床表现可以很轻微,也可以非常严重。腹部或胸部血管置入物感染多是无痛性的,因此也更难以诊断。临床表现通常有局部疼痛感、红肿、明显的肿块伴或不伴有手术创口的血凝块。以下情况应该怀疑感染:出现有引流物的窦道、有局部炎症迹象的搏动性肿块或对抗生素无效的局部浅表皮肤。脓毒性栓子或肥大的骨关节病变罕见,但是一旦出现应强烈怀疑血管置入物感染。当出现远处潜在感染源时应警惕相应置入物感染的可能,如静脉输液导管感染、静脉炎、溃疡感染、骨髓炎、肺炎、输尿管感染或脓毒性栓子。非特异性表现包括发热、白细胞增多核左移、炎性指标的升高血细胞沉降率(ESR)及 C 反应蛋白(CRP)。

血管置入物感染一旦发生,则根除细菌几乎变得不可能。最佳的治疗原则是外科手术移除血管置入物。通过外科手术建立非解剖学的侧支旁路,移除血管置入物,清除感染、坏死组织,对周围及远处组织进行再灌注,这些步骤将在一段时期内分步实施。手术后,采用抗生素维持治疗一段时间,维持时间的长短取决于手术的类型及感染的范围。如果不能进行外科手术移除,则要延长抗生素治疗时间,具体时间根据血培养结果来判定。

三、临床问题

对于怀疑血管置入物感染的患者来说,早期及时诊断很必要。这有着非常重要的临床意义,它将决定进一步采取何种正确的治疗方案。假阳性诊断将导致不必要的外科手术,而假阴性诊断可致死亡率增高。对于临床来说,最大的挑战是鉴别感染是来自于血管置入物还是邻近的创口。这个鉴别诊断极其重要,它直接影响着这组患者的治疗方案。

四、检查方法的选择

对于怀疑血管置入物感染的病人,CT 检查是最广泛采用的诊断方法(见第 7 章)。CT 上血管置入物感染可表现为置入物周围的积液和气泡,但这些征象仅出现在 50% 的病例。提示感染的征象包括置入物壁增厚、周围脂肪模糊以及软组织水肿。CT 观察置入物的敏感性在 85%～100%。在低度感染时,CT 的假阴性表现很多。如果是人造置入物,CT 观察质量受到金属夹的影响。假阳性表现常由术后改变引起,异常气体可在术后无感染者中存在长到 6 周。CT 上,邻近置入物的创口感染、血肿或淋巴细胞聚集可能掩盖或混淆感染过程。

MRI 对诊断血管置入物感染的作用不是很明确(见第 7 章)。CT 上,血管置入物周围软组织感染时密度可发生变化,同样的,当出现血肿、淋巴细胞聚集或纤维灶时密度亦可有改变,这就很难给予明确的界定。有研究显示感染的早期可出现假阴性表现。在少数主动脉血管置入物感染的患者中,MRI总体敏感度约 68%,而总体特异度非常高,约 97%。血管置入物感染偶尔需要进行探查术来确诊。完整的置入物与周围组织连接完好,表面呈纤维化表现。相反,感染的置入物是游离的或与周围组织连接不好,置入物周围可见浑浊液体、气泡或脓液。

血管置入物感染在解剖结构上常无特异性,因此,主张采用功能性和(或)代谢性的成像方法来观察,目的是评价解剖结构改变的临床意义或在解剖结构改变之前进行早期诊断。核医学用于诊断感染已超过 30 年。最常采用的方法有骨闪烁扫描(诊断骨髓炎),[67]Ga-枸橼酸盐、[99m]Tc 或 [111]In 体外标记的白细胞闪烁扫描,以及 [99m]Tc 标记的抗粒细胞单克隆抗体(anti-G mAb)Fab 片段研究。不管是使用这些放射性示踪剂的 SPECT 成像还是使用[18]F 标记氟脱氧葡萄糖(^{18}F-FDG)的正电子放射断层成像(PET),它们都反映了组织和细胞水平的功能和代谢情况。

闪烁扫描成像缺乏解剖细节,只能显示粗略的病理形态。而 SPECT/CT 和 PET/CT 都显著提高了诊断的可信度和检测的准确度,这两种方法综合了代谢和解剖信息,是一种融合成像。在使用 SPECT/CT,PET/CT 评价癌症及其他疾病中所获得的经验表明,融合成像技术可以用来确诊疾病,并定位病变至某个器官或机体某个区域。这些先前获得的经验已被用于研究诊断普通感染和特殊的血管置入物感染。

五、正常和病理学表现及其意义

1. SPECT 显像药剂和 SPECT/CT 成像
[67]Ga-枸橼酸盐和标记白细胞的闪烁显像已用于评价可疑的人造置入物感染,尤其是在病变的早期阶段。[67]Ga-枸橼酸盐闪烁显像研究在评价血管置入物感染上价值有限。报道显示其敏感性低,特别是在评价腹部的置入物时,因药物被肝、脾及肠道生理性地摄取,致使其敏感性下降。

SPECT 使用标记白细胞([99m]Tc 或 ^{111}In)检测血管置入物感染(彩图 28)。标记白细胞的聚集由很多机制决定,包括白细胞渗出、化学趋向性和血管通透性。混合的白细胞和粒细胞可同时被标记。当混合的白细胞被标记时,因同时存在标记的淋巴细胞和残留红细胞,其表现出较高的血池活性,尤其在早期图像上更明显。标记过程中白细胞的破坏可导致放射性活度减低和白细胞对血管内皮黏附性的下降。标记白细胞的总体敏感性在 53%～100%。尽管文献中没有详细阐述,假阴性研究可能与抗生素治疗或症状持续时间有关。文献报道的特异性在 50%～100%。假阳性研究的发生与一些条件的存在有关,如淋巴细胞聚集、血肿、血栓、出血、假动脉瘤以及术后 1 个月内的示踪剂生理性摄取。

[111]In 标记白细胞用于检测血管置入物感染,其敏感性根据部位及术后时间的不同,在 60%～100%。一个研究比较了[111]In 标记白细胞成像和磁共振成像的指标,该研究包含了 40 例怀疑腹主动脉置入物感染的患者。研究结果显示,MRI 的阳性预测值(PPV)更高,95% 相比较于[111]In 标记白细胞的 80%。MRI 的阴性预测值为 80%,与[111]In 标记白细胞的 82% 相仿。因此,作者认为 MRI 应主要用于诊断可疑的主动脉置入物感染。另一个评价[111]In 标记白细胞诊断价值的研究包含了 210 例可疑感染的患者,其中主要是肌骨系统的病变,但 7 例患者怀疑有置入物感染,结果显示 2 例阳性,5 例阴性,没有误诊病例。

近些年[111]In 羟基喹啉已被[99m]Tc-HMPAO(六甲基丙二胺肟)大量取代,后者在很多情况下更适合用作标记物,因其在物理特性、实用性、费用和低辐射要求上更具优势。使用[99m]Tc 标记白细胞的 SPECT 研究显示其具有更好的特性。[99m]Tc-HMPAO 在细胞内滞留是由于亲脂物转变为亲水性复合物,后者进一步被绑定到非扩散性蛋白质和细胞器上。^{99m}Tc 标记白细胞需在标记后 1h 内再次注入。图像需在 30min,2~4h 和 24h 分别采集。

^{99m}Tc 标记白细胞已被成功的用于诊断血管置入物感染,报道的敏感性和特异性分别在 82%~100% 和 75%~100%。标记白细胞显像在检测血管置入物感染中很实用,而其他成像方法尚无此特征性表现。尽管这种成像方法有很高的准确性,但也有报道显示其存在假阳性结果。当感染局限在置入物附近时,有可能错误地将感染视为发生在置入物内而造成假阳性结果。假阳性研究也可由红细胞及血小板的交叉标记导致;也可由于术后早期粒细胞非特异性聚集在无感染的创口或远侧吻合修复处的血管周围而出现的 ^{99m}Tc 标记白细胞摄取增加而引起。白细胞显像技术的局限性在于其耗时,且需要处理感染患者的血液。

放射性标记的多克隆免疫球蛋白 IgG,抗粒细胞表面抗原单克隆抗体及亲白细胞多肽,具有易准备、易操作的优点。少数报道评价了它们在诊断血管置入物感染中的作用,敏感度和特异度分别高达 91% 和 100%。15年前一个前瞻性研究评价了非特异性蛋白聚集在感染和炎性部位的用处。在这个包含 25 例患者 29 个血管置入物的研究中,抗生素蛋白/^{111}In 生物素闪烁显像准确地鉴别出 7 例患者的血管置入物感染,17 例患者为真阴性,1 个血管置入物为假阴性。研究结果显示,抗生物素蛋白/^{111}In 生物素可用于诊断血管置入物感染。使用这种药剂主要的局限性是成像时间长、血液清除缓慢,这可能导致假阴性结果而使敏感性下降。

在对感染过程的总体评价上,核医学的主要优势在于放射性示踪剂可明确功能或代谢的变化,但是,其主要局限性是缺乏形态学图像。由于缺少准确的断层定位和解剖学细节,平面扫描和 SPECT 扫描不能明确图像上感染性病变是否包含有血管置入物。因此,^{67}Ga-枸橼酸盐和标记白细胞显像主要用于对临床可疑感染患者诊断的辅助与支持,而并没有被视为或被用作为影响患者治疗方案的明确方法。

随着融合 SPECT/CT 成像仪器的发展,其在一个检查中可以整合功能和形态学信息,这对于怀疑血管置入物感染的患者有着特殊的价值。这些高特异性闪烁成像图像有很低的本底活性,可使有限的结构功能、代谢信息整合到解剖图上,从而能准确定位异常感染病灶是在置入物内部还是在邻近的软组织(彩图 28)。2 个获得的 SPECT/CT 感兴趣区需精确校准,这对于准确标识和解剖定位病灶至关重要,尤其是在四肢。后者在两个图像序列间可能有患者无意识的移动,而可能存在的感染病变又与其他组织结构非常接近,此时若校准不精确会给鉴别诊断带来困难。

在对感染患者的标记白细胞显像中,SPECT/CT 是有价值的组成部分。一个 82 例的研究显示,其非常有助于精确定位示踪剂摄入增加的可疑病灶,进一步诊断感染并明确病变部位,将近 50% 的患者可以明确病变范围。这个研究首次用 SPECT/CT 评价感染,在 24 例可疑血管置入物感染患者中,进行 ^{111}In 标记白细胞扫描,10 例患者最终确诊为血管置入物感染。有 1 例患者为假阳性,被误认为局部感染包含了血管置入物,而这在后面的进一步检查和临床结果中均未得到明确。但总体来说,在 63% 患者的诊断及病灶定位中,SPECT/CT 融合成像较平面扫描、SPECT 扫描的研究更精确,为 67% 的可疑血管移植物感染患者提供了更多重要的临床信息。最近一个研究回顾分析了 ^{99m}Tc 标记白细胞在 11 例可疑血管置入物感染中的作用。基于临床结果,^{99m}Tc 标记白细胞 SPECT/CT 通过可视化评估确定了 6 例真阳性病例,4 例真阴性病例,1 例假阳性病例(患者胸腹动脉置入物置入后 2 年)。若将病变部位^{99m}Tc 标记白细胞的摄取量与肝、骨髓摄取量进行对比,可略提高诊断的准确性。

2. ^{18}F-FDG PET/CT　PET 是一种主要反应物质代谢的无创性影像学检查方式。它应用多种放射性示踪剂成像,可以提供除断层图像外,定量灌注参数、细胞活性及增殖和(或)组织代谢活性等信息。^{18}F-FDG 是目前最常用于 PET 检查的放射性药品,它与葡萄糖结构类似,可以通过葡萄糖转运蛋白和^{18}F-2'-FDG-6 磷酸盐的磷酸化被代谢活性细胞摄取,但是不被分解代谢。^{18}F-FDG 的高摄取与细胞的代谢速率相关,包括在过去 10 年间反复被提及的恶性疾病过程及感染过程。葡萄糖受体(尤其是 GLUT-1 和 GLUT-3)在活化的白细胞中,特别是中性粒细胞、单核细胞和巨噬细胞,呈高水平表达。

^{18}F-FDG 显像主要是利用标记的白细胞行闪烁显像,与传统核医学显像比,具有许多优势。正常生理状况下^{18}F-FDG 呈低摄取,与病变区的高摄取呈鲜明对比。核医学检查于示踪剂引入体内 1～2h 完成,不需要对潜在受感染患者的血液进行处理。

^{18}F-FDG 摄取增加也可能发生在自身血管。此外,假阳性结果可能由于置入物、移植瓣、支架、术后愈合的伤疤、已知或未知的恶性疾病导致的放射性示踪剂活性增高。这些假阳性须要被识别,并将其与感染的血管置入物^{18}F-FDG 异常浓聚相鉴别。如临床或实验室检查未证实炎症的存在,而沿血管置入物出现的轻至中度线形^{18}F-FDG 浓聚考虑是由巨噬细胞、成纤维细胞和异物巨细胞介导的慢性无菌性炎症反应(彩图 29)。这种情况常发生于近期手术后的血管置入物患者,但也可以持续多年存在。局部^{18}F-FDG 异常浓聚提示感染(彩图 30)。用于诊断感染的半定量标准化摄取值(SUV)指数尚未经过验证,因此使用时应谨慎。

以前认为,高血糖症是造成^{18}F-FDG 显像假阴性的主要原因。然而,最近一项研究结果显示,可疑感染或者炎症的患者中糖尿病组与非糖尿病组、血清葡萄糖水平高与正常组的假阴性率差别没有统计学意义。

以往关于^{18}F-FDG 显像在诊断血管置入感染中的潜在应用价值的研究,均为单个的病例报道。对 1 例置入主动脉感染的患者,分别行 CT 血管造影、^{18}F-FDG 显像和^{99m}Tc 标记白细胞显像并对结果进行比较,发现只有^{18}F-FDG PET 显像能够准确诊断感染的存在。

在一项应用^{18}F-FDG 对可疑骨或软组织感染的异基因患者预期评估,并与传统影像学比较的研究中,本组 7 例患者被评估为可能存在血管置入物感染。^{18}F-FDG PET 诊断 2 例患者为真阳性,另 5 例患者为假阴性。另一篇报道对 5 例可疑血管置入物感染患者进行研究,发现所有患者均出现不同程度的^{18}F-FDG 异常浓聚。其中示踪剂浓聚的 3 例患者被诊断为血管置入物感染。Fukuchi 等在一项应用^{18}F-FDG PET 对 33 例可疑置入主动脉感染的应用价值的研究中报道,尽管^{18}F-FDG PET 具有较高的敏感度(91%),但其作用却被其较低的特异度(仅 64%)所限制。与之相比,CT 具有较低的敏感度(64%)但特异度却达 86%。

尽管^{18}F-FDG PET 具有较高的敏感性,但是由于其在诊断血管置入物感染时,不能对示踪剂浓聚区进行准确的解剖学定位,具有一定的局限性。对感染部位(尤其是可能造成严重临床后果的部位)的准确定位,需要将^{18}F-FDG PET 提供的代谢信息和 CT 或 MRI 提供的解剖学信息联合分析。对可疑血管置入物感染的患者,分别行下肢 PET 和 CT 检查,用肉眼对两者进行综合分析,并不能精确地对血管置入物或周围软组织^{18}F-FDG 浓聚灶进行定位。这与很多因素有关,如病灶体积小、解剖结构相似,以及患者常因无意识地移动带来的位置变化等非常微小的影响，这些因素都可能导致定位不准确以及误诊。

　　PET/CT 融合成像使用一台机器、从同一位置开始扫描获取图像，无须改变患者位置，代谢信息和解剖学信息得以完美融合。应用伴随 PET/CT 图像采集过程中产生的 CT 图像进行病灶的定位，这样便克服了[18]F-FDG PET 对于诊断血管置入物感染解剖学定位不准确的局限性。[18]F-FDG PET/CT 显像中，PET 图像可以识别是否存在示踪剂浓聚，以及浓聚的程度、方式（局灶性或弥漫性），CT 图像可以对血管置入物或邻近软组织的[18]F-FDG 异常浓聚灶进行准确的解剖学定位（彩图 29）。对于患者由于外科手术所致局部解剖结构混乱，PET/CT 也能准确定位感染的血管置入物，并与可疑病变进行鉴别。对于存在多处血管置入物的患者，PET/CT 能够对包绕一处或多处血管置入物的软组织感染进行诊断，并与血管置入物感染相鉴别。

　　一些病例报道初步证实了[18]F-FDG PET/CT 显像对感染的血管置入物的评估（较单独应用 PET 或 CT）具有更高的价值。一项旨在评价[18]F-FDG PET 和 PET/CT 对不明原因发热（FUO）诊断的回顾性研究中，7 例可疑血管置入物感染的患者中，6 例为真阳性，另 1 例被诊断为假阳性。由于本组病例数有限，未见真阴性或假阴性病例。Keidar 等对 39 例患者共 69 处血管移置入进行预评估，15 例被证实存在感染。[18]F-FDG PET/CT 显像诊断的真阳性为 14 例，假阴性 1 例，假阳性 2 例，敏感度、特异度、阳性预测值和阴性预测值分别为 93%，91%，88% 和 96%。2 例假阳性结果的产生都是由于感染的血肿邻近血管置入物，假阴性结果的产生是由于感染的软组织近距离包绕血管置入物，造成漏诊。另一项研究的目的是探讨 PET/CT 融合显像对评估 25 例临床上怀疑

血管置入物感染的价值，研究中将 PET/CT 融合显像与单独应用 CT 成像进行对比。15 例血管置入物感染患者得到确诊。[18]F-FDG 图像对诊断的敏感度、特异度、阳性预测值和阴性预测值分别为 93%，70%，82% 和 88%，而单独 CT 成像的敏感度、特异度、阳性预测值和阴性预测值分别为 56%，57%，60% 和 58%。

　　一项前瞻性研究利用[18]F-FDG PET/CT 对 76 例患者共 96 处血管置入物进行评估。PET 的评估参数包括有否[18]F-FDG 浓聚、浓聚程度（置入物相对于血液的摄取比）以及浓聚方式（局灶性或弥漫性），CT 的评估参数包括显示的假性动脉瘤和（或）不规则、不清晰的边界。PET 上局灶性[18]F-FDG 浓聚和 CT 上血管置入物不规则的边界可以作为预测感染的重要指标（阳性预测值为 97%）。相反，血管置入物边界光整且没有[18]F-FDG 浓聚者诊断为感染的阳性预测值不足 5%。在 75% 的血管置入物患者中，[18]F-FDG PET/CT 总体诊断准确度高于 95%。

六、治疗后随访和患者管理

　　感染部位代谢变化用示踪剂浓聚程度来表示，当示踪剂（尤其是[18]F-FDG）的浓聚程度减少或消失，可能提示临床治疗有效，进而指导下一步的抗感染治疗。有关[18]-FFDG 显像在患者随访和治疗监测中的确切价值的随访数据很少，且没有系统性，尤其对于血管置入物感染的患者，某些抗炎治疗或抗菌治疗中产生的代谢上的变化可能会作为提示临床治疗有效的证据。而一些学者描述了各种感染治疗有效后，病变区仍存在[18]F-FDG 活性异常，另有学者认为，[18]F-FDG 显像不能有效的鉴别治疗后残余的有活性的感染。综合目前较少的相关方面文献来看，[18]F-FDG 显像不能用来监测感染患者（特别是血置入植物感染的患者）对抗感染治疗的反应。另外，非手术疗法（仅行抗生素治疗）与血管置入物感

染的患者高死亡率(5 年生存率为 54％)相关,这一观点已经得到证实,只有当患者缺乏免疫力、不能耐受大范围手术或置入物位于难以切除的部位时才可考虑使用非手术疗法。对于这类手术风险大而行非手术治疗的人群,治疗过程中需要监测感染灶对治疗的反应。对于大部分患者而言,血管置入物感染的治疗方法是手术移除置入物,在这种情况下连续的 ^{18} F-FDG PET/CT 显像价值很小。

七、总结

外科手术移除感染的置入物是治疗血管置入物感染人群的最有效方法。因此,对涉及置入物的感染的准确诊断就具有很重要的临床意义。假阳性结果可能导致不必要的外科手术,而假阴性结果(置入物感染未能被诊断)会导致高的死亡率。结合 CT 提供的解剖学标志和 SPECT 上的功能改变或 PET 上的高代谢,显著提高了这些无创性影像学检查方法的特异性和准确性。特别是假阳性率的减少,使得血管置入物感染的无创性诊断更准确。SPECT/CT 和 PET/CT 的诊断价值,它们在血管外科医师感觉难以处理的血管置入物感染患者中的作用,尤其是它们在某些具有挑战性的情况下的价值,均需要经过严格控制的、大样本量的研究来进一步证实。

主要参考文献

[1] Saleem BR, Meerwaldt R, Tielliu IF, et al. Conservative treatment of vascular prosthetic graft infection is associated with high mortality. Am J Surg 2010;200:47-52.

[2] Stewart AH, Eyers PS, Earnshaw JJ. Prevention of infection in peripheral arterial reconstruction:a systematic review and meta-analysis. J Vasc Surg,2007,46:148-155.

[3] Seeger JM. Management of patients with prosthetic vascular graft infection. Am Surg, 2000,66:166-177.

[4] Bandyk DF, Esses GE. Prosthetic graft infection. Surg Clin North Am,1994,74:571-590.

[5] Bandyk DF. Infection in prosthetic vascular grafts. In:Ratherford RB (ed). Vascular Surgery. Philadelphia:WB Saunders, 2005:875-894.

[6] Goldstone J, Moore WS. Infection in vascular prostheses. Clinical manifestations and surgical management. Am J Surg,1974,128:225-233.

[7] Hallett JW Jr, Marshall DM, Petterson son TM, et al. Graft-related complications after abdominal aortic aneurysm repair:reassurance from a 36-year population-based experience. J Vasc Surg,1997,25:277-284;discussion 285-286.

[8] Orton DF, LeVeen RF, Saigh JA,et al. Aortic prosthetic graft infections:radiologic manifestations and implications for management. RadioGraphics,2000,20:977-993.

[9] Vogel TR, Symons R, Flum DR. The incidence and factors associated with graft infection after aortic aneurysm repair. J Vasc Surg,2008,47:264-269.

[10] Chang JK, Calligaro KD, Ryan S, et al. Risk factors associated with infection of lower extremity revascularization:analysis of 365 procedures performed at a teaching hospital. Ann Vasc Surg,2003,17:91-96.

[11] Kolakowski S, Jr, Dougherty MJ, et al. Does the timing of reoperation influence the risk of graft infection? J Vasc Surg,2007,45:60-64.

[12] Szilagyi DE, Smith RF, Elliott JP,et al. Infection in arterial reconstruction with synthetic grafts. Ann Surg,1972,176:321-333.

[13] Calligaro KD, Veith FJ, Schwartz ML,et al. Are gram-negative bacteria a contraindication to selective preservation of infected prosthetic arterial grafts? J Vasc Surg, 1992, 16: 337-345;discussion 345-346.

[14] Malone JM, Moore WS, Campagna G, et al. Bacteremic infectability of vascular grafts:the influence of pseudointimal integrity and dura-

tion of graft function. Surgery, 1975, 78: 211-226.

[15] Yashar JJ, Weyman AK, Burnard RJ, et al. Survival and limb salvage in patients with infected arterial prostheses. Am J Surg , 1978, 135:499-504.

[16] Seabold JE. Imaging of vascular graft infection. In:Murray EP (ed). Nuclear Medicine in Clinical Diagnosis and Treatment. Edinburgh: Churchill Livingstone,1999.

[17] Seabold JE, Nepola JV. Imaging techniques for evaluation of postoperative orthopedic infections. Q J Nucl Med,1999,43:21-28.

[18] Shahidi S, Eskil A, Lundof E, Klaerke A, et al. Detection of abdominal aortic graft infection: comparison of magnetic resonance imaging and indiumlabeled white blood cell scanning. Ann Vasc Surg,2007,21:586-592.

[19] Bar-Shalom R, Yefremov N, Guralnik L, et al. Clinical performance of PET/CT in evaluation of cancer:additional value for diagnostic imaging and patient management. J Nucl Med,2003,44:1200-1209.

[20] Keidar Z, Israel O, Krausz Y. SPECT/CT in tumor imaging:technical aspects and clinical applications. Semin Nucl Med, 2003, 33: 205-218.

[21] Reyes E, Underwood SR. Nuclear imaging in cardiovascular infection and cardiac transplant rejection. In:Murray EP, Ell PJ (eds). Nuclear Medicine in Clinical Diagnosis and Treatment. Edinburgh: Churchill Livingstone, 2004.

[22] Gardet E, Addas R, Monteil J, et al. Comparison of detection of F-18 fluorodeoxyglucose positron emission tomography and [99m]Tchexamethylpropylene amine oxime labelled leukocyte scintigraphy for an aortic graft infection. Interact Cardiovasc Thorac Surg,2010, 10:1423.

[23] Palestro CJ, Love C, Bhargava KK. Labeled leukocyte imaging:current status and future directions. Q J Nucl Med Mol Imaging,2009,

53:105-123.

[24] Wanahita A, Villeda C, Kutka N, et al. Diagnostic sensitivity and specificity of the radionuclide (indium)-labeled leukocyte scan. J Infect,2007,55:214-219.

[25] Liberatore M, Iurilli AP, Ponzo F, et al. Clinical usefulness of technetium-99m-HMPAO-labeled leukocyte scan in prosthetic vascular graft infection. J Nucl Med, 1998, 39: 875-879.

[26] Samuel A, Paganelli G, Chiesa R, et al. Detection of prosthetic vascular graft infection using avidin/indium-111-biotin scintigraphy. J Nucl Med,1996,37:55-61.

[27] Williamson MR, Boyd CM, Read RC, et al. [111]In- labeled leukocytes in the detection of prosthetic vascular graft infections. AJR Am J Roentgenol,1986,147:173-176.

[28] Palestro CJ, Torres MA. Radionuclide imaging of nonosseous infection. Q J Nucl Med, 1999,43:46-60.

[29] Chung CJ, Wilson AA, Melton JW, et al. Uptake of In-111 labeled leukocytes by lymphocele. A cause of false-positive vascular graft infection. Clin Nucl Med,1992,17:368-370.

[30] LaMuraglia GM, Fischman AJ, Strauss HW, et al. Utility of the indium 111-labeled human immunoglobulin G scan for the detection of focal vascular graft infection. J Vasc Surg, 1989,10:20-27;discussion 27-28.

[31] Palestro CJ, Weiland FL, Seabold JE, et al. Localizing infection with a technetium-99m-labeled peptide: initial results. Nucl Med Commun,2001,22:695-701.

[32] Petruzzi N, Shanthly N, Thakur M. Recent trends in soft-tissue infection imaging. Semin Nucl Med,2009,39:115-123.

[33] Bar-Shalom R, Yefremov N, Guralnik L, et al. SPECT/CT using ^{67}Ga and ^{111}In-labeled leukocyte scintigraphy for diagnosis of infection. J Nucl Med,2006,47:587-594.

[34] Lou L, Alibhai KN, Winkelaar GB, et al. ^{99m}Tc-WBC scintigraphy with SPECT/CT in the e-

valuation of arterial graft infection. Nucl Med Commun,2010,31:411-416.

[35] Vos FJ,Bleeker-Rovers CP,Corstens FH,et al. FDG-PET for imaging of non-osseous infection and inflammation. Q J Nucl Med Mol Imaging,2006,50:121-130.

[36] Bleeker-Rovers CP,Vos FJ,Corstens FH,et al. Imaging of infectious diseases using [(18) F] fluorodeoxyglucose PET. Q J Nucl Med Mol Imaging,2008,52:17-29.

[37] De Winter F,Vogelaers D,Gemmel F,et al. Promising role of 18-F-fluoro-D-deoxyglucose positron emission tomography in clinical infectious diseases. Eur J Clin Microbiol Infect Dis,2002;21:247-257.

[38] Rennen HJ,Corstens FH,Oyen WJ,et al. New concepts in infection/inflammation imaging. Q J Nucl Med,2001,45:167-173.

[39] Wasselius J,Malmstedt J,Kalin B,et al. High 18 F-FDG uptake in synthetic aortic vascular grafts on PET/CT in symptomatic and a-symptomatic patients. J Nucl Med,2008,49: 1601-1605.

[40] Rabkin Z,Israel O,Keidar Z. Do hyperglycemia and diabetes affect the incidence of false-negative 18 F-FDG PET/CT studies in patients evaluated for infection or inflammation and cancer? A comparative analysis. J Nucl Med,2010,51:1015-1020.

[41] Tsunekawa T,Ogino H,Minatoya K,et al. Masked prosthetic graft to sigmoid colon fistula diagnosed by 18-fluorodeoxyglucose positron emission tomography. Eur J Vasc Endovasc Surg,2007,33:187-189.

[42] Krupnick AS,Lombardi JV,Engels FH,et al. 18-fluorodeoxyglucose positron emission tomography as a novel imaging tool for the diagnosis of aortoenteric fistula and aortic graft infection-a case report. Vasc Endovascular Surg,2003,37:363-366.

[43] Stumpe KD,Dazzi H,Schaffner A,et al. Infection imaging using whole-body FDG-PET. Eur J Nucl Med,2000,27:822-832.

[44] Lauwers P,van den Broeck S,Carp L,et al. The use of positron emission tomography with (18)F-fluorodeoxyglucose for the diagnosis of vascular graft infection. Angiology, 2007,58:717-724.

[45] Fukuchi K,Ishida Y,Higashi M,et al. Detection of aortic graft infection by fluorodeoxyglucose positron emission tomography:comparison with computed tomographic findings. J Vasc Surg,2005,42:919-925.

[46] Keidar Z, Engel A, Hoffman A, et al. Prosthetic vascular graft infection:the role of 18 F-FDG PET/CT. J Nucl Med, 2007, 48: 1230-1236.

[47] Duet M,Laissy JP,Paulmier B,et al. Inflammatory F-18 fluorodeoxyglucose uptake over arterial bypass prosthesis seen on positron emission tomography can predict acute vascular events. J Nucl Cardiol, 2006, 13: 876-879.

[48] Cook GJ, Fogelman I, Maisey MN. Normal physiological and benign pathological variants of 18-fluoro-2-deoxyglucose positron-emission tomography scanning:potential for error in interpretation. Semin Nucl Med,1996,26: 308-314.

[49] Stadler P,Bìlohlávek O,Spacek M,et al. Diagnosis of vascular prosthesis infection with FDG-PET/CT. J Vasc Surg,2004,40:1246-1247.

[50] Keidar Z, Engel A, Nitecki S, et al, Israel O. PET/CT using 2-deoxy-2-[18 F]fluoro-Dglucose for the evaluation of suspected infected vascular graft. Mol Imaging Biol, 2003, 5: 23-25.

[51] Tegler G,Sörensen J,Björck M,et al,Wanhainen A. Detection of aortic graft infection by 18-fluorodeoxyglucose positron emission tomography combined with computed tomography. J Vasc Surg,2007,45:828-830.

[52] Jaruskova M,Belohlavek O. Role of FDG-PET and PET/CT in the diagnosis of prolonged febrile states. Eur J Nucl Med Mol Imaging,2006,33:913-918.

[53] Bruggink JL, Glaudemans AW, Saleem BR. Accuracy of FDG-PET-CT in the diagnostic work-up of vascular prosthetic graft infection. Eur J Vasc Endovasc Surg, 2010, 40: 348-354.

[54] Spacek M, Belohlavek O, Votrubova J, et al. Diagnostics of "non-acute" vascular prosthesis infection using ^{18}F-FDG PET/CT: our experience with 96 prostheses. Eur J Nucl Med Mol Imaging, 2009, 36: 850-858.

[55] Hofmeyr A, Lau WF, Slavin MA. Mycobacterium tuberculosis infection in patients with cancer, the role of 18-fluorodeoxyglucose positron emission tomography for diagnosis and monitoring treatment response. Tuberculosis (Edinb), 2007, 87: 459-463.

[56] Bleeker-Rovers CP, de Sevaux RG, van Ha-mersvelt HW, et al. Diagnosis of renal and hepatic cyst infections by 18-F-fluorodeoxyglucose positron emission tomography in autosomal dominant polycystic kidney disease. Am J Kidney Dis, 2003, 41: E18-21.

[57] Reuter S, Buck A, Manfras B, et al. Structured treatment interruption in patients with alveolar echinococcosis. Hepatology, 2004, 39: 509-517.

[58] Saleem BR, Meerwaldt R, Tielliu IFJ, et al. Conservative treatment of vascular prosthetic graft infection is associated with high mortality. Am J Surg, 2010, 200: 47-52.

[59] Burroni L, D'Alessandria C, Signore A. Diagnosis of vascular prosthesis infection: PET or SPECT? J Nucl Med, 2007, 48: 1227-1229.

八、临床病例

病例 1

78 岁女性，9 年前曾行主动脉-双侧股动脉旁路移植手术，为评估肺内孤立性结节灶，行 ^{18}F-FDG PET/CT 检查。

冠状位 PET 断层图像显示沿血管移植物可见 ^{18}F-FDG 轻度弥漫性摄取，符合无菌性的排异反应表现（图 14-1）。48h 后随访，未发现血管移植物感染的证据。

教学要点

• 血管移植物感染的评估，必须考虑 ^{18}F-FDG 浓聚的范围、方式及程度。

病例 2

65 岁男性，6 年前曾行主动脉-双侧股动脉合成血管替代术，并于双侧股动脉-腘动脉内放置置入物；2 年前，行右侧血管内置入物血栓切除术。

因发热和右侧腹股沟区脓性分泌物就诊，怀疑血管置入物感染，行 ^{18}F-FDG PET/CT 检查（彩图 31）。在 PET 多断层图像投影（MIP）上（彩图 31A），可见沿右下肢线形、片状 ^{18}F-FDG 浓聚，从右侧腹股沟区一直到膝部（血管置入物位置相符）。PET/CT 轴位图像（彩图 31B）可见大腿上部水平出现局灶性 ^{18}F-FDG 浓聚（箭），CT 上可见右侧移植股动脉-腘动脉被低密度团块包绕（彩图 31C），与血管置入物感染相符。CT 上位于大腿内侧部的置入主动脉-双侧股动脉的远端，未见 ^{18}F-FDG 浓聚或结构异常（箭头）。

该患者已行外科手术 2 周。右侧置入股动脉-腘动脉感染得到证实，置入物已被移除。

教学要点

• 该病例强调了结合 CT 图像对于准确定位 ^{18}F-FDG 浓聚区的重要性。

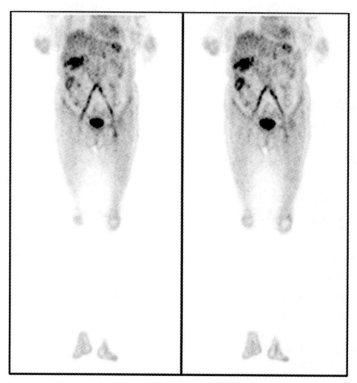

图 14-1　冠状位 PET 图像示沿移植主动脉-双髂总动脉可见 ^{18}F-FDG 轻度弥漫性摄取,符合无菌性的排异反应表现

病例 3

53 岁男性,6 个月前右侧髂外动脉-股动脉以及右股动脉-腘动脉内置入合成置入物。主诉:右下肢疼痛、发热,远端创口可见脓性分泌物。

PET 多断层图像投影检查可见右下肢线形、中等程度 ^{18}F-FDG 浓聚,局灶呈明显浓聚(彩图 32A)。

腹股沟区 PET/CT 和 CT 断层图像(彩图 32B,左侧列)可见外科夹周围软组织内(细箭)以及右侧置入髂外动脉-股动脉远端置入股动脉-腘动脉近端(空箭)有片状不均匀性 ^{18}F-FDG 浓聚。大腿远端 PET/CT 和 CT 断层图像(彩图 32B,中间列)可见右侧置入股动脉-腘动脉(空箭)周围的 ^{18}F-FDG 浓聚区。小腿上方层面(彩图 32B,右侧列)显示软组织内出现不规则形 ^{18}F-FDG 异常浓聚灶(细箭),经 CT 上证实为右侧置入股动脉-腘动脉(箭头)远端术后改变。

这些表现符合右下肢血管置入物及邻近软组织(腹股沟区、大腿远端和小腿近端)广泛感染。

对患者静脉注射抗生素治疗,并对感染的血管内置入物行手术移除。

教学要点

• 该病例强调了结合 CT 图像对于准确定位 ^{18}F-FDG 浓聚区的重要性。

第 15 章
结核和人类免疫缺陷病毒感染的核医学显像

Mike Sathekge[1], Christophe Van de Wiele[2], Alberto Signore[3]

[1]*University of Pretoria and Steve Biko Academic Hospital, Pretoria, South Africa*
[2]*University Hospital Ghent, Ghent, Belgium*
[3]*"Sapienza" University, Rome, Italy*

一、引言

获得性免疫缺陷综合征(AIDS)是由于人类免疫缺陷慢病毒-1(HIV-1)损伤人类免疫系统所导致的一系列症状和感染。在 2007 年,全球据称有 3320 万人(估计 3060 万～3610 万)身患 HIV 感染或 AIDS,比 2001 年的 2950 万有所增长。结核(TB)是 HIV 患者最严重和最常见的机会性感染,而且是最常见的引起 HIV 患者死亡的原因(图 15-1)。

全球范围内,影像最优化是在 HIV 预防、治疗、关爱和支持方面取得全面进步的一个重要挑战。在这方面,核医学中的正电子放射断层造影术和单光子发射计算机化断层显像是感染影像学中组成部分。更多最新的进展致力于 ^{18} F-FDG(^{18} F-氟脱氧葡萄糖)PET 显像, ^{18} F-FDG 是一种在代谢异常增强区(如肿瘤或感染)浓聚增加(但没有特异性)的放射性药剂。在 HIV 和 TB 情况下,镓-67(^{67} Ga)显影比铟-111(^{111} In-8-羟基喹啉)和锝-99m-六甲基丙烯胺肟(^{99m} TC-HMPAO)标记的白细胞(WBC)显像具有更多实用的优势。例如,不需要细胞标记且它可以运用在功能性白细胞很少或没有的患者当中。而且,如果是感染显像,最高的临床效益依靠断层成像(SPECT 或 PET)获取,更好的是混合图像融合分析(SPECT/CT 或 PET/CT)。

二、临床基本知识

HIV 主要感染和杀灭辅助性 T 细胞(CD4 T 细胞)、巨噬细胞和树突细胞。CD4 T 细胞计数降到临界水平以下时,细胞免疫功能丧失,身体对机会性感染和恶性肿瘤呈进行性易感。最初,随着 CD4 计数下降,发生在普通人群中的感染会更容易发生在 HIV 阳性患者中。比如,当 CD4 计数在 $(200\sim500)\times10^6$ /L($200\sim500$ /mm^3)时,以下细菌感染如沙门菌、志贺菌、棒状杆菌和结核分枝杆菌发生率增加。只有在免疫系统严重损伤,CD4 计数少于 200×10^6 /L(200 /mm^3)时,人群中很罕见的机会性感染才会发生。TB 的表现和 HIV 阴性患者中所观察到的有所不同,尤其如果 CD4 计数少于 200×10^6 /L(200 /mm^3)时:肺尖受累为主不明显,同时实变、空洞形成和血型播散也很少见。

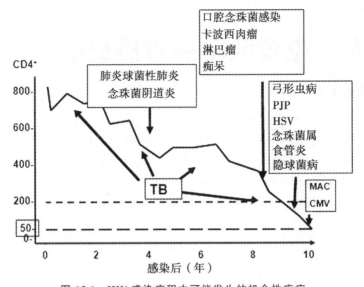

图 15-1   HIV 感染病程中可能发生的机会性疾病
CMV. 巨细胞病毒；HSV. 单纯疱疹病毒；MAC. 结核分枝杆
菌复合体；PJP. 肺囊虫性肺炎；TB.结核病

隐孢子虫病和卡氏肺孢子菌病（原卡氏肺孢子虫病）基本上只发生在 CD4$^+$ 计数少于 $200 \times 10^6/L（200/mm^3）$ 时。卡氏肺孢子菌是一种真菌，能在 AIDS 和其他原因导致的免疫缺损患者中引起机会性感染，如肺炎。肺囊虫性肺炎（PJP）一直是 HIV 阳性患者中毁灭性的 AIDS 疾病。巨细胞病毒（CMV）、淋巴性间质性肺炎（LIP）和非典型的分枝杆菌感染，例如结核分枝杆菌复合体（MAC），基本上只发生在 CD4 计数少于 $60 \times 10^6/L（60/mm^3）$ 时。CMV 肺炎是 HIV 感染患者中排第 3 种最常见的肺炎，仅次于化脓性肺炎和 PJP。感染严重程度从轻微到致死性坏死性 CMV 肺炎。与肺孢子菌共同感染也常有报道。而 CMV 肺炎感染较难确定，因为阳性培养不能鉴别是 CMV 克隆还是侵袭性感染。

LIP 的病因学不明确。典型的 LIP 表现有干咳，轻度低血氧，伴全身淋巴结肿大和杵状指。LIP 也经常出现双侧无痛性腮腺肿大。尽管 LIP 不限制发生在感染 HIV 的儿童，但它在感染 HIV 的成年人中却不常见，更罕见于非 HIV 感染个体。LIP 的明确诊断需要肺组织活检。

在 AIDS 患者中常见的恶性肿瘤包括 EB 病毒导致的 HIV 相关淋巴瘤，KS 疱疹病毒（KSHV）导致的卡波西肉瘤（KS）和人类乳头状病毒（HPV）导致的肛门生殖系癌症。最近发现 HIV-1 感染在癌症发展中有起被动作用，其作用主要是损伤宿主的免疫监测功能和增加致癌病毒感染的风险。最近的试验结果证明，HIV-1 编码蛋白可以直接诱导肿瘤血管形成和增强 KSHV 往靶细胞转移。另外，有临床证据说明 HPV 致癌性可因 HIV-1 的感染而改变而与宿主的免疫状况无关，并且高效抗反转录病毒治疗（HAART）对于 EBV-相关的淋巴瘤和 HPV-相关的宫颈癌的效果是不同的，这就说明还有另外的因素参与这些癌症的发病机制。

严重 AIDS 患者的晚期，神经系统易患一系列神经紊乱症状，至少 40％HIV 感染患者在病程中出现神经病学的症状。实际上，神经系统的每一个部分均可累及。这些神经紊乱症状可以有相当高的致残率和病死率。发生在 HIV 感染患者上的神经病学问题可能原发于 HIV 感染的致病过程或者继发于机会性感染或肿瘤。

弓形虫引起的最常见中枢神经系统(CNS)表现为弓形虫脑炎。其表现为局灶性坏死性脑炎伴脑内单发或多发的肿块病变。几乎 90% 弓形虫脑炎患者的 CD4 T 细胞计数低于 $200 \times 10^6/L$。AIDS 患者中最常见引起脑内局灶病变的疾病有弓形虫病(50%)、原发性 CNS 淋巴瘤(30%)和进展性多灶性脑白质病(20%)。

HIV 患者中最常见的中枢神经系统表现为一种慢性神经退行性疾病,表现为认知、运动和行为异常。这种综合征有很多不同的命名,例如 AIDS 痴呆综合征、HIV 相关性痴呆、HIV 相关认知运动综合征。最近,HIV 相关性神经认知障碍(HAND)已经成为被广泛接受的病原学分类法,因其可根据不同级别的 HIV 相关性神经认知缺陷分类个体。HAND 分为:无症状性神经认知损伤(ANI),轻度神经认知障碍(MND)和 HIV 相关性痴呆(HAD)。ANI 是一种亚临床的认知减退;MND 是除了影响较困难日常活动的日常功能的轻度受损外的一种轻度的认知减退;HAD 是有严重的认知功能减退伴严重的功能损害,以致影响日常生活。

三、临床问题

1. 结核 在 HIV/AIDS 和 TB 双重感染中,活动期 TB 的早期鉴别和诊断是有效控制疾病的关键。全球范围内,TB 一直是发病率和病死率很高的感染性疾病之一,据统计每年约有 900 万人发病和 200 万人死于结核。

在发展中国家,HIV 和 TB 双重流行传播的影响非常剧烈,且最近双重感染的估测上升迅速。HIV 感染患者感染 TB 的概率是 HIV 非感染患者的 20 倍。因此,临床急需有效的影像诊断为了如下目的。

• 早期鉴别和诊断 TB(有效控制疾病的关键)。

• 正确区分肺外 TB 和 TB 的分期(对开展抗结核治疗和调配 HIV 抗反转录病毒的治疗至关重要)。

• 补充 HIV 感染患者 TB 的非典型性表现,这和在 HIV 阴性患者中观察到的不同。

• TB 患者的随访〔在发展中国家,多重耐药(MDR)和广谱耐药(XDR)TB 是严重后果,因此监测治疗是必不可少的〕。

• 区别恶性肿瘤和 TB,这对孤立性肺结节(SPNs)的诊断具有特别意义(图 15-2)。

2. 多发淋巴结肿大 已有数据证明,HIV 黏附于休眠的 CD4 淋巴细胞上,使它们归巢从血液回流到淋巴结。在这过程中它们通过第二信使诱导细胞凋亡从而穿过归巢受体。这一病理生理过程的临床相关性是周围广泛淋巴结肿大和特征性淋巴结形态学先于组织复原,其在疾病后期最后导致浅表淋巴结消失。成像有助于确定 HIV 感染临床分期和淋巴组织的活化模式。

3. HAART 副作用监测 在接受 HAART 治疗患者中高达 60%～80% 被报道出存在慢性进展性的脂肪代谢障碍综合征〔外周脂肪减少和(或)腹部肥胖〕和高脂血症。经常出现高胰岛素血症、C 反应蛋白(CRP)浓度增加、胰岛素抵抗和葡萄糖耐量受损。在脂肪代谢障碍 HIV 患者中,有关数据支持以下假设:司他夫定相关的脂肪代谢障碍与因 HAART 作用引起脂肪组织代谢应激反应而使脂肪组织摄取过多的葡萄糖相关。因此,有必要对新开发的抗反转录病毒疗法的脂肪代谢障碍诱导的影响进行客观的监测。

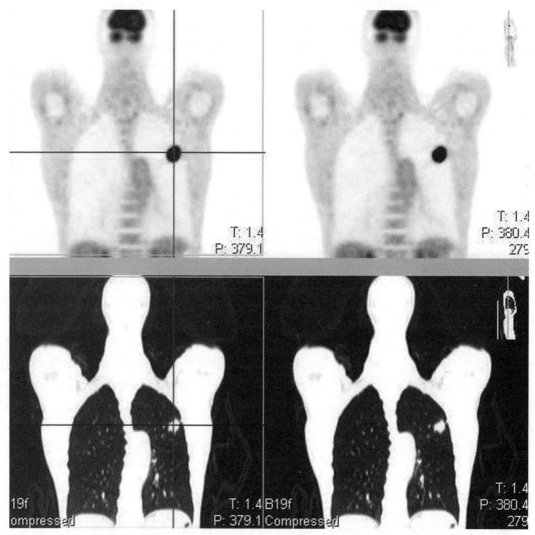

图 15-2　连续多层面 PET/CT 扫描冠状位片示在双相图像上左肺上叶存在一个 ^{18}F-FDG 浓集的结节。这些征象难以鉴别结节是恶性肿块和结核；该名患者证实存在结核感染

4. 淋巴瘤　感染 HIV-1 的患者存在患淋巴瘤的风险,这使鉴别良恶性淋巴结病尤为必要。特别地当 HAART 的使用致使 AIDS 相关性癌症的发生率减少时,非 AIDS 相关性癌症(NADCs)尤其是肺癌、淋巴瘤、前列腺癌和皮肤癌中的发生率却增加了,与 HIV 感染者的 NADCs 相关病死率成比例。临床难题是避免由于 HIV 阳性患者原发肿瘤或淋巴瘤恶变引起的淋巴结 ^{18}F-FDG 假阳性摄取(因此病毒载量应为 0)。

脑淋巴瘤:尽管经过 HAART 治疗后,HIV 相关性中枢神经系统淋巴瘤发生率有一定的下降,原发性中枢神经系统淋巴瘤仍是 AIDS 患者中第二常见的病变(仅次于弓形虫病),发生率高达 5%。这是典型的 B 细胞来源的淋巴瘤。几乎 100% 的患者在淋巴瘤病灶和脑脊液中证实存在有 EB 病毒。长期地有活性的 B 细胞的 EB 病毒转化可能对淋巴瘤的发展有一定作用。机会性肿瘤的发展与 CD4 淋巴细胞计数少于 100×10^6/L

（100/mm³）有关。由于治疗方案不同，区分原发性中枢神经系统淋巴瘤和由机会性感染引起的非恶性病变十分重要，尤其是脑弓形虫病。脑弓形虫病可以用药物有效地治疗，而原发性中枢系统淋巴瘤则用放疗和激素治疗。不论是 CT 还是 MRI 都不能明确区分中枢神经系统感染，如弓形虫病和 HIV-1 阳性患者的淋巴瘤。

5. HIV 相关性神经认知障碍　临床上，HIV 相关性神经认知障碍（HAND），即 AIDS 痴呆综合征，是一类皮质下的痴呆，特点为认知、运动、行为失调。早期 HAND 诊断非常重要，因为它的很多症状可以由和 HIV/AIDS 患者相同的其他因素引起，而这些症状中许多都是可治疗的。针对 HAND 没有诊断性的标记物和标记物复合体。这一诊断可在排除了混淆的因素（中枢神经系统机会性感染、神经梅毒、药物滥用、谵妄、中毒性新陈代谢紊乱、精神疾病、老年性痴呆）后，在 HIV 阳性伴认知功能障碍的患者中做出。HAND 诊断的一个重要方面是明确的认知下降和排除其他 HIV 感染相关的神经并发症，例如脑内弓形虫病、隐球菌脑膜炎、淋巴瘤和进展性多灶性脑白质病及在 HAND 早期看到的与纹状体对称性高代谢相反的局灶性或不均匀的 ^{18}F-FDG 摄取的病变。因此，脑脊液检查和脑影像学检查是必须的。脑脊液分析应该排除 HIV 以外的其他感染源。CT 和 MRI 改变仅仅在严重 AIDS 痴呆导致脑结构改变时才能被观察到。一旦早期的 HAND 诊断被确立，其治疗和监测才能够达到最佳。

6. 除结核以外的肺部并发症　肺部并发症通常是 HIV 感染的早期临床表现。很多因素可导致对 HIV 感染患者的呼吸道症状评估具有挑战性。呼吸道症状是 HIV 感染患者常见的疾病且可由多种疾病所致，包括 HIV 相关的和非 HIV 相关的疾病。前者包括机会性感染和肿瘤。在大多数情况下，这些表现可有很大变化和重复出现。因此，没有固定的症状、体检、实验室检查异常和影像学表现可对某个特殊的疾病能够确诊或具有特异性。尽管对于 PJP，CMV，MAC 和卡波西肉瘤的认识在不断发展，它们的诊断仍具挑战性。

7. 胃肠道　大多数 AIDS 患者在病程中会伴有胃肠道疾病。HIV 相关障碍会影响从口到肛门的所有结构。口和食管病变、肝疾病和腹泻最常见。AIDS 的临床诊断经常通过鉴别胃肠道机会性感染和恶性肿瘤后做出。口和食管的念珠菌属是 AIDS 患者中最常见的真菌感染且吞咽困难有可能是 AIDS 最早的表现。但这些器官受累的临床表现是多样的和非特异的，因此及时在危重患者中作出特征性诊断尤为重要。上消化道内镜检查是较好的诊断工具。

四、检查方法的选择

患者在进行 ^{18}F-FDG 全身扫描前应禁食至少 4h。^{18}F-FDG 应该按以下剂量［（体重/10）＋1］×37MBq 静脉注射。在注射和扫描期间（至少 45min），患者必须保持静止，盖上毯子，并处于没有听觉刺激的环境中，以避免因这些刺激所造成的导致假阳性伪影的生理性示踪剂摄取。在激发相，须要求患者喝 1L 对比剂（用水稀释的钡剂）。

图像应在 PET/CT 三维模式下获得。注射后 60min（或者 60min 和 120min 双期），进行第一次全身扫描，分 9 个床段，每一个行 3min 发射扫描，应该包括头骨到骨盆。患者在扫描时不能动。

在横断、横冠和矢状位运用迭代算法用和不用衰减校正来重建图像（基于 CT）。

FDG PET/CT 扫描呈现的病灶摄取程度的半定量分析常基于标准化摄取值（SUV）。SUV 代表放射示踪剂在体内定位的活性或患者体重标准化的容量及放射性示踪剂的监测量；因此其公式：SUV＝放射示踪剂活性×患者体重/注入剂量。这显示了放射示踪剂在目标病灶的相应的积聚。

其他放射药剂:关于研究 PET 新示踪剂的文献报道甚少。这主要与非 ^{18}F-FDG 示踪剂的缓慢发展有关。同时 ^{67}Ga-枸橼酸盐已经被利用去鉴别感染,包括 HIV 阳性患者的结核感染,它半衰期短且需要消耗 24h 完全结合靶向感染相关转运蛋白,如乳铁蛋白和转铁蛋白,这阻碍了它的运用。^{68}Ga-枸橼酸盐 68min 的半衰期显然是明显不实用的。有报道称,^{68}Ga-枸橼酸盐可以络合在一种转运蛋白上,但是只有当 ^{68}Ga-转铁蛋白被用于观察肺泡膜的完整性的时候。有一种替代的方法是用 ^{18}F-FDG 标记白细胞。然而这个方法有两个重要的问题有待解决:工作人员处理 HIV 阳性血的安全性及 HIV 阳性患者内被标记白细胞的完整性和功能。

五、正常表现和伪影

^{18}F-FDG 正常分布的部位包括脑、心肌和泌尿道。骨髓和胃肠道的活性是可变的。胸腺的摄取,尤其是儿童,也可以观察到。肝和脾摄取普遍是低的和弥漫的。然而在感染情况下,脾的摄取可以非常强烈。脾是人体免疫系统的重要部分,发挥着多种作用,包括清除包裹的细菌,产生炎症介质(调理素)和 IgG、IgM 抗体,吞噬感染源,另外,脾还可以作为细胞成分储存库,包括白细胞。在感染时,脾功能亢进反映了这个器官利用的葡萄糖增多。应该认识到,脾功能亢进也会发生在感染患者身上,但是不能轻易将其等同于脾感染和脾肿瘤。

生理性因素的摄取所致的正常变异和伪影包括恶性和良性的疾病[炎性疾病(损伤,创伤,治疗后)和应激性食管炎]和甲状腺/肾上腺病变。PET 扫描(准备期)伪影的产生包括金属置入物、运动、造影剂和机器校正。

一般情况下,^{18}F-FDG 高摄取的患者很难区分是恶性肿瘤、HIV 感染还是 TB。部分学者证实恶性病变中 ^{18}F-FDG 摄取值随时间延长持续升高,而在炎症病变中则下降或保持稳定。然而,对 TB 患者双期 ^{18}F-FDG PET 和常规分期的潜在影响的评估研究表明难以鉴别 TB 和恶性病变。

^{67}Ga-枸橼酸盐的正常生理性分布位于肝、脾、骨、骨髓、鼻咽、泪腺、涎腺和胃肠道,以及 24h 内在肾、膀胱也有分布。^{67}Ga-枸橼酸盐分布无法区分肿瘤和急性炎症;其他的诊断性研究必须明确病理学。

六、病理学表现和意义

1. 肺结核 感染区域和活性白细胞(包括粒细胞源和淋巴细胞)会增加葡萄糖的利用,而那些感染区域可以用 ^{18}F-FDG 进行定位,这种认知已经超过 10 年了。

结核患者的 ^{18}F-FDG PET 显像的资料是非常有限的。在某些患者,对肺的摄取灶是良性还是恶性可能会有疑问;尤其是,是否有可能区分结核和肿瘤。一般认为,尽管结核和肿瘤病灶都会有起始的高 SUV_{max},$1\sim2h$ 恶性组织会比结核等良性病程有更多的 ^{18}F-FDG 残留。然而,一项 31 例伴可疑肺内病变的前瞻性研究中,60% 的良性病变中可发现低的流出(即高的 ^{18}F-FDG 滞留指数),包括 10 例肺结核患者,这接近于 62% 的恶性病灶 ^{18}F-FDG 滞留指数;由此推论,^{18}F-FDG 延迟显像和流出率或滞留指数是没有用的(图 15-2)。

这一结果已经在撒哈拉以南的人口中确认。在一组有 30 例肺结核高发生率患者的样本中,良性组的 SUV_{max} 高于恶性组,但是当采用传统的临界值为 2.5 的最大标准化摄取值后,^{18}F-FDG 发现肿瘤的特异性仅为 25%;并且通过测量 SUV_{max} 变化得到的 ^{18}F-FDG 的衰减值在两组几乎相同,尤其是比较结核和肿瘤患者的时候。

以下为结核的 FDG-PET 结果。

• ^{18}F-FDG 双期显像和流出率对鉴别结

核与肿瘤不太可能有帮助。

• 肺结核一般可引起 ^{18}F-FDG 摄取增加。

• 淋巴结炎是结核最常见的肺外表现，但是它不能与其他原因导致的异常结节摄取相区分，如 HIV 和恶性病变。

• 结核性胸腔积液的摄取值是低的（图 15-3；在显示胸腔积液方面 CT 优于 PET）。

• ^{18}F-FDG PET 与 CT 相比可发现更多肺外结核病变，包括关节与骨结核（图 15-3）。

• ^{18}F-FDG PET 在监测结核治疗方面是必不可少的（详见下文）。

^{67}Ga-枸橼酸盐镓显影仍被运用于检测肺内与肺外结核病变，但是受没有特异性且难以区分结核/感染和炎症的限制。结核分枝杆菌肺部感染中，最常见的 ^{67}Ga-枸橼酸盐显像表现为伴随着肺门和肺门外淋巴结摄取的斑片状或肺叶状摄取（表 15-1，图 15-4）。^{67}Ga-枸橼酸盐联合 ^{201}Tl 显像可增加发现肺内与肺外结核病变的特异性：^{67}Ga 阳性/^{201}Tl 阴性的反差模式对 AIDS 患者分枝杆菌感染具有特异性。肺门外淋巴结摄取在非典型分枝杆菌感染/MAC 中更加常见，而肺结核更多见局限于肺门淋巴结的摄取。

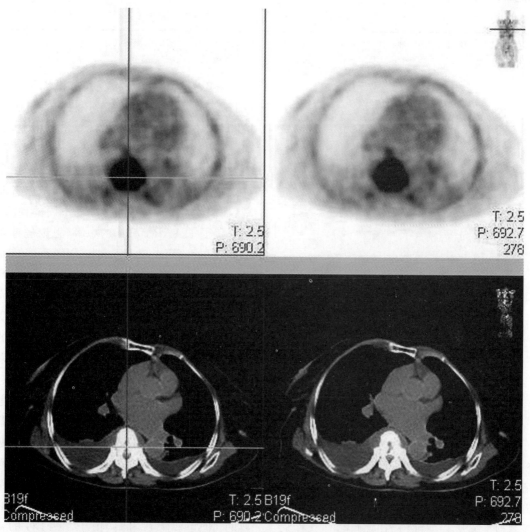

图 15-3　连续多层面 PET/CT 扫描横断位显示在一例脊柱结核患者中胸椎椎体呈高 ^{18}F-FDG 摄取而胸腔积液呈低 ^{18}F-FDG 摄取

表 15-1 闪烁显影在常见 HIV 感染相关性病变的表现特点

疾病	^{67}Ga-枸橼酸盐肺部摄入量	^{67}Ga-枸橼酸盐局部摄入量	^{67}Ga-枸橼酸盐肺外摄入量	^{201}TlC 摄入量	CD4(/L)
TB	斑片状/肺叶	肺门上	多器官(尤其是 MDR)	低/无	可变
MAC	斑片状/肺叶	肺门外	多器官	低/无	$<60\times10^6$
PJP	扩散,大量	无			$<200\times10^6$
CMV	扩散,少量	无	眼、肾上腺、结肠、食管	无	$<50\times10^6$
LIP	扩散,少量	无	双侧腮腺	无	$<50\times10^6$
卡波西肉瘤	无	无	无	局灶性摄取	$<200\times10^6$
淋巴瘤	无	斑片状	脾	斑片状	$<200\times10^6$

CMV. 巨细胞病毒;LIP. 淋巴性间质性肺炎;MAC. 结核分枝杆菌复合体;MDR. 多重耐药性;PJP. 卡氏肺孢子菌肺炎;TB. 结核

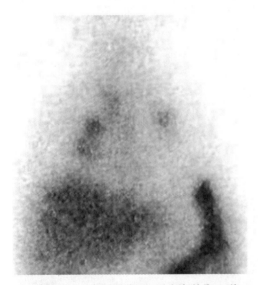

图 15-4 图为一例 HIV 患者的^{67}Ga-枸橼酸盐矢状面摄影,显示了胸部的斑片状摄取和肺门淋巴结摄取

2. 全身淋巴结肿大 ^{18}F-FDG PET 资料显示,HIV-1 感染的进展沿明显的解剖学结构,病变进展上半身先于下半身,并且^{18}F-FDG 摄取值与病毒载荷相关。淋巴组织的受累似乎遵从一种可预测的顺序:在急性病期头颈部淋巴结明显活化,病程中期广泛的

周围淋巴结活化,病程晚期腹部淋巴结受累(图 15-5)。研究发现,HIV 阳性患者淋巴结的^{18}F-FDG 摄取值与 CD4 计数呈负相关,从而支持了 CD4 细胞损耗过程迫使淋巴结归巢发生的理论(见上文)。对比接受与未接受高效抗反转录病毒治疗(HAART)的患者发现(他们的^{18}F-FDG 摄取)呈现不同的模式:所有接受 HAART 疗法的患者(无论病毒血症控制与否)均表现出正常模式,然而未接受HAART 的高病毒血症的患者淋巴结葡萄糖代谢增加呈多灶性。综上所述,这一研究和关于 AIDS 进展程度的标记物与未接受HAART 患者的阳性^{18}F-FDG PET 表现的相互关系的研究,似乎证明了^{18}F-FDG 摄取的预测价值。

3. 淋巴瘤 基于对患有淋巴瘤或其他恶性肿瘤的 HIV 阳性患者的研究,在诠释^{18}F-FDG PET 显像时,病毒血症的知识是必要的。在 HIV 病毒的影响下,最常见的霍奇金淋巴瘤的类型转变为混合细胞型和淋巴细胞减少型。注意淋巴结外的受累是十分有必要的,比如骨髓、脾和肝,由于^{18}F-FDG 的聚集,其在 PET 显像中经常且很容易见到。

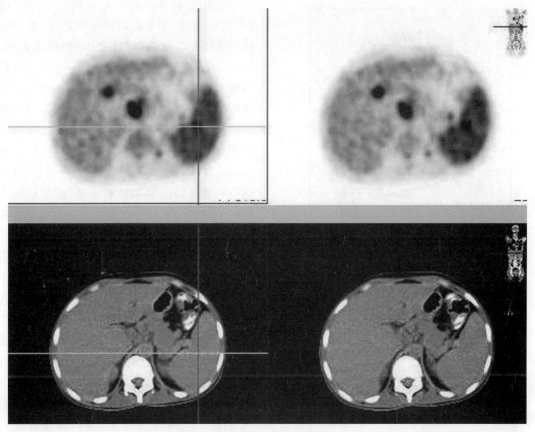

图 15-5　横断位 PET/CT 扫描摄影示淋巴结和脾的 ^{18}F-FDG 摄取。无法在 HIV 和淋巴瘤之间做一个鉴别诊断

　　脑淋巴瘤:有一些学者已经评估了 ^{18}F-FDG PET 无创性鉴别原发性中枢神经系统淋巴瘤和脑内弓形虫及其他感染性疾病时的潜力。Hoffman 等运用 ^{18}F-FDG PET 显像研究 AIDS 及中枢神经系统病变患者。^{18}F-FDG PET 图像定性的可视检查及半定量分析表明 ^{18}F-FDG PET 能够准确区分淋巴瘤和非恶性的中枢系统病变。其他学者也有类似的发现。此外,O'Doherty 等发现 19 例正在接受抗弓形虫治疗患者,^{18}F-FDG PET 扫描发现原发性中枢神经系统淋巴瘤的敏感性和特异性均为 100%。这些研究都支持这一观点:^{18}F-FDG PET 对合并中枢神经系统病变的艾滋病患者的诊断可能有用,因为 ^{18}F-FDG 的高摄取很大可能提示恶变,

此时应该做组织活检进行确认,而不是当作感染治疗。

　　相对于其他核医学药物,氯化铊-201(^{201}TlCl)SPECT 能更好地对脑肿瘤进行定位和描述。大多数研究结果表明,颅外病变的 ^{201}TlCl-SPECT 延迟扫描对淋巴瘤更有特异性。这是因为感染过程有时可见 ^{201}TlCl 早期摄取,但是与脑、肺、纵隔和腹部的肿瘤性病变相比消退得很快。因此,在业务繁忙的科室,可以不做 ^{201}TlCl-SPECT 早期扫描以节省时间,仅做延迟扫描即可。即使做了 ^{201}TlCl-SPECT 延迟扫描,正常脑组织背景的 ^{201}TlCl 依然可见(图 15-6)。因此,目测(即比较脑组织与头皮和颅骨的 ^{201}TlCl 摄取值)已足够区分正常背景和异常摄取。

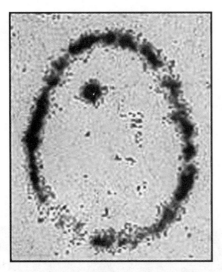

**图 15-6　脑[201]TlCl-SPECT 检查示
颅内阳性病灶,后被证实为淋巴瘤**

Lee 等进一步强调[201]TlCl 和[67]Ga-枸橼酸盐连续扫描对区分艾滋病患者颅内肿物为肿瘤性还是非肿瘤病变具有高度的敏感性和特异性。当颅内肿物[201]TlCl 摄取活跃时,就没有必要再做[67]Ga-枸橼酸盐 SPECT 扫描,因为这些病变很有可能为淋巴瘤或其他肿瘤性病变。由于卡波西肉瘤在中枢系统中极为罕见,出现[201]TlCl 阳性/[67]Ga-枸橼酸盐阴性的结果并不意外。因此在实际工作中,如果脑病变[201]TlCl 摄取活跃,[67]Ga-枸橼酸盐扫描就可能不是必须的。如果[201]TlCl SPECT 扫描结果为阴性,可以做[67]Ga-枸橼酸盐扫描进一步描述病变,并帮助鉴别感染性疾病和脑梗死或进展的多灶性脑白质病(表 15-2)。

**表 15-2　HIV 阳性患者[67]Ga-枸橼酸盐
和[201]TlCl 肺扫描的特点**

	[67]Ga-枸橼酸盐	[201]TlCl
卡波西肉瘤	阴性	阳性
淋巴瘤	阳性	阳性
机会性感染	阳性	阴性

4. HIV 相关性神经认知障碍　在应用[18]F-FDG PET 的早期的显像研究时,在 HIV 相关性神经认知障碍(HAND)早期患者中,Rottenberg 等发现,这些患者相关的皮质代谢增高。疾病进程的特征是皮质及皮质下灰质的葡萄糖摄取降低。Van Gorp 等同样发现,颞叶代谢和老年痴呆症的严重程度有重要的相关性。最终,在一项运动研究中,Von Giesen 等发现,一些没有痴呆症状的 HIV 感染患者大脑前中部代谢减退;他们指出大脑前中部代谢减退与日益恶化的运动能力相关。因此,与常规成像不同,艾滋病相关性痴呆患者在丘脑和基底节 SPECT 及 PET 扫描中可显示早期大脑异常表现。

5. 卡氏肺孢子菌肺炎　[67]Ga-枸橼酸盐显像能发现无症状患者且 X 线胸片正常的卡氏肺孢子菌肺炎(PJP);最常见的表现是弥漫性双肺摄取比肝摄取显著(表 15-1)且对 PJP 特异度达 90%(图 15-7)。肺不均匀弥漫性摄取比均匀摄取更有预测价值,并且当胸部 X 线检查表现正常时,其特异度可达 100%。

6. 巨细胞病毒　[67]Ga-枸橼酸盐显影在在诊断巨细胞病毒感染时非常有用。全身[67]Ga-枸橼酸盐扫描可有以下表现:肺呈低度摄取(表 15-1),肺门旁尤为明显,常和眼部摄取(由于巨细胞病毒视感染常表现为视网膜炎,图 15-8)与肾上腺摄取(由于巨细胞病毒最常见的病理结果为肾上腺炎)相关,48h 肾摄取和(或)持续性结肠摄取伴有腹泻症状,且多份粪便标本未发现其他病原体。如果出现肺高度摄取,需考虑侵袭性卡氏肺孢子菌肺炎重叠感染。

7. 淋巴性间质性肺炎　[67]Ga-枸橼酸盐显影似乎有一诊断模式,表现为腮腺对称性摄取(表 15-1),以及不伴有结节摄取的弥漫性肺低度摄取,这点可与其他病因引起的[67]Ga-枸橼酸盐摄取相鉴别。

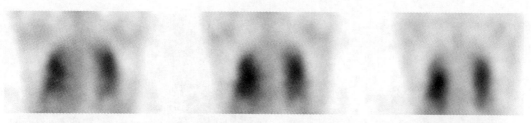

图 15-7　胸部^{67}Ga-枸橼酸盐 SPECT 连续冠状位扫面示卡氏肺孢子菌肺炎患者双肺弥漫性摄取增加

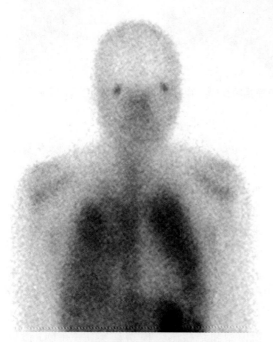

图 15-8　巨细胞病毒患者,肺^{67}Ga-枸橼酸盐低度弥漫性摄取增加伴随泪腺摄取

8. 卡波西肉瘤　在卡波西肉瘤(KS)患者的检查中,^{67}Ga-枸橼酸盐显像阴性而胸部X线检查呈阳性常与肺卡波西肉瘤相关。^{67}Ga-枸橼酸盐在 KS 病变内不浓聚可被应用于鉴别伴有卡波西肉瘤的艾滋病患者的肺内卡波西肉瘤与肺内感染(表 15-1)。另外,^{67}Ga-枸橼酸盐的无异常摄取也可用于鉴别卡波西肉瘤和淋巴瘤,后者也常发生于艾滋病患者并多表现为淋巴结串珠状摄取。艾滋病相关的淋巴瘤相对于分枝杆菌感染较少影响肺部,且肿瘤可通过其特征性的较大的淋巴结摄取与炎症相鉴别。如肿块内可见

^{201}TlCl摄取则可确认 KS 的诊断;^{67}Ga-枸橼酸盐则用处不大(图 15-9)。

9. 弓形虫病　^{201}TlCl SPECT 显像结合良好的靶本底比值可以很好地定位脑部肿瘤,这似乎与细胞生长率以及血液流动相关。与此相反,^{201}TlCl 在非肿瘤性病变中就不会出现累积,如血肿、放射性坏死以及感染过程(如弓形虫病)。因此,弓形虫^{201}TlClSPECT 脑部扫描阴性和其病灶表现在 CT 或 MRI 环形强化相一致。因此,AIDS 患者脑部^{201}TlCl-SPECT 在快速鉴别的局灶性大脑病变方面有很高的敏感性和特异性,且可以增加诊断性脑组织活检的准确性。此外,Lorberloym 等证实,脑部^{201}TlCl-SPECT 的敏感性不受先前激素治疗的影响;^{201}TlCl滞留指数在鉴别 AIDS 患者的 CNS 淋巴瘤与其他恶性或非恶性组织、^{201}TlCl 活化病理组织方面是一个有效的可测量变量。

10. 胃肠道病变　胃肠道^{67}Ga-枸橼酸盐的摄取等于或高于肝,且合并弥漫性结肠摄取未发生变化时,多是因为 CMV 感染(若粪便培养阴性)、细菌感染(如沙门菌或志贺菌)或抗生素诱导的结肠炎。而多灶的^{67}Ga-枸橼酸盐摄取提示分枝杆菌感染,而沙门菌等细菌性感染通常表现为弥漫地活性增加。

AIDS 患者的卡波西肉瘤、淋巴瘤和其他肿瘤可累及胃肠道、肝和脾。AIDS 患者脾大伴肝脾显像^{99m}Tc-硫胶体摄取减少常由卡波西肉瘤导致。

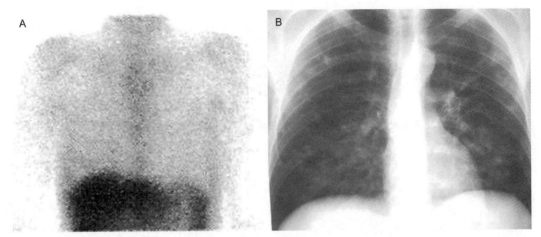

图 15-9 卡波西肉瘤患者,^{67}Ga-枸橼酸盐胸部扫描呈阴性(A),而 X 线胸片为阳性(B);T$_1$ 扫描阳性(未给图显示)

11. 皮肤病变　皮肤病变是 AIDS 患者卡波西肉瘤的的常见表现。红细胞池^{99m}Tc 标记的红细胞显像和^{201}TlCl 显影对鉴别卡波西肉瘤与炎性皮肤病变很有用。因为组织活检通常是诊断性的,核素成像技术可直接诊断卡波西肉瘤皮肤病变。

12. 不明原因发热　对 HIV 感染和不明原因发热的患者(FUO),^{18}F-FDG PET/CT 已经成为有用的诊断工具,尤其是 CT 解剖标志融合 PET 结果时。

七、治疗后随访和患者管理

1. 结核　在发展中国家,多重耐药性(MDR)和广泛耐药性(XDR)结核病具有严重的后果,所以治疗监测很有必要。PET 主要的优势在于它可以测定^{18}F-FDG 的摄取量,从而在疾病早期监测感染或炎症的进程。这在确定治疗效果时尤其如此。

CD4 计数低并发结核感染同时进行抗反转录病毒治疗的患者,通常会出现并死于免疫重建综合征(IRIS)。其表现包括新发或加重的发热、淋巴结病及肺、内脏、中枢神经系统或皮肤的疾病,这些可能十分严重并会危及生命,所以必须在病程中鉴别出来。因此,早期发现和监测治疗是必要的。

结核的治疗具有不确定性,结核本身可耐受常规治疗,并且因 HIV 阳性患者生活习惯不同,疗程需延长 3~9 个月。全疗程住院治疗是不可能的,因此往往在门诊进行治疗;然而,门诊治疗难以确保患者坚持用药,特别是在患者病情开始好转时。治疗疗程的长度是经验性的,临床上尽可能最大剂量用药治疗;但是,需要的疗程可能存在较大变动,因此客观的监测疗效的方法是需要的。运用动物模型和结核感染模型证实,^{18}F-FDG 摄取的定量可以用于监测疗效。在这项研究中,肺内^{18}F-FDG 摄取量降低与杀菌药的有效使用明显相关。相反,在控制组和使用无效药物时^{18}F-FDG 摄取量增加。

有关肺外结核的临床资料很少;一项最近的研究表明,治疗无效患者的受累淋巴结(早期和延迟期)的 SUV$_{max}$ 值和受累的淋巴结数目明显高于有效者(相应的 P 值分别为 0.03,0.04 和 0.002)。以 5 个或更多受累淋巴结作为分界,治疗有效者和无效者可以明显的区分开来,相应的敏感度、特异度和阳性及阴性预测率分别为 88%,81%,70% 和 93%。以 8.15 作为淋巴结早期 SUV$_{max}$ 分界值,10 作为淋巴结晚期 SUV$_{max}$ 分界值,相对的敏感性达 88%,而特异性降低,分别为

73％和 67％。在另一组小样本中,治疗后结核淋巴结的 SUV_{max} 恢复到正常值。

进展型淋巴结增生应与全身性淋巴结增生(没有欠佳的临床效果)区分,在这方面 ^{18}F-FDG PET 起到了核心作用。^{18}F-FDG PET 扫描也适用于监测结核治疗疗效,同时在运用免疫抑制治疗前,^{18}F-FDG 活性也许是对潜在的结核感染中在特定环境下评价和排除活动病灶有效手段。

2. 脂肪代谢障碍 临床实践显示,^{18}F-FDG PET 可监测 HAART 的副作用,如脂肪代谢障碍。由于这些患者胰岛素水平较低,糖摄取可能由 GLUT-1 介导。这些患者的皮下 ^{18}F-FDG 摄取增加不太可能由胰岛素依赖的 GLUT-4 载体介导转运,因为脂肪代谢障碍与显著的胰岛素抵抗相关。^{18}F-FDG PET 有可能成为 HIV 治疗过程中监控脂肪代谢障碍发展的有力工具。更值得注意的是,在临床试验中,通过这种方法可以客观地监测新研制的抗反转录治疗方法引发的脂肪代谢障碍所诱导的作用。

3. 胸腺病变 由于年龄相关的退化和病毒破坏,一般认为 HIV-1 感染的成年人的胸腺是没有活性的。一些研究者认为,接受 HAART 后 CD4 T 细胞升高是胸腺的再活化引起的。胸腺的再活化与胸腺内可见的活动有关,就如 ^{18}F-FDG 摄取增加测定的一样。然而,证实这一过程仍需要进一步的研究。

八、结论

PET 及 SPECT 成像显著改善了对 HIV-1 感染发病机制的认识。另外,^{18}F-FDG PET 在帮助伴有 AIDS 相关机会性感染和恶性肿瘤的 HIV-1 患者进行临床决策及监测 HAART 的副作用中有很大潜力。纵观全文,不断寻找更好的标记放射性核素可进一步优化 PET/CT 显影剂对感染和炎症的显像鉴别。

主要参考文献

[1] Wainberg M, Jeang K. 25-years of HIV-research. BMC Med, 2008, 31:6-31.

[2] UNAIDS/WHO. AIDS Epidemic Update: December 2007. Geneva: UNAIDS, 2007. http://data. unaids. org/pub/EPISlides/2007/2007_epiupdate_en. pdf.

[3] Kelleher H, Zaunders J. Decimated or missing in action: CD4 + T cells as targets and effectors in the pathogenesis of primary HIV infection. Curr HIV/AIDS Rep, 2006, 3:5-12.

[4] Haramati LB, Jenny-Avital ER, Alterman D. Thoracic manifestations of immune restoration syndromes in AIDS. J Thoracic Imaging, 2007, 22:213-220.

[5] Lacombe C, Lewin M, Monnier-Chollet L, et al. Imaging of thoracic pathology in patients with AIDS. J Radiol, 2007, 88:1145-1154.

[6] George R, Andronikou S, Theron S, et al. Pulmonary infections in HIV-positive children. Pediatr Radiol, 2009, 39:545-554.

[7] Cohen PT, Sande M, Volberding P. Clinical spectrum of HIV disease. //The AIDS Knowledge Base: A Textbook of HIV. Boston: Little Brown, 1994.

[8] Graham SM. Non-tuberculosis opportunistic infections and other lung diseases in HIV-infected infants and children. Int J Tuberc Lung Dis, 2005, 9:592-602.

[9] Cadogan M, Dalgleish A. HIV induced AIDS and related cancers: chronic immune activation and future therapeutic strategies. Adv Cancer Res, 2008, 101:349-395.

[10] Aoki Y, Tosato G. Neoplastic conditions in the context of HIV-1 infection. Curr HIV Res, 2004, 2:343-349.

[11] Simpson DM, Tagliati M. Neurologic manifestations of HIV infection. Ann Intern Med, 1994, 121:769-785.

[12] Mill J. P neumocystis carinii and Toxoplasma gondii infections in patients with AIDS. Rev Infect Dis, 1986, 8:1001-1101.

[13] Levy RM, Bredesen DE, Rosenblum ML. Neurological complications of the acquired immunodeficiency syndrome (AIDS): experience of UCSF and review of the literature. J Neurol, 1985, 62: 775-798.

[14] Ciricillo SF, Rosenblum ML. Use of CT and MR imaging to distinguish intracranial lesions and to define the need for biopsy in AIDS patients. J Neurosurg, 1990, 73: 720-724.

[15] Antinori A, Arendt G, Becker JT, et al. Updated research nosology for HIV-associated neurocognitive disorders. Neurology, 2007, 69: 1789-1799.

[16] Woods SP, Moore DJ, Weber E, et al. Cognitive neuropsychology of HIV-associated neurocognitive disorders. Neuropsychol Rev, 2009, 19: 152-168.

[17] Zou W, Foussat A, Houhou S. Acute upregulation of CCR-5 expression by CD4 + T lymphocytes in HIV-infected patients treated with interleukin-2. AIDS, 1999, 13: 455-463.

[18] World Health Organization. Global Tuberculosis Control Report. Surveillance Planning Financing. Geneva: WHO, 2009.

[19] UNAIDS. Report on the Global AIDS Epidemic. Geneva: UNAIDS, 2008.

[20] Cloyd M, Chen J, Wang I. How does HIV cause AIDS? The homing theory. Mol Med Today, 2000, 6: 108-111.

[21] Lederman M, Margolis L. The lymph node in HIV pathogenesis. Semin Immunol, 2008, 20: 187-195.

[22] Carr A. Diagnosis, prediction and natural course of HIV-1 protease inhibitor-associated lipodystrophy, hyperlipidemaemia, and diabetes mellitus: a cohort study. Lancet, 1999, 353: 2093-2099.

[23] Behrens G, Stoll M, Schmidt R. Lipdosystrophy syndrome in HIV infection: what is it, what causes it and how can it be managed? Drug Saf, 2000, 23: 57-76.

[24] Bedimo R. Non-AIDS-defining malignancies among HIV-infected patients in the highly active antiretroviral therapy era. Curr HIV/AIDS Rep, 2008, 5: 140-149.

[25] Crum-Cianflone N, Hullsiek K, Marconi V, et al. Trends in the incidence of cancers among HIV-infected persons and the impact of antiretroviral therapy: a 20-year cohort study. AIDS, 2009, 23: 41-50.

[26] Lee VW, Antonacci V, Tilak S, et al. Intracranial mass lesions: sequential thallium and gallium scintigraphy in patients with AIDS. Radiology, 1999, 211: 507-512.

[27] Price R, Spudich S. Antiretroviral therapy and central nervous system HIV type-1 infection. J Infect Dis, 2008, 197: S294-S306.

[28] Simpson DM, Tagliati M. Neurologic manifestations of HIV infection. Ann Intern Med, 1994, 121: 769-785.

[29] Klein RS, Harris CA, Shell CB, et al. Oral candidiasis in high risk patients as the initial manifestation of the acquired immunodeficiency syndrome. N Engl J Med, 1987, 311: 354-358.

[30] Buscombe JR, Oyen WJ, Corstens FH, et al. Localization of infection in HIV antibody positive patients with fever. Comparison of the efficacy of Ga-67 citrate and radiolabeled human IgG. Clin Nucl Med, 1995, 20: 334-339.

[31] Buscombe JR, Buttery P, Ell PJ, et al. Patterns of Ga-67 citrate accumulation in human immunodefi-ciency virus positive patients with and without Mycobacterium avium intracellulare infection. Clin Radiol, 1995, 50: 483-488.

[32] Schuster DP, Markham J, Welch MJ. Positron emission tomography measurements of pulmonary vascular permeability with Ga-68 transferrin or C-11 methylalbumin. Crit Care Med, 1998, 26: 518-525.

[33] Prvulovich EM, Miller RF, Costa DC, et al. Immunoscintigraphy with a ^{99Tm}-labelled antigranulocyte monoclonal antibody in patients with human immunodeficiency virus infection and AIDS. Nucl Med Commun, 1995, 16:

838-845.

［34］　Love C,Tomas MB,Tronco GG,Palestro CJ. FDG PET of infection and inflammation. RadioGraphics,2005,25:1357-1368.

［35］　Sathekge MM,Maes A,Pottel H,et al. Dual time-point FDG PET-CT for differentiating benign from malignant solitary pulmonary nodules in a TB endemic area. S Afr Med J 2010;100:598-601.

［36］　Jeong YJ,Lee KS. Pulmonary tuberculosis: up-to-date imaging and management. AJR Am J Roentgenol,2008,191:834-844.

［37］　Glaudemans AW,Signore A. FDG-PET/CT in infections:the imaging method of choice? Eur J Nucl Med Mol Imaging,2010,37: 1986-1991.

［38］　Sathekge M,Buscombe JR. Can positron emission tomography work in the African tuberculosis epidemic? Nucl Med Commun, 2011,32:241-244.

［39］　Lan XL,Zhang YX,Wu ZJ,et al. The value of dual time point ^{18}F FDG PET imaging for the differentiation between malignant and benign lesions. Clin Radiol,2008,63:756-764.

［40］　Sathekge M,Maes A,Kgomo M,et al. Impact of FDG PET on the management of TBC treatment. A pilot study. Nuklearmedizin, 2010,49:35-40.

［41］　Tatsch K,Knesewitsch P,Kirsch CM,et al. The place of 67Ga scintigraphy in the primary diagnosis and followup evaluation of opportunistic pneumonia in patients with AIDS. Nuklearmedizin,1988,27:219-225.

［42］　Abdel-Dayem HM,Naddaf S,Aziz M,et al. Sites of tuberculous involvement in patients with AIDS. Autopsy findings and evaluation of gallium imaging. Clin Nucl Med,1997,22: 310-314.

［43］　Sathekge M,Goethals I,Maes A,et al. Positron emission tomography in patients suffering from HIV-1 infection. Eur J Nucl Med Mol Imaging,2009,36:1176-1184.

［44］　Scharko A,Perlman S,Pyzalski R,et al. Whole-body positron emission tomography in patients with HIV-1 infection. Lancet, 2003,20:959-961.

［45］　Sathekge M,et al. Fluorodeoxyglucose uptake by lymph nodes of HIV patients is inversely related to CD4 cell count. Nucl Med Commun,2010,31:137-140.

［46］　Lucignani G,Orunesu E,Cesari M,et al. FDG-PET imaging in HIV-infected subjects: relation with therapy and immunovirological variables. Eur J Nucl Med Mol Imaging, 2009,36:640-647.

［47］　Sathekge M,Maes A,Kgomo M,et al. FDG uptake in lymph-nodes of HIV ＋ and tuberculosis patients:implications for cancer staging. Q J Nucl Med Mol Imaging,2010,54: 698-703.

［48］　Hoffman JM,Waskin HA,Schifter T,et al. FDG-PET in differentiating lymphoma from nonmalignant central nervous system lesions in patients with AIDS. J Nucl Med,1993,34: 567-575.

［49］　Villringer K,Jager H,Dichgans M,et al. Differential diagnosis of CNS lesions in AIDS patients by FDG-PET. J Comput Assist Tomogr,1995,19:532-536.

［50］　Heald A,Hoffman JM,Bartlett J,et al. Differentiation of central nervous system lesions in AIDS patients using positron emission tomography(PET). Int J STD AIDS,1996, 7:337-346.

［51］　O'Doherty M,Barrington S,Campbell M,et al. PET scanning and the human immunodeficiency virus-positive patient. J Nucl Med, 1997,38:1575-1583.

［52］　Lee VW. The importance of a delayed scan in thallium imaging for tumors(letter). J Nucl Med,1992,33:463-465.

［53］　Lee VW. Delayed thallium scan for the diagnosis of AIDS-related pulmonary Kaposi sarcoma and other complications(letter). Clin Nucl Med,1995,20:568-570.

［54］　Lee VW,Cooley TP,Fuller J,et al. Pulmonary mycobacterial infections in AIDS: characteristic pattern of thallium and gallium findings. Radiology,1994,193:389-392.

[55] Waxman AD,Eller D,Ashook G,et al. Comparison of gallium-67 citrate and thallium-201 scintigraphy in peripheral and intrathoracic lymphoma. J Nucl Med,1996,37:46-50.

[56] Abdel-Dayem HM, Bag R, DiFabrizio L et al. Evaluation of sequential thallium and gallium scans of the chest in AIDS patients. J Nucl Med,1996,37:1662-1667.

[57] Rottenberg DA, Moeller JR, Stotler SC, et al. The metabolic pathology of the AIDS dementia complex. Ann Neurol, 1987, 22: 700-706.

[58] Van Gorp W, Mandelkern M, Gee M, et al. Cerebral metabolic dysfunction in AIDS: findings in a sample with and without dementia. J Neuropsychiatry Clin Neurosci,1992,4: 280-287.

[59] von Giesen H,Antke C,Hefter H,et al. Potential time course of human immunodeficiency virus type 1-associated minor motor deficits: electrophysiologic and positron emission tomography findings. Arch Neurol, 2000, 57: 1601-1607.

[60] Bitran J, Beckerman C, Weinstein R, et al. Patterns of gallium-67 scintigraphy in patients with acquired immunodeficiency syndrome and AIDS related complex. J Nucl Med,1987,28:1103-1106.

[61] Woolfenden JM,Carrasquillo JA,Larson SM, et al. Acquired immunodeficiency syndrome Ga-67 citrate imaging. Radiology, 1987, 162: 383-387.

[62] Kramer EL,Sanger JH,Garay SM,et al. Diagnostic implications of Ga-67 chest scan patterns in human immunodeficiency virus-seropositive patients. Radiology,1989,170:671-679.

[63] Ganz WI,Serafini AN. Role of nuclear medicine and AIDS: overview and perspective for the future. Q J Nucl Med,1995,39:169-186.

[64] Zuckier LS, Ongseng F, Goldfarb GR. Lym-

phocytic interstitial pneumonitis: a cause of pulmonary galliurn-67 uptake in a child with acquired immunodeficiency syndrome. J Nucl Med,1988,29:707-711.

[65] Lee VW,Rosen MP,Baum A,et al. AIDS-related Kaposi sarcoma: finding in thallium 201 scintigraphy. AJR Am J Roentgenol, 1988, 151:1233-1235.

[66] Lorberboym M, Baram J, Feibel M, et al. A prospective evaluation of ^{201}Tl single-photon emission computerized tomography for brain tumor burden. Int J Radiat Oncol Biol Phys, 1995,32:249-254.

[67] Black KL, Hawkins RA, Kim KT, et al. Use of ^{201}Tl SPECT to quantitate malignancy grade of gliomas. J Neurosurg,1989,71:342-346.

[68] Lorberboym M,Estok L,Machac J,et al. Rapid differential diagnosis of cerebral toxoplasmosis and primary central nervous system lymphoma by thallium-201 SPECT. J Nucl Med,1996,37: 1150-1154.

[69] Ganz WI, Heiba H, Ganz SS, et al. U se of liver spleen scintigraphy to detect immune status and Kaposi sarcoma in AIDS patients. Radiology,1987,165(P):97.

[70] Castaigne C, Tondeur M, Wit S, et al. Clinical value of FDG-PET/CT for the diagnosis of human immunodeficiency virusassociated fever of unknown origin: a retrospective study. Nucl Med Commun,2009,30:41-47.

[71] Sathekge M,Maes A,Kgomo M,et al. Use of ^{18}F-FDG PET to predict response to first-line tuberculostatics in HIV-associated tuberculosis. J Nucl Med,2011,52:1-6.

[72] Sathekge M,Goethals I,Maes A,et al. Positron emission tomography in patients suffering from HIV-1 infection. Eur J Nucl Med Mol Imaging,2009,36:1176-1184.

[73] Tsong Fang H,Colantonio A,Uittenbogaart C. The role of the thymus in HIV infection: a 10 year perspective. AIDS,2008,22:171-174.

[74] Hardy G,Worrell S,Hayes P,et al. Evidence

of thymic reconstitution after highly active antiretroviral therapy in HIV-1 infection. HIV Med,2004,5:67-73.

九、临床病例

病例 1

31 岁男性,间歇性高热和寒战。考虑到该患者 HIV 阳性,且在结核流行的农村,因此考虑结核病的诊断。痰检证实有结核杆菌,该患者开始抗结核治疗。

完整的血红蛋白变化不明显,CRP 及 ESR 均升高,分别为 87mg/L 和 72mm/h。血培养及尿培养均为阴性。病毒载量未检测到。胸部 X 线片示左肺上叶絮状浸润性病变及空洞形成。

治疗前[18]F-FDG 扫描示左肺上野、纵隔及肺门淋巴结[18]F-FDG 高摄取(彩图 33)。右肺形态正常,未见[18]F-FDG 异常摄取。脑、心肌、肝、骨髓、肠道及泌尿系可见生理性摄取。治疗 12 周后复查见纵隔淋巴结及肺轻度[18]F-FDG 摄取(图 15-10),这些部位[18]F-FDG 摄取约降低 80%,表明该抗结核治疗有效,与临床再评估相一致。这使患者继续抗结核治疗且排除了多重耐药性结核。

★教学要点

• ^{18}F-FDG PET 可应用于抗结核治疗效果的监测,从而早期发现结核病耐药性,从而进行有合适的治疗,这显著影响着患者的生存率。

病例 2

27 岁 HIV 阳性的男性,发热伴有夜间盗汗。患者住院治疗,综合其症状考虑结核。随即进行淋巴结活检,结果为 TB 及恶变阴性。

病毒载量为 176 262/ml,CD4 计数为 232×10⁶/L。

多个颈部淋巴结以及腋窝和纵隔淋巴结可见[18]F-FDG 高摄取。集合系统及膀胱也可见[18]F-FDG 摄取(图 15-10)。

★教学要点

• ^{18}F-FDG PET 显示 HIV-1 感染随着进展累及不同的解剖结构,急性期头部及颈部不同的淋巴组织活化,一般在病程中期出现外周淋巴结活化,在晚期腹部淋巴结受累,这提示淋巴组织受累是按顺序的。

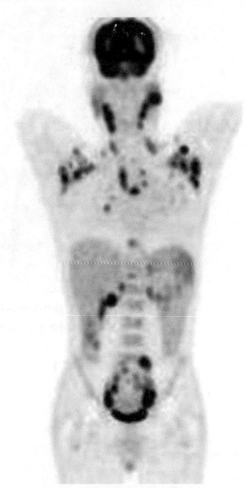

图 15-10　[18]F-FDG MIP 图像显示颈部、腋窝及纵隔多个淋巴结病理性摄取

病例 3

31 岁 HIV 阳性的女性,正在进行

HAART 治疗（司他夫定、拉米夫定和依法韦仑）。其临床医师及该患者的近 3 个月的报告中显示面部、臀部、四肢及躯干上部的脂肪减少，在腹部或颈背部以上脂肪堆积。3 个月内无促同化激素、糖皮质激素、免疫调节剂服用史。

其病毒载量少于 50/ml，CD4 计数为 442×10^6/L，空腹胆固醇为 8.3mmol/L，三酰甘油为 3.2mmol/L，空腹 CRP 为 4.5mg/L。

HAART 治疗患者的冠状面图像显示皮下脂肪 ^{18}F-FDG 摄取增加（图 15-11）。

★教学要点

• 细胞凋亡是一种伴随着 ^{18}F-FDG 利用增高的能量依赖的现象。

• 因此，接受 HAART 治疗后产生艾滋病相关的脂肪代谢障碍的患者，其皮下脂肪层平均 SUV 值增加，从理论上反映了持续的细胞凋亡，也许可作为脂肪萎缩程度的无创性定量监测指标。

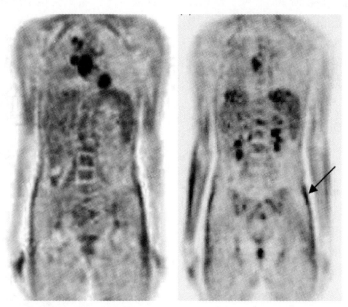

**图 15-11 脂肪代谢障碍行 HARRT 治疗的患者 ^{18}F-FDG-PET
冠状位连续断层图像示肺、纵隔及皮下脂肪 ^{18}F-FDG 高摄取**

第 16 章
不明原因发热的核医学显像

François-Xavier Hanin,François Jamar

Universite Catholique de Louvain,Brussels,Belgium

一、引言

近 50 年来,不明原因发热(FUO)一直是内科医生关注的一项重大课题。明确诊断 FUO 是比较困难的,甚至有一部分患者根本无法确诊。该病的临床表现的定义多年来随着医学诊断的发展而发生演变。医学影像(还有微生物学,血清学,分子生物学)的发展促进了功能影像的发展,功能影像已成为形态学影像的一种互补方式,甚至可以取代形态学影像。使用放射性示踪剂成像的功能影像,其优点之一就是可以观察到特定的功能,缺点就是如果没有观察到这些特定功能(例如在脓肿内的白细胞迁移),那么也就没有达到检查的目的,而患者也仍然处于起始阶段。因此,核医学试图研究同时具有具足够灵敏性和特异性的方法来避免这些临床问题,为此,研发了[111] In 或[99m] Tc 标记的白细胞(white blood cells,WBCs)和非特异性人免疫球蛋白(non-specific human immunoglobulins,HIGs),[67] Ga-枸橼酸,[18] F-脱氧葡萄糖(^{18}F-FDG),本章将对它们的作用进行分析。

二、临床基本知识

近几十年来,FUO 已成为一个艰巨的挑战。它包含了大量的临床情况和诊断,因此,很难将其归为一个纯粹的疾病类别,但此类患者的最终诊断可被归结为良性疾病,如药物相关性发热或者自身免疫性疾病,或者严重的疾病,如低度败血症、肿瘤。早在 1960 年,Petersdorf 和 Beeson 就给出了 FUO 的定义:反复发热>38.3℃,病程超过 2~3 周,入院后经 1 周检查仍未能确诊者。由于诊断医学和管理习惯的进步,UFO 的定义被修改为住院患者经过 3d 或者门诊患者经过 2 周的合理检查后仍未确诊者,这个改变的目的是为了排除良性发热综合征和其他良性疾病。随着 HIV 感染的流行,该标准被进一步修改,Durack 和 Street 提出了如下分类:经典型 FUO(非免疫功能低下的患者)、中性粒细胞减少型 FUO,医源型 FUO 和与 HIV 感染相关型 FUO,此分类中不包括非 HIV 相关的免疫功能低下的患者以及术后发热者。

FUO 的确诊是一个挑战,因为发热可能是一种潜在疾病的非典型临床表现。目前需要考虑的疾病有 200 多种,这些因素可以归为 4 类:感染、肿瘤、非感染性炎性疾病(如肉芽肿性疾病、关节炎、血管炎和其他)和诊断未明性疾病,其中前 3 类约占 50%,诊断未明者约占 50%。值得注意的是,在 1960—1990 年,FUO 疾病谱发生了改变,在之后的 10 年里感染和恶性肿瘤引起的 FUO 病例在减少,而炎性发热和诊断未明的患者在增加,有趣的是,诊断未明的 FUO 患者预后较好。另外一些报道称肿瘤和感染引起的发热已经超过 50%,这可能与当地的流行病学有关,例如,在某些人群中结核的发病率较高,而且随着时间的改变,流行病学也在变化:例如,与 HIV 感染相关的发热在 FUO 的初步报告中还未曾提及,在最新关于真性 FUO 的出版物中才被作为一种单独的病种报道。因此要谨记,某些患有常见病的患者临床上仅表现为一些罕见征象,在很久以前 Petersdorf 和 Beeson 就已经提出这一观点。

因此,制定一个快速而且合理的诊断标准以获得一个可接受诊断是非常重要的,例如,即使在没有正式证明的情况下,可以通过足够的临床证据支持作出合理诊断。该项标准由荷兰内科医师通过一项多中心努力为 FUO 患者制定出,他们制定了一个全面综合的方法,包括潜在诊断价值的线索(potential diagnostic clues,PDCs)。PDCs 被定义为所有具有定位征象、症状或者指向某一特定诊断的异常表现。PDCs 的搜集包括系统的病史采集、当前症状、临床体格检查和必要的诊断检查,包括标准的实验室检查、血液和尿液微生物检查、结核菌素试验、胸部 X 线检查及腹部超声(US)或计算机断层(CT)扫描。PDCs 可能会误诊,但是它经常有助于限制可能的诊断数量。在没有 PDCs 的患者中,眼底镜检查和冷球蛋白在诊断工作的早期阶段非常有用;患者年龄>55 岁时,颞动脉活组织检查在后期阶段是有帮助的,还有胸、腹部 CT 检查和骨髓活组织检查,但 Mourad 等对后一种方法持有反对看法,因为它的低合格率(<2%)。尽管在 FUO 的患者中 CT 和 MRI 已广泛用,但仍没有在这些患者中进行系统性、前瞻性的研究。

除上述的真性 FUO,一些临床表现可能与升高的炎症标志物、白细胞计数和(或)发热有关。部分发热患者有既往病史(如糖尿病或近期手术)时,尽管证据不足,也应强烈怀疑发热与感染有关,这些患者有时会被包含在 FUO 内,但应归类为隐匿性感染。

最终,在关于 FUO 的核医学研究(特别是回顾性研究)的文献中还不确定,是否所有患者都应用了严格的 FUO 标准,如 Hilson 等声明所示:"PUO 已存在了几天或几周,常规检查包括血液检查等,仍没有确定它的病因。"当进行对比研究时,必须要谨记严格的 FUO 标准,结节病是一个很好的例子,虽然一些患者表现为真性 FUO,但其他患者可能表现为发热和其他提示肉芽肿性疾病的征象(如皮肤或眼睛的受累)。

Mourad 等发表了一个关于多项检查在 FUO 中的诊断价值的综合性的 meta 分析,该分析总结了多种诊断方法的最新报道,以帮助读者能够更好地理解当前所使用的诊断策略。关于这项分析我们将不再进一步的讨论,本章的重点是核医学技术在 FUO 及相关疾病中的应用。

三、临床问题

在 FUO 中应用功能成像,可以获得一个快速的诊断结果或者诊断线索。可以预料的是,当在诊断范围较宽的情况下,即使是提出一个非常确切的问题(如整形外科内固定金属感染),那么它的诊断敏感性和特异性也不会高。以下章节所提出的问题可以概括如下。

- 核医学可以为 FUO 提供些什么?
- 核医学能够提供一种通用的放射性示踪剂以帮助所有患者并且能做满足更多具体的技术需求吗?
- 核医学能有助于评估治疗效果和检测潜在的治疗风险吗?

四、检查方法的选择

已有多种示踪剂用于诊断 FUO,被广泛应用的有:[67]Ga-枸橼酸盐,[111]In-WBCs,[99m]Tc 标记的抗粒细胞单克隆抗体(antigranulocyte monoclonal antibodies,anti-G mAbs),[111]In 和[99m]Tc 标记的非特异性人免疫球蛋白(HIGs),还有近来应用的[18]F-FDG。表 16-1

总结了每一示踪剂的特点,很明显放射性标记的免疫球蛋白和 ^{67}Ga-枸橼酸盐并不是最佳的选择,标记过的白细胞的有效剂量较高,必须减少注射。^{18}F-FDG 和标记的 mAbs 具有较好的剂量分布(但需要注意的是,随后的 CT 剂量也必须考虑)。一次核素扫描与一次 CT 扫描可以融合成混合图像,所有的示踪剂均可用于扫描成像,但是还没有应用标记免疫球蛋白的报道。在所有的报道中,要使找到诊断线索的概率最大化需要进行全身成像。核医学检查没有特别的禁忌证,但在所有的女性患者应仔细确认是否怀孕,当使用放射性标记的单克隆抗体时,应考虑到以前接触过相似(非人类)抗体的患者对人抗鼠抗体存在一定的风险。要充分发掘患者的临床资料是必要的,不仅是为了书写病历,也为了根据个人情况调整成像方案:例如,一个 FUO 患者有全膝关节假体置换术的既往病史,在进行 ^{18}F-FDG PET 扫描时,扫描野内必须包括膝关节。

五、正常表现和伪影

因为研究 FUO 病因时需要全身扫描,所以关于示踪剂的正常生物学分布的知识是有必要适当提及的。表 16-2 描述了正常器官摄取和潜在的伪影。在临床的设定区域内每个器官都会参与成像,要注意地是,因为代谢活动的增加或减少,或者意外的解剖部位不对称性,正常摄取的部位也可能会变得摄取异常。此外,任何异常摄取都可能不会提示 FUO 的病因,也可能会引起误导。例如,一个炎性患者偶然发现一个小肿瘤,这可以被视为一个真阳性结果,因为揭示了一些实际存在的问题并可以被确诊,但也可以被当作一个假阳性结果,因为指向病理结果并不能解释该患者的症状,特别是在 ^{18}F-FDG PET 检查时,就会存在这种情况。

表 16-1　用于不明原因发热的放射性药物的基本特点

	^{67}Ga-枸橼酸盐	^{111}In-WBC	^{111}Tc-WBC	^{99m}Tc-mAb	^{111}In-HIG	^{99m}Tc-HIG	^{18}F-FDG
释放的射线	伽马射线	伽马射线	伽马射线	伽马射线	伽马射线	伽马射线	正电子
能量(keV)	90～300[1]	173 和 245	140	140	173 和 245	140	511(γ)
半衰期(h)	78	67	6	6	67	6	1.83
可用范围	不严格	特异性	特异性	不严格[2]	有限[3]	有限[3]	特异性[2]
制备	不需要	体外	体外	冷藏的试剂盒	房间内	房间内	不需要
成像时间（min）	60～90	60～90	60～90	45～60	60～90	60	15～30
诊断时间	3d	1d	4～24h	4～24h	1～2d	4～24h	3h
生物学分布	复杂	简单	复杂	简单	复杂	复杂	复杂
影像质量	差	好	好	好	一般	好	高

(1)能量峰值高于 394keV 者常不用于成像;(2)标记的 HIG 市场上买不到,因此需要自行配备;(3)可用性或者使用权应得到国家授权

表 16-2　在通常的成像时间内用于不明原因发热的放射性药物的正常摄取分布

	^{67}Ga-枸橼酸盐	^{111}In-WBC	^{99m}Tc-WBC	^{99m}Tc-mAb	^{111}In-HIG	^{99m}Tc-HIG	^{18}F-FDG
血管	48h 以上	6h 以内	6h 以内	6h 以内	48h 以上	24h 以上	90min 以内
肾	+/卌	－	+	(+)	+/卌	卌	卌
肝	卌	+	+	+	卌	+	+
脾	(+)	卌	卌	卌	+	+	(+)
骨髓	(+)	卌	卌	卌	+	－	－
肠道	+/卌	－	3～4h 以后	－	(+)	－	+/卌
泌尿系(膀胱)	+	－	+	+	+	卌	卌
涎腺	+	－	－	－	－	－	－
骨骼	+	－	－	－	－	－	－
伪影	无	肠道吞下的白细胞	非特异性肠道放射活度	－	－	甲状腺、胃	棕色脂肪、肌肉、脑、心肌

六、病理学表现和意义

1. FUO

(1) ^{67}Ga-枸橼酸盐:具有较高的非特异性,但在很长的一段时间里,它被认为是唯一可用于诊断 FUO 的示踪剂。^{67}Ga-枸橼酸盐可以结合到细胞外和细胞内的几个靶位,如转铁蛋白和乳铁蛋白(位于中性粒细胞内)。由于具有较高的非特异性的特点,^{67}Ga-枸橼酸盐在诊断感染(如椎间盘炎和肝脓肿)、炎症〔如结节病(图 16-1)和类风湿关节炎〕与肿瘤(如淋巴瘤和肝癌)很有用。^{67}Ga-枸橼酸盐的一个很大缺点是物理性能差,但主要的问题是非常复杂的生物学分布,并且血液清除缓慢,需要延迟到注射后 3d 才能获取诊断。^{67}Ga-枸橼酸盐具有较高的有效剂量,例如标准活度为 220MBq 的有效剂量为 22mSv。

所获的 ^{67}Ga-枸橼酸盐用于 FUO 检查的前瞻性研究是有限的,尽管在 1970 年就进行了大量的初步报道,但结果却是非常令人失望。可获得两个关于 ^{67}Ga-枸橼酸的大型回顾性研究和两个与 ^{18}F-FDG 前瞻性的对比研究,在 1994 年,Knockaert 等报道的 145 例患者的系列研究中,其中有 46 例患者没有被最终确诊,应用 ^{67}Ga-枸橼酸盐扫描,82 例患者表现为异常,但仅对 42(占所有患者的 29%)例患者的诊断是有帮助的,而 US 和 CT 检查分别为 6% 和 14%。有趣地是,有 1/3 检查正常的患者获得了最终确诊。Habib 等没有那么幸运,在 102 例被检查患者中只有 41 例扫描异常,并且检查仅对 21 例患者有意义,其中只对 2 例患者的诊断起到决定性作用。Meller 等对 20 例患者同时应用 ^{67}Ga-枸橼酸盐和 ^{18}F-FDG 成像,并进行前瞻性对比研究,其中 18 例患者确诊,^{18}F-FDG 表现出一定的优越性,而 ^{67}Ga-枸橼酸盐尽管敏感性较低(45% vs. ^{18}F-FDG 86%),但其具有显著的特异性(100% vs. ^{18}F-FDG 84%)。Blockmans 等对 58 例患者的研究再一次证明了 ^{18}F-FDG(使用完整环形探测器检查设备)的表现要比 ^{67}Ga-枸橼酸盐好,在该对比研究中有 40 例患者,^{18}F-FDG 的诊断有效率为 35%,与其对比的 ^{67}Ga 的有效率为 25%,其中 42% 的患者 2 项检查是免费的。

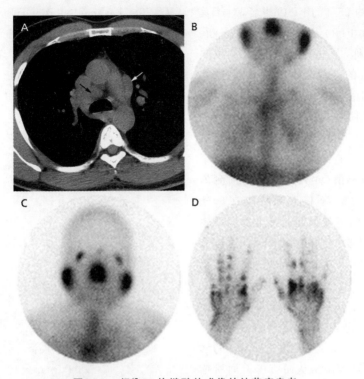

图 16-1 经 67Ga-枸橼酸盐成像的结节病患者

A. CT 扫描示纵隔淋巴结异常(箭);B. 67G-枸橼酸盐扫描呈阳性,左侧浓度更高;C. 熊猫征,即泪腺和涎腺摄取增加;D. 结节病性关节炎累及的关节高浓度摄取

（2）放射性标记的人类免疫球蛋白(HIG):由于感染或急性炎症仅仅是少数患者发热的病因,在无中性粒细胞浸润的疑似感染的病例中,如病毒、分枝杆菌、真菌和寄生虫感染,111In-HIG 检查被认为要优于标记 WBC 的检查。然而,在 111In-HIG 大多数研究中,所选的患者,其发热原因仅与感染或炎症有很大的相关性,这对结果会有一定的影响。一项对免疫功能正常的 24 例 FUO 患者的回顾性分析中,111In-HIG 被证明在 10/16 的病例中有帮助,而在其他结果正常的患者中,并没有发现感染。在确诊炎症过程中有 1 例患有心内膜炎和肾囊肿伴感染的患者被误诊。在这种背景下,111In-HIG 的精度接近于 111In-WBCs。如果存在定位性症状,CT 可作 FUO 检查的为首选技术,而最近 18F-FDG PET 检查也开始得到了应用。99mTc-HIG 在免疫功能低下的患者中略高一筹。

（3）111In-WBCs:放射性标记的白细胞(主要是中性粒细胞)作为感染成像的一个特异性示踪剂,在 1970 年兴起。标记必须在试管内进行,这就需要一种包含技术性和基础设施更高标准的程序。即使这样,现在这种标记方法已达到标准化,并且具有较高的产量和纯度。由于靶向特异性高,标记的 WBC 已在大量临床适应证中被证明是非常有用的。除肝、脾和骨髓外的其他任何组织器官摄取该示踪剂都应考虑为异常。

在 FUO 诊断中,标记 WBC 检查并没有取得非常好的效果,因为该技术只是针对组织中浸润的中性粒细胞(白细胞渗出),而这主要是细菌存在的结果。因此,可以预见,111In-WBCs 作为一种诊断 FUO 的辅助手段表现会很差。虽然它可以有效地确诊感染的患者,但这只占约 25% 的 FUO 患者,对于其他原因引起的 FUO 并不能做出诊断。Schmidt 等报道称,[111]In-WBCs 在 32 例发热患者中只对 22% 的患者有效,其中 6 例患者有感染、1 例为非霍奇金淋巴瘤,所有感染患者无一例检查呈阴性。在一项 28 例患者的回顾性研究中,11% 的患者有化脓性感染,对于 ^{111}In-WBCs 的检查结果,Davies 等给出了非常高的阴性预测值(90%),但阳性预测值令人失望仅为 38%,不仅该组检查在诊断 FUO 时表现不佳,当被预期的感染发病率较低时,特异性也不会如预期的那样高,这可能是因为诊断者在并不合适的特殊情况下,仍然试图给出一个诊断线索的原因。Mac-Sweeney 等报道了一项 25 例患者的回顾性研究,结果要稍好些,在术后发热的患者中整体诊断准确率为 91% 与在自发性 FUO 的诊断中只有 52% 形成对比,从而有了前面所描述的隐匿性感染的概念(图 16-2)。令人惊讶的是,Tudor 等对一项病因平均分布的 FUO 进行了报道。共有 58 例患者(其中感染占 33%,非感染性或恶性疾病占 41%,未明诊断占 26%),在本组研究中,[111]In-WBCs 检查对感染的敏感性非常低(20%),但特异性非常高(100%),结果与 US 检查相近,他们还指出,所有的阳性检查结果在症状出现 4 周内均找到。最近由 Seshadri 等发表的一项关于 54 例患者的数据令人失望,他们的阴性预测值和阳性预测值在术后发热(37%)中分别为 56% 和 83%,自发性 FUO(包括 2/3 没有被最后确诊)中分别为 94% 和 20%。Kjaer 等报道了一个令人欣慰的结果,特别是在 C 反应蛋白(CRP)升高(忽略中性粒细胞计数)的患者中,通过对 19 例患者的系列研究,他们发现 ^{111}In-WBCs 明显优于 ^{18}F-FDG,其敏感性和特异性分别为 71%,92%,其中 37% 的患者没有做出诊断或者被认为是真阴性,而 ^{18}F-FDG 在未被确诊的假阳性病例中占有很高的比例。虽然,[99m]Tc-六甲基丙二胺肟

([99m]Tc- hexamethylpropylene amine oxime, HMPAO)标记的 WBC 被广泛使用,并且标记效率高(彩图 34),但其在 FUO 诊断中的可行性还没有具体的报道。

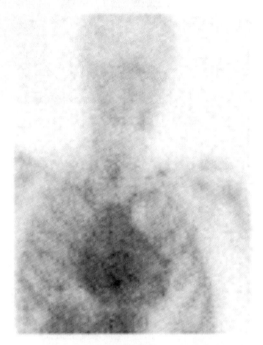

图 16-2　心脏移植患者,2 个月内出现发热和炎症反应。[111]In-WBC 扫描示心包放射性活度强,与急性感染性心包炎相对应,2d 后尸检确诊为金黄色葡萄球菌和烟曲真菌感染

(4)[99m]Tc-anti-G mAbs:针对中性粒细胞细胞膜受体的几个抗体已经制出并标以 ^{99m}Tc,这种 mAbs 的优点,是可以制作成一个随时可用的药盒,避免了在体外细胞分离和标记。由于血液清除率相对缓慢,它们的生物学分布受到限制,因为肝、骨髓和脾大面积和较高的摄取,使得组织间渗透缓慢。另外,它们可能会诱发免疫抗鼠抗体(HAMAs),这可能会妨碍其后续使用。WB250/183,一种针对非特异性交叉反应性抗原 95 的抗体,现在已经市售,并已被广泛应用于感染(图 16-3)。在一项 34 例 FUO 患者的研究中,感染的阳性预测值和阴性预测值仅分别为 88% 和 52%,在本组研究

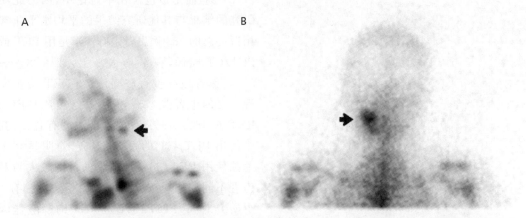

图 16-3　注射^{99m}Tc-抗粒细胞抗体(贝索单抗 BW250/183)6h(A)和 20h(B)后的影像。早期影像示在颈椎中段呈分散摄取(箭),延迟期在减少背景的前提下该区域摄取范围变大,该病变与颈部脓肿相对应,该脓肿继发于局部激素注射后金色葡萄球菌感染

中 59%的患者确诊有感染,只有 11%的患者没有被最后确诊。在感染的患者中,其对于心内膜炎的诊断能力明显不佳。Meller 等对 51 例患者进行了研究,结果表明该方法对 27%的患者是有帮助,其中包括 12/18 例感染。BW250/183 在 FUO 的使用应仅限于诊断线索可能指向化脓性感染的患者,如术后发热。

2. ^{18}F-FDG　在过去 10 年中,^{18}F-FDG 作为一种潜在的通用示踪剂已经在 FUO 患者中被研究。^{18}F-FDG 是正电子发射标记葡萄糖的类似物,在许多肿瘤组织中被大量摄取,这是细胞膜上葡萄糖转运蛋白(GLUTs)和细胞内己糖激酶表达增加的结果。进一步研究表明,参与感染或炎症的细胞,特别是中性粒细胞和单核细胞/巨噬细胞家族,还有成纤维细胞,都高水平表达 GLUTs,特别 GLUT-1 和 GLUT-3,故可以应用^{18}F-FDG 成像在炎性过程中做出真阳性诊断。尽管通过有限的实验研究没有发现任何一类细胞能够特异性的摄取该放射性标记示踪物,但是这些细胞会在炎症反应和感染阶段做出应答反应,该技术通过检查这些细胞糖酵解活动,能够确诊炎性和感染性疾病。

^{18}F-FDG PET 要利用现代检查设备,通常是与 CT 机结合为 PET/CT。PET/CT 是一种在注射后几个小时内就可以做出诊断的快速检查技术,结合 CT 高分辨率的解剖成像,提高了图像质量和检查准确性(图 16-4 和彩图 35)。

^{18}F-FDG 的生物分布比较复杂,大量正常变异性摄取已经报道过,这在观察全身扫描时应该注意,特别是在脑、心肌、骨骼肌、肝、肠道、骨髓、棕色脂肪和泌尿道内应考虑为生理性摄取,还要考虑到已知或隐匿性恶性肿瘤的摄取的情况(见临床病例 1,图 16-5 和图 16-6)。有趣的是,最近的 PET 扫描设备允许在相对较低的注射活度情况下快速成像,每次扫描的最终的有效剂量范围为 3.5～7.0mSv(1.9×10^{-2} mSv/MBp)。但是应当注意,如果加上一次 CT 扫描,暴露于 X 线的辐射剂量应也该被添加到该有效剂量中。

大量的报道已经对^{18}F-FDG PET 或 PET/CT 在 FUO 患者中的诊断价值进行了描述。不同于肿瘤学研究的是,对于数据的解释并不能总是采用经典的灵敏性和特

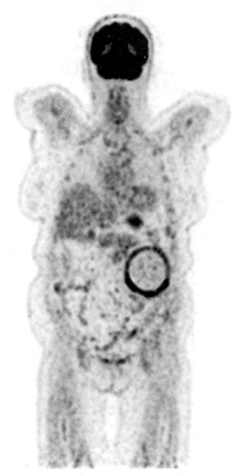

图 16-4 18F-FDG PET 冠状位,患者发热伴 CRP 升高,左侧见一大囊状异常摄取区,在 PET 图像上并不能确定其解剖位置

异性的参数来表示。在这些研究中,包含了不同比例的没有被最终确诊的患者,对于这些研究,敏感性和特异性就不再是合适的参数,因此,通常需要计算阴性预测值和阳性预测值。

表 16-3 列出多项研究的摘要,其选择基于招募患者的数量和表述明确的纳入标准。所有的研究都遵循 Durack 和 Street 提出的标准,有时会有轻微偏差(如温度>38℃,而不是 38.3℃,或者在转诊到核医学前住院或门诊持续时间不同)。除 2 个研究外都是单中心研究,并且在 14 个研究中有 6 个为前瞻性研究,有 1 项研究并未排除 HIV 感染者

(7/81 例)而是被包含在本讨论中,因为此项研究的结果与其他研究结果的平均水平非常相似。总的 583 例患者中有一半是用 PET 或 PET/CT 成像,在平均水平上,35%(8%~53%)患者最终没有被确诊,经 PET 检查发现异常的患者占 2/3(43%~92%),18F-FDG PET 对 46%(16%~90%)的患者有意义,其中使用 PET/CT 的百分比(57%)明显高于单独使用 PET(36%),结果的范围较大与对患者不同的选择条件有一定的相关性。有 2 个研究对18F-FDG PET 和67Ga-枸橼酸盐闪烁扫描成像进行了对比,结果显示18F-FDG PET 的诊断阳性率较高;仅有一个研究对比了18F-FDG PET 和111In-WBC 的检查结果,后者显示出较好的敏感性和特异性,这主要与18F-FDG 非特异性结果被认为是假阳性的原因,这项研究有一个内在偏倚,选择行18F-FDG PET 检查的患者事先已行111In-WBC 检查。此研究中感染或炎症患者所占比例 37%(7/19 例)在正常范围。

最近的一项汇总分析中,有 9 个研究(其中有 4 个研究同时进行了 CT 检查)符合经典 FUO 的标准,共 388 例患者,其中 242 例(62%)确诊,240 例(62%)经18F-FDG PET 检查为阳性,177 例(46%)患者被认为经检查是有意义的。对 5 个仅行18F-FDG PET 检查而未做 CT 检查的研究进行统计分析得出:合并敏感度为 83%(95% CI:73%~90%)、合并特异性 58%(95% CI:49%~66%);而在同时行 CT 检查的 4 个研究中,合并敏感度和特异度有所提高,分别为 98%(95% CI:94%~100%)和 86%(95% CI:75%~93%),可见,增加 CT 检查的主要好处,与其说是改善解剖结构的准确性,倒不如说是减少假阳性的例数。总体而言,18F-FDG PET 似乎在肿瘤病例(23 例病)中表现更佳,而在感染和非感染性炎症的病例中略(而非显著)不敏感(见临床病例 2,彩图 36)。

到目前为止,仅有一项前瞻性多中心研究发表,共 70 例患者,经非常严格的诊断流程后,有 35 例最终确诊,[18]F-FDG PET 的阳性和阴性预测值分别为 70%,92%,对全部病例的 33% 有意义。有趣的是,这项研究表明,[18]F-FDG PET 在持续发热但血细胞沉降率(ESR)和 C 反应蛋白(CRP)正常的患者中价值有限。这在另一项研究得到证实,6 例 FUO 患者 ESR,CPR 和 WBC 计数均正常,[18]F-FDG PET/CT 检查均为真阴性,之后未经进一步治疗而缓解。而一项日本的多中心研究,显示[18]F-FDG PET 的诊断和 CPR、ESR 和 WBC 计数之间并没有相关性,这表明这些参数是不能预测的 PET 的诊断结果,然而,必须注意的是,在本回顾性研究中并没有排除 HIV 感染者,这可能对结果有轻微的影响。

一项未包含在表 16-2 内的研究,对 69 例儿童进行了回顾性分析,平均年龄为 8.1 岁(0.2～18.1 岁),其中 37 例(54%)最终确诊。在经[18]F-FDG PET 或 PET/CT 检查的 77 例患者中,对诊断有意义者占 45%,值得注意的是,有 63(82%)例患者表现异常,其示踪剂分布与成年人不同,其中有 10(14%)例感染患者和 4(6%)例恶性肿瘤患者。这些数据是令人鼓舞的,应在该领域开展前瞻性研究,并为儿科非肿瘤患者提供合适的纳入标准。

尽管有价值的研究数量有限,但是目前有证据显示,当传统的诊断程序在 FUO 患者中无效时,[18]F-FDG ET/CT 应作为首选检查手段,尽管这在 FUO 中还没有被前瞻性研究证实,但 Simons 等报道一项关于在重症监护室内在持续发热的背景下的一项研究,并获得不错的结果,所以应当鼓励在 FUO 诊断工作的早期的阶段就采用[18]F-FDG PET/CT 检查,这样或许可能会收到更高的性价比,因为它可以减少所需的检查流程,降低住院费用。尽管全身[18]F-FDG

PET 检查结合注射碘对比剂全身 CT 扫描的附加价值已经在 Ferda 等和 Balink 等回顾性研究中证实,但该结论仍有待于前瞻性研究的评价。

关于[18]F-FDG PET/CT 在检查和诊断 FUO 患者时有几个方法要点需要注意:第一,正如在许多肿瘤中那样,高血糖似乎并不会阻碍准确的诊断;第二,进行扫描前应避免使用激素治疗,尤其是在老年患者中,它可能会导致在(巨细胞性)动脉炎(GCA)的诊断中出现假阴性,因为激素类药物会有效地控制炎症过程(见临床病例 3;图 16-7);第三,尽管一些研究者使用了半定量指标和标准摄取值(SUVs)进行分析,但并不建议这样做,诊断应结合功能和解剖学的图像依靠视觉分析,然而,值得注意的是,在 PET/CT 的研究中,PET 和 CT 的各自的贡献还没有被研究过;最后也是最重要的是,它必须牢记对于异常摄取的孤立性病灶,还没有一种绝对可靠的方法可以鉴别开是感染还是肿瘤,这是此检查方法的固有缺点(如缺乏特异性),但在 FUO 的检查中,这点不足已被其高灵敏度所远远超过!

3. 非典型性 FUO 及相关的疾病

(1)结节病:[18]F-FDG PET 已成为评价结节病非常有价值的工具。全身断层成像功能结合[18]F-FDG PET 的物理特性 PET/CT 与[67]Ga-枸橼酸闪烁扫描成像对比后,解释了为什么后者已经几乎完全被弃用,[18]F-FDG PET 非常适合于多发性疾病的全身评估(见下文的临床病例 2;彩图 37)。它有助于对累及多个解剖部位的疾病进行诊断和分期,并且似乎对疗效的评估也是有帮助的,特别是激素治疗。然而,必须明确的是,[18]F-FDG PET/CT 并不能取代病理学诊断,特别是淋巴瘤的鉴别诊断是不可能确定的,因此,淋巴结肿大的患者需要进行病理诊断。但是,[18]F-FDG PET/CT 可以帮助确定准确的和最方便的淋巴结进行活组织检查。

（2）血管炎：在炎症或免疫状态下，[18]F-FDG PET 已被证明在评价大血管的血管炎中是非常有用的，如 GCA 和 Takayasu 病（即多发性大动脉炎）。这已在专门的研究和 FUO 患者中的研究被证实。在患有 GCA 和具有炎性标记物且未经治疗过的患者中，具有较高的灵敏度（77%～92%）和特异度（89%～100%）（见下文临床病例 3；图 16-7），而在免疫抑制治疗（如激素治疗）中，所观察到的灵敏性较低。需要指出地是，[18]F-FDG PET 对局限性一过性动脉炎不能作出可靠的诊断和检测。

（3）HIV 相关性感染（另见于第 15 章）：在 HIV 感染流行的初期，[67]Ga-枸橼酸盐和稍后的[99m]Tc-HIG（现已不再使用）被用于检查，并发现有效。近年来，[18]F-FDG PET 已经成为了选择的方法。

在 AIDS 中，[18]F-FDG"热"淋巴结的表现具有典型的和明确的解剖顺序，先从躯干的上半部分开始，然后是身体下半部分。此外，摄取的程度与病毒载量有关，在治疗期间停药后摄取量也会增加，这被推测可能与 CD4[+] 淋巴细胞被强行转移至淋巴结有关。另外，未治疗的 AIDS 患者进展期标志物（如 CD8/CD38/RO T 细胞）和[18]F-FDG 的摄取量间的相关性表明[18]F-FDG PET 可以提供 AIDS 的预后信息。[18]F-FDG 摄取量与抗反转录病毒治疗的反应显示出强烈的相关性。另外，[18]F-FDG PET 在管理 AIDS 感染及其肿瘤并发症（如机会性感染、淋巴瘤、卡波西肉瘤可以起到和 AIDS-相关性痴呆综合征）中发挥作用。然而，显像的淋巴结与病毒载量间的相关性可能使结果的解释变得复杂化。因此，患者的生物学相关的数据、治疗情况和个人病史是正确诊断所必需的。

（4）结核病（另见于第 15 章）：[18]F-FDG PET 还没有在结核病（tuberculosis，TB）中广泛用。一项用于更好的描述 TB 特征的研究在 HIV 阴性的 TB 患者中已经被开展，该研究采用了多时间点的方法。须明确的是，[18]F-FDG PET/CT 并不能取代病理学诊断：特别是淋巴瘤或结节病的鉴别诊断是不可能确定的，因此，淋巴结肿大的患者需要进行病理诊断。但是，[18]F-FDG PET/CT 可以帮助确定准确的和最方便的淋巴结进行活组织检查。其他肉芽肿性疾病如结节病、球孢子菌病、组织胞浆菌病和真菌病也可能被误诊。

七、治疗后随访和患者管理

核医学技术（特别是[18]F-FDG PET/CT 和标记的 WBC 扫描）的作用如表 16-3 所示。到目前为止，有很少的证据证明[18]F-FDG PET 在评估 FUO 患者的治疗效果方面有明显的作用。如彩图 36 所示，该患者以前因败血症治疗过并有残余炎症的迹象，同时长期患有轻度乳突炎。Braun 等对 20 例结节病患者一系列的研究表明，[18]F-FDG PET 可以检测结节病在治疗中和治疗后的疗效。[18]F-FDG 摄取量和炎性残余之间的定量关系用 SUV 来表示，并用来对激素治疗在治疗中和治疗完成后的效果进行评价。[18]F-FDG PET 被证明在评估血管炎（如 GCA）的严重程度和监测治疗过程中该病的活动性是有用的。病毒载量与[18]F-FDG 摄取量间建立起的良好关系使得[18]F-FDG PET 可用于 AIDS 治疗效果和其并发症的监测。然而，虽然初步研究数据是令人鼓舞的，但是还没有足够的证据确定[18]F-FDG PET 在结核病的疗效监测和随访中的作用。

表 16-3 在 FUO 中应用 FDG PET 或 PET/CT 的汇总研究

研究	研究设计(病例数)	检查技术	没有最终确诊的病例数(%)	PET 检查异常病例数(%)	PET 有效率(%)	对比结果
Meller 等. 2000	前瞻性(20)	双探头符合成像	2(10)	13 (65)	11 (55)	$>^{67}$Ga
Blockmans 等. 2001	前瞻性(58)	全环 PET	20(36)	46(79)	24 (41)	$>^{67}$Ga
Lorenzen 等. 2001	回顾性(16)	全环 PET	3 (18)	12 (75)	11 (69)	
Bleeker-Rovers 等.2004	回顾性(35)	全环 PET	16(46)	15 (43)	13(37)	
Kjaer 等. 2004	前瞻性(19)	全环 PET	7(37)	10(53)	3(16)	$<^{111}$In-WBC
Buysschaert 等. 2004	前瞻性(74)	全环 PET	35 (47)	53 (72)	19 (26)	
Bleeker-Rovers 等.2007	前瞻性多中心(70)	全环 PET	37(53)	33(47)	23(33)	
Keidar 等.2008	前瞻性(48)	PET/CT	19 (40)	27 (56)	22 (46)	
Federici 等.2008	回顾性(10)	PET/CT	3 (30)	5(50)	5(50)	
Balink 等.2009	回顾性(68)	PET/CT	24(35)	41 (60)	38 (56)	
Ferda 等.2009	回顾性(48)	PET/CT	4(8)	44 (92)	43 (90)	
Kei 等.2010	回顾性(12)	PET/CT	5 (42)	7 (58)	5 (42)	
Palosi 等.2011	回顾性(24)	PET/CT	7(29)	13(54)	11 (46)	
Kubota 等.2011	回顾性多中心(81)	PET/CT PET+CT	或22 (27)	52 (64)	42 (52)	
Average (all studies)	583		204(35)	371(64)	270(46)	
Average (PET/CT only)	291		84(29)	189(65)	166(57)	

八、结论

多种核医学方法用于 FUO 已经超过至少 40 年。目前,^{111}In-或^{99m}Tc-WBCs 和^{99m}Tc-mAbs 可为感染的患者提供诊断线索,例如为长期术后发热的患者。在真性 FUO 和没有 PDCs 指向的感染,^{18}F-FDG PET/CT 作为一种供选择的检查方法具有高度的评价。某组研究不仅包括肿瘤患者、炎性疾病(如血管炎、结节病、系统性疾病)和有限中性粒细胞浸润的感染(如肺结核或机会性螺旋菌感染和真菌感染,尤其是 HIV 阳性患者)患者,而且还有 ^{18}F-FDG PET 检查具有高阴性预测值并最终呈阴性的患者。在这些患者中,未被最终确诊的人数占 50%,但重要的是,这些患者预后通常很好,甚至未经治疗。^{18}F-

FDG PET 在这些疾病中的良好诊断性能表明,它可成为患者治疗后随访的一个很好的方法,这一点在经激素治疗和其他免疫抑制治疗的血管炎和 HIV 阳性患者中被证实,在这些患者中发现[18]F-FDG 摄取量和反转录病毒载量的变化之间存在相关性。[18]F-FDG PET 在评估其他潜在疾病引起的 FUO 的疗效中的作用仍需要其他研究进行说明。

主要参考文献

[1] Petersdorf RG, Beeson PB. Fever of unexplained origin: report on 100 cases. Medicine, 1961, 40: 1-30.

[2] Larson EB, Featherstone HJ, Petersdorf RG. Fever of undetermined origin: diagnosis and follow up of 105 cases, 1970-1980. Medicine, 1982, 61: 269-292.

[3] Durack DT, Street AC. Fever of unknown origin reexamined and redefi ned. Curr Clin Top Infect Dis, 1991, 11: 35-51.

[4] Arnow PM, Flaherty JP. Fever of unknown origin. Lancet, 1997, 350: 575-580.

[5] Bleeker-Rovers CP, Vos FJ, de Kleijn EM, et al. A prospective multicenter study on fever of unknown origin: the yield of a structured diagnostic protocol. Medicine, 2007, 86: 26-38.

[6] Mourad O, Palda V, Detsky AS. A comprehensive evidence-based approach to fever of unknown origin. Arch Intern Med, 2003, 163: 545-551.

[7] Iikuni Y, Okada J, Kondo H, Kashiwazaki S. Current fever of unknown origin 1982-1992. Intern Med, 1994, 33: 67-73.

[8] de Kleijn EM, van Lier HJ, van der Meer JW. Fever of unknown origin (FUO). II. Diagnostic procedures in a prospective multicenter study of 167 patients. The Netherlands FUO Study Group. Medicine, 1997, 76: 401-414.

[9] Knockaert DC, Vanderschueren S, Blockmans D. Fever of unknown origin in adults: 40 years on. J Intern Med, 2003, 253: 263-275.

[10] Ergönül O, Willke A, Azap A, et al. Revised defi nition of 'fever of unknown origin': limitations and opportunities. J Infect, 2005, 50: 1-5.

[11] Saltoglu N, Tasova Y, Midikli D, et al, Dündar IH. Fever of unknown origin in Turkey: evaluation of 87 cases during a nine-year period of study. J Infect, 2004, 48: 81-85.

[12] Tabak F, Mert A, Celik AD, et al. Fever of unknown origin in Turkey. Infection, 2003, 31: 417-420.

[13] Peters AM. Localising the cause of an undiagnosed fever. Eur J Nucl Med, 1996, 23: 239-242.

[14] Hilson AJ, Maisey MN. Gallium-67 scanning in pyrexia of unknown origin. Br Med J, 1979, 24: 1330-1331.

[15] Bleeker-Rovers CP, Vos FJ, Mudde AH, et al. A prospective multi-centre study of the value of FDG-PET as part of a structured diagnostic protocol in patients with fever of unknown origin. Eur J Nucl Med Mol Imaging, 2007, 34: 694-703.

[16] ICRP. Radiation dose to patients from radiopharmaceuticals (addendum 2 to ICRP publication 53). Ann ICRP, 1998, 28: 1-126.

[17] Lavender JP, Lowe J, Barker JR, et al. Gallium 67 citrate scanning in neoplastic and inflammatory lesions. Br J Radiol, 1971, 44: 361-366.

[18] Knockaert DC, Mortelmans LA, De Roo MC, et al. Clinical value of gallium-67 scintigraphy in evaluation of fever of unknown origin. Clin Infect Dis, 1994, 18: 601-605.

[19] Habib GS, Masri R, Ben-Haim S. The utility of gallium scintigraphy in the evaluation of fever of unknown origin. Isr Med Assoc J, 2004, 6: 463-466.

[20] Meller J, Altenvoerde G, Munzel U et al. Fever of unknown origin: prospective comparison of [18F]FDG imaging with a double-head coincidence camera and gallium-67 citrate SPECT. Eur J Nucl Med, 2000, 27:

1617-1625.

[21] Blockmans D, Knockaert D, Maes A, et al. Clinical value of [(18)F]fluoro-deoxyglucose positron emission tomography for patients with fever of unknown origin. Clin Infect Dis, 2001,32:191-196.

[22] Peters AM. The use of nuclear medicine in infections. Br J Radiol,1994,71:252-261.

[23] de Kleijn EM, Oyen WJ, Claessens RA. et al. Utility of scintigraphic methods in patients with fever of unknown origin. Arch Intern Med,1995,155:1989-1994.

[24] Oyen WJG, Claessens RAMJ, van der Meer JWM, et al. Detection of subacute infectious foci with In-111-labeled autologous leucocytes and In-111-labeled human nonspecific immunoglobulin G: A prospective comparative study. J Nucl Med,1991,32:1854-1860.

[25] Oyen WJG, Claessens RAMJ, van Horn JR, et al, Scintigraphic detection of bone and joint infections with indium-111-labeled nonspecific polyclonal human immunoglobulin G. J Nucl Med,1990,31:403-412.

[26] D atz FL, Anderson CE, Ahluwalia R, et al. The efficacy of indium-111-polyclonal IgG for the detection of infection and inflammation. J Nucl Med,1994,35:74-83.

[27] Meller J, Sahlmann CO, Gurocak O, et al. FDG-PET in patients with fever of unknown origin: the importance of diagnosing large vessel vasculitis. Q J Nucl Med Mol Imaging, 2009,53:51-63.

[28] Buscombe JR, Miller RF, Lui D, et al. Combined ^{67}Ga and [99Tcm]-human immunoglobulin imaging in human immunodefiency virus-positive patients with fever of undetermined origin. Nucl Med Commun,1991,12:583-592.

[29] Roca M, de Vries EF, Jamar F, et al. Guidelines for the labelling of leucocytes with (111) In-oxine. Inflammation/Infection Taskgroup of the European Association of Nuclear Medicine. Eur J Nucl Med Mol Imaging 2010;37:835-841.

[30] Schmidt KG, Rasmussen JW, Sørensen PG, et al. Indium-111-granulocyte scintigraphy in the evaluation of patients with fever of undetermined origin. Scand J Infect Dis 1987;19: 339-345.

[31] Davies SG, Garvie NW. The role of indium-labelled leukocyte imaging in pyrexia of unknown origin. Br J Radiol,1990,63:850-854.

[32] MacSweeney JE, Peters AM, Lavender JP. Indium labelled leucocyte scanning in pyrexia of unknown origin. Clin Radiol 1990; 42: 414-417.

[33] Tudor GR, Finlay DB, Belton I. The value of indium-111-labelled leucocyte imaging and ultrasonography in the investigation of pyrexia of unknown origin. Br J Radiol, 1997, 70: 918-922.

[34] Seshadri N, Solanki CK, Balan K. Utility of ^{111}In-labelled leucocyte scintigraphy in patients with fever of unknown origin in an era of changing disease spectrum and investigational techniques. Nucl Med Commun,2008,29:277-282.

[35] Kjaer A, Lebech AM, Eigtved A, Hojgaard L. Fever of unknown origin: prospective comparison of diagnostic value of ^{18}F-FDG PET and ^{111}In-granulocyte scintigraphy. Eur J Nucl Med Mol Imaging,2004,31:622-626.

[36] de Vries EF, Roca M, Jamar F, et al. Guidelines for the labelling of leucocytes with (99m) Tc-HMPAO. Inflammation/Infection Taskgroup of the European Association of Nuclear Medicine. Eur J Nucl Med Mol Imaging,2010,37:842-848.

[37] Becker W, Dölkemeyer U, Gramatzki M, et al. Use of immunoscintigraphy in the diagnosis of fever of unknown origin. Eur J Nucl Med,1993,20:1078-1083.

[38] Meller J, Ivancevic V, Conrad M, et al. Clinical value of immunoscintigraphy in patients with fever of unknown origin. J Nucl Med,1998,39:1248-1253.

[39] ICRP. Radiation dose to patients from radiopharmaceuticals. Addendum 3 to ICRP Publi-

cation 53. ICRP Publication 106. Ann ICRP, 2008,38:1-197.

[40] Lorenzen J, Buchert R, Bohuslavizki KH. Value of FDG PET in patients with fever of unknown origin. Nucl Med Commun,2001,22:779-783.

[41] Bleeker-Rovers CP, de Kleijn EM, Corstens FH, et al. Clinical value of FDG PET in patients with fever of unknown origin and patients suspected of focal infection or inflammation. Eur J Nucl Med Mol Imaging,2004, 31:29-37.

[42] Buysschaert I, Vanderschueren S, Blockmans D, et al. Contribution of (18) fluoro-deoxyglucose positron emission tomography to the work-up of patients with fever of unknown origin. Eur J Intern Med,2004,15:151-156.

[43] Keidar Z, Gurman-Balbir A, Gaitini D, et al. Fever of unknown origin: the role of ^{18}F-FDG PET/CT. J Nucl Med,2008,49:1980-1985.

[44] Federici L, Blondet C, Imperiale A, et al. Value of (18) F-FDG-PET/CT in patients with fever of unknown origin and unexplained prolonged inflammatory syndrome: a single centre analysis experience. Int J Clin Pract,2010,64:55-60.

[45] Balink H, Collins J, Bruyn GA, Gemmel F. F-18 FDG PET/CT in the diagnosis of fever of unknown origin. Clin Nucl Med, 2009, 34: 862-868.

[46] Ferda J, Ferdová E, Záhlava J, et al. Fever of unknown origin: A value of (18)F-FDGPET/ CT with integrated full diagnostic isotropic CT imaging. Eur J Radiol,2009,73:518-525.

[47] Kei PL, Kok TY, Padhy AK, et al. [18F] FDG PET/CT in patients with fever of unknown origin: a local experience. Nucl Med Commun,2010,31:788-792.

[48] Pelosi E, Skanjeti A, Penna D, et al. Role of integrated PET/CT with [(18) F]-FDG in the management of patients with fever of unknown origin: a single-centre experience. Radiol Med,2011,116:809-820.

[49] Kubota K, Nakamoto Y, Tamaki N, et al. FDG-PET for the diagnosis of fever of unknown origin: a Japanese multi-center study. Ann Nucl Med,2011,25:355-364.

[50] Dong MJ, Zhao K, Liu ZF, et al. A meta-analysis of the value of fluorodeoxyglucose-PET/ PET-CT in the evaluation of fever of unknown origin. Eur J Radiol,2011,80:834-844.

[51] Jasper N, Däbritz J, Frosch M, et al. Diagnostic value of [(18) F]-FDG PET/CT in children with fever of unknown origin or unexplained signs of inflammation. Eur J Nucl Med Mol Imaging,2010,37:136-145.

[52] Simons KS, Pickkers P, Bleeker-Rovers CP, et al. F-18-fluorodeoxyglucose positron emission tomography combined with CT in critically ill patients with suspected infection. Intensive Care Med,2010,36:504-511.

[53] Rabkin Z, Israel O, Keidar Z. Do hyperglycemia and diabetes affect the incidence of false-negative ^{18}F-FDG PET/CT studies in patients evaluated for infection or inflammation and cancer? A comparative analysis. J Nucl Med, 2010, 51: 1015-1020.

[54] Meller J, Sahlmann CO, Scheel AK. ^{18}F-FDG PET and PET/CT in fever of unknown origin. J Nucl Med,2007,48:35-45.

[55] Nishiyama Y, Yamamoto Y, Fukunaga K, et al. Comparative evaluation of ^{18}F-FDG PET and ^{67}Ga scintigraphy in patients with sarcoidosis. J Nucl Med,2006,47:1571-1576.

[56] Bonardel G, Carmoi T, Gontier E, et al. Use of positron emission tomography in sarcoidosis. Rev Med Interne,2011,32:101-108.

[57] Teirstein AS, Machac J, Almeida O, et al. Results of 188 whole-body fluorodeoxyglucose positron emission tomography scans in 137 patients with sarcoidosis. Chest,2007, 132:1949-1953.

[58] Keijsers RG, Verzijlbergen FJ, Oyen WJ, et al. ^{18}F-FDG PET, genotype-corrected ACE and sIL-2R in newly diagnosed sarcoidosis. Eur J Nucl Med Mol Imaging,2009,36:1131-1137.

[59] Bossert M, Prati C, Balblanc JC, et al. Aortic involvement in giant cell arteritis: Current da-

ta. Joint Bone Spine,2011,78:246-251.

[60] Sathekge M,Goethals I,Maes A,et al. Positron emission tomography in patients suffering from HIV-1 infection. Eur J Nucl Med Mol Imaging,2009,36:1176-1184.

[61] Sathekge M,Maes A,Kgomo M,et al. Fluorodeoxyglucose uptake by lymph nodes of HIV patients is inversely related to CD4 cell count. Nucl Med Commun, 2010, 31: 137-140.

[62] Bleeker-Rovers CP,Vos FJ,Corstens FH,et al. Imaging of infectious diseases using[18F] fluorodeoxyglucose PET. Q J Nucl Med Mol Imaging,2008,52:17-29.

[63] Lucignani G,Orunesu E,Cesari M,et al. FDG-PET imaging in HIV-infected subjects: relation with therapy and immunovirological variables. Eur J Nucl Med Mol Imaging, 2009,36:640-647.

[64] Castaigne C,Tondeur M,de Wit S,et al. Clinical value of FDG-PET/CT for the diagnosis of human immunodeficiency virusassociated fever of unknown origin: a retrospective study. Nucl Med Commun, 2009, 30: 41-47.

[65] Sathekge M,Maes A,Kgomo M,et al. FDG uptake in lymph-nodes of HIV + and tuberculosis patients:implications for cancer staging. Q J Nucl Med Mol Imaging,2010,54:698-703.

[66] Sathekge M,Maes A,Kgomo M,et al. Impact of FDG PET on the management of TBC treatment. A pilot study. Nuklearmedizin,2010,49:35-40.

[67] Bouyadlou S, Conti PS. Unknown primary tumors.//Conti PS, Cham DK. (eds) PET-CT: A Case Based Approach. New York: Springer Verlag,2005.

[68] Braun JJ, Kessler R, Constantinesco A, et al. 18F-FDG PET/CT in sarcoidosis management:review and report of 20 cases. Eur J Nucl Med Mol Imaging,2008,35:1537-1543.

[69] Glaudemans AW, Signore A. FDG-PET/CT in infections: the imaging method of choice? Eur J Nucl Med Mol Imaging, 2010, 37: 1986-1991.

九、临床病例

病例 1

55 岁男性,临床病史:因多囊肾而右肾移植术、肺结核、下壁心肌梗死、胆总管类癌术后伴肝Ⅳ段转移。

患者因持续高热被送往急诊室,入院时体温为 40℃,因呼吸窘迫而需要辅助通气。诊断为大肠埃希菌、肺炎克雷伯杆菌和牛链球菌引起的败血症,并给予广谱抗生素治疗。

病情稳定后,为查明主要病因行MRI,111In-WBC 扫描和18F-FDG PET 检查。PET 显示,除了已知的类癌肝转移外(图 16-5),还有左侧多囊肾区见环形"热"区,中央区未见放射性标价物,诊断为肾囊肿感染,

111In-WBC 成像显示在左肾囊肿感染处见中性粒细胞明显地聚集(图 16-6A～D),而MRI 显示增加的 T₁WI 信号与囊肿感染区一致(图 16-6E)。肝Ⅳ段病变在 MRI 上显示阳性而在111In-WBC 扫描中为阴性。抗生素治疗后,为防止进一步感染,行左肾切除术。

★教学要点

• 该病例的主要难点是确定败血症的病因,既往多次手术,肾移植感染、胆管术后胆管炎或左肾囊肿感染都有可能。多种成像手段能够找到感染源,以进一步恰当地处理。

• 18F-FDG PET 在肝Ⅳ段病变和肾囊肿感染中呈相等的摄取量、表现出非特异性,而111In-WBC 在识别左侧多囊肾感染中具有

特异性。

病例 2

66 岁男性,无既往史,体检发现直肠癌。

长期的中度发热(37.5～38.5℃),为确定直肠癌分期,行胸部 CT 扫描以显示纵隔和肺门淋巴结。癌胚抗原(CEA)未增加,为 9ng/dl,CRP 水平及血常规正常。

^{18}F-FDG PET/CT 检查显示纵隔及肺门淋巴结表现出高浓度摄取(彩图 37)。纵

隔镜检查结果显示肉芽肿性炎性纵隔淋巴结,与结节病一致,并且在这些淋巴结内未检测到肿瘤细胞。

★**教学要点**

• 炎性疾病在疑似恶性疾病的检查中易被误诊,因为炎性淋巴结在 CT 和^{18}F-FDG PET 检查中表现出恶性肿瘤的征象(如体积增大和^{18}F-FDG 摄取的增加)。

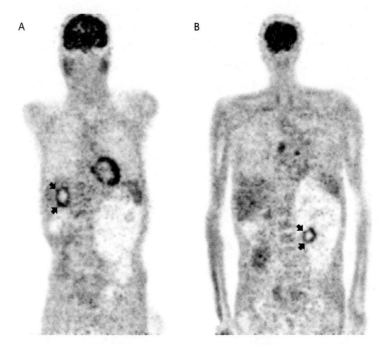

图 16-5　^{18}F-FDG PET 冠状位图像

A. 为已知的类癌肝转移的^{18}F-FDG 摄取图(箭头);B. 显示的是一个左肾囊肿壁摄取图(箭头)。注意感染囊肿周围的无放射活性区域,对应于体积增大的左侧多囊肾

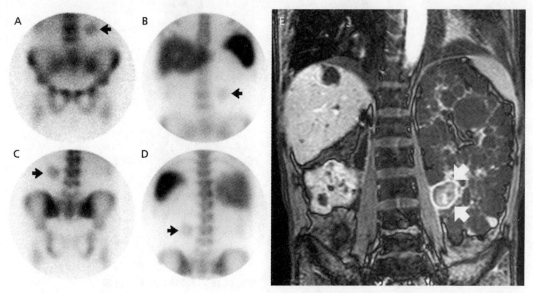

图 16-6　该患者与图 16-5 为同一患者。[111] In-WBC 闪烁扫描图像示 WBCs 积聚于感染的囊肿内（黑箭）；E. MRI T₁WI 冠状位图像，信号升高与感染的囊肿一致（白箭）

病例 3

59 岁女性。临床病史：患有 Lyme 病（莱姆关节炎）、抑郁症，临床表现为腹部皮疹，无力和中度发热（37.7℃），该患者未提及眼部或下颌区症状，但伴有肩袖活动度严重受限的无力症状特别明显。

通过连续的细菌标本对比排除了任何活动性感染证据，该患者被当作感染性疾病的一个特殊类型。血清学检查没有显示出任何相关的线索（伯氏疏螺旋体、布鲁菌、沙眼衣原体、肺炎支原体、立克次体、梅毒、A，B，C 型肝炎和 HIV 均为阴性）；CRP（＜1mg/L）、白细胞计数 5.79×10⁹/L（5790/μl）和系统性疾病标志物（ANF，Waaler-Roose，ANCA）都是正常

的。因此，[18]F-FDG PET/CT 被用于排除风湿性多肌痛。[18]F-FDG-PET 显示在主动脉、大血管和肩关节处高浓度摄取，这是符合 GCA（Horton 病）累及四肢近端的表现（图16-7A）。给予激素治疗，确诊后 6 个月再次[18]F-FDG PET 检查，显示摄取完全正常（图 16-7B）。

★教学要点

• 大血管的血管炎可以有不同的临床表现，有时只表现为无力。[18]F-FDG PET 在诊断过程中具有一定的帮助作用。

• 经治疗后示踪剂摄取很快正常，表明患者在[18]F-FDG PET 检查前不应使用激素治疗。

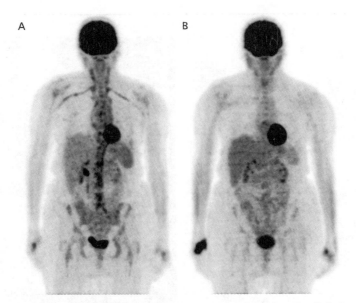

图 16-7　诊断时(A)和激素治疗后(B)的^{18}F-FDG PET 最高浓度图像。大血管和肩关节摄取^{18}F-FDG 表明巨细胞性动脉炎累及肩袖(即风湿性多肌痛)

第 17 章
炎性疾病的核医学显像

Marco Chianelli[1], Gaurav Malviya[2,3], Andor W. J. M.
Glaudemans[2], Alberto Signore[3]

[1]*Regina Apostolorum Hospital, Albano, Rome, Italy*
[2]*University of Groningen, Groningen. The Netherlands*
[3]*"Sapienza" University, Rome, Italy*

一、引言

炎性疾病是一组以靶器官的慢性炎症为特征的不同种类疾病的总称,这类疾病经常复发并需要长期治疗。这些被称作"无菌性慢性炎性疾病",包括自身免疫性疾病、移植排斥反应、结节病、血管炎、动脉粥样硬化和一些退行性疾病。在这些患者中,为了终止病程、防止或延迟并发症、避免疾病复发,试图获得特异性免疫抑制药来压制免疫过程是非常重要的。当我们在不断尝试通过抗炎药物提高患者的生活质量时,减小副作用是非常重要的,这就要求我们使用一些特异性的免疫疗法,尽可能有选择性地阻断疾病反应的病理机制。

新型特异性的靶向治疗在不断发展,为了评估新方法的有效性和安全性,一些临床试验正在实施。然而,其中绝大多数方法在很大程度上都是根据临床疗效进行评估。一项靶向的、可靠的方法能够可视化地直接显示不同疾病的免疫过程,是非常有价值的。而且特异性的诊断试验,可以允许选择那些需要治疗的患者。

目前,核医学技术不常用于慢性炎性疾病的诊断,但对于疾病预后的评估非常有帮助,最重要的是,对于疾病活力的评估,核医学技术是非常敏感的诊断模式。这种模式尤其重要,因为在大部分病例中,治疗方案可有不同的选择,快速有效的治疗可以阻止疾病的进展并延缓并发症的发生。

随着特异性放射性药物的出现,自身免疫性疾病研究的很重要的阶段之一已经发展到了分子核医学。分子核医学为识别个体疾病的免疫过程做出了很大的贡献,这一点是非常重要,因为新型分子治疗剂是针对特殊的靶点和限制炎症反应而发展起来的。经治医师不仅能够获得疾病活力的信息(活动期或静止期),而且可以了解疾病的自然进程,因此,可以在一开始就决定选择用哪一种治疗方案、治疗何时开始、何时停止以及何时调整治疗方案。

二、临床基本知识

1. Th1 型和 Th2 型慢性炎症　抗原的持续存在维持着免疫细胞选择性地产生细胞因子,这诱导相应特异性免疫反应的效应细胞的分化。随着 T 淋巴细胞的激活,它们的增殖和成熟由 T 细胞分泌的可溶性介质(称为细胞因子)和特异性细胞表面受体的表达来调节。

目前可以明确的是抗原的类型决定免疫反应的类型,在 CD4 T 辅助淋巴细胞中,存在 3 个不同的亚群,称为 Th1,Th2,Th17。每个亚群都通过产生不同的细胞因子来维持免疫反应。特别是 Th1 主要产生白介素(IL)-2,肿瘤坏死因子-α(TNF-α)和干扰素-γ(IFN-γ),有效刺激细胞免疫;而 Th2 淋巴细胞产生 IL-4、IL-5、IL-6 和 IL-10,有效刺激 B 淋巴细胞和嗜酸性粒细胞免疫应答。据报道,IL-4 可以抑制 Th1 淋巴细胞,IFN-γ 可以抑制 Th2 细胞。Th1 和 Th2 也有不同的功能,通过不同的膜受体对细胞因子的反应不同:TH1 细胞表达趋化因子受体 CCR5(不是 CCR3),TH2 细胞表达趋化因子受体 CCR3(不是 CCR5)。目前也可以明确的是,不同的炎症疾病主要是由 Th1/Th17 反应或 Th2 反应所驱动的。在同一个体的疾病中试图获得一种更有选择性的免疫抑制的方法诱导 Th1 与 Th2 之间的转换,从而炎症变化从一种使病理类型转换为另一种非病理类型已成为可能。Th1 介导的疾病可受益于该疗法,这种疗法诱导其向 Th2 的转变,反之亦然。

因为 Th1 和 Th2 细胞表达不同系列的趋化因子受体,可以设想通过用放射性标记的配体特异性结合到不同的 Th 亚群上,从而在体内鉴别两种类型炎症的发生。随着新的治疗选择的出现,需挑战的不是区别炎症反应是否活跃,而是鉴别炎症的不同类型。在这个领域,分子核医学可以提供独特的信息。

2. 自身免疫性疾病的分型和分类　几乎所有自体组织都可以作为自身免疫反应的目标,其发病机制仍然不完全清楚。涉及自身免疫起源的多种因素主要是,胸腺耐受缺失,对抗自身抗原的外周应变力缺乏。一些病例表现为细菌、病毒和反转录抗原的一系列交叉反应。因为自身免疫疾病与主要组织相容性复合体(MHC)和非 MHC 基因相关,其遗传倾向也是不容质疑的。

根据发病机制和临床表现,自身免疫性疾病的几种分类方法已经提出,尤其是它们可以按系统或器官特点进行分类,这取决于免疫反应主要是原发的还是多发的,或者是针对组织特异性的抗原的。自身免疫性疾病的一个重要的临床特征是与多腺体自身免疫综合征的高频发生相关,反映了常见的遗传倾向。有趣的是核医学技术一次成像即可得到多个器官的可视化显像。

3. 自身免疫性疾病的组织病理学:分子核医学中特异性放射性探针应用的合理性
自身免疫性疾病中,可观察到一种有特征的慢性炎症反应,一开始血供和通透性增加很少,嗜酸粒细胞浸润很少或没有。自身免疫性疾病引起一系列不同的组织学特征,其从一个典型的淋巴细胞浸润开始(如甲状腺炎)到由 T 淋巴细胞、B 淋巴细胞、浆细胞和中性粒细胞组成的混合细胞群的浸润(如类风湿关节炎),再到一个典型的体液免疫介导的反应(如系统性红斑狼疮)。

细胞免疫是根据特异性的抗原识别并通过细胞毒性 T 淋巴细胞(CD8),巨噬细胞和自然杀伤(NK)细胞介导的和辅助性 T 淋巴细胞(CD4)的协同作用来实现的。随着携带抗原的淋巴细胞的特定的相互作用和一些适当共同刺激信号的启动,一系列复杂的磷酰化反应引起基因转录导致淋巴细胞增殖和分化。细胞开始合成 RNA,从有丝分裂周期的 G_0 期转入 G_1 期;蛋白质被合成,细胞增大,IL-2 和 IL-2 受体(IL-2R)开始合成。转铁蛋白受体的合成开始于 14h 后、MHC II 类分子在 3~5d 后、迟现抗原 4(VLA-4)在 7~14d 后合成。

血管内皮细胞发生的主要变化是促进和加强炎症细胞和分子的补充。通透性增加以促进大分子的扩散;黏附分子,如细胞间黏附分子(ICAM)-1,血管性细胞黏附分子(VCAM)和 E-选择素,其特异性表达并结合到循环的粒细胞和淋巴细胞上，积极促进激活，迁移到炎症组织中。有报道显示，炎性血管内皮上有生长激素抑制素受体。炎症血管的靶向性是诊断免疫过程的进一步的选择。

细胞凋亡是一种术语，指的是细胞学上可观察到的在所有真核生物中的一种细胞自毁过程。它也被称为程序性细胞死亡，因为它需要可控制的基因表达，它的激活由各种外部或内部刺激反应来完成。这种类型的细胞死亡涉及细胞活化，其通过细胞表面的感受器参与，随后被这些受体启动的信号转导过程。在细胞凋亡过程中，细胞皱缩，胞膜有小泡状形成，核内染色质降解并分解成小的膜包裹的片段。最早出现的事件之一是通常隐藏在质膜内的磷脂酰丝氨酸会暴露在细胞膜表面，其与吞噬细胞（如巨噬细胞和树突状细胞）上的受体结合，从而使吞噬细胞会吞噬掉细胞碎片。

由于细胞内的内容物不能从凋亡细胞和它们的碎片中释放，这个过程不伴有炎症反应，所以它可以被看作是一种细胞处理的损伤自限模式，从生理学角度观察，凋亡过程发生在胚胎发育、形态发生、变态、内分泌组织萎缩阶段，与此同时，还有正常组织更新和肿瘤退化期间。细胞凋亡也提供了对病毒的一种防御限制，通过病毒感染细胞的快速死亡减少病毒扩散，也可以消除 DNA 损伤的细胞。凋亡细胞死亡可以有多种刺激触发，包括增加细胞内的氧化剂水平、γ 照射、糖皮质激素或细胞毒性药物。

在炎症过程中，细胞毒性 T 淋巴细胞分泌 TNFα 和 TNFβ，结合到 TNF 受体之后介导细胞凋亡。另外，当细胞毒性 T 细胞结合到其靶细胞表面，会在其表面产生更多的 Fas 配体（FasL）。这与靶细胞表面的 Fas（也称为 CD95）结合，通过细胞凋亡导致细胞死亡。Fas 和 TNF 受体是完整的膜蛋白，其受体区暴露在细胞的表面。

凋亡在自身免疫性疾病、器官移植、甚至动脉粥样硬化斑块形成中均可发生。因此，在自身免疫性疾病中细胞凋亡的检测，可揭示关于炎症过程对靶器官的最终效应的重要的信息，这对疗效的评估是非常重要的。

4. 移植排斥　急性移植排斥反应是可能发生在移植患者身上的主要并发症之一。急性排斥反应中观察到的组织病理学的病损，显示同种异体移植物的血管周围和间质中有单核细胞浸润。然后，还可出现 T 细胞依赖性淋巴细胞浸润，这可由 IL-2 来驱动。急性排斥反应的第一次发作一般发生在手术后 2d 至 1 周。第一年之后，死亡的主要原因是闭塞性细支气管炎综合征（BOS）。其组织学特征是小到中等大小的细支气管的纤维闭塞，这被认为是代表了慢性移植排斥反应的表现。

5. 结节病　结节病肉芽肿形成是对感染物质、有机颗粒或无机物产生的一个过度免疫反应。上皮样细胞肉芽肿的发展经历 3 个阶段。第 1 阶段，肉芽肿的形成是由抗原呈递细胞（APCs）呈递未知抗原来启动的。第 2 阶段，抗原附着于 MHC Ⅱ 类分子并提交给幼稚 CD4 T 淋巴细胞。第 3 阶段，在 IL-12 和 IL-18 的影响下，CD4 T 淋巴细胞将被激活并分化成 Th1 细胞，巨噬细胞聚集到肉芽肿中心，其边缘围绕着淋巴细胞和成纤维细胞。抗原不断被肺泡巨噬细胞呈递到 Th1 细胞，导致这些肉芽肿的形成。肺泡巨噬细胞释放出 IL-1，IL-6，IL-12，MIP-1，MCP-1 和首要的 TNFα 等细胞因子。这些特殊的细胞因子在肉芽肿发展中具有至关重要的作用。

Th1 应答主要由 IL-12 诱导。活化的 Th1 细胞主要分泌 IL-2 和 IFN-γ，同样也在肉芽肿形成中起了举足轻重的作用。另外，释放出的化学因子通过单核细胞、巨噬细胞和 T 细胞的聚集、增生来促进肉芽肿的形成。

肉芽肿性炎症可能会无瘢痕残留地消

失、保持现状或导致组织永久纤维化。不同的免疫反应被认为确定不同的病程。去除诱发因素和随后的免疫反应的下调，可能会导致肉芽肿的自发消退。在 Th1 应答不足的情况下，Th2 细胞可以被激活以更有效地消除抗原。不过，从 Th1 向 Th2 反应的转变，发生于患者向慢性结节病的发展阶段，随后可能会发展为纤维化。

6. 血管炎　病理学表现是动脉壁所有的 3 层膜被炎性浸润，中层由巨细胞形成肉芽肿，尤其是在内层和中层边界处。一些证据表明血管炎是一种 T 细胞介导的疾病。浸润动脉壁的主要是 T 淋巴细胞和巨噬细胞，很少或无 B 淋巴细胞。T 淋巴细胞以 CD4 的表型为主，在外膜中细胞数目最高，内膜次之，中层仅少量淋巴细胞被检测到。浸润血管炎病灶的 T 淋巴细胞显示为活化迹象，如 MHCII 类和 CD25（IL-2 受体）的表达。Th1 型被认为是最重要的角色。IFN-γ 是血管炎病灶中巨噬细胞活化的一个主要因素，而这又成为各种细胞因子的主要来源，包括 IL-1β，IL-6，TNF-α，转化生长因子（TGF）β 和 IL-32。

7. 动脉粥样硬化　动脉粥样硬化因子在动脉粥样硬化中的确切的机制仅有部分了解。尽管如此，有迹象显示它们首先是改变内皮细胞的保护功能，进而促成脂质和单核细胞/巨噬细胞沉积到血管壁。在第一步中，如稳定斑块的形成，先天性免疫应答在决定病变进展中起关键作用。特别是，单核细胞/巨噬细胞通过自由基清除剂受体（清道夫受体）过载氧化低密度脂蛋白（oxLDL）和维持局部炎性反应分泌细胞因子、降解酶（基质金属蛋白酶），还有生长因子以刺激血管膜平滑肌细胞迁移和增殖。

斑块的微环境可能引起获得性免疫应答，这可以决定炎性细胞的选择性聚集。在此阶段，是淋巴细胞而不是巨噬细胞统筹免疫应答。转换到 Th1 淋巴细胞的选择性聚集是斑块易损/破裂的进展中关键的一步。IFN-γ 强烈抑制平滑肌细胞的增殖和血管平滑肌细胞产生间质胶原，从而影响纤维帽的稳定性。

三、临床问题

慢性炎性疾病的临床诊断通常是根据靶组织功能减退综合征的出现而做出。甲状腺 Graves 病是一个例外，因为有 anti-TSHr 抗体的存在来刺激甲状腺功能，因此，甲状腺功能亢进（甲亢）可早期诊断并能够在甲状腺被淋巴细胞浸润损伤之前开始治疗。

从免疫学来说，自身免疫性疾病是相当异类的，在某些情况下，体液免疫（如自身抗体的产生）占主导地位，而另外的情况下，细胞免疫（如循环 T 抑制细胞的减少，活化 T 细胞的增加和单核细胞在靶组织的浸润）占主导地位。然而，相同的疾病在不同的阶段也许有这两部分不同程度的参与。

在大多数器官特异性的自身免疫性疾病中，检测浸润靶组织的淋巴细胞，连同检测循环自身抗体的滴度，都显示为早期诊断、早期治疗及治疗随访的重要的附加标志。对组织学检查，甲状腺、肠、关节、皮肤、肾这些组织的样本是可以获得的，而另一些组织，如甲状旁腺、肾上腺、胰腺、垂体、大脑等组织的标本是很难获得的。

同样的情况可以发生在移植排斥反应、结节病、血管炎和动脉粥样硬化中。接受器官移植的患者，需要持续随访、评估器官/组织的功能和常规活检。不过急性或慢性排斥反应常常是不可预测的。结节病、血管炎和动脉粥样硬化往往要到很晚期、并发症或其他严重症状出现时才被检测到。

在这些疾病中，临床医师想要知道淋巴细胞浸润的严重性和程度，因为这将会指导治疗方案的制定和评估免疫治疗的有效性。因此组织中浸润的淋巴细胞成像是核医学一个重要的目标。

在核医学这个领域里,详细的适应证可能是对健康同胞或受试对象易感人群的健康调查和风险预测,从而最终防止疾病的发生。

四、检查方法的选择

如上所述,多数器官特异性的自身免疫性疾病的特点是单核细胞在靶组织中的慢性浸润,伴有很少或没有血流动力学改变和很少的炎性症状。组织单核细胞的浸润一直在持续,直到靶细胞被破坏和出现功能减退。因此组织的功能显像对于早期诊断往往是没有用的,它可能只支持临床诊断(如桥本甲状腺炎碘摄取的减少)或者被用于一些治疗随访(如慢性肝炎的肝胶体显像)。与此相反,它又有诊断和治疗相关的重要性,因为它有可以检测和定量组织中单核细胞的浸润(如是什么原因导致了自身免疫疾病)的可能性。可以使用低分子量的放射性标记的受体配体,它们可以通过完整的毛细血管内皮并特异性地与浸润的细胞结合。放射性标记的粒细胞不能用来检测单核细胞浸润的组织。然而,在一些自身免疫性疾病中,如克罗恩病和类风湿关节炎,急性炎症的典型症状与慢性淋巴细胞浸润并存。在这些情况下,放射性标记的粒细胞或者混合的白细胞可以使用。其他技术也可以使用,例如:用像纳米胶体和非特异性人类免疫球蛋白(HIG)等大分子,这些大分子因非特异外渗而聚集在急性炎症部位。研究炎症和自身免疫性疾病最相关的放射性药物的简要描述将随后叙述。

本章回顾了基于核医学技术的分子影像,非特异性技术将不予考虑。

五、正常表现和伪影

1. 放射性标记的自体淋巴细胞 很多研究已经报道了用 ^{111}In 标记正常人和恶性肿瘤患者的淋巴细胞,在血液系统肿瘤和器官特异性自身免疫性疾病的患者中得到良好的结果。然而,当研究报道称淋巴细胞对辐射损伤高度敏感后它们的使用被中断。

2. 放射性标记的非特异性人类免疫球蛋白 放射性标记的人非特异性 HIGs 已经被用于检测炎症/感染部位,它们并不产生过敏反应或者其他不良反应,并且可被商业化地制成一套便捷即用模式。虽然它们的作用机制尚未完全阐明,但是其聚集似乎主要是非特异性地渗漏入炎性区域所致。

它们可被 ^{99m}Tc 或 ^{111}In 所标记,这两种放射性药物在体内的聚集及生物学分布相似,并且均缓慢聚集于肝。诊断图像通常在延迟相获得(6~24h)。然而,与 ^{99m}Tc-HIG 相比,^{111}In-HIG 的浓度在发炎的组织中更高,这是由于自由 ^{111}In 的聚集导致了 ^{111}In-HIG 的新陈代谢发生变化。

对于使用放射性标记 HIGs 的主要指标是通过研究发炎/感染关节或骨,已经获得很好的效果。

3. 放射性标记的粒细胞或淋巴细胞抗原抗体 放射性标记的单克隆抗体(mAb)具有较长的血浆半衰期及随时间缓慢清除的高本底放射活性,实现良好的目标本底比,在标记单克隆抗体和图像获得之间,通常需要长间隔(6~24h),它们中的一些是异源性的,可能诱发人体产生抗鼠抗体(HAMAs),引起过敏反应、抗独特型抗体的产生和药动学的改变。

淋巴细胞抗原识别放射性抗体,如 CD3,CD4,已用于自身免疫性疾病的研究。BW250/183 是一种单克隆抗体,可以识别表达在人粒细胞、早幼粒细胞和中性粒细胞上的非特异性交叉反应抗原 95(NCA95)。它提供可商购的便捷即用的 ^{99m}Tc 标记的试剂盒。炎症过程的局部化被认为是通过循环的放射性标记的粒细胞的迁移和游离抗体到发炎部位的非特异性外渗介导。随着结合到骨髓(55%)、到肝(10%)、到脾(6%)和其他的外周器官,抗体将很快被清除,得到循环中放射性单克隆抗体的最低值。

另一种可商购的阶段性特异胚胎抗原 1 (SSEA-1) 鼠单克隆抗体，被称为 ^{99m}Tc-fanolesomab(LeuTech) 和 IgM 抗体，以高亲和力结合到表达在嗜中性粒细胞的 CD15 抗原上。^{99m}Tc-SSEA-1 的放射性核素显像已经被提出用于阑尾炎的可疑病例诊断。在进行一项 25 例糖尿病患者足部溃疡诊断的研究中，放射性标记的单克隆抗体的敏感度、特异度和准确度分别为 90%、67% 和 76%。在另外一项研究中，其与白细胞显像的诊断准确率相似。在使用 ^{99m}Tc-SSEA-1 后可出现短暂的嗜中性粒细胞减少症，然而在大多数情况下，这并不代表一个临床问题，也不损害图像质量。不幸的是，由于可能存在致命的心肺反应和其使用相关联的严重后果，^{99m}Tc-SSEA-1 已经退出市场。

^{99m}Tc 标记的硫索单抗(Leukoscan, Immunomedics 公司，德国)的几例患者的研究正在进行，这是一种抗粒细胞单抗(anti-G)、抗 NCA-90 的小鼠 IgG1Fab' 片段的抗体。用 ^{99m}Tc 标记的硫原单抗的免疫放射显像能够快速地对骨髓炎进行定位，可以忽略其抗鼠抗体的反应速率并且其精确度可以与白细胞显像相媲美。在怀疑心内膜炎和阑尾炎的检测中获得了令人鼓舞的结果。在一个对 122 例糖尿病患者的足部溃疡用被放射性标记的硫原单抗核素显像的大型研究中，被标记的单克隆抗体碎片显示出 91% 的高敏感度，但是特异度仅有 56%，其原因在这一章的开头提到过(即长的血浆半衰期和炎症病变摄取的高特异性)。另一项研究，用放射性标记的抗 G 蛋白单克隆抗体对感染性心内膜患者进行 SPECT 显像，与经食管超声心动图同时对比，结果显示，71% 的敏感度和 94% 的特异度，它准确地识别了所有患者的感染心内膜炎，但是耽误了诊断的患者接受长期抗生素治疗。

4. 抗肿瘤坏死因子 α 放射性标记的单克隆抗体 针对肿瘤坏死因子的 2 种单克隆抗体即英夫利昔单抗和阿达木单抗已经开发出来。英夫利昔单抗(Remicade, 杨森生物技术公司，美国)是一种嵌合 IgG1 单抗，它是由鼠的可变的抗人肿瘤坏死因子抗体和恒定的人 IgG1 序列组成，通过重组细胞培养技术产生的。阿达木单抗(Humira 的雅培实验室，美国)是第一个抗肿瘤坏死因子的"全人"抗体。其采用的是相位显示技术。它是一个重组人类单克隆 IgG1 抗体，它由 2κ 轻链(每个 24kDa)和两个的 IgG1 HEAX-γ 重链(每个 49kDa)组成，它表达在中国仓鼠卵巢细胞，它的抗原性低于英夫利昔单抗。

英夫利昔单抗和阿达木单抗都可以识别和结合具有高亲和力($K_a = 1 \times 10^{10}$/M)的可溶性的膜结合 TNFα，从而形成稳定的非解离免疫复合物，并介导了一个强有力的抗炎效果。它们目前用于治疗中度至重度活动性类风湿关节炎，强直性脊柱炎，银屑病关节炎(仅英夫利昔单抗)和克罗恩病及溃疡性结肠炎。

5. CD20 的放射性标记的单克隆抗体 利妥昔单抗(Rituxan, 基因泰克，美国)是第一个嵌合单抗在 1997 年被批准用于治疗恶性肿瘤，2006 年获得美国 FDA 批准用于治疗活动性类风湿关节炎患者，这些患者对一个或更多的 TNF 拮抗药治疗没有效果反应。利妥昔单抗是一种基因合成的针对 CD20 的鼠/人单克隆抗体，这种 CD20 抗原表达在正常和恶性 B 淋巴细胞表面，但不表达在造血干细胞上。利妥昔单抗由 IgG1 卡帕组成，IgG1 包含鼠轻链的可变区域序列(213 氨基酸)和重链(451 氨基酸)和人恒定区序列。

在体内，利妥昔单抗诱导正常的和恶性的 B 细胞耗竭和下调自身抗体和风湿因子(RF)的产生、T 细胞的活化和促炎细胞因子的产生。

6. CD3 的放射性标记的单克隆抗体 抗人 CD3 单克隆抗体是一种人源化非 Fc 受

体结合的衍生物即 OKT3,能诱发银屑病关节炎患者的免疫抑制。在这种单克隆抗体中,2 个丙氨酸的突变(氨基酸 234 和 235)阻止了 Fc 受体结合。OKT3 的互补定义区域(CDR)被嫁接到人 IgG1 骨干给予较低的免疫原性。这种抗体可以调节 CD3-T 细胞受体复合物,诱导克隆反应性和(或)诱导调节性 T 淋巴细胞。

维西珠单抗(Nuvion,蛋白质设计实验室,美国),新一代基因工程抗 CD3 单克隆抗体。这种抗体是通过将源于 M291 杂交瘤的鼠 CDRs 移植进入人类 IgG2 的非 CDR 区域和并诱导氨基酸残余 234 和 237 部位(Val 到 Ala)的非-FcR 结合的突变进入 IgG2 Fc 部位研发制成的。这种非 Fc 受体结合人性化单克隆抗体是针对 T 淋巴细胞 CD3 抗原,并且具有高特异性和高亲和力($K_a = 0.5 \times 10^9$/M)。非 Fc 受体结合的单克隆抗体未激活静息 T 淋巴细胞,具有有限的潜在诱导体内细胞因子释放和毒性物质急剧上升的能力。维西珠单抗已经被提出用于治疗许多自体免疫疾病。

7. CD4 的放射性标记的单克隆抗体
CD4 是一个 55kDa 的单体膜糖蛋白,主要表达在 T 细胞谱系细胞,其中包括大多数胸腺细胞和外周血 T 淋巴细胞的子集和单核细胞,CD4 的细胞外结构域与 APCs 上的 MHCⅡ类分子保守区域相结合。CD4 T 淋巴细胞构成了辅助的细胞亚群,这些辅助细胞可以调节 T 淋巴细胞和 T 细胞依赖性 B 淋巴细胞的功能。CD4 T 细胞和其细胞因子的制品在类风湿关节炎患者中起重要作用。许多抗 CD4 单克隆抗体,包括鼠和灵长类 CD4 单克隆抗体,被用于类风湿关节炎和别的自身免疫性疾病的诊断。

8. CD25 的放射性标记的单克隆抗体
CD25 也被称为 IL-2 受体的 α 链(Tac 亚基)。高 CD25 的表达与高级别皮肤 T 细胞淋巴瘤相关,与地尼白介素疗法的临床反应相关。地尼白介素是一个白喉毒素和 IL-2 的重组融合蛋白质,它与 CD25 结合。它主要表达在活化的 B 淋巴细胞、巨噬细胞、一些胸腺细胞、一些髓系前体细胞和一些少突胶质细胞上。

达利珠单抗(赛尼哌,霍夫曼罗氏公司,瑞士)是一种人工的 IgG1 单克隆抗体,特异的与高亲和力 IL-2 受体复合物的卡利亚基(CD25)结合,抑制 IL-2 结合和一系列炎症反应前的事件,这些事件是由于器官移植排斥反应和多种自身免疫性疾病引起的。同样,巴利昔单抗(舒莱,诺华制药,美国)是一个 IgG1 单克隆抗体嵌合体,通过重组 DNA 技术生产,对抗表达在 T 淋巴细胞的 IL-2 受体(CD25)。巴利昔单抗的分子量是 144kDa,它与高亲和力 IL-2 受体复合物的 α 链紧密结合($K_a = 1 \times 10^{10}$/M)。有趣的是,CD25 抗原的表达在激活的 T 淋巴细胞而不是表达在静止 T 淋巴细胞上。为了不同的诊断和治疗目的,抗 CD25 单克隆抗体及其片段被各种放射性物质标记,它们分别是 ^{67}Ga、^{211}At、^{212}Bi、^{125}I、^{99m}Tc、^{111}In、^{88}Y 和 ^{18}F。一些在动物和人类中的研究已经证明,用 CD25 单克隆抗体可以完全封闭 IL-2 受体。

9. CD56 的放射性标记的单克隆抗体(抗 NCAM)　CD56 也称神经细胞黏附分子(NCAM),是一种亲同种抗原的糖蛋白,表达在神经元、神经胶质细胞、骨骼肌肉和自然杀伤细胞。它可通过纤维母细胞生长因子受体和 P59Fyn 信号通道诱导神经轴突生长。NCAM 在细胞之间的黏附、神经轴突的生长、染色体的可塑性、学习和记忆中起着重要的作用。几个抗 NCAM 抗体,包括 123C3,NY3D11,ERIC-1,NK1NBL1 和 C218 已经被开发并用于显示小细胞肺癌和复发性的恶性胶质瘤。

10. HLA-DR 的放射性标记的单克隆抗体　人类白细胞抗原(HLA)Ⅱ类抗原高度表达在不同的 B 细胞上,在细胞循环与增殖中发挥重要作用。在人类中,MHCⅡ类基因,其中编码的 HLA-DR,DQ 和 DP 抗原的基因,主要表达在 B 淋巴细胞和浆细胞,而且还表达在活化的 T 淋巴细胞(但不是那些在静息状态)、巨噬细胞、单核细胞、树突状细胞、活化的 NK 细胞和造血祖细胞。触发 B 淋巴细胞上的 HLAⅡ类抗原,可以调节细胞的聚集反应、抑制细胞增殖和免疫球蛋白的产生和诱导细胞表面共刺激分子的表达。HLA-DR 分子是由 α(35kDa)和 β(28kDa)亚基组成。每个亚基包含 2 个胞外结构域,跨膜结构域和胞质尾。在小鼠中,有 2 个亚类,H2-A(HLA-DQ 同源)和 H2-E(HLA-DR 同源)并且两个都是有功能的。该 HLA-DR 蛋白是一个在淋巴细胞活化过程中表达在 CD4 和 CD8 T 细胞表面的中间活化抗原。

最近,一个完全人源化 IgG4 单抗,ID09C3,通过筛选 Hu-CAL(Morphosys 人类组合抗体库)被发现的,其是一个单链可变片段抗体的多样化的抗体库,并通过结合高度可变的 CDRs 而构建的。

11. CD19 的放射性标记的单克隆抗体

CD19 是一种磷酸糖蛋白,其形成需要 B 淋巴细胞上的抗原受体复合物与 CD21 和 CD81 结合,也被称为表面免疫球蛋白相关分子(sIgs)。它主要作为一种共同受体,通过 B 淋巴细胞表面抗原受体转导信号启动并降低了抗原受体依赖性刺激的阈值。它也被认为另一个重要的角色,在早期 B 细胞抗原独立发展阶段它有利于 pro-B/pre-B 的过渡。CD19 被认为是一个泛 B 细胞抗原,其是存在于通过 B 细胞爆炸产生的被最早识别的 B 细胞谱系,但当它们成熟为浆细胞时就丢失了。这的确是第一个在 HLA-DR 被表达后、也表达于滤泡树突状细胞的 B 细胞抗原。

抗 CD19 单克隆抗体在其他 B 细胞血液肿瘤上也有潜在的更大的应用。这些肿瘤用目前的方法可以治疗,但是需要进一步研究。

12. CD22 的放射性标记的单克隆抗体

CD22 抗原是 B 淋巴细胞限制性 135kDa 的免疫球蛋白超家族的 I 型跨膜涎酸糖蛋白。它最初是存在于发育中的 B 细胞细胞质上,稍后于 B 细胞成熟和一旦 IgD 表达发生时在其细胞表面表达。大多数循环 IgM+,IgD+ 的细胞表达 CD22,也强烈表达在卵泡(初级和次级 B 细胞区)、皮质和边缘区 B 细胞,但仅弱表达在生发 B 细胞上(激活的和处于分化中的)。在 B 细胞恶性疾病中,CD22 已表达 60%～80% 或更多。当被配体或抗体结合后,CD22 在化数小时内会发生内在化。CD22 的作用还不完全清楚,但它似乎参与调控 B 细胞功能和存活、CD19 和 B 细胞抗原受体(BCR)的信号转导及 B 细胞受体诱导的细胞死亡。它在体液免疫调节和恶性 B 细胞生长中的作用表明,它作为抗淋巴瘤抗体的靶向治疗可能具有有效性。

鼠和人源化形式 anti-CD22 抗体已被用于不同的放射性核素。研究最多的并且有希望的是依帕珠单抗,它是一种针对 CD22 抗原的人源化的 IgG1 单克隆抗体。鼠抗 LL2 被重新设计成的人源化抗体(hLL2)。在小鼠和人体均以 LL2 形式的放射性标记(^{131}I,^{90}Y 和^{186}Re)中进行了多项研究。回顾血液系统恶性肿瘤的单克隆抗体,Castillo 等对用于放射性标记 LL2 的不同核素的功效及优缺点进行了描述和比较。

贝妥莫单抗是用^{99m}Tc 放射性标记的鼠的抗 CD22 单克隆抗体(IMMU-LL2,淋巴细胞扫描)。该放射性标记的单克隆抗体用于复发的或新诊断的非霍奇金淋巴瘤(NHL)分期的回顾性研究,并在放射免疫治疗前对其进行评估。研究表明,贝妥莫单抗很有希望成为靶向对 B 细胞非霍奇金淋巴瘤的放射免疫预治疗的探测器。但是,作为一个纯粹的诊断试剂,其性能是可变的。

13. CD2 的放射性标记的单克隆抗体

CD2 是属于免疫球蛋白超家族中参与免疫

应答的 50kDa 的跨膜蛋白。连同它的配位体,配位体是一种参与抗原呈递细胞或细胞毒性淋巴细胞和靶细胞之间的细胞间的连接,它也参与许多 T 细胞的相互作用和激活,正如在胸腺中观察到的在胸腺细胞和上皮细胞之间的作用。

2 个单克隆抗体和靶向针对 CD2 及 CD5 的 F(ab')$_2$ 片段标有 ^{131}I 并被静脉注射到存在人类 T 细胞白血病细胞系异种移植物的裸鼠坚实的皮下。这 2 种单克隆抗体、抗-CD2 和抗-CD5,产生了一个令人满意的平均肿瘤全身比,此外,这个比例在两种单克隆抗体的 F(ab')$_2$ 片段被使用时进一步增加(几乎 3 倍)。

西利珠单抗是一种针对 CD2 新型的 IgG1 单克隆抗体。在最近的临床试验中,该试剂其表现出一种可接受的安全性、潜在的免疫调节效能和选择性抑制 T 和 NK 细胞的功能,当被静脉或皮下注射时,这些功能在成人斑块性银屑病、肾移植受者和急性移植物抗宿主病(GVHD)中得以体现。因此,如果放射性标记这种单克隆抗体可以为分子成像和治疗决策提供有用的工具。

14. CD5 的放射性标记的单克隆抗体 CD5 是清道夫受体富含半胱氨酸(SRCR)受体的糖蛋白家族的一个 67kDa 的成员,早期表达在胸腺细胞的发育,它对胸腺细胞的成熟发挥着重要作用。它也存在于大多数外周 T 淋巴细胞,并且关系到它们的活化和增殖,发挥共刺激的作用。

一个识别 Ly1 的单克隆抗体,小鼠同源 CD5,被 ^{90}Y 标记,用于小鼠模型中的活性 GVHD 治疗。另一种抗 CD5 抗体,T101,被 ^{111}In 和 ^{90}Y 放射性标记,分别用于成像和治疗。

15. CD45 的放射性标记的单克隆抗体 CD45 是一种蛋白酪氨酸磷酸酶(PTP)存在于造血细胞中而不是有核细胞和血小板。CD45 也被称为白细胞共同抗原。它在每个

细胞表面约有 20 万个非内在标志物,是目前最广泛表达造血的标记。在不同的谱系细胞和特定谱系细胞的发育过程中发现了不同亚型的 CD45。该分子的相对高分子量(220～240kDa)形式被发现在 B 细胞和 CD8 T 细胞亚群。低分子量形式表达于 T 细胞和胸腺细胞。在大鼠和人体内,可与任何特定细胞亚群或单一异构体的蛋白质反应的特异性单克隆抗体能帮助定义 Th 细胞的功能亚群。

抗 CD45 单克隆抗体,AHN-12 的高亲和力的适用性(K_d = 1.1nM)进行的研究表明,这种单克隆抗体被用于输送高能量放射性核素 ^{90}Y 至淋巴造血靶细胞内。该作者的结论是放射性标记的 CD45 抗体可用于选择性递送放射性核素至淋巴造血组织,因此,这个制剂可用于治疗淋巴造血组织的恶性疾病。最近,一项研究评估了人体内被 ^{111}In 标记的 CD45 抗体在人体内的生物分布,这种单抗用大鼠 IgG2a 单克隆抗体 YAML568 来识别一个共同表达在所有人类白细胞的 CD45 抗原表位。

16. 放射性标记的细胞因子　放射性标记的细胞因子的应用在分子核医学里是一个新的领域。它们允许免疫过程在体内进行研究,有助于显示病变组织的分子特征,可为患者提供相关的临床处理/治疗信息。

由于当前不同疾病的病理生理学机制不同,因此细胞因子网络的参与也不相同。因此,一个细胞因子适合所有病理条件的研究是不存在的。根据不同疾病的病理生理机制及特定疾病的不同临床分期,一个疾病的最佳的细胞因子和特定阶段的诊断将会变化。

在免疫介导的病症中,放射性标记细胞因子通过证实该疾病的免疫性质有助于其鉴别诊断和研究免疫过程的局限化、严重程度和范围。疾病活动性研究主要的适应证是为患者确定合适的治疗和随访。

用于诊断目的的放射性标记的细胞因子

是安全的。虽然一些非常低剂量的细胞因子有不良的生物效应，但是放射性标记的细胞因子在以非常小的剂量（数毫克）使用时一般不会引起不良反应。它们是人类的起源并通过重组 DNA 技术产生，即使多次重复用于后续研究也不会产生免疫源性。

细胞因子的运用是简单而有效的。由于它们的分子量低，它们从血浆通过肾被迅速清除并且很容易集中在被炎性细胞浸润的受累组织中。在注射药物后数小时内组织的病理性摄取与本底的摄取易于区别。

IL-1 是一种具有高亲和力的特定受体促炎性细胞因子，其表达在单核细胞和淋巴细胞上，它是第一个用于急性炎症成像的细胞因子之一，标有^{123}I 或者^{125}I 的 IL-1 是在不同的感染或无菌炎症的动物模型中被测试。其在感染部位是一个高摄取，但是由于其不良反应（低血压、头痛）即使在低剂量下，放射性碘标记的 IL-1 从未被用于人类。因此，放射性标记的 IL-1 受体拮抗药（IL1 RA）产生了，其具有相同的结合 IL-1 受体的亲和力，但没有任何生物活性。然而，在小鼠体内，IL-1 RA 通过脓肿的吸收比 IL-1 的低得多，这是因为与血清蛋白的相互作用。尽管放射性标记的 IL-RA 在感染病中心可以观察到，但这些在兔的感染模型中也被观察到。

IL-2 是一种单链糖蛋白，在体内经抗原刺激以后由 T 淋巴细胞合成和分泌。其特异性受体表达在活化的 T 淋巴细胞。IL-2 在免疫应答中处于主导地位，其诱导活化的 T 淋巴细胞增殖并刺激 NK 细胞、B 淋巴细胞和巨噬细胞的增殖和分化。只有在于抗原作用后，浸润淋巴细胞才被激活。因此，细胞激活是一个不同步的过程，并且遵守抗原浓度梯度。在炎症病灶中，激活的淋巴细胞表达 IL-2 受体，因此其成为放射性标记 IL-2 的目标，然而在生理条件下 IL-2 受体在淋巴组织中的表达是可以忽略不计的。在炎症疾病过程中，外周血细胞不表达 IL-2 受体；因

此，很少的放射性标记 IL-2 与循环的淋巴细胞结合，即很低水平的放射性本底。IL-2 受体的瞬时表达是早期淋巴细胞激活的标志。但是，在整个免疫过程中，一些淋巴细胞激活和驱动着炎症反应，直到抗原被完全消除。

放射性标记的 IL-2 使淋巴细胞浸润和 T 淋巴细胞的激活显像。通过这种放射性药物的闪烁扫描显像，免疫介导活性的评价是可行的。IL-2 已经被^{35}S 和^{125}I 标记，并在体外进行测试。用^{131}I 标记的 IL-2，在大鼠中的生物分布也已经被研究。

^{123}I-IL-2 用于体内测定淋巴细胞浸润性的可靠性已经在人类自身免疫性糖尿病的动物模型中经过测试。这些动物分别是生物繁殖伍斯特（BB/W）大鼠、非肥胖糖尿病（NOD）小鼠和肾移植的大鼠。以低剂量（20～30ng）成像时，在健康志愿者和患者的研究中没有表现出显著的生物效应。炎性肠病、自身免疫性甲状腺炎、1 型糖尿病、黑色素瘤和其他疾病已经调查了超过 1000 例患者。

目前，对于慢性炎症成像的最佳方法是使用标记的 IL-2，尽管它既结合 Th1 细胞又结合 Th2 细胞。

IL-8 是一种与表达在中性粒细胞上的受体的高度结合的趋化细胞因子。在急性炎症细胞聚集中它起着举足轻重的作用。不同的动物模型的感染和炎症病灶中，已经显示出^{99m}Tc-IL-8 的特异性和快速性聚集。由于注射的耐受性良好，^{99m}Tc-IL-8 的显像似乎是一个在注射 4h 后对患者的感染早期检测的充满前景的新工具，但其仍然处于对炎性疾病的测试阶段。

17. 放射性标记的多肽   在一些病理情况下，放射性标记的多肽是一种很有前途的具有诊断价值的放射性药物。相较于大分子，如蛋白质和单克隆抗体，多肽能被具有良好穿透力的靶组织快速吸收，由于肾的排泄能力，又通常快速被清除。这种生物学分布

对于大部分自身免疫性疾病的研究尤其重要,其中血流动力学变化很小,大分子的被动扩散也很有限。静脉注射后,放射性标记的多肽通过结合到特定的受体积聚在靶组织和靶器官。它们作为体内放射性靶细胞检测的"探针"被外部检测,这些外部检测有伽马相机,伽马探头或 PET 成像。到目前为止,几个放射性标记的多肽已被用于肿瘤学、神经病学、代谢和炎症。

生长激素抑制素受体(SSRs)表达在激活的淋巴细胞和炎症血管内皮。生长激素抑制素受体显像(SRS)被用于证明炎症的存在,并且对于未标记的生长激素抑制素的治疗提供了根据,这些未标记的生长激素抑制素用于治疗该疾病所选的阳性患者。SSRs 的高表达已经在活动性溃疡性结肠炎患者和克罗恩病患者的肠标本中被发现。SSRs 位于肠壁静脉,但是在未被感染控制的肠组织中没有被检测到。SSRs 被报道在活动性类风湿关节炎患者的体外。SSR 可以被用于慢性炎症的成像,但是不适用于急性感染性疾病。

放射性标记生长激素抑制素类似物已广泛用于神经分泌肿瘤的检测。最常用的类似物^{111}In-[D-Phe1]-喷曲肽(奥曲肽),一种小八肽,与表达在靶组织细胞膜表面的促生长素抑制素 2 型受体高亲和力地结合。它没有副作用。一些类似物已被合成且当前被用于常规临床实践中。一个最新的类似物已经用于自身免疫性疾病。它就是^{99m}Tc-HYNIC-[D-Phel, Tyr3]-octreotide (^{99m}Tc-HYNIC-TOC)。

18. 放射性药物对细胞凋亡的成像　放射性标记的膜联蛋白-V 是一种内源性的人类蛋白质,与磷脂酰丝氨酸高亲和力结合。这允许细胞凋亡的早期阶段即 DNA 降解和膜囊泡形成前的非侵入性评估,从而为疾病的进展和转归提供信息,为关于抑制或诱导细胞死亡治疗的疗效提供信息。这种技术是无法区分细胞凋亡核和坏死,因为磷脂酰丝氨酸在整个过程中被外部化,但是所获取的信息在临床实践中还是很重要的。

最近的一项研究已经测试了^{99m}Tc-HYNIC-膜联蛋白-V 在暴发性肝细胞凋亡研究中的可靠性,这是抗 Fas 抗体注射在 BALB/c 小鼠体内诱导的细胞凋亡。在对照组动物中,放射性药物只在肾显像,而在爆发性肝炎小鼠体内,注射 1h 后肝清晰可见,增加摄取多达 2h 并伴随肾功能减低。

^{99m}Tc-HYNIC-膜联蛋白-V 在体内用于细胞凋亡过程成像的适用性已经得到评价,在小鼠体内给予地塞米松诱导小鼠胸腺细胞凋亡,在野生型小鼠的治疗中用抗 Fas 抗体产生大量的与暴发性肝炎相似的细胞凋亡;在 FAS-缺陷小鼠(lrp/lrp)中没有被抗 Fas 抗体诱导的肝细胞凋亡。

最近的一项研究描述了^{99m}Tc-膜联蛋白-V 在一个类风湿关节炎实验模型的使用效果。结果表明,放射性标记的膜联蛋白-V 在受影响的关节中有高目标本底的聚集。膜联蛋白-V 的摄取在类固醇治疗后明显下降。

19. ^{10}F-FDG 用于细胞新陈代谢的成像　众所周知,活化的淋巴细胞和单核细胞以及粒细胞显示氟脱氧葡萄糖(FDG)的吸收摄取,因为当细胞激活后和受感染后会有代谢的剧增,这时葡萄糖是这些细胞唯一能量来源。FDG 的转运是由葡萄糖转运蛋白介导的(GLUT)跨膜转运,这种转运蛋白存在于淋巴细胞和单核细胞的细胞膜上。在细胞内,FDG 磷酸化为 FDG-6-磷酸,被己糖激酶和磷酸化的分子保留在细胞内,不像磷酸化葡萄糖进入糖酵解循环。FDG 被多种细胞(内皮细胞、粒细胞、结缔组织细胞等)和肿瘤细胞摄取,这些细胞在炎症期间有代谢活性。^{18}F-FDG 因此应该被视为一个用于炎症成像的非特异性的放射性药物并且可能导致的假阳性结果。最近的几项关于正电子发射断层扫描(^{18}F-FDG PET)的研究已经证明不同的炎性疾病包括血管炎、克罗恩病、结节病和类风湿关节炎的成像结果,这很有发展前景。

20. ^{11}C-PK11195 的单核细胞成像　需要有一个特定的单核细胞/巨噬细胞结合放射性药物来研究以下几种靶细胞受体,尤其是苯二氮䓬受体在小胶质细胞和单核细胞中的表达。^{11}C-PK11195 是一个用于周围苯二氮䓬受体(PBR)显像的新的 PET 放射性药物,但最初是用于炎症诱发的小胶质细胞的活化。用 ^{11}C-PK11195[(R)-N-甲基-N-(1-甲基丙基)-1-(2-氯苯基)异喹啉-3-甲酰胺]成像的 PET,已经成功的应用在病毒性脑炎,例如单纯疱疹病毒(HSV)脑炎、拉斯穆森脑炎和获得性免疫缺陷缺陷综合征(AIDS)患者。多发性硬化患者新发病灶 ^{11}C-PK11195 的摄取增强,而老病灶的放射性药物摄取量较低,被特殊结构结合的 ^{11}C-PK11195 聚集灶在 MRI 上显示正常,还观察到在丘脑和脑干放射性药物的吸收非对称性增多。在 MRI 的 T_2WI 加权像上,原发性损害在复发时表现出 ^{11}C-PK11195 摄取增加。同样 ^{11}C-PK11195 已经应用于类风湿关节炎的单核细胞成像。

六、病理学表现和意义

核医学技术应用将回顾性的分析自身免疫性疾的诊断并且建立了随访,这些自身免疫性疾病包括结节病、血管炎和动脉粥样硬化。

1. 类风湿关节炎　是一种慢性自身免疫性疾病,其特点是严重的短期和长期的关节并发症。滑膜的慢性单核细胞浸润和继发于软骨和骨侵蚀之后的关节强直。急性炎症的典型的血流动力学变化和持续性的慢性浸润都存在。炎症的特异和非特异性征象通常用于临床疾病的诊断和随访。抗炎药物(类固醇和非类固醇)的系统治疗通常用于缓解症状,延缓疾病进展。治疗通常是终身的,伴

随着一些不良反应。局部治疗也被应用,且具有较高的局部浓度和较少的不良反应。

在发展成为临床上明显的关节炎之前,能够诊断出受侵袭的关节对疾病进展的预防具有非常重要的作用。这将允许局部疗法在并发症产生之前被应用。核医学技术在类风湿关节炎的研究中被广泛地应用,所有的放射性药物测试已经显示出积累在有炎性病变的关节。在对比研究中,^{99m}Tc-HIG,^{99m}Tc 纳米胶体和 ^{99m}Tc-HMPAO-标记的白细胞表现出相似的诊断准确率。^{99m}Tc 标记的单克隆抗体(OKT3)在类风湿关节炎患者中的应用价值已被显示,放射性标记的单克隆抗体聚集的特征与炎症强度相关,并且可以用于探测没有临床症状的活动性关节。然而,这些抗体的使用会引起相关联的不良反应,这是由于伴随 mAb 与 CD3 分子的结合后的细胞因子的释放。^{99m}Tc-标记的抗 CD3 最近已被用于监测类风湿关节炎患者的滑膜炎。

抗 CD4 放射性标记的抗体也已用于类风湿关节炎患者。在抗 CD4 的对照研究中和 ^{99m}Tc 标记的多克隆 HIGs 的研究中发现,在感染关节中两者均表现出相似的聚集。然而,抗 CD4 抗体表现出更高的目标本底比。由于与肝和脾的结合较多,本底辐射清除率较高。

一些针对类风湿关节炎的患者使用抗 CD4 单克隆抗体的研究已经在进行。Becker 等在 6 例活动性类风湿关节炎患者中实施了关于 ^{99m}Tc 标记的 CD4 特异性抗体的闪烁显像研究。该 CD4 单克隆抗体直接用 ^{99m}Tc 标记 2-巯基乙醇。每个患者接受 $200\sim300\mu g$ 的亚治疗剂量的 ^{99m}Tc 标记的 CD4 特异性抗体(555MBq),然后,在注射放射性药物 1.5h,4h 和 24h 进行检测。早期的亚甲基二膦酸盐(MDP)的扫描和后期骨扫描显示病变关节的定位与临床体征相关,但对早期的关节病有较高的特异性和敏感性。

Kinne 等在放射性标记的抗 CD4 单克

隆抗体与非特异性 HIG 之间进行了一个直接的比较,这两种物质都可以用于类风湿关节炎病患者炎症关节的成像。给 8 例活动性或严重的类风湿关节炎患者静脉注射了 $200\sim300\mu g$($370\sim550$MBq)亚治疗剂量的 ^{99m}Tc-鼠抗人类 CD4 单克隆抗体或 1mg(370MBq)的多克隆 HIG。分别在注射后的 4h 和 24h 扫描获得患者整个身体和特定关节的放射性核素图像。抗 CD4 单克隆抗体具有较好的检测富含 CD4 阳性细胞的炎性病灶的能力。

用 ^{111}In 标记的 E-选择素单克隆抗体已经用于研究类风湿关节炎的动物模型和类风湿关节炎的患者。为了评估抗体的成像潜能,Keelan 等进行了一个动物模型的体内研究,该动物模型用 ^{111}In 标记的 E-选择素单克隆抗体(1.2B6)进行成像,用于评估抗体的成像能力。静脉注射 ^{111}In 标记的单抗的集聚与猪关节模型中 ^{111}In 控制的抗体的集聚进行比较,表现出较高的 ^{111}In 标记的 E-选择素抗体聚集在感染的滑膜。Jamar 等的另一项对比研究是在 11 例活动性关节炎患者中进行的,对比已经用于关节炎成像的放射性药物 ^{99m}Tc-HIG 和 ^{111}In 标记 E-选择素单克隆抗体。每名患者在进行 ^{99m}Tc-HIG 闪烁显像后的 5d 进行 ^{111}In 标记的 E-选择素单克隆抗体的显像。在注射 555MBq ^{99m}Tc-HIG 或 15MBq ^{111}In 标记 E-选择素单克隆抗体后的 4h 和 $20\sim24$h 实施闪烁显像。闪烁扫描结果与临床上关节受累系数相比较。关节内 ^{111}In 网格计数在 $4\sim24$h 显著增加(平均 54%±40%)。与 ^{99m}Tc 标记的非特异性免疫球蛋白所获得的图像相比较,用 ^{111}In 标记的 E-选择素单克隆抗体所获得的图像显示出较少的血管活性。研究揭示,与 ^{99m}Tc-HIG 闪烁显像相比,为了评估类风湿关节炎的活动性和鉴别活动性滑膜炎,使用放射免疫显像标记 ^{111}In 标记的 E-选择素单克隆抗体更敏感、更有效、更特异。

一个 CD3 鼠单抗,^{99m}Tc 标记的 OKT-3[(邻医药,莫罗单抗,IgG2a)^{99m}Tc-OKT-3],被静脉注射给 7 例类风湿关节炎患者和 2 例银屑病关节炎患者。每个患者的总剂量是 5 毫居里。注射 20min 后进行前位与后位的全身成像及局部特定区域的成像。该研究表明,所有呈中度至重度疼痛的 34 个关节表现出中度至重度的放射性摄取;作者认为,^{99m}Tc-OKT-3 显像可以检测类风湿关节炎治疗的有效性。

最近我们已经用 ^{99m}Tc 放射性标记维西珠单抗。这种 ^{99m}Tc 标记的抗 CD3 单克隆抗体可能成为体内炎症成像的有用工具和用于治疗效果的早期随访,同时为维西珠单抗的治疗提供理论依据。

近日,Beckers 等用 FDG PET 对 16 例活动性类风湿关节炎患者进行研究。他们发现膝关节 PET 成像阳性率为 69%,而磁共振成像(MRI)和超声(US)的阳性率分别是 69% 和 75%。研究表明,用 FDG-PET 显像的类风湿关节炎的膝关节滑膜炎的视觉识别与磁共振成像(MRI)和超声(US)相关。标准摄取值(SUVs)也与血清 C 反应蛋白(CRP)和基质金属蛋白酶-3(MMP-3)的水平相关。

Chianelli 等研究表明,^{99m}Tc-HYNIC-TOC 可成功地用于监测类风湿关节炎患者的关节活动性(图 17-1)及其治疗疗效的随访。

^{123}I-IL-1 RA 已经被用于类风湿关节炎患者的研究中,目的是为评估其是否合适滑膜炎的核素显像。^{123}I-IL-1 RA 能够显示感染的关节,但是由于特定的 IL-1 受体靶向,自动射线的研究并没有表明放射性标记的 IL-1 RA 在关节内聚集。摄取行为类似于那些非特异性标记的试剂,由此看来,放射性标记的 IL-1 RA 是不适合炎症的核素检测。

2.干燥综合征(舍格仑综合征)　其特征是口干、眼干(干燥综合征),由于涎腺和泪

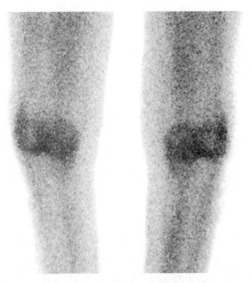

图 17-1　一例 52 岁的女性类风湿关节炎患者，在注射 370MBq ^{99m}Tc-HYNIC-TOC 1h 后进行膝关节成像。在有炎性病变的关节中可以看到促生长素抑制素受体表达在活化的淋巴细胞表面

腺的自身免疫性破坏。特异性自身抗体（抗 SSA 和抗 SSB）可以在外周血中被检测出，但是诊断依据是活检和（或）涎腺功能减退，其功能减退可通过显像和泪液分泌实验（EULAR）进行检测。用于干燥综合征的新的免疫治疗（英夫利昔单抗、利妥昔单抗）则需要测试。这将是一个有效的检测腺体浸润的诊断试验，且可能被用于治疗选择和监测。

在无症状性干燥综合征患者的研究中，对患者用 ^{99m}TC-IL-2 进行涎腺显像，结果显示，经活检证实的浸润腺体有明显的病理摄取。未发现抗 SSA 和抗 SSB 抗体的相关性。这可能证实了存在与相同 ^{99m}TC-IL-2 相关的甲状腺自身免疫的出现。

3.克罗恩病　其特征是慢性单核细胞浸润肠壁和局部淋巴组织增生。肠壁的免疫侵蚀可导致受影响的肠道严重的并发症，如狭窄和溃疡，这可能需要手术切除。超过70%患者在疾病干预后 1 年将会发生复发，在复发的早期阶段，临床症状少见，且没有特

异性，常规钡剂透视检查也呈阴性。由于有效治疗的可行性，复发的早期诊断可使治疗迅速开始，以防止并发症的发生和进一步的外科切除。

在克罗恩病中，放射性标记的自体白细胞用于术前疾病的评估和早期复发的诊断得到了良好的结果。如果使用 ^{111}In 标记的白细胞，由于放射性标记的白细胞可以进入肠腔，通过测量粪便中的放射性百分比，该炎症过程的严重程度也可以被量化。在正常人中，扫描后的第 4 天少于 2%，受累的肠道通常是在注射 3h 后即可被检测到。

BW250/183 单克隆抗体在慢性炎性肠疾病的研究中已经显示了良好的效果。虽然聚集增加持续到注射后的 24h，但没有排泄的放射性标记物进入肠腔且定量研究也无法进行。在最近的一次研究中，^{123}I-IL-2 成功的检测出了克罗恩病患者淋巴细胞浸润的肠组织。纳米胶体不能可靠地用于消化道炎症的研究，这可能是由于机体对纳米胶体的缓慢和低摄取也有可能是由于肠道对于示踪剂的清除。

在最近的一项对非活动性克罗恩病患者关于 ^{99m}Tc-IL-2 和 ^{99m}Tc-HMPAO 粒细胞的比较研究中发现，放射性标记的 IL-2 和放射性标记的粒细胞在大部分病例中聚集在不同的区域，这表明，两种技术可以检测不同的炎症类型。这两种技术的特点是高阴性预测值，但是 ^{99m}Tc-IL-2 的另一个特点是时间和复发有很好的相关性。^{99m}Tc-抗 TNFα 在克罗恩病中的使用也已经被建议用于治疗决策的制定和生物逻辑疗法的随访，但是这种放射性药物在肠道壁的吸收被证明一直是最小的，并且与治疗的反应没有相关性。

4.自身免疫性甲状腺疾病　包括 Graves 病、原发性黏液性水肿和桥本甲状腺炎，似乎它们的发病机制和临床过程在某些方面有共同之处。通过抗甲状腺过氧化物酶（原名微粒体抗原）及抗甲状腺球蛋白的抗体

存在对体液免疫中这些功能失常提供了证据。在初期的诊断中，往往滴度最高的是桥本病，而最低的是原发性甲状腺功能减退。Graves 病中更具有特异性的是循环的自身抗体，这种抗体可以结合到甲状腺细胞表面的促甲状腺激素受体（TSHr）进一步促进细胞的生长和激素的产生。然而，这些因素有时也可以在桥本病患者的血清中发现。Graves 病、原发性黏液性水肿和桥本甲状腺炎都显示了抗甲状腺抗原的细胞免疫证据，其特点是不同程度的淋巴细胞、浆细胞浸润，浸润细胞聚集形成有原始中心的淋巴滤泡。

突眼是 Graves 病的一种常见表现，可能导致严重的并发症。它是由肌肉肥大和淋巴细胞浸润眼眶空间，最终导致纤维化而形成的。突眼通常用糖皮质激素和（或）环孢素治疗，或用局部放射疗法。由于治疗方式的不同，确定该疾病的活性和区分活动性浸润和纤维化是非常有必要的。

目前甲状腺自身免疫的诊断是基于抗体的检测（抗 TSHr，抗 TPO 抗体和抗-TG）、临床体征和症状。然而，这些自身抗体与疾病活动性之间的关系仍不清楚，而且，一般认为自身免疫过程的活性是淋巴细胞对甲状腺的浸润程度决定的。在体内甲状腺细胞浸润的测定中，尤其是不能检测到血清甲状腺自身抗体的患者，其将是评估疾病活性、确定治疗必要性、监测治疗有效性的理想方法。

[111]In 标记淋巴细胞的聚集已在桥本甲状腺炎和原发性黏液性水肿患者的甲状腺中显示，但在 Graves 病患者体内则未显示。

[111]In-奥曲肽已经应用在 Graves 病患者的相关研究中。有报道称，在凸眼患者的甲状腺及眶后空间，疾病的活动性和试剂的聚集呈正相关。然而，这些研究结果尚未被其他研究者证实。需要进一步的研究以帮助阐明这些放射性药物在 Graves 病中的潜在价值。已经建立了一个有关奥曲肽聚集机制的假设：摄取发生在 Graves 眼病的早期阶段存在活动性浸润时，但在后一阶段由于成纤维细胞的激活，眶后区的纤维化不表达生长激素抑制素受体。

在甲状腺眼病的活动阶段，由于活化的淋巴细胞表达生长激素抑制素受体，使得 [111]In-喷曲肽显像。[111]In-喷曲肽眼眶显像已经被应用于 Graves 病、桥本甲状腺炎或 Means 综合征引起的严重眼病患者中。作者认为，[111]In-喷曲肽显像允许被选择的患者进行奥曲肽治疗，这对活动性的、中度甲状腺相关性眼病，尤其是当它浸润到软组织的患者来说是十分合适的。

在最近的一项对桥本甲状腺炎患者研究中，用 γ-照相机的 ^{99m}Tc-IL-2 的成像，使显示活化的淋巴细胞的存在成为可能。[99m]Tc-IL-2 在甲状腺聚集的程度和自身抗体滴度之间没有检测到相关性。这个有趣的研究表明，体液免疫和细胞介导的免疫不是直接相关的，而两者都应该被用于评估疾病的活动性。

5. 1 型糖尿病　1 型（胰岛素依赖型）糖尿病（IDDM）的特征是由单核细胞介导的自身免疫破坏分泌胰岛素的 B 细胞。在胰岛素依赖型糖尿病的两种动物模型（BB 鼠和 NOD 小鼠）中观察到 B 细胞的淋巴细胞的慢性浸润从发病前的很长一段时间开始一直持续到临床发病。在人类中，当糖尿病诊断后不久，患者的内分泌胰腺中可观察到淋巴细胞浸润，并且认为浸润的临床前期在临床发病前是长期存在的。自身免疫的间接征象过程包括在外周血中胰岛细胞抗体（ICAs）、胰岛素抗体（IAAs）及其他循环标志物的出现。然而，它们的关系相对于基础免疫过程是未知的，并且值得注意的是，对自身抗体显著有效的一些物质不会导致临床糖尿病。在临床疾病发作之前，淋巴细胞浸润的检测可用于选择患者进行预防性治疗试验并且对治疗方案的疗效进行监测。

人们试图用放射性标记的自体淋巴细胞检测胰腺淋巴细胞浸润。Kaldany 等试图在几个刚被诊断的患者中成像被浸润的胰腺，但结果既没有定论也没有说服力。Gallina 等的研究表明，在 BB 鼠体内，[111]In 标记的淋巴细胞不能显示被浸润的胰腺。这可能要用导致 B 细胞破坏的自身免疫过程的病理生理机制来解释。它是一种缓慢进展的现象，这种现象被认为在临床诊断前的很多年中已经开始起作用；此外，浸润细胞被认为是由原位克隆扩增产生的，没有通过外周血液的迁移。在最近关于初诊为糖尿病患者的胰腺部分的研究中显示出细胞免疫的典型表现：在浸润的细胞中超过 80% 是淋巴细胞，且其中大部分为 CD8 阳性；此外，在浸润的郎汉斯细胞岛和黏附分子的面上也没有确切 IgG 或 C3，在非常少的血管内皮细胞上只有 ICAM-1 的适度高表达。缺乏血流动力学改变及缺乏血管内皮的激活为原位克隆扩增假说提供了支持，为自体淋巴细胞迁移的失败提供了解释，因此，在这种病理情况下，浸润的胰腺不能显像。

^{123}I-IL-2 已经在人体自身免疫糖尿病的动物模型（BB/W 大鼠和 NOD 小鼠）中进行了测试。这些研究表明：处于糖尿病前期的动物，在注射后的 5～15min，胰腺显示 ^{123}I-IL-2 的摄取和保留。这些数据是由不同的实验确认的，例如动物处死后单器官计数；此外，放射自显影显示放射活性与浸润细胞支撑的 IL-2R 相关。胰腺的组织学检测表明，放射性和淋巴细胞浸润程度呈正相关。用放射性标记的 IL-2 在高风险受试者的初步研究表明，这种技术可能有助于胰腺癌浸润的早期诊断，可用于监测预防性治疗的疗效。

^{18}F-FDG PET 似乎不适合早期炎症的检测，包括糖尿病患者胰腺中的胰岛炎。虽然在 NOD 小鼠的体外研究表明，在被胰岛炎浸润的胰岛郎汉斯细胞内 ^{18}F-FDG 的摄取增强，在病变胰岛和正常胰岛之间，其差异相对较小。胰岛的小体积和 PET 成像有限的分辨率将是阻碍这一技术在糖尿病中的应用的主要原因。由于没有其他有效的 PET 放射性药物用于外周的炎症成像，从而使我们迫切期待更加敏感的胰岛放射性药物的 PET 成像。

6. 结节病　是一种多系统肉芽肿性疾病，主要影响在肺和相关肿大的淋巴结，但几乎可以累及任何器官。乏力、盗汗和体重减轻等全身症状是比较常见的。胸部 X 线检查发现超过 90% 的患者伴有肺结节病异常表现，包括双侧肺门及纵隔淋巴结肿大，有或没有肺实质浸润或间质性疾病。尽管经过数十年的研究，结节病的病因仍是未知数。当前假设是环境因素引发的免疫反应从而导致肉芽肿形成。APCs 除了产生高水平的肿瘤坏死因子（TNF-α），还分泌 IL-12，IL-15，IL-18，MCP-1，MIP-1 和粒细胞巨噬细胞集落刺激因子（GM-CSF）。所有这些因素都激活 CD4[+] T 细胞分化成 Th1 的细胞并分泌 IL-2，TNF-α 和 IFN-γ。这导致 CD4 T 细胞和 APCs 的相互作用，从而引发肉芽肿的形成。结节样肉芽肿可能持续、消退或导致纤维化。在 Th2 细胞的一系列反应后，肺泡巨噬细胞被激活，而后刺激成纤维细胞增殖和胶原蛋白的产生，从而导致进行性纤维化。这些发现激发了研究人员用放射性标记的抗 TNF-α 抗体来显示 TNF-α 在肺内的产生，并用生物的抗肿瘤坏死因子监测后续的特定治疗的疗效（彩图 38）。

当病变累及一个或多个器官，却不存在能通过组织学证据支持的其为非干酪性上皮细胞肉芽肿的生物或粒子时，结节病的诊断是建立在临床和影像学表现综合的基础之上。核医学在准确评估疾病活动度，评估结节病的肺外病变部位，和治疗的有效性上是很有价值的。

生长激素抑制素受体（SSR）成像中使用最广泛的 SPECT 的放射性药物是 ^{67}Ga-citrate 和 [99m]Tc 或 ^{111}In-octreotide。在过去的 10 年中，用 FDG-PET 进行了一个相对多样本的结节病患者的研究。FDG-PET 为肺和肺外结节病（图 17-2 和图 17-3）提供有价值的信息。[18]F-FDG 在结节肉芽肿中高摄取，其典型表现是在纵隔及肺门区病变淋巴结的摄取。[18]F-FDG PET 在检测结节病患者的肺内和肺外病变中，似乎比[67]Ga-citrate 更有优势。[18]F-FDG 的摄取也常常在脑、骨、骨髓、肌肉和皮肤的结节性病变中被描述。

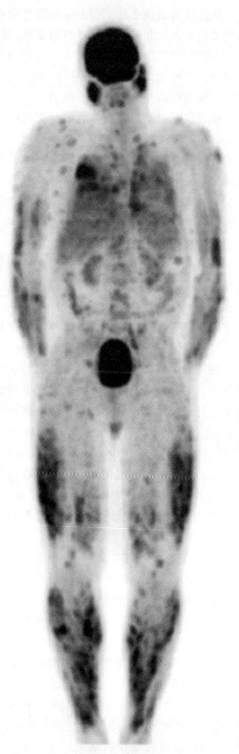

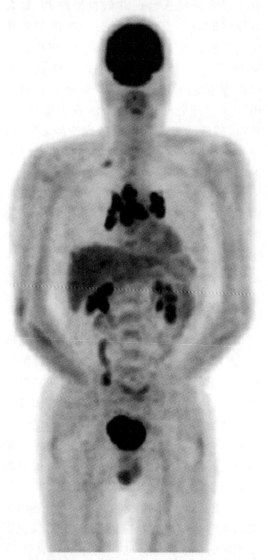

图 17-2　患者咳嗽，无力和发热，X 线胸片（未给图）可见肺门影增大，CT 扫描（未给图）可见纵隔及肺门多个肿大的淋巴结。[18]F-FDG PET 示纵隔及肺门淋巴结高摄取，但肺内无摄取。此图像是典型的已用组织学证实的结节病

图 17-3　确诊肺结节病患者，伴有肌无力症状。[18]F-FDG PET 示多发的肺内及全身皮肤的结节性病变

这种技术的缺点是[18]F-FDG 在结节病中摄取类似于恶性肿瘤浸润淋巴结的成像。因此,[18]F-FDG PET 作为这种疾病的初期诊断的确诊方法可能不是那么有用,但对于检测治疗疗效和疾病复发有很大的潜力。

结节病可能累及心脏。心脏受累是引起结节病相关死亡的主要原因,尽管这是至关重要的,但心脏受累却难以确定。[18]F-FDG PET 在评估心肌结节病的活性是很有价值的。在[18]F-FDG PET 显像中要求空腹(6h)被延长是为了避免心脏对药物的生理性摄取,也可以使心肌细胞从葡萄糖代转化为无氧代谢。

也有一些文献报道描述其他的 PET 放射性药物可以评估结节病活动。[11]C-蛋氨酸是在肉芽肿性病灶中的偶然发现的。在一项关于结节病患者[18]F-FDG PET 的前瞻性研究中发现,[11]C-蛋氨酸是伴随着[18]F-FDG 在结节病患者中的摄取中评估的。在治疗前的评估中,[18]F-FDG 与蛋氨酸的摄取比率可以预测治疗后的结果。这个比率可反映出这种疾病中不同的肉芽肿病变。[18]F-脱氧氟代(^{18}F-FLT)被研究,并与[18]F-FDG 做对比。[18]F-FLT针对恶性病变的特异性摄取,在结节病患者中有更少的假阳性结果。然而,这意味着,[18]F-FLT 不适合作为诊断结节病的工具。

总而言之,[18]F-FDG PET 对于结节病在肺外病变的评价、心脏损害的诊断和治疗效果的评估是一个有价值的工具。然而,作为一个诊断工具,它不能区分结节病和恶性肿瘤,特异性较低。当关于结节病的病理生理假设被证实后,对于结节病成像的很多新方法可能会变得有用。

7. 血管炎　系统性血管炎是一种复杂的、往往很严重但又不常见的一组疾病,需要系统治疗,以确保最佳的结果。在大多病例中,发病原因未知。若没有合理使用免疫抑制药多系统疾病可能是致命的。为了保持器官的功能,一个敏感的诊断方法是必要的。疾病的综合性和反复性评估是规划治疗的必要基础,并需要根据其反应修改治疗方案。疗法通常包括糖皮质激素,尤其是对于中小型血管病。

大血管炎的诊断仍然是一个挑战,尤其是在患者呈现出非特异性症状和实验室检查结果时。标准的诊断程序包括活检、血管造影术、超声和磁共振血管造影。这些程序要么是侵入性的并依赖操作者,要么只检测形态学变化,而形态学变化主要发生在疾病的中后期阶段。相反,PET 是由于[18]F-FDG 在体内分布所成像的非侵入性代谢显像且可独立操作。如今,[18]F-FDG PET 在管理肿瘤患者中扮演着主要角色。然而,激活的炎症细胞也过度产生 GLUTs 并累积增加与葡萄糖在数量和结构上相关的物质,如[18]F-FDG(图 17-4)。

活动性血管炎患者的图像已通过[18]F-FDG PET 的扫描而产生,最初的研究表明,[18]F-FDG PEG 可被用于巨细胞动脉炎和多发性大动脉炎的成像。用[18]F-FDG PET 扫描巨细胞动脉炎患者中,约 83% 的患者有巨细胞动脉炎。可发现血管[18]F-FDG 的摄取尤其是在锁骨下动脉(74%),也在主动脉(>50%)和股动脉(37%)。常见的巨细胞动脉炎的[18]F-FDG 摄取图像是线性连续的,胸血管最易受影响,其次是腹部血管。在多发性大动脉炎的早期阶段常见的[18]F-FDG 图像也是线性连续的,然而在后期阶段变得不连续。最近[18]F-FDG PET 的研究表明,检测巨细胞动脉炎的灵敏度有 56%～100%,而用于检测大动脉炎的灵敏度则有 83%～100%。[18]F-FDG PET 和 MRI 检查的比较研究表现出相似的敏感性,但是[18]F-FDG PET 更容易识别受影响的血管区域。此外,[18]F-FDG PET 在预测并发症的发展中已经显示出其价值(图 17-5),如巨细胞动脉炎患者胸主动脉的扩张,[18]F-FDG PET 有能力作为证明免疫抑制治疗成功开始的回应。

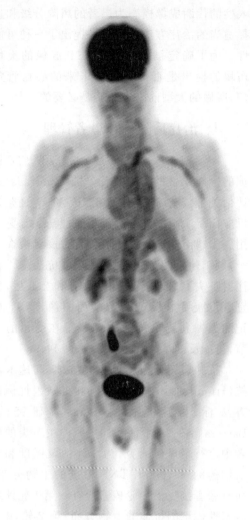

图 17-4 60 岁男性，不明原因发热 6 个月，其¹⁸F-FDG PET 扫描如图示。胸部 X 线、CT 和 US(未给图)未寻出病因。患者的红细胞沉积率(ESR)为 113mm/h，CRP 水平为 121mg/L。¹⁸F-FDG PET 图像显示在颈动脉、锁骨下动脉、主动脉和髂股动脉中有高摄取。病理证实是巨细胞动脉炎。该患者使用泼尼松治疗后退热

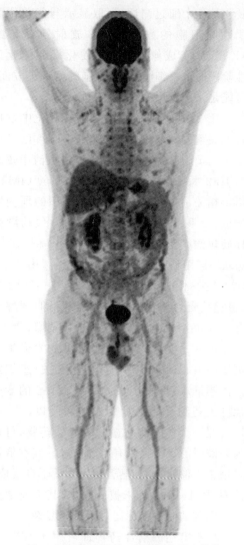

图 17-5 35 岁男性，确诊多软骨炎的¹⁸F-FDG PET 成像。尽管在治疗，患者仍有发热和疼痛。血液生化指标均正常。¹⁸F-FDG PET 不仅在软骨结构(鼻、耳、肋软骨关节)有摄取，而且在髂动脉、股动脉及支气管都有高摄取。软骨炎血管炎相关。在此病例中还包含了外周血管及所有的细支气管

8. 动脉粥样硬化 许多放射性药物在研发时便考虑到了动脉粥样硬化相关的分子和细胞。根据其靶细胞，可将这些放射性药物分为 3 个主要群体：用于动脉粥样硬化成分的成像，用于血栓形成的成像和用于炎症的成像。特别是，一些细胞因子，趋化因子及其受体，它们在动脉粥样硬化的早期做出反应，可直接或间接地用放射性核素标记并使易发生动脉粥样硬化的病变成像。

单核细胞和巨噬细胞是主要的急性和慢性炎症的细胞类型，被 MCP-1 吸引并激活。¹²⁵I-MCP-1 已经在正常小鼠和动脉粥样

硬化的兔中通过测试,摄取显示与每单位面积巨噬细胞的数量相关。放射性标记的MCP-1用于成像动脉粥样硬化病变的亚急性阶段的单核细胞/巨噬细胞的富聚集方面,可能是一个有用的放射性药物。

IL-2R 阳性细胞在动脉粥样硬化中发挥着至关重要的作用,^{99m}Tc 和^{123}I-IL-2 已经被提出用于动脉粥样硬化的成像。血清中较高的 IL-2 水平与颈动脉内膜中层厚度(IMT)增加相关,并且是卒中和血管疾病的预测的指标。^{99m}Tc-IL-2 因此还用于人类颈动脉粥样硬化的成像(彩图 39)。确定 14 例(16 个斑块)适用动脉内膜切除术的患者,用^{99m}Tc-IL-2 在手术前显像。另一组 9 例患者(13 个斑块)接受阿托伐他汀或标准的低胆固醇饮食治疗,在治疗前后 3 个月分别显像。^{99m}Tc-IL-2 的在易破裂的颈动脉斑块中的聚集与斑块中 IL-2R-阳性细胞的数量相关(组织学离体测量)。此外,斑块中^{99m}Tc-IL-2 的量受他汀类药物降脂治疗的影响。所以,^{99m}Tc-IL-2 是一个非常有前途的放射性药物,可以为易破裂的斑块提供有用的信息。其在低剂量用于成像时,没有显著的生物学不良反应。然而,^{99m}Tc-IL-2 尚未被商业化,其主要缺点就是内部的制备和标记过程过于复杂。

所有上述放射性药物都可用于 SPECT 的检查。PET 的放射性药物^{18}F-FDG 与 SPECT 相比其优点可能是它可以提供绝对定量和更高的分辨率。由于^{18}F-FDG 是一种被截留在细胞中的葡萄糖类似物,所占比例决定细胞的活性,它被保持在斑块的巨噬细胞中,比其他的斑块元素显著增多。在一组接受了颈动脉和主动脉显像^{18}F-FDG 摄取超过 2 周的患者中具有高度的组内和组外一致性和低变异性,并得到了良好的再现性结果。虽然^{18}F-FDG 在颈动脉的摄取比髂股动脉显著增高,但是在髂股动脉的摄取也有高重复性。在 30% 记录颈动脉粥样硬化的患者中,炎症被^{18}F-FDG PET 成像检测。这种非侵入性的代谢成像模态为患者的风险分级和选择适当的治疗方法的有效性提出了一种可能性。为了确定被^{18}F-FDG PET 成像的炎性斑块的检出是否可以预测未来的心血管疾病,所做的大型前瞻性研究是必要的。

七、治疗后随访和患者管理

1. 类风湿关节炎 Conti 等用^{99m}Tc 标记的抗 TNFα 的英夫利昔单抗(Rimicade)去评估关节炎患者中由于 TNFα 介导的炎症反应而受影响的关节。之前,患者接受了用^{99m}Tc 标记的英夫利昔单抗的核素检查,4 个月后,使用关节内英夫利昔单抗治疗。在注射英夫利昔单抗(15mCi)6h 和 24h 后,分别获取炎症相关的关节平面图像。^{99m}Tc 标记的英夫利昔单抗的主要聚集在受累的关节,可能反映了病灶内高水平的 TNFα。

抗肿瘤坏死因子单克隆抗体,阿达木单抗(Humira)已被^{99m}Tc 用间接的放射性标记方法标记,这是由 Abrams 等研究的。Barrera 等在 10 个活动性类风湿关节炎的患者中进行了显像研究,为了评估灵敏度和全身给药的^{99m}Tc-anti-TNF 单抗的生物分布。所有患者接受了 2 轮核素检查。第 1 轮评估放射性标记的抗体的生物分布;第 2 轮,即 2 周之后,经过系统的皮质类固醇的治疗之后,评估肿瘤坏死因子靶向的特异性和炎症减轻的灵敏度。每个患者检查前静脉注射 0.1mg(740MBq)的^{99m}Tc-阿达木单抗并进行成像。注射 4h 及 24h 后可见关节炎的成像,摄取在 20h 后增加 20%～30%。有趣的是,正常的关节无^{99m}Tc-阿达木单抗摄取。更重要的是,这种放射性药物专门针对关节炎关节中的肿瘤坏死因子,并且它能够检测与临床相关的疾病活动性变化。

我们的团队还进行了另一项研究,把^{99m}Tc 标记的英夫利昔单抗和阿达木单抗用于治疗和随访,分别在 7 例和 12 例类风湿关节炎患者中进行。核素检查在先,用英夫利昔

单抗与阿达木单抗进行关节内/系统治疗 3
个月后再进行核素检查。注射 $10mCi^{99m}Tc$
标记的英夫利昔单抗或阿达木单抗后的 6h
和 20h 后,分别采集前位及后位的关节成
像。这 2 种放射性药物的生物学分布无明
显差异。从 2 个变量的联合观察吸收上看,
并不总是与关节疼痛或肿胀(目标本底比
为 1.00~3.99)相关。本研究得出的结论
是 ^{99m}Tc 标记的英夫利昔单抗显示快速全身
清除率和高炎症区域的定位,在正常组织
中无吸收,不参与免疫应答。这些数据在
人数较多的研究中得到了证实,在这个研
究中,^{99m}Tc 标记的英夫利昔单抗用于治疗
和随访。

　　这些在人类中的初步研究体现了放射性
药物对于炎症关节的特异靶向性。此外,它
也显示出治疗前运用 ^{99m}Tc 标记的英夫利昔
单抗显像,使得选择抗 TNFα 治疗及预测其
反应成为可能。

　　2. 干燥综合征　最近的一项研究表明,
使用新的生长激素抑制素类似物 ^{99m}Tc-
HYNIC-TOC 用于诊断类风湿关节炎和继
发性干燥综合征患者使用英夫利昔单抗治疗
前、后的疾病活动性。结果发现,用这种放射
性药物,腮腺的炎症可以被诊断。活动性类
风湿关节炎患者中也检测到受累关节。有趣
的是,用英夫利昔单抗治疗后,正常的摄取在
受累关节中被指出,但不在涎腺,可能反映了
两种疾病的性质不同。

　　3. 1 型糖尿病　在最近的一项研究中,
新诊断的 1 型糖尿病患者,用 2 个剂量
(25mg/kg 或 50mg/kg)的烟酸进行治疗,分
别研究了 ^{99m}Tc-IL-2 在诊断和治疗后的显
像。在诊断时,两组在代谢、免疫和核素的参
数上没有不同。但是,治疗 1 年以后,^{99m}Tc-
IL-2 显像的阳性患者对胰岛素的日需求显
著降低,这表明,被诊断有持续性炎症的患者
体内的烟酸能够保护残余的 B 细胞群。

　　在约 50% 初诊为 1 型糖尿病患者中可

观察到放射性 HIG 的显著积累。可能是由
于免疫复合物存在的结果或继发于血管通透
性的增加。这可能有助于鉴别出以临床缓解
为目的并得益于辅助性免疫疗法的病患。

　　4. 结节病　全身 ^{18}F-FDG PET 成像对
识别隐匿性和可逆性肉芽肿结节病患者具有
一定的价值。用 ^{18}F-FDG PET 测得的代谢
活性可定量判断结节病的活动性。^{18}F-FDG
PET 还具有评估治疗的作用,在糖皮质激素
治疗后,葡萄糖在肉芽肿中的摄入已显示
下降。

　　最近的一项研究报告中称,在一个患有
全身性结节病的患者体内,用 ^{99m}Tc-HYNIC-
TOC 的生长激素抑制素受体显像可以检测
肺内和肺外的结节聚集。它可能为这种患者
选择最好的治疗方案提供依据。用英夫利昔
单抗治疗后,显像扫描是正常的,这与患者临
床状态的改善有关。

主要参考文献

[1] Bonecchi R, Bianchi G, Panina Bordignon P, et al. Differential expression of chemokine receptors and chemotactic responsiveness of type 1 T helper cells (Th1s) and Th2s. J Exp Med, 1998, 187: 129-134.

[2] Flanagan AM, Chambers TJ. Chronic inflammation. //McGee JO'D, Isaacson PG, Wright NA (eds). Oxford Textbook of Pathology. Oxford: Oxford University Press, 1992: 389-406.

[3] Roitt I. E ssential Immunology, 8th edn. Oxford: Blackwell Scientific Publications, 1994.

[4] Peters AM, Jamar F. The importance of endothelium and interstitial fluid in nuclear medicine. Eur J Nucl Med, 1998, 25: 801-815.

[5] Reubi J, Mazzucchelli L, Laissue J. Intestinal vessels express a high density of somatostatin receptor in human inflammatory bowel disease. Gastroenterology, 1994, 106: 951-959.

[6] Wyllie AH, Kerr JF, Currie AR. Cell death: the signifycance of apoptosis. Int Rev Cytol,

1980,68:251-306.

[7] Thompson CB. Apoptosis in the pathogenesis and treatment of disease. Science,1995,267: 1456-1462.

[8] Palmer S,Burch L,David RD,et al. The role of innate immunity in acute allograft rejection after lung transplantation. Am J Respir Crit Care Med,2003,168:628-632.

[9] Muller-Quernheim J. Sarcoidosis: immuno- pathogenetic concepts and their clinical appli- cation. Eur Repir J 1998;12:716-738.

[10] Mitchell DN,Scadding JG,Heard BE,et al. Sarcoidosis: histopathological definition and clinical diagnosis. J Clin Pathol, 1977, 30: 395-408.

[11] Moller DR,Chen ES. Genetic basis of remit- ting sarcoidosis: triumph of the trimolecular complex? Am J Respir Cell Mol Biol,2002, 27:391-395.

[12] Agostini C, Adami F, Semenzato G. New pathogenetic insights into the sarcoid granu- loma. Curr Opin Rheumatol,2000,12:71-76.

[13] Borchers AT,Gershwin ME. Giant cell arteri- tis: a review of classification, pathophy- siology,geoepidemiology and treatment. Au- toimm Rev,2012,11:A544-554.

[14] Glaudemans AWJM,Slart RHJA,Bozzao A, et al. Molecular imaging in atherosclerosis. Eur J Nucl Med Mol Imaging,2010,37:2381- 2397.

[15] Lavender JP,Goldman JM,Arnot RN,et al. Kinetics of indium-111-labelled lymphocytes in normal subjects and in patients with Hodgkin's disease. Br Med J, 1977, 2: 797- 799.

[16] Kaldany A,Hill T,Wentworth S,et al. Trap- ping of peripheral blood lymphocytes in the pancreas of patients with acute-onset insulin- dependent diabetes mellitus. Diabetes, 1982, 31:463-466.

[17] Pozzilli P, Pozzilli C, Pantano P, et al. Trac- king of indium-lll-oxine-labelled lymphocytes in autoimmune thyroid disease. Clin Endoc-

rinol (Oxf):1983,19:111-116.

[18] Ten Berge RJM, Natarajan AT, Hardeman MR,et al. Labelling with Indium-111 has det- rimental effects on human lymphocytes: concise communication. J Nucl Med, 1983, 24:615-620.

[19] Signore A,Beales P,Sensi M,et al. Labelling of lymphocytes with Indium-111-oxine: effect on cell surface phenotype and antibodydependent cellular cytotoxicity. Immunol Lett, 1983, 6: 151-154.

[20] Fischmann AJ,Rubin RH,Khaw BA,et al. Detection of acute inflammation with 111In- labelled nonspecific polyclonal IgG. Semin Nucl Med,1988,18:335-344.

[21] Oyen WJG,van Horn JR,Claessens RAMJ, et al. Diagnosis of bone,joint and joint pros- thesis infections with indium-111-labelled hu- man immunoglobulin G scintigraphy. Radiol- ogy,1992,182:195-199.

[22] Kinne RW,Becker W,Schwab J,et al. Com- parison of 99mTc-labelled specific murine anti-CD4 monoclonal antibodies and nonspe- cific human immunoglobulins for imaging in- flamed joints in rheumatoid arthritis. Nucl Med Commun,1993,14:667-675.

[23] Marcus C, Thakur ML, Huynh TV, et al. Imaging rheumatic joint disease with anti-T lymphocyte antibody OKT-3. Nucl Med Com- mun,1994,15:824-830.

[24] Becker W,Goldenberg GM,Wolf F. The use of monoclonal antibodies and antibodies fragments in the imaging of infectious lesions. Semin Nucl Med,1994,24:1-13.

[25] Palestro CJ, Caprioli R, Love C, et al. Rapid diagnosis of pedal osteomyelitis in diabetics with a technetium-99m-labeled monoclonal antigranulocyte antibody. J Foot Ankle Surg, 2003,42:2-8.

[26] Gratz S,Behr T,Herrmann A,et al. Intrain- dividual comparison of ^{99m}Tc-labelled anti- SSEA-1 antigranulocyte antibody and [99m]Tc- HMPAO labelled white blood cells for the

imaging of infection. Eur J Nucl Med, 1998, 25:386-393.

[27] Gratz S, Raddatz D, Hagenah G, et al. ^{99m}Tc-labelled antigranulocyte monoclonal antibody FAB' fragments versus echocardiography in the diagnosis of subacute infective endocarditis. Int J Cardiol, 2000, 75:75-84.

[28] Barron B, Hanna C, Passalaqua AM, et al. Rapid diagnostic imaging of acute, nonclassic appendicitis by leukoscintigraphy with sulesomab, a technetium 99m-labeled antigranulocyte antibody Fab' fragment. LeukoScan Appendicitis Clinical Trial Group. Surgery, 1999, 125:288-296.

[29] Harwood SJ, Valdivia S, Hung GL, et al. Use of Sulesomab, a radiolabeled antibody fragment, to detect osteomyelitis in diabetic patients with foot ulcers by leukoscintigraphy. Clin Infect Dis, 1999, 28:1200-1205.

[30] Paul J, Anderson PJ. Tumor necrosis factor inhibitors: clinical implications of their different immunogenicity profiles. Semin Arthritis Rheum, 2005, 34(Suppl):19-22.

[31] Knight DM, Trinh H, Le J, et al. Construction and initial characterization of a mouse-human chimeric anti-TNF antibody. Mol Immunol, 1993, 30:1443-1453.

[32] Rau R. Adalimumab (a fully human anti-tumour necrosis factor a monoclonal antibody) in the treatment of active rheumatoid arthritis: the initial results of five trials. Ann Rheum Dis, 2002, 61(Suppl Ⅱ):70-73.

[33] Rituxan® (Rituximab), package insert. San Francisco: Genentech Inc; revised February 21, 2007.

[34] Reff ME, Carner K, Chambers KS, et al. Depletion of B cells in vivo by a chimeric mouse human monoclonal antibody to CD20. Blood, 1994, 83:435-445.

[35] Dorner T, Rumester G. The role of B-cells in rheumatoid arthritis: mechanisms and therapeutic targets. Curr Opin Rheum, 2003, 15:246-252.

[36] Utset TO, Auger JA, Peace D, et al. Modified anti-CD3 therapy in psoriatic arthritis: a phase I/Ⅱ clinical trial. J Rheumatol, 2002, 29:1907-1913.

[37] Alegre ML, Peterson LJ, Xu D, et al. A non-activating "humanized" anti-CD3 monoclonal antibody retains immunosuppressive properties in vivo. Transplantation, 1994, 57:1537-1543.

[38] Woodle ES, Xu D, Zivin RA, et al. Phase I trial of a humanized, Fc receptor nonbinding OKT3 antibody, huOKT3gamma1(Ala-Ala) in the treatment of acute renal allograft rejection. Transplantation, 1999, 68:608-616.

[39] Trajkovic V. Nuvion Protein Design Labs. Curr Opin Invest Drugs, 2002, 3:411-414.

[40] Cole MS, Stellrecht KW, Shi JD, et al. HuM291, a humanized anti-CD3 antibody, is immunosuppressive to T cells while exhibiting reduced mitogenicity in vitro. Transplantation, 1999, 68:563-571.

[41] Chatenoud L, Ferran C, Reuter A, et al. Systemic reaction to the anti-T cell mAb OKT3 in relation to serum levels of tumor necrosis factor and interferongamma. N Engl J Med, 1989, 320:1420-1421.

[42] Pohlers D, Schmidt-Weber CB, Franch A, et al. Differential clinical efficacy of anti-CD4 monoclonal antibodies in rat adjuvant arthritis is paralleled by differential influence on NF-kappaB binding activity and TNF-alpha secretion of T cells. Arthritis Res, 2002, 4:184-189.

[43] Reddy MP, Kinney CAS, Chaikin MA, et al. Elimination of Fc receptor-dependent effector functions of a modifi ed IgG4 monoclonal antibody to human CD4. J Immunol, 2000, 64:1925-1933.

[44] Wu C, Jagoda E, Brechbiel M, et al. Biodistribution and catabolism of Ga-67-labeled anti-Tac dsFv fragment. Bioconjugate Chem, 1997, 8:365-369.

[45] Kobayashi H, Yoo TM, Drumm D, et al. Im-

proved biodistribution of [125] 1-labeled anti-Tac disulfidestabilized Fv fragment by blocking its binding to the α subunit of the interleukin 2 receptor in the circulation with preinjected humanized anti-Tac IgG. Cancer Res, 1997, 57:1955-1961.

[46] Zhang M, Yao Z, Zhang Z, et al. The anti-CD25 monoclonal antibody 7G7/B6, armed with the α-Emitter[211] At, provides effective radioimmunotherapy for a murine model of leukemia. Cancer Res,2006,66:8227-8232.

[47] Hartmann F, Horak EM, Garmestani K, et al. Radioimmunotherapy of nude mice bearing a human interleukin 2 receptor alpha expressing lymphoma utilizing the alpha-emitting radionuclideconjugated monoclonal antibody[212] Bi-anti-Tac. Cancer Res,1994,54:4362-4370.

[48] Choi CW, Lang L, Lee JT, et al. Biodistribution of [18] F-and [125] I-labeled anti-Tac disulfide-stabilized Fv fragments in nude mice with interleukin 2 alpha receptor-positive tumor xenografts. Cancer Res,1995,55:5323-5329.

[49] Kwa HB, Verhoeven AH, Storm J, et al. J. Radioimmunotherapy of small cell lung cancer xenografts using [131] I-labelled anti-NCAM monoclonal antibody [123] C3. Cancer Immunol Immunother,1995,41:169-174.

[50] Ornadel D, Ledermann JA, Eagle K, et al. Biodistribution of a radiolabelled monoclonal antibody NY3D11 recognizing the neural cell adhesion molecule in tumour xenografts and patients with smallcell lung cancer. Br J Cancer,1998,77:103-109.

[51] Papanastassiou V, Pizer BL, Coakham HB, et al. Treatment of recurrent and cystic malignant gliomas by a single intracavity injection of [131] I monoclonal antibody: feasibility, pharmacokinetics and dosimetry. Br J Cancer, 1993,67:144-151.

[52] Hopkins K, Chandler C, Bullimore J, et al. A pilot study of the treatment of patients with recurrent malignant gliomas with intratumoral yttrium-90 radioimmunoconjugates. Ra-diother Oncol,1995,34:121-131.

[53] Hosono MN, Hosono M, Mishra AK, et al. Rhenium-188-labeled anti-neural cell adhesion molecule antibodies with 2-iminothiolane modification for targeting small-cell lung cancer. Ann Nucl Med,2000,14:173-179.

[54] Arimura Y, Koda T, Kishi M, et al. Mouse HLA-DPA homologue H2-P α: a pseudogene that maps between H2-Pb and H2-O α. Immunogenetics,1996,43:152-155.

[55] Sønderstrup G, McDevitt HO. DR, DQ, and you: MHC alleles and autoimmunity. J Clin Invest,2001,107:795-796.

[56] Malviya G, de Vries EFJ, Dierckx RA, et al. Synthesis and evaluation of [99m] Tc-labelled monoclonal antibody 1D09C3 for molecular imaging of major histocompatibility complex class II protein expression. Mol Imaging Biol, 2011,13:930-939.

[57] Otero DC, Rickert RC. CD19 Function in early and late B cell development. II . CD19 facilitates the Pro-B/Pre-B transition. J Immunol,2003,171:5921-5930.

[58] Vervoordeldonk SF, Heikens J, Goedemans WT, et al. [99m] Tc-CD19 monoclonal antibody is not useful for imaging of B cell non-Hodgkin's lymphoma. Cancer Immunol Immunother 1996;42:291-296.

[59] Mitchell P, Lee FT, Hall C, et al. Targeting primary human Ph[+] B-cell precursor leukemia-engrafted SCID mice using radiolabeled anti-CD19 monoclonal antibodies. J Nucl Med,2003,44:1105-1112.

[60] Stamenkovic I, Seed B. CD19, the earliest differentiation antigen of the B cell lineage, bears three extracellular immunoglobulin-like domains and an Epstein-Barr virus-related cytoplasmic tail. J Exp Med, 1988, 168: 1205-1210.

[61] Tedder T F, Tuscano J, Sato S, et al. CD22, a B lymphocyte-specifi c adhesion molecule that regulates antigen receptor signaling. Annu Rev Immunol,1997,15:481-504.

[62] Cesano A, Gayko U. CD22 as a target of passive immunotherapy. Semin Oncol, 2003, 30: 253-257.

[63] Tedder TF, Poe JC, Haas KM. CD22: a multifunctional receptor that regulates B lymphocyte survival and signal transduction. Adv Immunol, 2005, 88: 1-50.

[64] Steinfeld SD, Youinou P. Epratuzumab (humanized anti-CD22 antibody) in autoimmune diseases. Expert Opin Biol Ther, 2006, 6: 943-949.

[65] Leung SO, Goldenberg DM, Dion AS. et al. Construction and characterization of a humanized, internalizing B cell (CD22)-specific, leukemia/lymphoma antibody, LL2. Mol Immunol, 1995, 32: 1413-1427.

[66] Castillo J, Winer E, Quesenberry P. Newer monoclonal antibodies for malignancies. Exp Hematol, 2008, 36: 755-768.

[67] Lamonica D, Czuczman M, Nabi H, et al. Radioimmunoscintigraphy (RIS) with bectumomab (Tc99m labeled IMMU-LL2, Lymphoscan) in the assessment of recurrent non-Hodgkin's lymphoma (NHL). Cancer Biother Radiopharm, 2002, 17: 689-697.

[68] Sen J, Bossu P, Burakoff SJ, et al. T cell surface molecules regulating noncognate B lymphocyte activation. Role of CD2 and LFA-1. J Immunol, 1992, 148: 1037-1042.

[69] Vacca A, Buchegger F, Carrel S, et al. Imaging of human leukemic T-cell xenografts in nude mice by radiolabeled monoclonal antibodies and F(ab')2 fragments. Cancer, 1988, 61: 58-67.

[70] Langley RG, Papp K, Bissonnette R, et al. Safety profi le of intravenous and subcutaneous siplizumab, an anti-CD2 monoclonal antibody, for the treatment of plaque psoriasis: results of two randomized, double-blind, placebo-controlled studies. Int J Dermatol, 2010, 49: 818-828.

[71] Pruett TL, McGory RW, Wright FH, et al. Safety profile, pharmacokinetics, and pharmacodynamics of siplizumab, a humanized anti-CD2 monoclonal antibody, in renal allograft recipients. Transplant Proc, 2009, 41: 3655-3661.

[72] Spertini F, Stohl W, Ramesh N, et al. Induction of human T cell proliferation by a monoclonal antibody to CD5. J Immunol, 1991, 146: 47-52.

[73] Calvo J, Places L, Padilla O, et al. Interaction of recombinant and natural soluble CD5 forms with an alternative cell surface ligand. Eur J Immunol, 1999, 29: 2119-2129.

[74] Vallera DA, Schmidberger H, Buchsbaum DJ, et al. Radiotherapy in mice with yttrium-90-labeled anti-Ly1 monoclonal antibody: therapy of established graft-versus-host disease induced across the major histocompatibility barrier. Cancer Res, 1991, 51: 1891-1897.

[75] Foss FM, Raubitscheck A, Mulshine JL, et al. Phase I study of the pharmacokinetics of a radioimmunoconjugate, ^{90}Y-T101, in patients with CD5-expressing leukemia and lymphoma. Clin Cancer Res, 1998, 4: 2691-2700.

[76] Vallera DA, Elson M, Brechbiel MW, et al. Preclinical studies targeting normal and leukemic hematopoietic cells with Yttrium-90-labeled anti-CD45 antibody in vitro and in vivo in nude mice. Cancer Biother Radiopharm, 2003, 18: 133-145.

[77] Glatting G, Müller M, Koop B, et al. Anti-CD45 monoclonal antibody YAML568: A promising radioimmunoconjugate for targeted therapy of acute leukemia. J Nucl Med, 2006, 47: 1335-1341.

[78] Signore A, Corsetti F, Annovazzi A, et al. Biological imaging for the diagnosis of inflammatory conditions. Biodrugs, 2002, 16: 241-259.

[79] Signore A, Procaccini E, Annovazzi A, et al. The developing role of cytokines in imaging inflammation and infection. Cytokine, 2000, 12: 1445-1454.

［80］ van der Laken CJ，Boerman OC，Oyen WJ，et al. Specific targeting of infectious foci with radioiodinated human recombinant interleukin-1 in an experimental model. Eur J Nucl Med，1995，22：1249-1255.

［81］ van der Laken CJ，Boerman OC，Oyen WJ，et al. Different behaviour of radioiodinated human recombinant interleukin-1 and its receptor antagonist in an animal model of infection. Eur J Nucl Med，1996，23：1531-1535.

［82］ van der Laken CJ，Boerman OC，Oyen WJ，et al，Corstens FH. Imaging of infection in rabbits with radioiodinated interleukin-1（alpha and beta），its receptor antagonist and a chemotactic peptide：a comparative study. Eur J Nucl Med，1998，25：347-352.

［83］ Morgan DA，Ruscetti FW，Gallo RC. Selective in vitro growth factor of T lymphocytes from normal human bone marrow. Science，1976，193：1007-1009.

［84］ Smith KA. Interleukin-2：inception，impact and implications. Science，1988，240：1169-1176.

［85］ Semenzato G，Zambello R，Pizzolo G. Interleukin-2 receptor expression in health and disease. //Waxman J，Balkwill F（eds）. Interleukin-2. Oxford：Blackwell Scientific Publications，1992：78-105.

［86］ Robb RJ，Greene WC，Rusk CM. Low and high affinity receptors for IL2. J Exp Med，1984，160：1126-1146.

［87］ Koths K，Halenbech R. Pharmacokinetic studies on ^{35}S-labelled recombinant interleukin-2 in mice. //Sorg C，Schimpl A（eds）. Cellular and Molecular Biology of Lymphokines. Orlando：Academic Press Inc，1985.

［88］ Robb RJ，Mayer PC，Garlick R. Retention of biological activity following radioiodination of human interleukin-2：comparison with biosyntetically labelled growth factor in receptor binding assay. J Immunol Methods，1985，81：15-30.

［89］ Gennuso R，Spigelman，MK，Vallabhajosula S，et al. Systemic biodistribution of radioiodinated interleukin-2 in the rat. J Biol Resp Mod，1989，8：375-384.

［90］ Signore A，Parman A，Pozzilli P，et al. Detection of activated lymphocytes in endocrine pancreas of BB/W rats by injection of 123-iodine-labelled interleukin-2：an early sign of Type 1 diabetes. Lancet，1987，2：536-540.

［91］ Signore A，Chianelli M，Toscano A，et al. A radiopharmaceutical for imaging areas of lymphocytic infiltration：^{123}I-interleukin-2：labelling procedure and animal studies. Nucl Med Commun，1992，13：713-722.

［92］ Abbs IC，Pratt JR，Dallman MJ，et al. Analysis of activated T cell infiltrates in rat renal allografts by gamma camera imaging after injection of 123-iodine-interleukin-2. Transplant Immunol 1993；1：45-51.

［93］ Chianelli M，Mather SJ，Grossman A，et al. ^{99m}Tcinterleukin-2 scintigraphy in normal subjects and in patients with autoimmune thyroid diseases：a feasibility study. Eur J Nucl Med Mol Imaging，2008，35：2286-2293.

［94］ Signore A，Chianelli M，Annovazzi A，et al. ^{123}I-labelled interleukin-2 scintigraphy for the in vivo assessment of intestinal mononuclear cell infi ltration in Crohn's disease. J Nucl Med，2000，41：242-249.

［95］ Signore A，Chianelli M，Annovazzi A，et al. Imaging active lymphocytic infiltration in coeliac disease with ^{123}I-interleukin-2 and its response to diet. Eur J Nucl Med，2000，27：18-24.

［96］ Chianelli M，Parisella MG，Visalli N，et al. IMDIAB Study Group. Pancreatic scintigra-phy with ^{99m}Tcinterleukin-2 at diagnosis of type 1 diabetes and after 1 year of nicotina-mide therapy. Diabetes Metab Res Rev，2008，24：115-122.

［97］ Signore A，Picarelli A，Chianelli M，et al. ^{123}I-Interleukin-2 scintigraphy：a new approach to assess disease activity in autoimmunity. J Pediatr Endocrinol Metab，1996，9：139-144.

[98] Signore A, Annovazzi A, Barone R, et al. 99mTc-interleukin-2 scintigraphy as a potential tool for evaluating tumor-infiltrating lymphocytes in melanoma lesions: a validation study. J Nucl Med, 2004, 45:1647-1652.

[99] Rennen HJ, Boerman OC, Oyen WJ, et al. Kinetics of 99mTc-labeled interleukin-8 in experimental inflammation and infection. J Nucl Med, 2003, 44:1502-1509.

[100] Rennen HJ, Boerman OC, Oyen WJ, et al. Specific and rapid scintigraphic detection of infection with 99mTc-labeled interleukin-8. J Nucl Med, 2001, 42:117-123.

[101] van der Laken CJ, Boerman OC, Oyen WJ, et al. Radiolabeled interleukin-8: specific scintigraphic detection of infection within a few hours. J Nucl Med, 2000, 41:463-469.

[102] Signore A, Annovazzi A, Chianelli M, et al. Peptide radiopharmaceuticals for diagnosis and therapy. Eur J Nucl Med, 2001, 28:1555-1565.

[103] van Hagen P, Markusse H, Lamberts S, et al. Somatostatin receptor imaging: The presence of somatostatin receptor in rheumatoid arthritis. Arthritis Rheum, 1994, 37:1521-1527.

[104] Oyen WJG, Boerman OC, Claessens RAMJ, et al. Is somatostatin receptor scintigraphy suited to detection of acute infection disease? Nucl Med Commun, 1994, 15:289-293.

[105] Krenning EP, Kwekkeboom DJ, Pauwels S, et al. Somatostatin receptor scintigraphy. Nucl Med Annual, 1995, 1-50.

[106] Chianelli M, Martin Martin S, Signore A, et al. Assessment of disease activity by 99mTc-EDDA/tricine-HYNIC-Tyr-octreotide scintigraphy in patients with secondary Sjogren syndrome before and after infliximab treatment. Eur J Nucl Med, 2005, 32 (Suppl 2):S61.

[107] Blankenberg FG, Katsikis PD, Tait JF, et al. In vivodetection and imaging of phosphatidylserine expression during programmed cell death. Proc Natl Acad Sci USA, 1998, 95:6349-6354.

[108] Ohtsuki K, Akashi K, Aoka Y, et al. Technetium-99m HYNIC-Annexin V: a potential radiopharmaceutical for the in vivo detection of apoptosis. Eur J Nucl Med, 1999, 26:1251-1258.

[109] Post AM, Katsikis PD, Tait JF, et al. Imaging cell death with radiolabeled annexin V in an experimental model of rheumatoid arthritis. J Nucl Med, 2002, 43:1359-1365.

[110] Cagnin A, Myers R, Gunn RN, et al. In vivo visualization of activated glia by [11C] (R)-PK11195-PET following herpes encephalitis reveals projected neuronal damage beyond the primary focal lesion. Brain, 2001, 124:2014-2027.

[111] Banati RB, Goerres GW, Myers R, et al. [11C] (R)-PK11195 positrion emission tomography imaging of activated microglia in vivo in Rasmussen's encephalitis. Neurology, 1999, 53:2199-2204.

[112] Hammoud DA, Endres CJ, Chander AR, et al. Imaging glial cell activation with [11C]-R-PK11195 in patients with AIDS. J Neurovirol, 2005, 11:346-355.

[113] Banati RB, Newcombe J, Gunn RN, et al. The peripheral benzodiazepine binding site in the brain in multiple sclerosis: quantitative in vivo imaging of microglia as a measure of disease activity. Brain, 2000, 123:2321-2337.

[114] Debruyne JC, Versijpt J, van Laere KJ, et al. PET visualization of microglia in multiple sclerosis patients using [11C]PK11195. Eur J Neurol, 2003, 10:257-264.

[115] Davies LP, Barlin GB, Selley ML. New imidzaol [1, 2-b] pyridazine ligands for peripheral-type benzodiazepine receptors on mitochondria and monocytes. Life Sci, 1995, 57:381-386.

[116] Hardwick MJ, Chen MK, Baidoo K, et al. In vivo imaging of peripheral benzodiazepine

receptors in mouse lungs:a biomarker of inflammation. Mol Imaging,2005,4:432-438.

[117] de Bois MHW,Pauwels EKJ,Breedveld FC. New agents for scintigraphy in rheumatoid arthritis. Eur J Nucl Med, 1995, 22: 1339-1346.

[118] Liberatore M,Clemente M,Iurilli A,et al. Scintigraphic evaluation of disease activity in rheumatoid arthritis:a comparison of technetium-99m human non-specific immunoglobulins, leucocytes and albumin nanocolloids. Eur J Nucl Med,1992,19:853-857.

[119] Martins FP, Gutfilen B, de Souza SA, et al. Monitoring rheumatoid arthritis synovitis with ^{99m}Tc-anti-CD3. Br J Radiol,2008,81: 25-29.

[120] Becker W, Emmrich F, Horneff G, et al. Imaging rheumatoid arthritis specifically with technetium 99m CD4-specific (T-helper lymphocytes) antibodies. Eur J Nucl Med,1990,17:156-159.

[121] Jamar F, Chapman PT, Harrison AA, et al. Inflammatory arthritis:imaging of endothelial cell activation with an indium-111-labelled F(ab')2 fragment of anti-Eselectin monoclonal antibody. Radiology, 1995, 194: 843-850.

[122] Chapman PT,Jamar F,Keelan ETM,et al. Use of monoclonal antibody against E-selectin for imaging endothelial activation in rheumatoid arthritis. Arthritis Rheum, 1996, 39:1371-1375.

[123] Keelan ETM, Harrison AA, Chapman PT, et al. Imaging vascular endothelial activation:An approach using radiolabelled monoclonal antibodies against the endothelial cell adhesion molecule E-selectin. J Nucl Med, 1994,35:276-281.

[124] Jamar F,Chapman PT,Manicourt DH,et al. A comparison between ^{111}In-anti-E-selectin mAb and ^{99m}Tc-labelled human nonspecific immunoglobulin in radionuclide imaging of rheumatoid arthritis. Br J Radiol,1997,70:473-481.

[125] Malviya G,D'Alessandria C,Bonanno E,et al. Radiolabeled humanized anti-CD3 monoclonal antibody visilizumab for imaging human T-lymphocytes. J Nucl Med,2009,50: 1683-1691.

[126] Beckers C,Jeukens X,Ribbens C,et al. (18) F-FDG PET imaging of rheumatoid knee synovitis correlates with dynamic magnetic resonance and sonographic assessments as well as with the serum level of metalloproteinase-3. Eur J Nucl Med, 2006, 33: 275-280.

[127] Barrera P,van der Laken CJ,Boerman OC, et al. Radiolabelled interleukin-1 receptor antagonist for detection of synovitis in patients with rheumatoid arthritis. Rheumatology (Oxf),2000,39:870-874.

[128] Signore A, Parisella MG, Conti F, et al. [99m]Tc- IL2 scintigraphy detects pre-clinical lymphocytic infiltration of salivary glands in patients with autoimmune disease. Eur J Nucl Med,2000,27:925.

[129] Podolsky DK. Inflammatory bowel disease (I). N Engl J Med,1991,325:928-938.

[130] Podolsky DK. Inflammatory bowel disease (II). N Engl J Med,1991,325:1008-1018.

[131] Saverymuttu SH,Peters AM,Crofton ME, et al. [111] Indium autologous granulocytes in the detection of inflammatory bowel disease. Gut,1985,26:955-960.

[132] Wheeler JG,Slack NF,Duncan A,et al. Tc-99m-nanocolloids in inflammatory bowel disease. Nucl Med Commun, 1990, 11: 127-133.

[133] Annovazzi A, Biancone L, Caviglia R, et al. [99m] Tcinterleukin-2 and ^{99m}Tc-HMPAO granulocyte scintigraphy in patients with inactive Crohn's disease. Eur J Nucl Med, 2003,30:374-382.

[134] D'Alessandria C, Malviya G, Viscido A, et al. Use of a 99m-technetium labeled anti-TNF α monoclonal antibody in Crohn's disease:in vitro and in vivo studies. Q J Nucl

Med Mol Imaging,2007,51:1-9.

[135] Weetman AP,McGregor AM. Autoimmune thyroid disease:developments in our understanding. Endocrinol Rev,1984,5:309-315.

[136] DeGroot LJ,Quintans J. The causes of autoimmune thyroid disease. Endocrinol Rev, 1989,10:537-562.

[137] Postema PTE,Wijnggaarde R,Vandenbosch WA,et al. Follow-up in（In-111-DTPA-D-Phe-1）octreotide scintigraphy in thyroidal and orbital Graves' disease. J Nucl Med, 1995,95(Suppl):203P.

[138] Kahaly G,Diaz M,Hahn K,et al. Indium-111-pentetreotide scintigraphy in Graves' ophthalmopathy. J Nucl Med, 1995, 36: 550-554.

[139] Diaz M,Kahaly G,Mühlbach A,et al. Somatostatin receptor scintigraphy in endocrine orbitopathy. Rofo,1994,161:484-488.

[140] Bohuslavizki KH, Oberwöhrmann S, Brenner W,et al. ^{111}In-octreotide imaging in patients with long-standing Graves' ophthalmopathy. Nucl Med Commun, 1995, 16: 912-916.

[141] Bahn R,Heufelder A. Pathogenesis of Graves' ophtalmopathy. N Engl J Med, 1993, 329:1468-1475.

[142] Hurley J. Orbitopathy after treatment of Graves' disease. J Nucl Med, 1994, 35: 918-920.

[143] Krassas GE,Dumas A,Pontikides N,et al. Somatostatin receptor scintigraphy and octreotide treatment in patients with thyroid eye disease. Clin Endocrinol, 1995, 42: 571-580.

[144] Nocaudie M,Bailliez A,Itti E,et al. Somatostatin receptor scintigraphy to predict the clinical evolution and therapeutic response of thyroid-associated ophthalmopathy. Eur J Nucl Med,1999,26:511-517.

[145] Makino S,Kunimoto K,Muraoka Y,et al. Breeding of a non-obese, diabetic strain of mice. Jikken Dobutsu,1980,29:1-13.

[146] Bottazzo GF,Dean BM,McNally JM,et al. In situ characterization of autoimmune phenomena and expression of HLA molecules in the pancreas in diabetic insulitis. N Engl J Med,1985,313:353-360.

[147] Eisenbarth G. Type I diabetes:a chronic autoimmune disease. N Engl J Med,1986,314: 1360-1367.

[148] Lendrup R,Walker G,Cudworth AG,et al. Isletcell antibodies in diabetes mellitus. Lancet,1976,ii:1273-1276.

[149] Dean BM,Becker F,McNally JM,et al. Insulin autoantibodies in the prediabetic period:correlation with islet cell antibodies and development of diabetes. Diabetologia,1986, 29:339-342.

[150] McCulloch DX, Claff LJ, Kahn SE, et al. Subclinical beta-cell dysfunction is not always progressive among first-degree relatives of Type I diabetes:five years' follow-up of the Seattle study. Diabetes, 1990, 39: 549-556.

[151] Gallina DL, Pelletier D, Doherty P, et al. [111]Indiumlabelled lymphocytes do not image or label the pancreas of BB/W rats. Diabetologia,1985,28:143-147.

[152] Somoza N, Vargas F, Roura-Mir C, et al. Pancreas in recent onset insulin-dependent diabetes mellitus changes in HLA,adhesion molecules and autoantigens,restricted T cell receptor Vb usage, and cytokine profile. J Immunol,1994,153:1360-1377.

[153] Kalliokoski T,Simell O,Haarparanta M,et al. An autoradiographic study of [(18)F] FDG uptake to islets of Langerhans in NOD mouse. Diabetes Res Clin Pract, 2005, 70:217.

[154] Iannuzzi MC, Rybicki BA, Teirstein AS. Sarcoidosis. N Engl J Med,2007,357:2153-2165.

[155] Prager E, Wehrschuetz M, Bisail B. et al. Comparison of ^{18}F-FDG and ^{67}Ga-citrate in sarcoidosis imaging. Nuklearmedizin, 2008,

47:18-23.

[156] Basu S, Zhuang H, Torigian DA, et al. Functional imaging of inflammatory diseases using nuclear medicine techniques. Semin Nucl Med,2009,39:124-145.

[157] Okumura W, Iwasaki T, Toyama T, et al. Usefulness of fasting ^{18}F-FDG PET in identification of cardiac sarcoidosis. J Nucl Med, 2004,45:1989-1998.

[158] Hain SF, Beggs AD. C-11 Methionine uptake in granulomatous disease. Clin Nucl Med, 2004,29:585-586.

[159] Yamada Y, Uchida Y, Tatsumi K, et al. Fluorine-18-fluorodeoxyglucose and carbon-11-methionine evaluation of lymphadenopathy in sarcoidosis. J Nucl Med,1998,39: 1160-1166.

[160] Halter G, Buck AK, Schirrmeister H, et al. [18F]3-Deoxy-3' fluorothymidine positron emission tomography: alternative or diagnostic adjunct to 2-[18 F]-fluoro-2-deoxy-D-glucose positron emission tomography in the workup of suspicious central focal lesions? J Thorac Cardiovasc Surg, 2004, 127: 1093-1099.

[161] Miller A, Chan M, Wiik A. An approach to the diagnosis and management of systemic vasculitis. Clin Exp Immun,2010,160:143-160.

[162] Fuchs M, Briel M, Daikeler T, et al. The impact of ^{18}F-FDG PET on the management of patients with suspected large vessel vasculitis. Eur J Nucl Med Mol Imaging,2012,39: 344-353.

[163] Ohtsuki K, Hayase M, Akashi K, et al. Detection of monocyte chemoattractant protein-1 receptor expression in experimental atherosclerotic lesions: an autoradiographic tudy. Circulation,2001,104:203-208.

[164] Fayad ZA, Amirbekian V, Toussaint JF, et al. Identification of interleukin-2 for imaging atherosclerotic inflammation. Eur J Nucl Med Mol Imaging,2006,33:111-116.

[165] Annovazzi A, Bonanno E, Arca M, et al. [99m]Tcinterleukin-2 scintigraphy for the in vivo imaging of vulnerable atherosclerotic plaques. Eur J Nucl Med Mol Imaging, 2006,33:117-126.

[166] Elkind MS, Rundek T, Sciacca RR, et al. Interleukin-2 levels are associated with carotid artery intima-media thickness. Atherosclerosis,2005,180:181-187.

[167] Tawakol A, Migrino RQ, Bashian GG, et al. In vivo ^{18}F-fluorodeoxyglucose positron emission tomography imaging provides a noninvasive measure of carotid plaque inflammation in patients. J Am Coll Cardiol, 2006,48:1818-1824.

[168] Rudd JH, Myers KS, Bansilal S, et al. (18) Fluorodeoxyglucose positron emission tomography imaging of atherosclerotic plaque inflammation is highly reproducible: implications for atherosclerosis therapy trials. J Am Coll Cardiol,2007,50:892-896.

[169] Rudd JH, Myers KS, Bansilal S, et al. Atherosclerosis inflammation imaging with ^{18}F-FDG PET: carotid, iliac, and femoral uptake reproducibility, quantification methods, and recommendations. J Nucl Med, 2008, 49: 871-878.

[170] Tahara N, Kai H, Nakaura H, et al. The prevalence of inflammation in carotid atherosclerosis: analysis with fluorodeoxyglucose-positron emission tomography. Eur Heart J, 2007,28:2243-2248.

[171] Conti F, Priori R, Chimenti MS, et al. Successful treatment with intraarticular infliximab for resistant knee monarthritis in a patient with spondylarthropathy a role for scintigraphy with ^{99m}Tc-infliximab. Arthritis Rheum,2005,52:1224-1226.

[172] Abrams MJ, Juweid M, ten Kate CI, et al. Technetium-99m-human polyclonal IgG radiolabelled via the hydrazino nicotinamide derivative for imaging focal sites of infection in rats. J Nucl Med,1990,31:2022-2028.

[173] Barrera P, Oyen WJG, Boerman OC, et al. Scintigraphic detection of tumour necrosis factor in patients with rheumatoid arthritis. Ann Rheum Dis, 2003, 62: 825-828.

[174] Annovazzi A, D' Alessandria C, Lenza A, et al. Radiolabelled anti-TNF-α antibodies for therapy decision making and follow-up in rheumatoid arthritis. Eur J Nucl Med, 2006, 33(Suppl 2): S146.

[175] Conti F, Malviya G, Ceccarelli F, et al. Role of scintigraphy with ^{99m}Tc-infliximab in predicting the response of intraarticular infliximab treatment in patients with refractory monoarthritis. Eur J Nucl Med Mol Imaging, 2012, 39: 1339-1347.

[176] Chianelli M, Parisella MG, Visalli N, et al. Pancreatic scintigraphy with ^{99m}Tc-interleukin-2 at diagnosis of type 1 diabetes and after 1 year of nicotinamide therapy. Diabetes Metab Res Rev, 2008, 24: 115-122.

[177] Barone R, Procaccini E, Chianelli M, et al.; IMDIAB Group. Prognostic relevance of pancreatic uptake of ^{99m}Tc-HIG in patients with type 1 diabetes. Eur J Nucl Med, 1998, 25: 503-508.

[178] Teirstein AS, Machac J, Almeida O, et al. Results of 188 whole-body fluorodeoxyglucose positron emission tomography scans in 137 patients with sarcoidosis. Chest, 2007, 132: 1949-1953.

[179] Migliore A, Signore A, Capuano A, et al. Relevance of ^{99m}Tc-HYNIC-tir-octreotide scintigraphy in a patient affected by sarcoidosis with lung and joints involvement and secondary Sjogren's syndrome treated with infliximab: Case report. Eur Rev Med Pharmacol Sci, 2008, 12: 127-130.

八、临床病例

病例 1

16 岁女性，长期（>3 周）的精神萎靡，体重下降 15kg，疲劳，耳痛和腹部疼痛。患者住院期间伴有发热。

CRP: 141mg/L；白细胞计数: 11.9×10^9/L。进行了胸部透视、腹部超声、腹部 MRI 及头部 CT 检查，均没有发现能解释其临床主诉的相关疾病。由于患者腹痛，进行了胃镜检查，但同样没有发现异常。

因为不明原因发热进行了 ^{18}F-FDG PET/CT（图 17-6A）成像，在胸椎和（部分）腹部动脉出现高摄取。在纵隔，肺门及腋窝肿大淋巴结中也有高摄取。提示诊断是动脉炎与反应性淋巴结炎。

为了证实这一发现对患者进行了磁共振增强扫描的检查（图 17-6B），但 MRI 结果为阴性。多发性大动脉炎的诊断主要依据临床表现和 PET 的结果，患者经过高剂量的泼尼松治疗后病情好转。

★教学要点

• 正如很多研究表明，^{18}F-FDG PET/CT 检查对于不明原因的发热很有价值。

• 核素成像应该尽早的用于这类患者的诊断工作。

病例 2

46 岁女性，患有干燥综合征和类风湿关节炎。甲氨蝶呤和类固醇进行了治疗后仍伴有关节疼痛。在基线研究中，取仍接受治疗的患者（彩图 39），注射 370MBq 的 ^{99m}Tc-HYNIC-TOC 1h 后，双手可见放射性药物的病理性摄取，这与疾病活动性是一致的。而后开始使用英夫利昔单抗治疗。

英夫利昔单抗治疗 3 个月后进行核素扫描，显示放射性物质摄取明显减少与临床症状的减轻一致（彩图 40）。

★教学要点

• 放射性标记生长激素抑制素类似物，如 ^{99m}Tc-HYNIC-TOC，用于类风湿关节炎患者的研究,通过选择合适的治疗方案,有助于管理患者。

病例 3

桥本甲状腺炎患者,进行性的甲状腺肿大,伴甲状腺自身抗体阴性和高甲状腺激素水平增高。

在注射$^{99m}TcO_4$ 20min 后进行甲状腺显像,颈部未见放射性摄取。还有一种可能就是存在人为的甲状腺毒症。患者接受^{99m}Tc-IL-2 扫描(彩图 41)并且示踪剂在甲状腺中显示为高摄取,表示甲状腺被活化的淋巴细胞浸润,符合桥本甲状腺功能亢进的表现。

★教学要点

• 用放射性标记的 IL-2 显像可用于确认自身免疫性疾病的可疑病例。

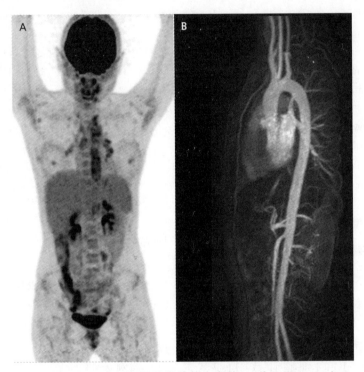

图 17-6 一个不明原因发热的患者的(A)^{18}F-FDG PET/CT 和(B)MRI 成像

彩　　图

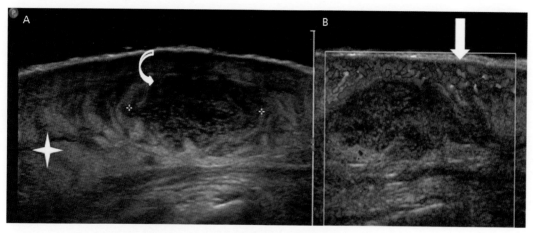

彩图 1　脓皮病。皮肤增厚
A. 皮下水肿（星号）和脓肿灶（弯箭）；B. 区域性充血（箭头）

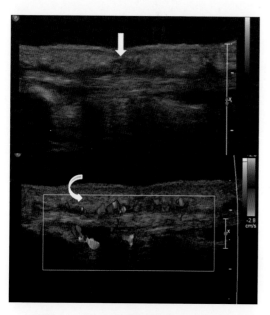

彩图 2　手指屈肌腱周围腱鞘明显增厚，伴有层状积液（箭）和区域性充血（弯箭），提示腱鞘炎

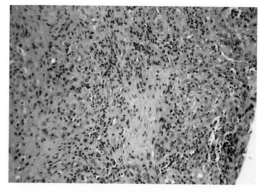

彩图 3　活组织检查示滑膜组织中度炎性浸润

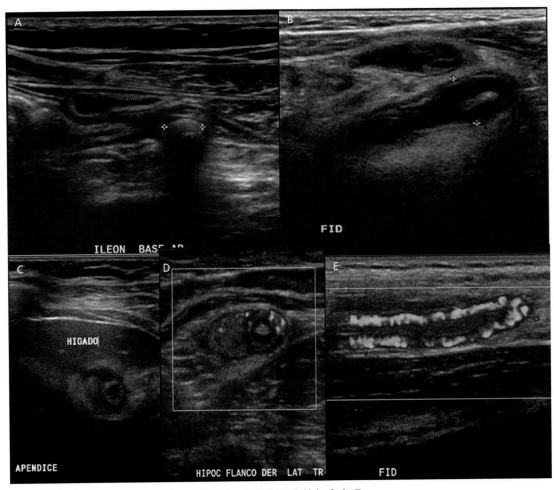

彩图 4　急性阑尾炎的超声表现

　　A. 邻近的阑尾炎；B. 末端管腔扩张伴有阑尾壁轻度增厚，阑尾周围脂肪回声增强；C～E. 肝下极和阑尾壁充血

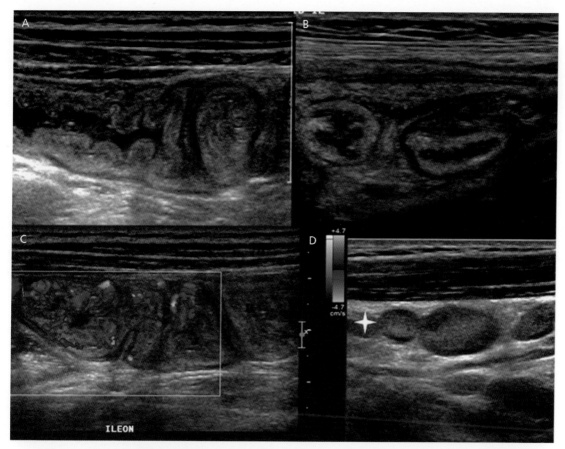

彩图 5　A ~ D. 回肠炎的超声表现为轴向的回肠壁增厚，尤其是黏膜下层充血，局部淋巴结肿大

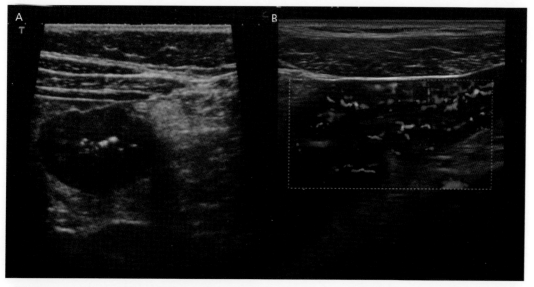

彩图 6　A. HRUS 表现为典型的肠壁轴向性增厚（超过 4mm），肠腔狭窄，其与纤维脂肪性增生有关；
B. 彩色多普勒超声示肠壁血管增生，是炎症活动性的固有征象

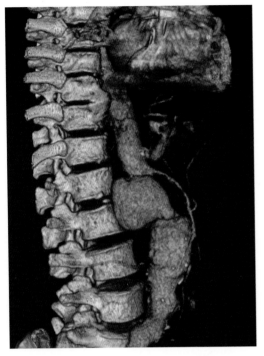

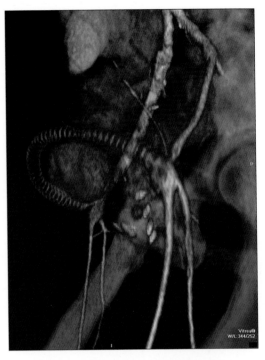

彩图 7　CT 三维重组示主动脉瘤　　　　　　彩图 8　图 7-4 的 CT 容积再现图像

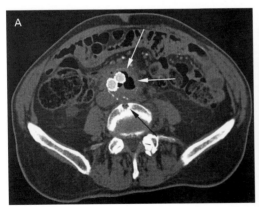

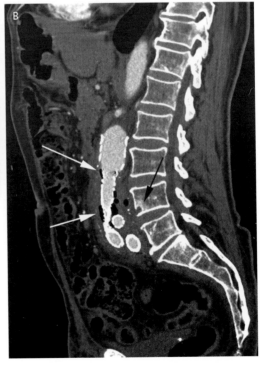

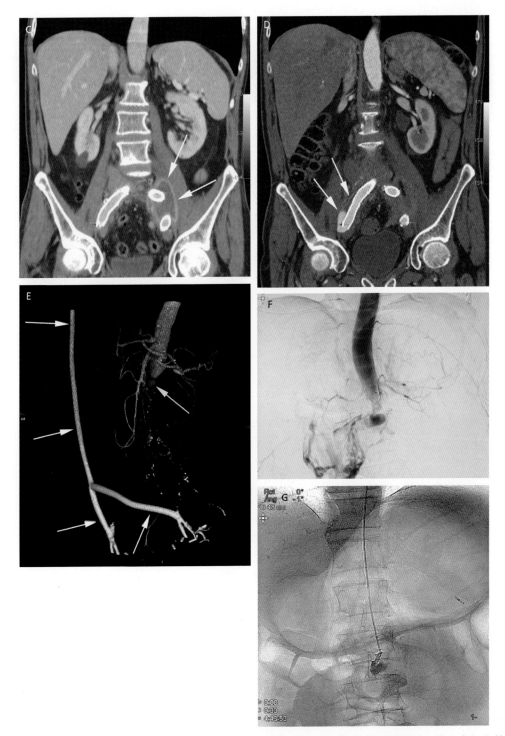

彩图 9　A. CT 横断位示主动脉瘤囊腔内的气体（白箭）和主动脉周围的脂肪浸润，这 2 个征象的出现均和置入物感染有关，腰 4 椎体前部骨皮质的侵蚀（黑箭）；B. CT 矢状面重建图像示囊内气体和邻近骨受损的情况（黑箭）；C. 冠状面重建图像示围绕血管内假体置入后的左髂总动脉周围的盆腔积液（箭）；D. 抗感染治疗 1 周后 CT 冠状面重建图像示感染的演变过程，右下肢假体周围的积液和远端的对比剂渗漏（箭），这些征象在之前的 CT 中均未显示；E. 肾下主动脉分离，取回感染过的血管内置入物，置入腋 - 双侧股动脉置入物（白箭）后的 CT 容积再现图像，显示邻近远端主动脉残根的假性动脉瘤（黄箭）；F. 血管造影检查可以显示重要的对比剂渗漏、出血等情况；G. 置入球囊来止血

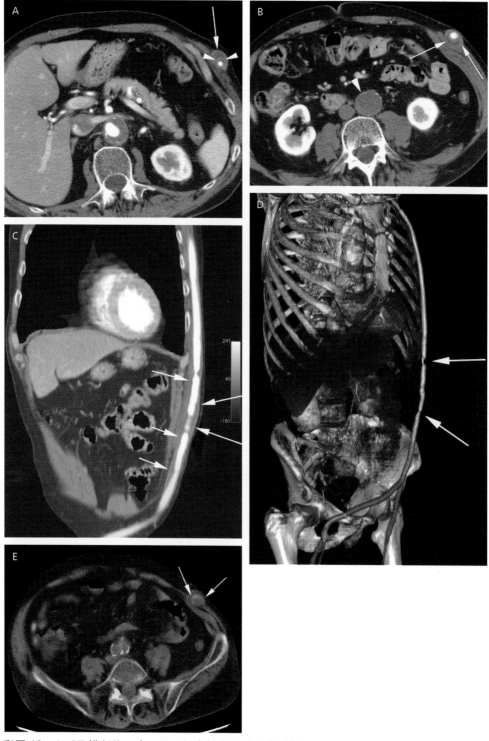

彩图 10　A. CT 横断位示皮下置入物内部分血栓形成（箭头），周围可见置入物周围积液形成（箭）；B. CT 横断位示肾下主动脉阻塞（箭头），置入物周围积液（箭）；C. CT 冠状面示置入物周围积液（箭）和置入物管腔的不规则；D. 容积再现示皮下置入物形态不规则和狭窄区域（箭）；E. PET/CT 示脓肿区域的高摄取（箭）

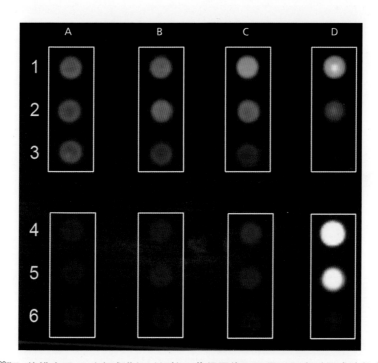

彩图 11　^{99m}Tc 体模表明了对衰减进行时间校正获得图像而不是以固定时间或计数来获得的重要性

A. 组图像在 0 时获得；B. 组图像 3h 后获得；C. 组图像 6h 后获得；D. 组图像 20h 后获得。在第 1 行和第 4 行中，图像随时间增加而活性增加（A 为 50μCi，B 为 60μCi，C 为 75μCi，D 为 100μCi），促进靶区域标记的白细胞大量聚集。在第 2 行和第 5 行中，图像在每一时间点有相同的活性（50μCi）并促进靶区域标记的白细胞积极聚集，因而使之活性持续。在第 3 行和第 6 行中，A 组图像开始活性为 50μCi 并随时间增加而衰减，表明靶区域内白细胞在早期迁移却并不聚集。因此，第 1 行和第 4 行表示急性感染，第 2 行和第 5 行表示低度或者慢性感染，第 3 行和第 6 行表示无菌感染或骨髓的活性。在第 1 行，第 2 行，第 3 行中图像的活性在每个时间点以固定数量计数获得（10 万计数），在第 4 行，第 5 行，第 6 行中图像的活性也可在每个时间点获得，但对 ^{99m}Tc 的衰减进行了时间校正（如表 9-4 所示，A4，A5，A6，100s；B4，B5，B6，141s；C4，C5，C6，200s；D4，D5，D6，1007s）。图像以固定值获取的模型中，可以看到图像活性随着时间变化不断增加（第 1 行）可以正确的表示为随时间变化而增加，但是当图像活性随时间变化保持不变（第 2 行）时可错误地表现为随时间变化而减少，以及活性随时间衰减的（第 3 行）表现为随时间变化而图像活性减低。与此相反，在时间 - 衰减图像模型中，随时间变化活性增加的（第 4 行）可准确看到随着时间增加，活性浓度增加；随时间变化活性保持不变的（第 5 行）可清晰看到随时间增加，活性浓度增加；随时间变化活性衰减的（第 3 行）可看到随时间变化，活性保持不变。这一因素在放射性标记的白细胞成像技术的动态研究中必须加以考虑

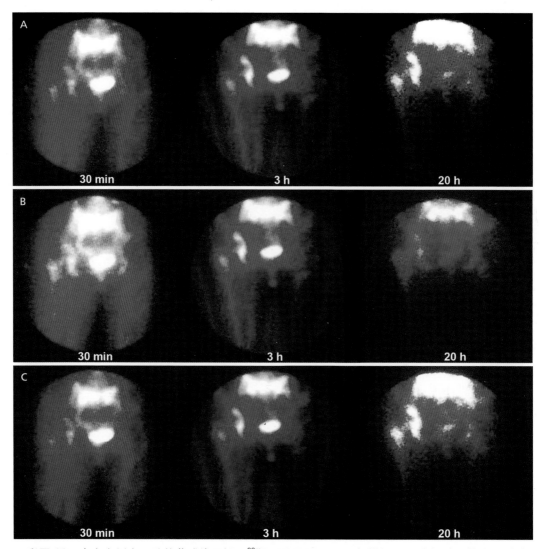

彩图 12　患者左侧人工髋关节感染可疑，^{99m}Tc-HMPAO-WBC 扫描仪以"计数采集模式"（每幅图像 700kcounts）扫描。其后的图像在 ^{99m}Tc 标记的白细胞成像后 30min，3h 和 20h 后获得

A. 图像显示为它们获得的并且每一幅图像归一为其最大的活性；B. 图像的信号强度可有意地修改为阴性结果（假肢中随时间变化活性减少）；C. 图像的信号强度可有意地修改为阳性结果（假肢中随时间变化活性增加）。由于图像校正依赖于操作员技术并且在每一时间点膀胱运动情况不同，因而很难知道图像是否是真的阳性或阴性

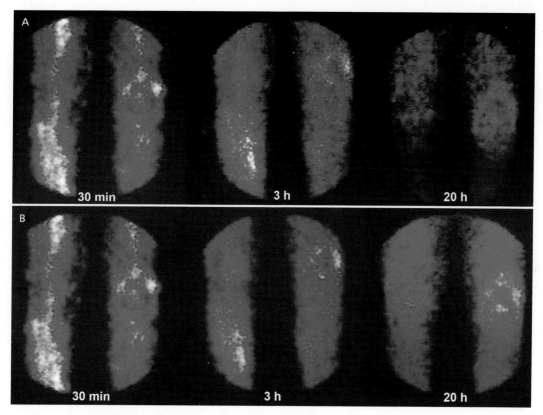

彩图 13　白细胞扫描仪检查左侧人工髋关节可疑感染患者，^{99m}Tc 标记的白细胞成像后前面的图像采用"固定时间"方案

A. 所有图像获得了 100s（158kcounts，103kcounts，17kcounts），并且结果显示阴性；B. 图像按方案准确获得（30min 时 105s、3h 141s、20h 1007s；分别是 158kcounts，145kcounts，175kcounts），所有图像的强度范围归一化为相同的活性范围（因为其采用了"时间 - 衰变校正"方案）并且结果清晰显示为阳性。这一分析结果不依赖于操作者技术水平且不受骨髓运动、膀胱运动、肠道运动、血液流动的影响

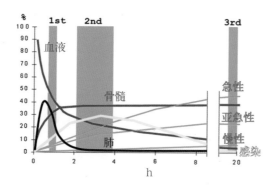

彩图 14　骨髓、肺、血液、无菌性炎症和感染（急性、亚急性和慢性）中活性随时间变化而变化。基于动力学原因，可以明白为何要获得三期图像（早期，延迟期，晚期）来区分骨髓运动、无菌性炎症和感染。灰色柱状区域显示早期、延迟期和晚期所获图像的时间表

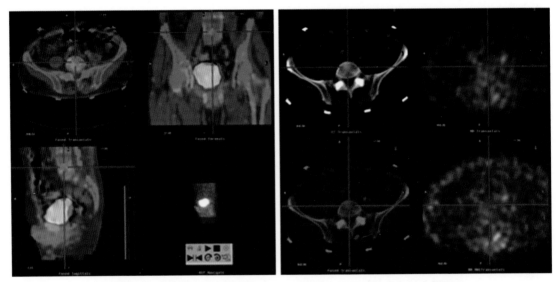

彩图 15 ^{111}In- 生物素图像显示 $L_{4 \sim 5}$ 椎体或对应的椎间盘没有摄取

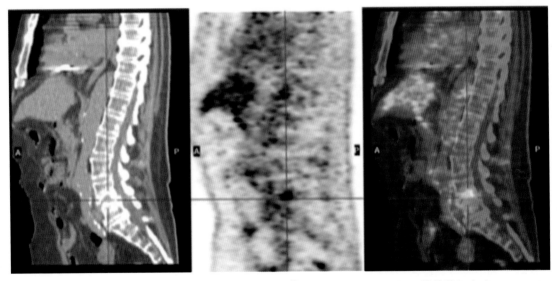

彩图 16 ^{18}F-FDG PET/CT 示 L_5 椎体中央 ^{18}F-FDG 摄取增加，提示椎体椎间盘炎

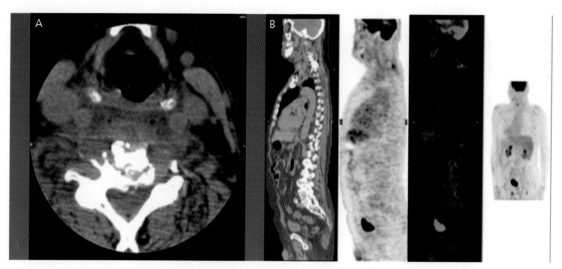

彩图 17　A. C$_6$ 横断位 CT 示终板侵蚀和椎盘软组织密度改变和脊柱感染一致；B. ^{18}F-FDG PET/CT 矢状位图像示颈椎（C$_{6\sim7}$）^{18}F-FDG 的摄取增加，提示椎体椎间盘炎

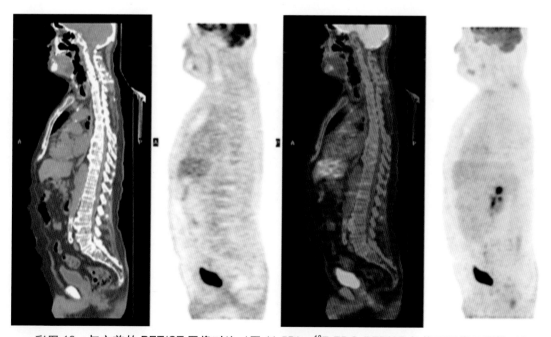

彩图 18　与之前的 PET/CT 图像对比（图 11-5B），^{18}F-FDG PET/CT 矢状面图像示颈椎（C$_{6\sim7}$）^{18}F-FDG 摄取减少，提示对抗生素治疗有效

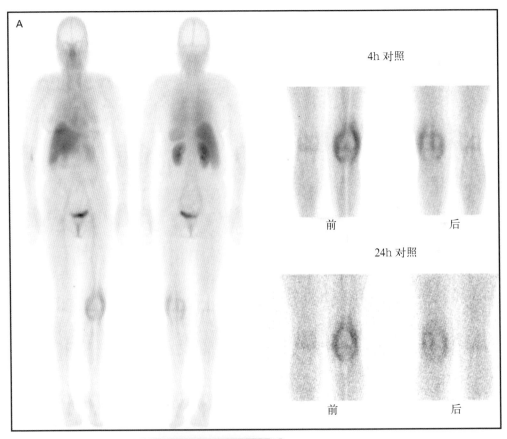

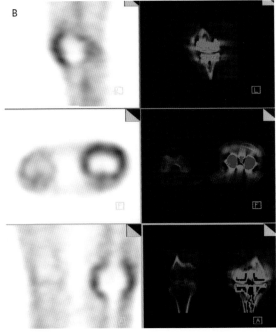

彩图 19　临床诊断滑囊炎患者行 ^{99m}Tc- 环丙沙星扫描

A. 平面图像显示左膝假体相关的炎症和滑囊炎存在持续性异常放射性浓聚；B. SPECT/CT 图像清晰的显示，只有软组织显示病变，不包括相关联的骨髓炎。活检证实为金黄色葡萄球菌感染

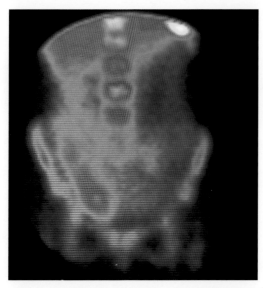

彩图 20　35 岁女性，患有卵巢脓肿并伴急性腹痛、发热和腹泻。将 ^{99m}Tc 标记的抗 G 蛋白单克隆抗体注入体内，24h 内进行前腹部闪烁显像示：右髂窝处可见所标记的抗体浓度异常浓聚。若在紧急情况下，用标记的抗 G 蛋白单克隆抗体的方法来诊断疾病即可获得满意的结果；然而，当条件允许时，无论是 4h 内还是 24h 内都需结合 SPECT/CT 扫描结果对扫描图像进行校正诊断

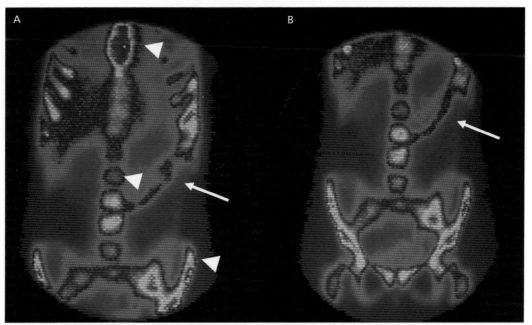

彩图 21　55 岁男性，患有克罗恩病。行抗 G 蛋白单克隆抗体闪烁显像，要求可根据该扫描图像对炎症范围进行评估

A. 4h 的扫描图像示横结肠处可见线状的异常浓聚（箭），同时骨髓、脊柱、胸骨、髂嵴处均可见典型放射性核素标记的抗 G 蛋白单克隆抗体的异常浓聚（三角形箭头）；B. 24h 的扫描图像示异常浓聚病灶形状未变，但横结肠处的异常浓聚更加明显（箭），骨髓处的异常浓聚也依然可辨

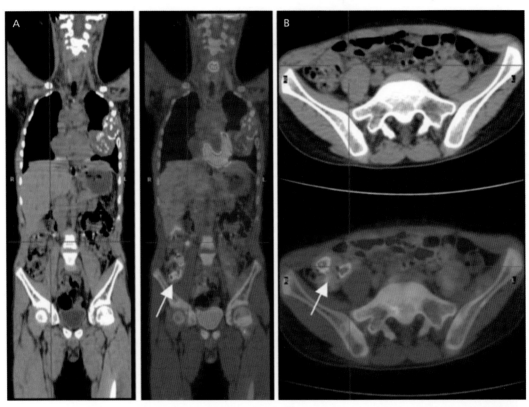

彩图22　一名患有活动性升结肠克罗恩病的患者行 ¹⁸F-FDG PET/CT 扫描。冠状位(A)和横断位(B)扫描图示一些区域葡萄糖代谢增加。图中可见一活动性淋巴结显影，但它不一定是感染部位。图中箭号所示为活动性炎症肠壁，但由于放射性药物缺乏特异性，因此这些区域既可是炎症病灶也可是感染病灶

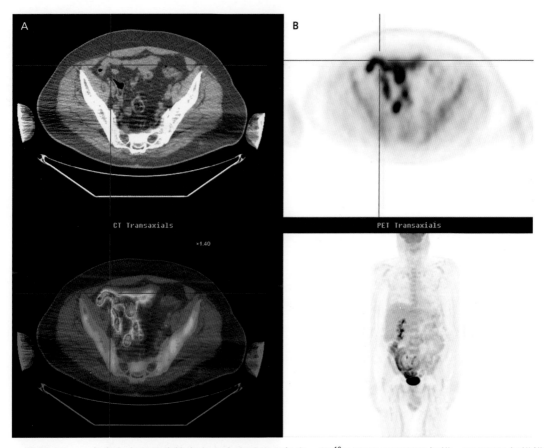

彩图 23　一名患有克罗恩病的患者在治疗后临床复发，行 ^{18}F-FDG PET/CT 扫描，PET/CT 扫描横断位（A）和最大密度投影 MIP（B）。扫描图示：末端回肠、右半结肠和升结肠对 ^{18}F-FDG 摄取增加，并且该摄取增加主要在肠壁而非肠腔。这种现象通常是出现在结肠区而非回肠。当临床上做出炎症性肠病的诊断后，可应用 ^{18}F-FDG PET/CT 扫描技术对治疗疗效评估，正如此病例，评估临床复发时的炎症程度

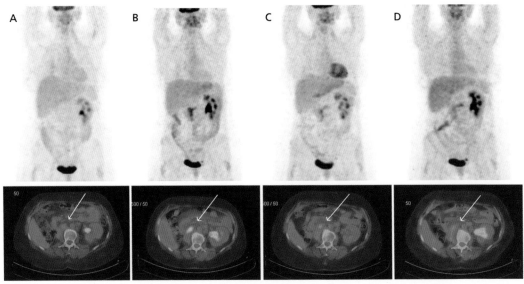

彩图 24　一名患有特发性腹膜后纤维化的患者行 ^{18}F-FDG PET/CT 扫描图

A. 在最初诊断时，图中未见显著的 ^{18}F-FDG 摄取增加病灶；B. 1 年后的扫描示腹膜后组织对 ^{18}F-FDG 摄取明显增加（箭），与此同时患者开始接受高剂量的类固醇激素治疗；C. 治疗 10 个月后，原病灶区对 ^{18}F-FDG 摄取虽然并未完全消失但已明显降低（箭），此时患者停止了治疗；D. 几年后，原病灶区显示出新的异常的代谢活动增加（箭），表明该患者的原病复发并需要开始新的治疗

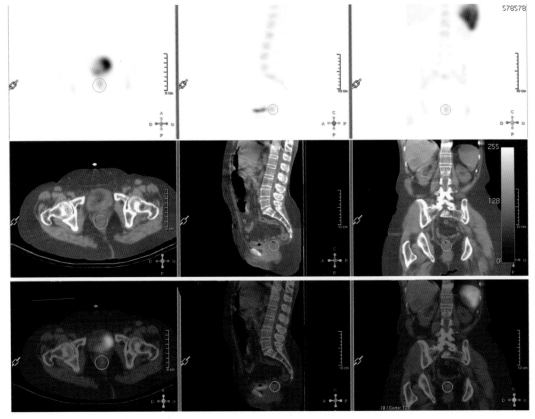

彩图 25　SPECT/CT 处理横断（左），矢状（中）和冠状（右）图像，给予标记白细胞 3h 后取得。蓝色圆圈显示尚未在平面图像中清晰可见的直肠病变的焦点

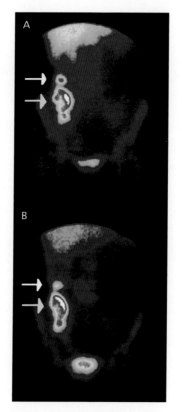

彩图 26　A. 注射白细胞 30min 后取得的图像显示标记细胞在右侧腹部的异常积累；
B. 2h 后取得的图像显示摄取增加，从而证实了感染（黄箭）。可见一小区域显示活动性
随时间减低（白箭），可能对应于无菌发炎区域活性

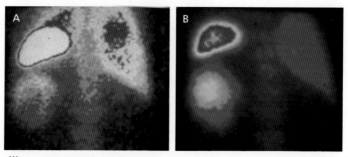

彩图 27　^{111}In-oxine 标记白细胞注射后（A）4h 和（B）24h 的后位图像。^{111}In-oxine 标记
白细胞在 2 个图像中均可见积累（在 24h 较明显），从而确认感染囊肿的存在

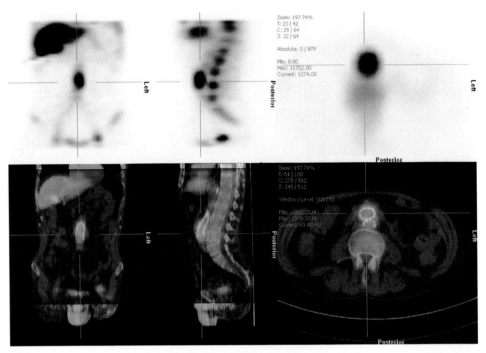

彩图 28　SPECT/CT 图（上排 SPECT 图；下排 SPECT/CT 融合图）一名怀疑主动脉血管置入物感染的患者，在第 4 次注入 ^{99m}Tc-HMPAO 标记白细胞 2h 后采集。冠状位（左侧）、矢状位（中间）、横断位（右侧）图像显示血管置入物内白细胞浓聚，这是感染的清晰征象

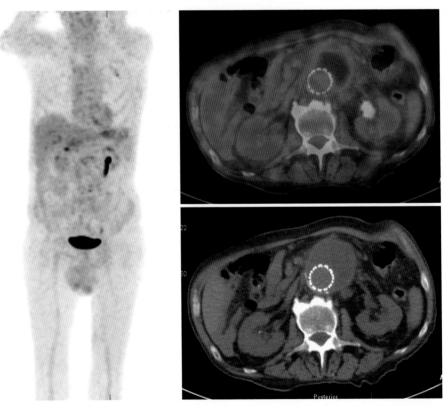

彩图 29　一例移植主动脉患者的 ^{18}F-FDG PET 成像（左侧为多断层投影图，右侧为横断位图）。横断位断层图像可见沿血管置入物的线形 ^{18}F-FDG 摄取轻度增高（多断层投影图上未能显示），未发现感染证据

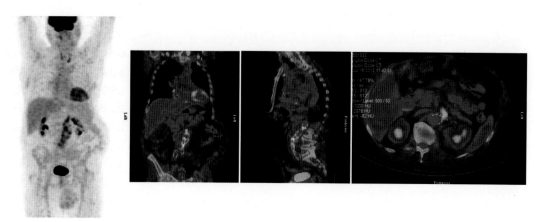

彩图 30　一例移植主动脉患者的 ^{18}F-FDG PET 成像（由左向右依次为：多断层投影图以及冠状位、矢状位和横断位图）。[18]F-FDG 的局灶性异常浓聚，提示感染的存在

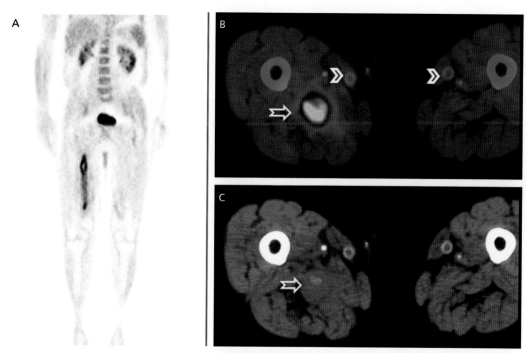

彩图 31　FDG-PET/CT。（A）MIP 示沿右下肢出现 ^{18}F-FDG 线形浓聚；（B）横断位 PET/CT 图像显示右侧置入股动脉 - 腘动脉出现 ^{18}F-FDG 病理性浓聚（箭），在 CT 图（C）示血管置入物被低密度团块包绕，符合感染。移植主动脉 - 双侧股动脉远端未见 ^{18}F-FDG 摄取（箭头）

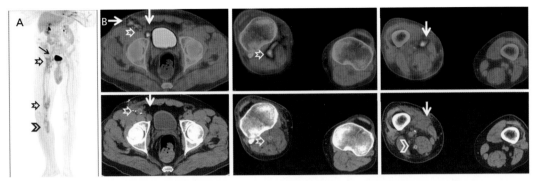

彩图 32　A. PET 检查多断层图像投影（MIP）示沿右下肢可见线形、中等程度 ^{18}F-FDG 浓聚，局部呈明显浓聚；B. 左侧列到右侧列图依次为右侧股沟区、大腿远端和小腿上方水平 PET/CT 断层图像，显示软组织内 ^{18}F-FDG 浓聚区（细箭）和右侧移植股动脉 - 胭动脉（空箭）

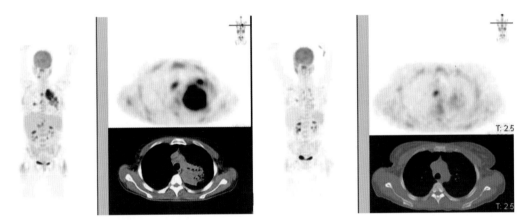

彩图 33　治疗前（左图）及治疗后（右图）^{18}F-FDG-PET/CT 扫描结果。治疗前左肺及纵隔呈病理性摄取，在治疗后几乎完全消失

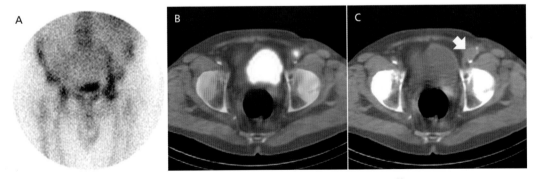

彩图 34　该患者 2 个月前行髂股动脉旁路术，并伴有持续性发热，行 ^{99m}Tc-HMPAO-WBC 闪烁扫描法检查

A. 示踪剂注射 20h 后，显示术侧腹股沟异常摄取；B. SPECT/CT 融合图像证实了摄取被标记的 WBC 的部位对应于内置假体的区域；C. 定位异常摄取解剖位置的 CT 图像（箭）

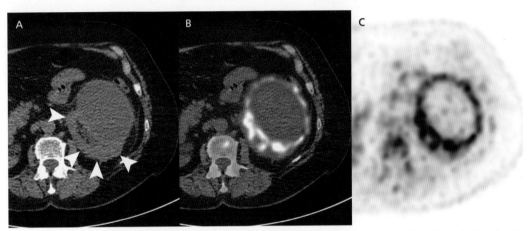

彩图 35　^{18}F-FDG PET,(PET/CT) 融合和 CT 横断位图像,显示正常肾所摄取的示踪剂活度(包括皮质、肾盏、肾盂；如 A 图箭头所指处),而其他的放射性活度对应于良性肾囊肿感染(B,C)

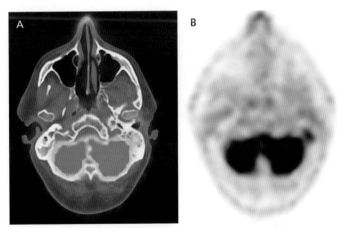

彩图 36　(A) ^{18}F-FDG PET/CT 融合图像和 (B) ^{18}F-FDG PET 图像,患者因肺炎链球菌引起的败血症而接受治疗,同时患有脑脊髓膜炎、中耳炎和乳突炎。治疗后,仍持续发热、炎症标志物升高；MRI 显示在乳突内残留液体信号,性质不明。^{18}F-FDG PET/CT 图像清晰显示代谢活度增强的中心区域位于乳突内,提示有持续性感染

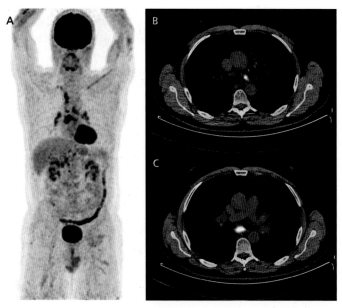

彩图 37 （A）¹⁸F-FDG PET 注射后最高浓度成像显示纵隔和肺门淋巴结内异常摄取，¹⁸F-FDG PET/CT 融合图像可以清晰地定位这些淋巴结，例如主肺动脉窗，即纵隔 4L 区（B）和气管隆突下淋巴结，即纵隔 7 区（C）

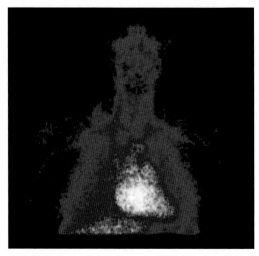

彩图 38 确诊结节病患者。静脉注射 400MBq ⁹⁹ᵐTc-adalimumab 24h 后进行成像（前胸视图），显示 TNF-α 存在于有炎症的肺部组织，从而为未标记抗肿瘤坏死因子单克隆抗体用于治疗提供了理论基础

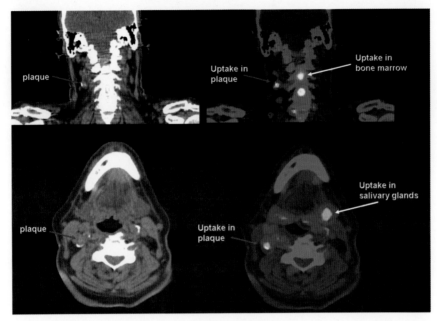

　　彩图 39　70 岁男性，左上肢肌无力。双侧颈动脉超声示右侧 70%～90% 狭窄，左侧 50%～70% 狭窄（未给图）。静脉注射 195MBq 的 ^{99m}Tc-IL-2 1h 后显像示：IL-2 在右侧颈动脉斑块的摄取，在左侧颈动脉内没有摄取（上层图像：CT 与 SPECT/CT 融合的冠状位；下层图像：CT 与 SPECT/CT 融合的横断位）。IL-2 在右侧颈内动脉斑块的摄取与周围的炎症有关，因此，斑块易破碎

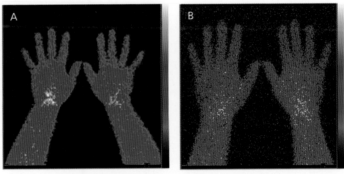

　　彩图 40　类风湿关节炎患者用英夫利昔单抗治疗前（A）、治疗后（B）前臂及手的 ^{99m}Tc-HYNIC-TOC 成像图片

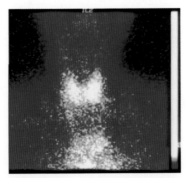

　　彩图 41　桥本甲状腺炎患者注射 5mCi^{99m}Tc-IL-2 1h 后，前位采集的颈部成像